Angewandte Diabetologie

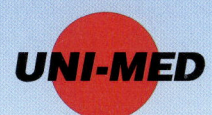

UNI-MED Verlag AG
Bremen - London - Boston

Rosak, Christoph:
Angewandte Diabetologie/Christoph Rosak.-
5. Auflage - Bremen: UNI-MED, 2014
(UNI-MED SCIENCE)
ISBN 978-3-8374-1441-7

© 2000, 2014 by UNI-MED Verlag AG, D-28323 Bremen,
International Medical Publishers (London, Boston)
Internet: www.uni-med.de, e-mail: info@uni-med.de

Printed in Europe

UNI-MED. Die beste Medizin.

In der Reihe UNI-MED SCIENCE werden aktuelle Forschungsergebnisse zur Diagnostik und Therapie wichtiger Erkrankungen "state of the art" dargestellt. Die Publikationen zeichnen sich durch höchste wissenschaftliche Kompetenz und anspruchsvolle Präsentation aus. Die Autoren sind Meinungsbildner auf ihren Fachgebieten.

Vorwort zur 1. Auflage

Was die Diabetologen als "Mahner in der Wüste" über Jahrzehnte nicht erreichen konnten, wird im Rahmen der Kostendiskussion im Gesundheitswesen offenkundig.

Die Volkskrankheit Diabetes mellitus ist ein gesundheitspolitisches Problem. Eine zunehmend wachsende Zahl von Menschen mit Diabetes, mehr als 5 % der Bevölkerung, verbraucht weit mehr als 10 % sämtlicher Gesundheitsausgaben der Krankenkassen. Die hohen Kosten summieren sich aus der Behandlung der Primärerkrankung, besonders aber auch der Folge- und Begleiterkrankungen als Ergebnis einer unzureichenden, manchmal sogar leichtfertigen Therapie. Zwei große Studien haben für alle offenkundig gemacht, daß nur die optimale Stoffwechseleinstellung sowohl individuelles Leid als auch Kosten für die Gesamtheit der Versicherten verhindern kann.

Für den Typ-1-Diabetes wurde dies durch die DCCT-Studie (Diabetes Control and Complication Trial) und für den Typ-2-Diabetes durch die UKPD-Studie (United Kingdom Prospective Diabetes Study) bewiesen. Diese Langzeituntersuchungen wurden 1993 bzw. 1998 publiziert. Beide Studien belegen ganz eindeutig, daß nur eine gute Stoffwechseleinstellung Folgeerkrankungen vermindern bzw. verhindern kann. Der therapeutische Imperativ einer "guten" Einstellung gilt aber nicht nur für den primär gestörten Glukosestoffwechsel, sondern vor allem bei Typ-2-Diabetikern, mit häufig zusätzlich vorhandenen Risikofaktoren für die Entwicklung von kardiovaskulären Begleiterkrankungen wie Hypertonie, Adipositas und Dyslipoproteinämie.

Im Gegensatz dazu steht die Umsetzung der Fünf-Jahres-Ziele der St. Vincent-Deklaration (1989). Auch im Jahre 2000 sind diese durchaus nicht zu hoch gesteckten Ziele bei weitem nicht erreicht worden. Es muß in manchen Bereichen sogar von einer Verschlechterung der Situation gesprochen werden, wie es z. B. die erhöhte Amputationsrate bei diabetischem Fußsyndrom zeigt.

Gegenwärtig konzentriert sich die Behandlung von Diabetikern zunehmend in den ambulanten Bereich. Der Hausarzt muß im Mittelpunkt der Versorgung gesehen werden, aber es gibt nahezu keinen Facharztbereich, der nicht mit einbezogen wäre. Das Erkennen der anwachsenden "Patienten- und Kostenlawine" hat zu zunehmender Spezialisierung mit dem Ziel der Qualitätsverbesserung bei Ärzten und ärztlichem Hilfspersonal, aber auch häufig zu hektisch etablierten Versorgungsplänen zwischen ärztlichen Institutionen, Krankenkassen, Politik und Trägerschaften geführt. Strukturverbesserungen bei den unterschiedlichen Versorgungsebenen sind u.a. auch bei der Vergütung von Leistungen dringend erforderlich. Die Deutsche Diabetes-Gesellschaft hat mit der Ausbildung von Diabetologen, Diabetesberaterinnen und Diabetesassistentinnen erhebliche Vorleistungen erbracht. Um den notwendigen Stand einer qualitativ ausreichenden Betreuung aller Diabetiker zu gewährleisten, muß jeder Arzt in der Lage sein, die von den Fachgesellschaften geforderten Qualitätskriterien umzusetzen.

Trotzdem - der Diabetes mellitus ist immer noch eine Erkrankung mit "Ecken und Kanten". Vieles ist noch unbekannt, Bekanntes wird durch Experten unterschiedlich interpretiert. Dazu einige Beispiele:

- Die Tatsache, daß zum Zeitpunkt der Diagnosestellung Diabetes mellitus schon bei einem Großteil der Typ-2-Diabetiker Folgeerkrankungen vorliegen, läßt an den Diagnosekriterien zweifeln. Wann ist der Blutzucker erhöht, wann führt dieser zu Komplikationen? Von der amerikanischen Diabetesgesellschaft wurden kürzlich neue Kriterien zur früheren Erfassung des Diabetes und zur Erfassung von möglichen Lücken der bisherigen Diagnostik vorgeschlagen

- Wann soll die Therapie des Diabetes mellitus begonnen werden? Ist bereits die Vorstufe der pathologischen Glukosetoleranz zu behandeln, ist sie schließlich als kardiovaskuläres Risiko anzusehen!

- Mit welchem Medikament kann, muß begonnen werden? In der UKPDS sind, bezogen auf das Stoffwechselergebnis, alle untersuchten Medikamente gleich gut (schlecht). Die Heterogenität des Typ-2-Diabetes erlaubt keine einheitlichen therapeutischen Schemata, individuelle Differentialtherapie ist gefordert, aber auch schwierig
- Die Patienten mit Diabetes mellitus werden immer älter, sowohl zum Zeitpunkt der Diagnosestellung als auch mit ihrer Erkrankung. Welche Therapie ist dem älteren Patienten noch zuzumuten, welche Zielkriterien sind tolerabel, wie ist die medikamentöse Behandlung des multimorbiden Menschen?

Viele solcher Punkte ließen sich noch benennen, die Mehrzahl bezieht sich auf den Typ-2-Diabetes.

Aus den angesprochenen Fragen ergeben sich therapeutische Unsicherheiten, die nur durch klare Antworten nach dem heutigen Stand der Wissenschaft gelöst werden können, und nicht, wie so häufig getan, durch "Glaubensbekundigungen"!

Das Autorenteam dieses Buches hat sich deshalb die Aufgabe gestellt, den diabetesinteressierten, weniger spezialisierten, vor allem aber auch den jüngeren Ärzten in Klinik wie Praxis in kurzer und prägnanter Form über den Stand sowie die Problematik in der Diagnostik und der Therapie des Diabetes mellitus aktuell zu informieren.

Frei nach Lukrez wünschen wir uns: "Ne ventis verba profundamus" ("Laßt unsere Worte nicht in den Wind gesprochen sein")!

Frankfurt, im Mai 2000

W. Bachmann
D. Grüneklee
E. Haupt
R. Petzoldt
C. Rosak
D. Sailer
U. Schwedes
E. Tögel

Vorwort zur 5. Auflage

Die rasante Entwicklung und der Hinzugewinn an Erkenntnissen der Diabeteserkrankung haben dazu geführt, dass eine neue Auflage der „Angewandten Diabetologie" erforderlich wurde. Besonders bei der Therapie des Typ-2-Diabetes haben sich durch die großen Studien der letzten Jahre (ACCORD, ADVANCE, VADT) neue Aspekte in Bezug auf die Diabetestherapie und ihre Kombinierbarkeit mit der allgemeinen internistischen Therapie ergeben.

Auch die bereits bekannte Tatsache, dass Diabetestherapie ein hohes Nebenwirkungspotential aufweisen kann, hat sich bestätigt. Die teilweise hohen Mortalitätsraten mahnen uns, durch eine entsprechende Pharmakotherapie, aber auch eine entsprechend medizinisch ausbalancierte, individuell dem Krankheitszustand angepasste, allgemeine internistische Therapie maßvoll, aber trotzdem nachhaltig, vorzugehen. Um Nebenwirkungen der Therapie, insbesondere Hypoglykämien, zu vermeiden, ist es wichtig, individuell die Therapieziele festzulegen und mit dem Patienten abzusprechen. So findet bei älteren, multimorbiden Patienten gegenwärtig der Paradigmenwechsel vom Ziel der normnahen Einstellung auf das individuelle Einstellungsziel statt.

Was ist medizinisch wichtig und richtig, nach was muss man suchen, was muss in regelmäßigen Abständen geprüft werden, und wie gelangt man zu einem für den Patienten umfassenden Ergebnis? Dies alles finden Sie neu geordnet, neu geschrieben, dem Stand der Wissenschaft entsprechend in dieser Auflage. Es ist quasi ein ganz neues Opus entstanden, bei dem die Diabeteserkrankung zwar im Mittelpunkt steht, aber auch auf die vielfältigen Verzahnungen mit ihren Begleit-, Folge- und anderen Erkrankungen Bezug genommen wird.

Das Buch richtet sich deshalb sowohl an den Spezialisten, den Diabetologen aber auch den Stationsarzt, den Studenten und an niedergelassene Ärzte, die in anderen Fachbereichen tätig sind und sich über Diabetes informieren wollen.

"*Non progredi est regredi*" (nicht vorwärts gehen bedeutet, rückwärts zu gehen)! Dieses Motto hatten wir der vorherigen Auflage vorangestellt. Die "Alt"-Autoren der letzten Auflage haben sich dieses Motto nun selbst zu Herzen genommen. Wie Sie sehen, wurden den acht ursprünglichen Autoren jüngere, in ihren Fachgebieten jeweils Experten und Meinungsbildner, zur Seite gestellt. In der Regel haben diese neuen Autoren die Überarbeitung der vorhandenen Kapitel übernommen. Wir versprechen uns davon einen besseren Wissenstransfer aus der aktuellen Forschung und eine bessere Übersicht bei der Übertragung von Erkenntnissen aus Studien in die praktische Anwendung. Dadurch soll die "Angewandte Diabetologie" zukunftssicher für die nächste Generation gemacht werden.

Ich möchte an dieser Stelle ausdrücklich sowohl den "Alt"-Autoren als auch den neuen Autoren danken für die Bereitschaft, Vorhandenes und Neues zu einem jetzt völlig überarbeiteten neuen Werk harmonisch zu kombinieren.

Frankfurt, im Oktober 2013   *C. Rosak*

Autoren

Prof. Dr. med. Werner Bachmann
Lorenz-Kaim-Str. 3
96317 Kronach
Kap. 6., 8.

Oliver Ebert
REK Rechtsanwälte
Naegelerstr. 6A
70597 Stuttgart
Kap. 9.

Prof. Dr. med. Baptist Gallwitz
Universitätsklinikum Tübingen
Med. Klinik IV
Otfried-Müller-Str. 10
72076 Tübingen
Kap. 6.

Prof. Dr. med. Dieter Grüneklee
Glockenbusch 28
33106 Paderborn
Kap. 2.

Prof. Dr. med. Ekke Haupt
Euerdorfer Str. 8
97688 Bad Kissingen
Kap. 7., 10.

Priv.-Doz. Dr. Andreas Holstein
Klinikum Lippe GmbH
Abt. Gastroenterologie
Röntgenstraße 18
32756 Detmold
E-Mail: Andreas.Holstein@t-online.de
Kap. 7., 10.

Prof. Dr. med. Stephan Martin
Deutsches Diabetes Zentrum DDZ
Leibniz-Zentrum für Diabetes -Forschung
An der Heinrich-Heine-Universität Düsseldorf
Auf'm Hennekamp 65
40225 Düsseldorf
E-Mail: martin@ddz.uni-duesseldortde

Kap. 2.

Prof. Dr. med. Stephan Matthaei
Diabeteszentrum
Christliches Krankenhaus Quakenbrück
Danziger Str. 2
49610 Quakenbrück
E-Mail: diabetes@ckq-qmbh.de

Kap. 1., 10.

Prof. Dr. med. Rüdiger Petzoldt
Schubertstr. 6
32545 Bad Oeynhausen

Kap. 9.

Prof. Dr. med. Christoph Rosak
Schulstr. 44
60594 Frankfurt am Main

Kap. 5.

Prof. Dr. med. Dietmar Sailer
Salzburger Leite 1
97616 Bad Neustadt

Kap. 4.

Prof. Dr. med. Volker Schusdziarra
Else Körner-Fresenius-Zentrum für Ernährungsmedizin
Klinik für Ernährungsmedizin
Klinikum rechts der Isar der Technischen Universität München
Ismaninger Str. 22
81675 München

Kap. 4.

Prof. Dr. med. Ulrich Schwedes
Diabetes Zentrum Hamburg City
Mönckebergstr. 5
20095 Hamburg
E-Mail: e.u.u.schwedes@gmx.de

Kap. 1., 10.

Dr. med. Thorsten Siegmund
Klinikum Bogenhausen München
Englschalkinger Str. 77
81925 München

Kap. 5.

Dr. med. Erhard Tögel
Sauerbruchstr. 6
86179 Augsburg

Kap. 3.

Priv.-Doz. Dr. Matthias Weck
Medizinische Klinik
Weißeritztal-Kliniken GmbH
01705 Freital

Kap. 3.

Inhaltsverzeichnis

**6.   Therapieprinzipien und Therapiestrategien bei der Behandlung von
           Patienten mit Typ-2-Diabetes   222**

7. Akutkomplikationen und klinischer Alltag 274

Klassifikation, Epidemiologie und Pathogenese der unterschiedlichen Diabetesformen

U. Schwedes, S. Matthaei

1. Klassifikation, Epidemiologie und Pathogenese der unterschiedlichen Diabetesformen

1.1. Vorbemerkungen – Definition

Der Diabetes mellitus stellt kein einheitliches Krankheitsbild dar, sondern ist vielmehr ein Syndrom mit unterschiedlicher genetischer Grundlage, Ätiologie, Epidemiologie und Pathogenese. **Er ist gekennzeichnet durch Hyperglykämie, die durch Defekte in der Insulinsekretion, der Insulinwirkung oder beiden zusammen hervorgerufen wird.** Bei Überschreiten der "Nierenschwelle" führt die Hyperglykämie zu Polyurie mit **Ausscheiden von Glukose im Urin.** Daher kommt auch die Bezeichnung "süße Harnflut" (Diabetes = Harnflut, mellitus = süß).

> Das klinische Bild ist nicht nur durch Veränderungen im Kohlenhydratstoffwechsel geprägt, es werden auch fast alle Stoffwechselvorgänge im Bereich der Lipide und Proteine beeinflusst. Daneben kann es zu Fehlfunktionen bis hin zum Versagen verschiedener Organe, speziell der Augen, Nieren, Nerven, Herz und Blutgefäße kommen. **Gerade diese Folgeerkrankungen schränken das Befinden der Patienten ein und führen zu einer Verringerung der Lebenserwartung.**

Bei Manifestation des Diabetes im mittleren Lebensalter wird ein Lebensverlust von 6-8 Jahren und im höheren Alter von bis zu 4 Jahren beobachtet (6) [☞ Leitlinien!].

Bereits 1550 Jahre v. Christus wurde in einem ägyptischen Papyrus eine Beschreibung gegeben, die dem Diabetes mellitus entspricht. "Zucker" im Urin wurde im 5. Jahrhundert n. Christus in Indien und im 10. Jahrhundert in Arabien erwähnt. Im 17. Jahrhundert beschrieb der Engländer Willis den süßen Geschmack des Urins von Diabetikern. Im 19. und Anfang des 20. Jahrhunderts wurden dann die Grundsteine für unsere heutigen Erkenntnisse gelegt.

- Claude Bernard wies 1849 Glykogen in der Leber nach
- Paul Langerhans beschrieb 1869 die nach ihm benannten Inseln im Pankreas
- Minkowski und von Mering erzeugten 1889 durch Pankreatektomie beim Hund Diabetes
- Mit der Isolierung von Insulin durch Banting und Best 1921 wurde erstmals eine kausale Therapie des durch Insulinmangel bedingten Diabetes möglich

> In Deutschland beträgt die Prävalenz für Diabetes mellitus 10 % der Gesamtbevölkerung. Davon leiden mehr als 90 % an Typ-2-Diabetes (17).

1.2. Klassifikation des Diabetes mellitus

Aufgrund der Heterogenität des Syndroms Diabetes mellitus sind eine Klassifikation für den klinischen Gebrauch ebenso wie Richtlinien für die Diagnose erforderlich.

1.2.1. Frühere Klassifikationen

Eine Einteilung in "Jugendlichen Diabetes" und "Erwachsenen-Diabetes" richtet sich nur nach dem Zeitpunkt der Manifestation und lässt keine ätiologische Zuordnung zu.

Eine erste international anerkannte Klassifikation und Diagnoserichtlinien wurden 1979 herausgegeben und in Erklärungen der Weltgesundheitsorganisation (WHO) 1985 und 1994 ergänzt (17).

> Es erfolgte eine übergeordnete Einteilung in drei Gruppen:
> A: Diabetes mellitus
> B: Gestörte Glukosetoleranz
> C: Gestationsdiabetes

Die Gruppe A wurde unterteilt in:

▶ 1. Typ I = insulinabhängiger Diabetes mellitus (IDDM = Insulin-Dependent Diabetes Mellitus)
Insulinmangel aufgrund von Inselzellverlust

▶ 2. Typ II = nicht-insulinabhängiger Diabetes mellitus
(NIDDM = Non-Insulin-Dependent Diabetes Mellitus)
Teilweise erfolgte eine weitere Unterteilung in
a) ohne Adipositas
b) mit Adipositas

▶ 3. aufgrund besonderer Ursachen oder Syndrome, z.B.
- pankreopriver Diabetes
- sekundäre Formen in Verbindung mit anderen endokrinen Erkrankungen
- chemisch induzierte Formen

  Nachteile dieser Klassifikation

Die Bezeichnungen "insulinabhängig" und "nicht-insulinabhängig" als Teil einer Klassifikation führten häufig zu Missverständnissen. So kann ein Typ-2-Diabetiker durchaus im Laufe seiner Erkrankung Insulin in der Therapie bedürfen. Die Erkrankung wechselt dann aber nicht von einem NIDDM zu einem IDDM.

1.2.2. Neue ätiologische Klassifikation des Diabetes mellitus

Von 1995 bis 1997 wurde von einem internationalen Expertenkommitee unter der Schirmherrschaft der American Diabetes Association (ADA) eine neue ätiologisch begründete Klassifikation des Diabetes mellitus erarbeitet (5, 19) (☞ Tab. 1.1). Gleichzeitig wurden neue, an der Schadensentwicklung orientierte Diagnoserichtlinien herausgegeben (☞ Kap. 2.).

Diese ADA-Klassifikation von 1997 wurde von der WHO 1998 und von der Deutschen Diabetes Gesellschaft 2000 im Konsens bestätigt und in die evidenzbasierten Diabetes-Leitlinien DDG übernommen (9) [☞ Leitlinien!].

Es ergaben sich folgende entscheidende Veränderungen zur vorher üblichen Klassifikation:
1. Die Begriffe IDDM und NIDDM wurden ersatzlos gestrichen.
2. Die ätiologische Basis für den **Typ-1-Diabetes** stellen **Veränderungen mit β-Zellzerstörung** dar, für den **Typ-2-Diabetes** sind **Insulinresistenz und Insulinsekretionstörung** entscheidend.
3. Die frühere Gruppe "Diabetes aufgrund besonderer Ursachen oder Syndrome" wird differenziert aufgeschlüsselt. Sie nimmt in der Systematik einen großen Raum ein, auch wenn die Gesamtzahl der Diabetiker, die zu dieser ätiologisch vielfältigen Gruppe gehören, sehr klein ist.
4. Der Begriff "**gestörte Glukosetoleranz**" (IGT = **Impaired Glucose Tolerance**) wird durch den neu eingeführten Begriff der "**gestörten Nüchternglukose**" (IFG = **Impaired Fasting Glucose**) oder "**gestörte Glukose-Homöostase**" ergänzt. Der Begriff IGT stellt kein eigenes Krankheitsbild mehr dar, sondern beschreibt das Ausmaß der Hyperglykämie bzw. des Stadiums der Erkrankung.

Stadien / Typen	Normoglykämie	Hyperglykämie			
	Normale Blutzuckerregulation	Gestörte Glukosetoleranz oder Gestörte Nüchternglukose	Diabetes mellitus		
			Nicht Insulinbedürftig	Insulin zur guten Einstellung	Insulin zum Überleben
Typ 1* Typ 2 Andere Typ.**	←――――――――――――――――――――――――――――――→				
Gestationsdiabetes **	←――――――――――――――→				

* In der Remissionsphase können die Patienten wieder eine normale Blutzuckerregulation aufweisen wie im Stadium des Prädiabetes.

** In seltenen Fällen kann bei diesen Patienten Insulin zum Überleben notwendig sein

Abb. 1.1: Ausmaß der Hyperglykämie in Korrelation zu den ätiologisch begründeten Diabetestypen (18).

Ätiologische Klassifikation des Diabetes mellitus
I. Typ-1-Diabetes* (β-Zellzerstörung, welche üblicherweise zu absolutem Insulinmangel führt)
A. Immunologisch bedingt B. Idiopathisch
II. Typ-2-Diabetes* (reicht von einer vorwiegenden Insulinresistenz mit relativem Insulinmangel bis zu einem vorwiegenden sekretorischen Defekt mit Insulinresistenz)
III. Andere spezifische Typen
A. Genetische Defekte der β-Zellfunktion
1. Chromosom 12, HNF-1α (früher MODY 3) 2. Chromosom 7, Glukokinase (früher MODY 2) 3. Chromosom 20, HNF-4α (früher MODY 1) 4. Mitochondriale DNA 5. Andere
B. Genetische Defekte der Insulinwirkung
1. Typ-A-Insulinresistenz 2. Leprechaunismus 3. Rapson-Medenhall-Syndrom 4. Lipatrophischer Diabetes 5. Andere
C. Erkrankungen des exokrinen Pankreas
1. Pankreatitis 2. Trauma/Pankreatektomie 3. Neoplasie 4. Zystische Fibrose 5. Hämochromatose 6. Fibrokalzifizierende Pankreatitis 7. Andere
D. Endokrinopathien
1. Akromegalie 2. Cushing-Syndrom 3. Glukagonom 4. Phäochromozytom 5. Hyperthyreose 6. Somatostatinom 7. Aldosteronom 8. Andere

E. Medikamenten- oder Chemikalien-induziert
1. Vacor 2. Pentamidin 3. Nikotinsäure 4. Glukokortikoide 5. Schilddrüsenhormone 6. Diazoxid 7. β-adrenerge Agonisten 8. Thiazide 9. Dilantin 10. α-Interferon 11. Andere
F. Infektionen
1. Kongenitale Röteln 2. Zytomegalievirus 3. Andere
G. Seltene Formen eines immunologisch bedingten Diabetes
1. "Stiff man"-Syndrom 2. Anti-Insulin-Rezeptor-Antikörper 3. Andere
H. Andere gelegentlich mit Diabetes assoziierte genetische Syndrome
1. Down-Syndrom 2. Klinefelter-Syndrom 3. Turner-Syndrom 4. Wolfram-Syndrom 5. Friedreich-Ataxie 6. Chorea Huntington 7. Lawrence-Moon-Biedel-Syndrom 8. Myotone Dystrophie 9. Porphyrie 10. Prader-Willi-Syndrom 11. Andere
IV. Gestationsdiabetes

Tab. 1.1: Neue ätiologische Klassifikation des Diabetes mellitus nach der Amerikanischen Diabetesgesellschaft (ADA) 1997 im Konsens mit den Leitlinien der Deutschen Diabetes Gesellschaft [☞ **Leitlinien!**].
* Patienten mit irgendeiner Form eines Diabetes können in manchen Phasen ihrer Erkrankung eine Insulintherapie benötigen. Ein solcher Gebrauch von Insulin klassifiziert durch sich alleine nicht den Patienten.

Die Höhe der Hyperglykämie kann, entsprechend dem zugrundeliegenden Prozess eines jeden Diabetes-Typs, innerhalb der Klassifikation stark variieren (☞ Abb. 1.1). Die Erkrankung kann bereits erkennbar sein, z.B. durch positiven Nachweis von β-zellspezifischen Antikörpern bei Typ-1-Diabetes, ohne dass es schon zu einer gestörten Glukosehomöostase oder gar Hyperglykämie gekommen ist (**Prädiabetes**). Auf der anderen Seite können sich auch erhöhte Blutzuckerwerte bei Typ-2-Diabetikern normalisieren. Trotzdem ist in beiden Fällen ein Typ-1- bzw. Typ-2-Diabetes vorhanden und bleibt auch bestehen.

Bei vereinzelten Patienten mit Typ-2-Diabetes kann eine gute oder sogar normale Blutzuckereinstellung durch Gewichtsreduktion, körperliche Aktivität und/oder orale Antidiabetika langfristig erzielt werden, ohne dass sie jemals Insulin benötigen. Andere brauchen zusätzlich Insulin, um das Therapieziel zu erreichen, würden aber auch ohne dies überleben, da sie noch über eine ausreichende Restsekretion verfügen. Nur Diabetiker mit exzessivem β-Zellverlust und somit erheblich reduzierter endogener Insulinsekretion, wie dies für Typ-1-Diabetiker gilt, benötigen exogenes Insulin zum Überleben.

Das Ausmaß einer metabolischen Entgleisung kann voranschreiten, gleichbleiben oder gar zurückgehen. Die Höhe des Blutzuckers ist ausschließlich ein Zeichen der Stoffwechselentgleisung und gibt keinen Hinweis auf den ätiologisch zugrundeliegenden Prozess oder den Schweregrad der Erkrankung.

1.3. Typ-1-Diabetes mellitus
1.3.1. Ätiologische Klassifikation

> **Typ-1-Diabetes mellitus** [☞ Leitlinien!]
> β-Zellzerstörung, welche üblicherweise zu absolutem Insulinmangel führt:
> * A: immunologisch vermittelt
> * B: idiopathisch

Im Folgenden soll nur über die immunologisch vermittelte Form gesprochen werden.

Die idiopathische Form ist sehr selten und kommt fast nur bei Afrikanern oder Asiaten vor. Die Ätiologie dieser Form ist unbekannt. Es finden sich keine Zeichen eines autoimmunologischen Geschehens und keine HLA-Abhängigkeit. Die Patienten leiden an Insulinmangel unterschiedlicher Ausprägung mit Neigung zur Ketoazidose. Die Notwendigkeit einer Insulintherapie kann variieren.

1.3.2. Epidemiologie

> Weltweit betrug 1994 die Gesamtzahl von an Typ-1-Diabetikern 11,5 Mill., im Jahr 2000 bereits 18,1 Mill. Im Jahr 2010 war mit einer Steigerung auf 23,7 Mill. gerechnet worden (10).

Diese Zunahme beruht z.T. auf einer gesteigerten Inzidenz von Krankheitsmanifestationen (insbesondere auch bei Säuglingen und Kleinkindern), hauptsächlich aber auf einer höheren Lebenserwartung von Typ-1-Diabetikern.

Die altersbezogene Inzidenz ist am höchsten bei Kindern zwischen 11 und 13 Jahren. Die Manifestation zeigt eine Abhängigkeit von der Jahreszeit mit niedrigsten Werten im Frühling und Sommer. Neuerkrankungen treten aber auch bei Erwachsenen auf, wobei mit zunehmendem Alter die Wahrscheinlichkeit, an einem Typ-1-Diabetes zu erkranken, abnimmt (☞ Kap. 1.3.6.).

Die Inzidenzraten variieren zwischen den Ländern erheblich. In Europa zeigt sich ein deutliches Nord-Süd-Gefälle mit höchsten Werten in Finnland um 36,8/100.000 (Erkrankte/Einwohner) im Vergleich zu etwa 10/100.000 in Katalonien. Sardinien bildet mit 36,5/100.000 in Südeuropa eine Ausnahme. Die Inzidenz liegt in den USA um 15/100.000 bei der weißen und um 10/100.000 bei der schwarzen Bevölkerung. Niedrigste Raten finden sich mit etwa 0,1/100.000 in China und Südamerika (9) [☞ Leitlinien!].

> Als Ursachen für diese unterschiedlichen Inzidenzen in den Ländern und ethnischen Gruppen werden eine Variation genetischer Risikomarker und differierende Umwelteinflüsse (Virusinfektionen, Noxen, Ernährungsgewohnheiten) diskutiert.

In einer Studie konnte gezeigt werden, dass höherer Lebensstandard zu einer niedrigeren Inzidenz führte. Kinder, die länger gestillt wurden, erkrankten in Finnland seltener an Typ-1-Diabetes, nicht aber in Sardinien. In Deutschland lässt sich kein Zusammenhang erkennen (24).

Zahlen für Deutschland sind nur für Kinder und Jugendliche erhältlich. In den neuen Bundesländern errechneten Michaelis und Mitarbeiter für 1988 eine Inzidenz von 8,17/100.000 für Kinder und Jugendliche im Alter von 0-19 Jahren (11). Die Inzidenzraten variierten zwischen den einzelnen Bundesländern von 6,0/100.000 (Brandenburg) bis 10,4/100.000 (vormals Berlin-Ost).

> Eine Hochrechnung auf Gesamtdeutschland ergab für 1988 eine zu erwartende Anzahl von etwa 1.450 Neuerkrankungen/Jahr bei Kindern und Jugendlichen.

Eine Trendanalyse über 30 Jahre (1960-1989) ergab bei den 0-9-Jährigen im Zeitraum von 1960-1975 eine jährliche Steigerungsrate von 12 %, danach stagnierte die Rate in dieser Altersgruppe. Bei den 10-19-Jährigen zeigte sich eine jährliche Steigerung von 3,8 % im gesamten Zeitraum.

Eine Untersuchung in Baden-Württemberg (16) ließ in den Jahren 1987 bis 1993 eine Inzidenz von 11,6/100.000 bei Kindern im Alter von 0-14 Jahren erkennen. Ob dies eine weitere Zunahme der Inzidenz bedeutet oder aber die Bedingungen in den einzelnen Bundesländern (auch zwischen alt und neu) zu unterschiedlich sind, ist Sache der Diskussion. Zu bedenken sind z.B. der Einfluss verschiedener Impfregime mit früher oder später BCG-Impfung (24).

1.3.3. Genetik

Die Prävalenz, an einem Typ-1-Diabetes zu erkranken, beträgt in Mitteleuropa 0,3-0,6 %. Das Risiko ist abhängig von dem Herkunftsland und dem Vorkommen von Typ-1-Diabetes in der Familie.

Prävalenz, an einem Typ-1-Diabetes zu erkranken	
Mitteleuropäische Bevölkerung	0,3-0,6 %
Geschwister eines Typ-1-Diabetikers	ca. 3 %
Monozygote Zwillinge	ca. 30 %
Kinder von Müttern mit Typ-1-Diabetes	ca. 4 %
Kinder von Vätern mit Typ-1-Diabetes	ca. 5 %
Kinder von Eltern beide mit Typ 1-Diabetes	20 %

Tab. 1.2: Prävalenz, an einem Typ-1-Diabetes zu erkranken.

Auch wenn diese Daten nicht direkt auf eine unmittelbare Vererbbarkeit des Typ-1-Diabetes mellitus schließen lassen, kann aufgrund der hohen Prävalenz bei Verwandten I. Grades davon ausgegangen werden, dass eine wesentliche genetische Grundlage besteht.

So konnte nachgewiesen werden, dass bei den sogenannten HLA-Klasse-2-Merkmalen auf dem Chromosom 6 die Allele HLA-DR 3 und -DR 4 eine starke Assoziation zum Typ-1-Diabetes mellitus zeigen. Das Merkmal HLA-DR 2 hat dagegen eine protektive Bedeutung. Ebenso wirkt das Vorhandensein der Aminosäure Aspartat in Position 57 der HLA-DQ-β-Kette protektiv.

Weitere epidemiologische Analyseverfahren und genetische Typisierungen haben dazu geführt, dass die Genetik des Typ-1-Diabetes mellitus zunehmend als Prototyp einer polygenen Erkrankung verstanden wird.

1.3.4. Pathogenese

Der Typ-1-Diabetes mellitus gilt heute als chronische Autoimmunerkrankung mit Zerstörung der β-Zellen des Pankreas auf genetischer Grundlage. Anders ausgedrückt bedeutet dies, dass ein verändertes individuelles Immunsystem die eigenen β-Zellen zunehmend zerstört und dadurch ein Insulinmangeldiabetes entsteht, wenn mehr als 80-85 % der β-Zellen keine Funktion mehr aufweisen.

Für die Immunpathogenese des Typ-1-Diabetes mellitus sprechen mehrere Fakten, die in Tab. 1.3 zusammengefasst sind.

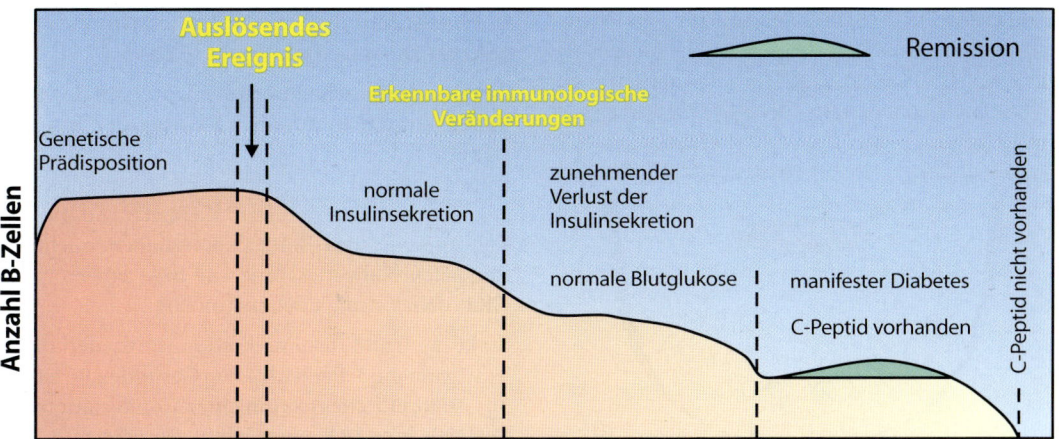

Abb. 1.2: Phasen in der Entwicklung des Typ-1-Diabetes mellitus (modif. nach Eisenbarth (3)).

Hinweise für eine Immunpathogenese des Typ-1-Diabetes mellitus
• *Morphologisch*: Chronisch-entzündliche Infiltrate in den Pankreasinseln (Insulitis) zum Zeitpunkt der Manifestation des Diabetes
• *Genetik*: Assoziation zum HLA-System, speziell zu bestimmten HLA-DR- und DQ-Allelen
• *Humorale Immunität*: Auftreten von zirkulierenden Antikörpern gegen Inselzelloberflächen, Zytoplasmabestandteile oder Insulin.
• *Zelluläre Immunität*: Veränderungen in der zirkulierenden Immunozytenpopulation
• *Klinische Assoziation des Typ-1-Diabetes zu anderen Autoimmunerkrankungen*
• *Immunsuppression*: Die Möglichkeit durch eine immunsuppressive Therapie (z.B. Cyclosporin A) den Verlauf der Erkrankung zu beeinflussen
• *Krankheitsrezidiv*: Wiederauftreten des Diabetes nach Pankreastransplantation bei monozygoten Zwillingen

Tab. 1.3: Hinweise für eine Immunpathogenese des Typ-1-Diabetes mellitus (mod. nach (19)).

Der Zerstörungsprozess beginnt in der Regel Jahre bis Jahrzehnte vor der klinischen Manifestation. Es gibt erste Hinweise, dass die Autoimmunprozesse ihren Anfang bereits in den ersten fünf Lebensjahren nehmen.

Die zeitliche Entwicklung kann nach Eisenbarth (3) in sechs Phasen eingeteilt werden (☞ Abb. 1.2).

1. Phase: Genetische Prädisposition

Eine genetische Grundlage ist erforderlich, damit das Immunsystem des einzelnen Individuums mit einer Autoimmunerkrankung so reagieren kann, dass sich ein Typ-1-Diabetes mellitus entwickelt (☞ Kap. 1.3.3.).

2. Phase: Auslösendes Ereignis

Durch einen bzw. mehrere, bisher nicht geklärte Triggermechanismen wird der immunologische Prozess bei den positiven Merkmalsträgern in Gang gesetzt. Mögliche Kandidaten hierfür sind Infektionen (Coxsackie-Viren, Röteln), Noxen und Umweltbedingungen einschl. Ernährung (☞ Abb. 1.3).

Die unterschiedlichen Inzidenzen in verschiedenen Ländern, an einem Typ-1-Diabetes mellitus zu erkranken, belegen die Bedeutung von Umweltfaktoren und Ernährung (☞ Kap. 1.3.2.). So kommt zum Beispiel dem frühen Abstillen und der Gabe von kuhmilchhaltiger Säuglingsnahrung möglicherweise eine besondere Rolle zu. Die in der Kuhmilch enthaltenen Rinderproteine, die dem Insulinmolekül ähnlich sind, können zu einer Triggerung des Autoimmunprozesses eventuell beitragen.

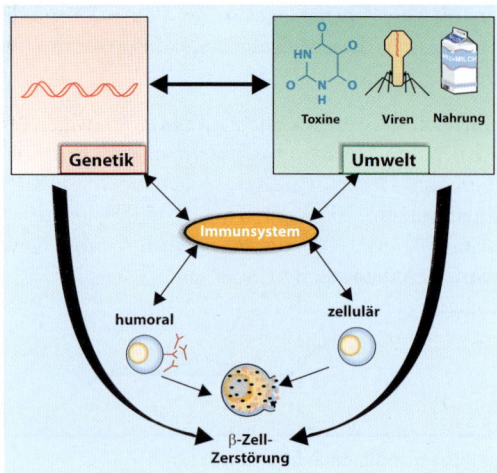

Abb. 1.3: Zusammenspiel von Genetik und Umwelt und ihre Beziehungen zum Diabetes. Entscheidend ist die Interaktion mit dem Immunsystem. Alle zusammen bewirken die β-Zellzerstörung in einer komplexen, koordinierten und noch wenig verständlichen Weise (modif. nach Rossini (20)).

3. Phase: Erkennbare immunologische Veränderungen – normale Insulinsekretion

Der beginnende autoimmunologische Prozess ist am Auftreten von humoralen Antikörpern im Blut erkennbar. Hierzu zählen in erster Linie

- zytoplasmatische Inselzellantikörper (ICA)

- Insulin-Autoantikörper (IAA)

- Antikörper gegen die Glutamatdecarboxylase der B-Zelloberfläche (GADA)

- Antikörper gegen die Tyrosinphosphatase IA-2 (IA-2A).

Der Nachweis dieser Antikörper lässt allerdings keine Aussage über eine β-Zelldestruktion zu, sondern ist möglicherweise nur als Epiphänomen anzusehen.

Zu diesem Zeitpunkt beginnt die Zerstörung von β-Zellen, es bleibt aber eine genügende Restmenge übrig, so dass die Insulinsekretion insgesamt noch normal ist.

Zum Zeitpunkt der klinischen Manifestation des Diabetes sind diese Antikörper bei über 80 % der Patienten nachweisbar. Besondere Bedeutung gewinnen sie in der Diagnostik eines Prädiabetes (☞ Kap. 2.4.1.1.).

4. Phase: Zunehmender Verlust der Insulinsekretion – normale Blutglukose

Aufgrund eines zunehmenden Untergangs von β-Zellen kommt es zu einer Störung der Insulinsekretionsdynamik. Als erstes erkennbar, zeigt die frühe Insulinsekretion nach intravenöser Glukosebelastung eine verminderte Kapazität. Zu diesem Zeitpunkt ist das Blutzuckerverhalten nüchtern und nach Nahrungsaufnahme bzw. einer oralen Glukosebelastung noch unauffällig.

Sinkt die frühe Insulinsekretion im wiederholten Test unter die 3. Perzentile von Gesunden, so ist bei 30-50 % der Patienten mit einer Manifestation des Diabetes innerhalb eines Jahres zu rechnen.

5. Phase: Manifestation des Diabetes – C-Peptid vorhanden

Sind 80-85 % der β-Zellen zerstört, reicht die Insulinsekretionskapazität zur Aufrechterhaltung der Glukosehomöostase nicht mehr aus und der Diabetes wird manifest. Bei jüngeren Patienten ist die Geschwindigkeit des β-Zellverlustes höher, und der Diabetes präsentiert sich meist mit der typischen ketoazidotischen Stoffwechselentgleisung. Bei Erwachsenen findet sich dagegen häufiger ein schleichender Verlauf mit geringer Progression der Inselzellzerstörung und frühzeitiger Diagnosestellung vor der initialen Ketoazidose.

Zu diesem Zeitpunkt kann noch C-Peptid im Blut als Hinweis auf eine endogene Insulinrestsekretion nachgewiesen werden. Durch die intensive Insulintherapie des jetzt neu entdeckten Diabetes mellitus kann es zu einer Beeinflussung des immunologischen Vorgangs mit dem Bild der klinischen Teilremission (sog. "Honeymoon-Phase") kommen.

6. Phase: C-Peptid nicht vorhanden

Der autoimmunologische Prozess mit β-Zellzerstörung schreitet weiter voran, so dass im Endeffekt keine oder fast keine β-Zellen vorhanden sind und ein vollständiger Insulinmangel besteht.

■ Formen der "Insulitis" mit β-Zellzerstörung

Familienuntersuchungen haben gezeigt, dass längst nicht alle Probanden, bei denen spezifische Antikörper wie ICA, IAA, GADA oder IA-2A alleine oder in Kombination nachweisbar waren, einen manifesten Diabetes mellitus entwickeln, obwohl gleichzeitig auch von einer bestehenden "Insulitis" ausgegangen werden kann.

Neuere Erkenntnisse weisen darauf hin, dass es mindestens zwei verschiedene Formen der "Insulitis" gibt, die durch lokal produzierte Zytokine gekennzeichnet sind. Eine eher benigne Form, vermittelt durch Th2-Zytokine (IL-4, IL-10) und eine destruktive Form, vermittelt durch Th1-Zytokine (IFN-γ, IL-12) (11, 24).

Man kann daher drei Verlaufsmöglichkeiten beschreiben (☞ Abb. 1.4).

• schubförmig-remittierend
• progressiv-remittierend
• chronisch-progressiv

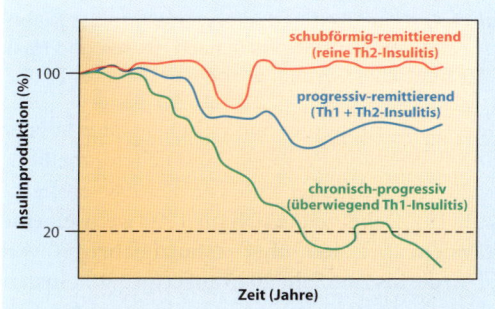

Abb. 1.4: Hypothese der Pathogenese des Diabetes mellitus auf der Basis des Th1/Th2-Modells (nach (11)).

Hierbei führt nur der chronisch-progressive Verlauf zu einer so fortgeschrittenen Zerstörung von β-Zellen, dass der Typ-1-Diabetes mellitus manifest wird.

1.3.5. Vorhersagemöglichkeit für die Manifestation eines Typ-1-Diabetes mellitus

In definierten epidemiologischen Studien kann die Bestimmung der humoralen Antikörper ICA, IAA, GADA und IA-2 bei Verwandten von Typ-1-Diabetikern oder einer bestimmten Population die Aussage treffen, ob ein autoimmunologischer Prozess i.S. eines Typ-1-Diabetes mellitus vorliegt, nicht aber ob dieser auch klinisch manifest wird (21).

Zusätzliche genetische Untersuchungen können diese Befunde unterstützen, bringen aber keine weitere Klärung hinsichtlich der Manifestation.

Nur die zusätzliche Prüfung der frühen Insulinsekretion mittels der intravenösen Glukosebelastung lässt bei fehlendem frühen Insulinpeak eine nahe-

zu 100 %ige Vorhersage zu. Zu diesem Zeitpunkt ist allerdings die β-Zellzerstörung insgesamt schon weit fortgeschritten.

Hilfreich wäre die Möglichkeit des frühzeitigen Erkennens, um welche Verlaufsform der "Insulitis" (benigne oder destruktive) es sich handelt. Bei der chronisch-progressiven Form mit destruktiver Insulitis könnte zu diesem Zeitpunkt mit einer immunmodulierenden Therapie (z.B. frühe Insulingabe) begonnen werden. Hierzu sind zahlreiche Untersuchungen im Gange.

1.3.6. Latenter Typ-1-Diabetes mellitus im Erwachsenenalter

■ LADA: Latent Autoimmune Diabetes mellitus in Adults

Der Typ-1-Diabetes mellitus manifestiert sich meistens vor dem 30. Lebensjahr mit typischen klinischen Symptomen wie Polyurie, Polydipsie, Gewichtsabnahme und Ketoazidose bis hin zum Koma und erlaubt so schon die eindeutige Diagnose eines Insulinmangeldiabetes. Bei Erwachsenen bis ins höhere Alter verläuft die Manifestation eines Typ-1-Diabetes mellitus dagegen häufiger schleichend mit nur langsamer Progression der β-Zellzerstörung. Das klinische Bild ist daher nicht so prägnant, und es kommt bei noch ausreichender Insulinsekretion zu Beginn selten zu einer Ketoazidose.

Die Patienten werden daher fälschlicherweise als Typ-2-Diabetiker eingestuft und mit Diät und zusätzlich oralen Antidiabetika behandelt. Der klinische Verlauf zeigt aber, dass bei diesen Patienten ein schneller Übergang auf eine Insulintherapie erforderlich ist, da verständlicherweise auch Sulfonylharnstoffe nur kurzfristig eine Stoffwechselverbesserung zeigen können. Richtig ist, diese Patienten von Anfang an mit Insulin zu behandeln, da die exogene Insulingabe die weitere β-Zellzerstörung verzögern kann.

Bei klinischem Verdacht auf einen latenten Typ-1-Diabetes mellitus im Erwachsenenalter kann die Bestimmung von GAD- und IA-2A-Antikörpern differenzialdiagnostisch hilfreich sein, da bei Erwachsenen mit Typ-1-Diabetes mellitus diese Antikörper ebenfalls bis zu 70 % nachweisbar sind (25).

1.4. Typ-2-Diabetes mellitus

1.4.1. Ätiologische Klassifikation

Typ-2-Diabetes mellitus: [☞ Leitlinien!]
Dieser reicht von einer vorwiegenden Insulinresistenz mit relativem Insulinmangel bis zu einem vorwiegenden sekretorischen Defekt mit Insulinresistenz.

1.4.2. Epidemiologie

Da der Diabetes mellitus mit seinen Folgeerkrankungen nicht nur eine medizinische Herausforderung darstellt, sondern auch hohe direkte (Medikamente, Selbstkontrollen, Krankenhausaufenthalt usw.) und indirekte (Arbeitsausfall, früher Tod usw.) Kosten verursacht, sind epidemiologische Daten über die Häufigkeit, bezogen auf eine Bevölkerungsgruppe, wichtig.

Exakte Daten sind aus der ehemaligen DDR bekannt, fehlen aber in der Bundesrepublik. Nach Michaelis stieg die Diabetesprävalenz in der DDR von 0,63 % in 1960 stetig auf 4,13 % bis zum Jahr 1988 an (15). Dieser Anstieg ist nur zum geringen Teil durch ein vermehrtes Auftreten von Typ-1-Diabetes mellitus bedingt, jedoch überwiegend durch den Typ-2-Diabetes mellitus.

In dieser Studie waren Frauen im Verhältnis 1,4:1,0 häufiger erkrankt als Männer.

Während der Typ-1-Diabetes mellitus vorwiegend eine Erkrankung von jüngeren Menschen ist, steigt die Häufigkeit des Typ-2-Diabetes mellitus mit dem Lebensalter an (☞ Tab. 1.4).

Weltweit zeigen sich bei verschiedenen Bevölkerungsgruppen ausgeprägte Unterschiede in den Prävalenzzahlen. So weisen z.B. Asiaten niedrigere Häufigkeiten auf, dagegen gibt es bestimmte Gruppen mit einer extremen Prävalenz bis zu 50 %. Hierzu zählen die Pima-Indianer in den USA, die Bewohner von Mikronesien und Polynesien, Amerikaner mexikanischer Abstammung und Kreolen in Mauritius und Surinam.

Häufigkeit und Altersverteilung des Diabetes mellitus in Deutschland
Häufigkeit
• ca. 10 % der Gesamtbevölkerung (davon etwa 95 % Typ-2-Diabetes)
• 15 % der 51-60jährigen
• 20 % der 61-70jährigen
• 25 % der 71-80jährigen
Altersverteilung
• 10 % der Diabetiker sind jünger als 50 Jahre
• 15 % der Diabetiker sind 51-60 Jahre alt
• 25 % der Diabetiker sind 61-70 Jahre alt
• 50 % der Diabetiker sind älter als 70 Jahre[*]

Tab. 1.4: Häufigkeit und Altersverteilung des Diabetes mellitus in Deutschland (* nach Hauner und Haak 2009, Deutscher Gesundheitsbericht Diabetes 2010).

Eine Auswertung epidemiologischer Daten aus der ganzen Welt von Personen mit Diabetes mellitus, die 20 Jahre oder älter sind, wurde 1998 veröffentlicht (10). **Dabei zeigte sich für 1995 weltweit eine Prävalenz bei den über Zwanzigjährigen von 4,0 %, die bis zum Jahr 2025 auf etwa 5,4 % ansteigen wird.** Die Prävalenz ist in den Industrieländern höher, aber der zu erwartende Anstieg ist in den Entwicklungsländern deutlich stärker ausgeprägt. Neuere Auswertungen zeigen für alle Altersgruppen einen Anstieg von 2,8 % im Jahr 2000 auf 4,4 % im Jahr 2030 (23).

Die Anzahl von Diabetikern wird weltweit von 276 Mill. im Jahr 2010 auf 440 Mill. bis zum Jahre 2030 ansteigen.

1.4.3. Genetik

Für den Typ-2-Diabetes mellitus ist eine viel stärkere genetische Grundlage vorhanden als früher angenommen wurde. Dies begründet sich auf epidemiologischen und Familienstudien:

• Die hohe Prävalenz, in einzelnen Bevölkerungsgruppen, wie z.B. den Pima-Indianern, an einem Typ-2-Diabetes mellitus zu erkranken, weist auf eine Vererbung der Erkrankung hin.

• Zwillingsuntersuchungen haben gezeigt, dass bei monozygoten Zwillingen ein Typ-2-Diabetes mellitus in mehr als 90 % bei beiden Geschwistern auftritt.

- 70-80 % der Kinder von Eltern, die beide an Typ-2-Diabetes mellitus erkrankt sind, entwickeln ebenfalls einen Diabetes. Ist ein Elternteil betroffen, so beträgt das Risiko für ein Kind in manchen Studien bis zu 60 %.
- In der näheren Verwandtschaft von Patienten mit Typ-2-Diabetes mellitus tritt diese Erkrankung deutlich häufiger auf (in manchen Studien bis zu 38 %) als die normale Prävalenz es erwarten ließe. Voraussetzung hierfür ist allerdings, dass die Kinder oder nahen Verwandten das Gefährdungsalter auch erreichen, d.h. alt genug werden.

Obwohl der Typ-2-Diabetes mellitus sehr stark genetisch determiniert ist, hat sich die Suche nach bestimmten Genen oder Allelen bisher als sehr schwierig erwiesen. Es ist deshalb anzunehmen, dass die genetischen Grundlagen für einen Typ-2-Diabetes mellitus sehr vielfältig und inhomogen sind.

> **Allen Typ-2-Diabetikern ist die Insulinresistenz und Insulinsekretionsstörung gemeinsam.** Die Ursachen für diese beiden Faktoren sind mannigfaltig und unterschiedlich. Hieraus resultiert, dass der Typ-2-Diabetes mellitus aufgrund seiner polygenetischen Grundlagen keine einheitliche Erkrankung darstellt. Unterschiede im Verlauf und auch dem Ansprechen auf die Therapie sind dadurch erklärbar.

Soweit es bisher geglückt ist, spezifische genetische Defekte für einzelne Untertypen zu finden, wurden diese Erkrankungen in der neuen ätiologisch begründeten Klassifizierung der ADA 1997 (☞ Tab. 1.1) unter III "andere spezifische Typen" eingeordnet.

Als Beispiel mag der MODY-Diabetes (Maturity Onset Diabetes of the Young) gelten. In der Zukunft wird es sicher gelingen, noch mehr Untertypen des Typ-2-Diabetes mellitus genauer zu definieren.

1.4.4. Metabolisches Syndrom

In den 60er Jahren wurde erstmals von Mehnert vom "Wohlstandssyndrom" und von Jahnke, Gries und insbesondere von Hanefeld vom "Metabolischen Syndrom" gesprochen. Reaven beschrieb 1988 die wichtige Rolle der Insulinresistenz und der Hyperinsulinämie und prägte den Namen "Syndrom X". Von Kaplan wurde der Begriff "tödliches Quartett" geprägt.

> Das Metabolische Syndrom ist durch das gemeinsame Auftreten von verschiedenen Erkrankungen gekennzeichnet (☞ Tab. 1.5). Es ist mit einem exzessiven Morbiditäts- und Mortalitätsrisiko durch koronare, zerebrale und periphere Gefäßkrankheiten (Makroangiopathie/Atherosklerose) assoziiert (☞ Abb. 1.5).

Metabolisches Syndrom
- Essenzielle Hypertonie
- Dyslipoproteinämie (VLDL ↑, HDL ↓, Triglyzeride ↑)
- Glukoseintoleranz/manifester Typ-2-Diabetes
- Adipositas (stammbetont)
Allen gemeinsam
- Insulinresistenz (Muskel, Leber)
- Hyperinsulinämie
Folge: Makroangiopathie/Atherosklerose

Tab. 1.5: Das Metabolische Syndrom.

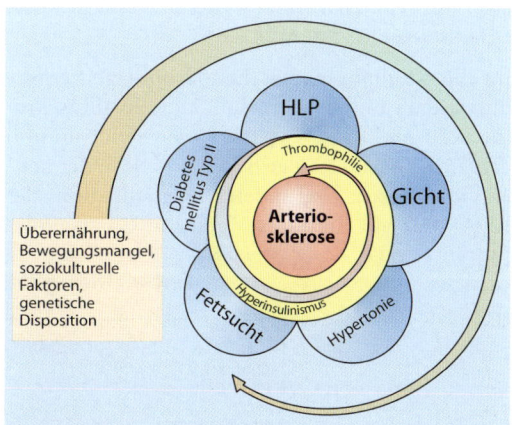

Abb. 1.5: Das Metabolische Syndrom (nach Hanefeld (4)).

Alle Einzelkomponenten des Metabolischen Syndroms sind durch eine **periphere und hepatische Insulinresistenz und Hyperinsulinämie** gekennzeichnet. So kann z.B. bei Patienten mit einer essenziellen Hypertonie ohne Übergewicht, Dyslipoproteinämie oder Diabetes eine Insulinresistenz nachgewiesen werden.

Eine Insulinresistenz und Hyperinsulinämie kann sich auch bei sonst gesunden, übergewichtigen

Patienten finden. Vermehrte abdominelle Fetthansammlungen sind hierbei ausschlaggebend. **Ein erhöhtes Risiko haben Patienten mit einer androiden, stammbetonten Fettverteilung (Apfelform). Sie weisen einen erhöhten Taillen-Hüft-Umfang-Quotienten auf (Normbereich: für Frauen <0,85, für Männer <1,0).** Die gynoide Fettverteilung (Birnenform) bedeutet ein deutlich geringeres Risiko (☞ Abb. 4.3).

Die Vermehrung insbesondere der viszeralen Fettgewebsmasse führt über eine gesteigerte Lipolyse zu einem Anstieg der freien Fettsäuren (FFS) im Plasma. Dieser Vorgang wird durch die Insulinresistenz noch verstärkt. Es kommt zu einer Erhöhung der Triglyzerid-reichen VLDL-Lipoproteinen und einer Abnahme des HDL-Cholesterins. Gesamtcholesterin und LDL-Cholesterin sind in ihrer Höhe nicht wesentlich verändert, es finden sich aber vermehrt besonders atherogene kleine, dichte LDL-Partikel (22).

Das Metabolische Syndrom stellt eine Vorphase in der Entwicklung zum Typ-2-Diabetes mellitus dar. Der Glukosestoffwechsel ist gestört, ohne klinische Zeichen einer diabetischen Stoffwechsellage. Im weiteren Verlauf findet sich eine gestörte Glukosetoleranz (☞ Abb. 1.6).

Da die pathophysiologischen Grundlagen (Insulinresistenz und Hyperinsulinämie/Insulinsekretionsstörung) für das Metabolische Syndrom und den Typ-2-Diabetes gleich sind, wurde in der neuen, ätiologisch begründeten Klassifikation der ADA 1997 auf die Klasse "gestörte Glukosetoleranz" verzichtet. Andere Autoren, z.B. Alberti, halten aber an dem Begriff fest, da sie die gestörte Glukosetoleranz als eigenständiges Krankheitsbild mit hohem Risiko ansehen.

1.4.5. Pathogenese

Der Typ-2-Diabetes mellitus gilt heute als eine häufig vorkommende endokrine Funktionsstörung (Stoffwechselstörung) **mit mehrfachen Defekten der Insulinwirkung und Insulinsekretion auf genetischen und teilweise erworbenen Grundlagen.**

Im normalen **Nüchternzustand** erfolgt der größte Teil der Ganzkörperglukoseverwertung in nicht insulinabhängigen Geweben: im Gehirn (etwa 50 %) und in splanchnischen Organen (etwa 25 %). Die übrigen 25 % der Glukoseverwertung finden in insulinabhängigen Geweben, hauptsächlich in der Skelettmuskulatur, statt. Der Glukosebedarf wird durch die hepatische Glukoseproduktion gedeckt.

Nach einer Mahlzeit wird dieses Gleichgewicht erheblich verändert. Infolge eines Blutzuckeranstieges wird vermehrt Insulin sezerniert. Beides (höherer Blutzucker, höhere Insulinspiegel) zusammen führt zu einer vermehrten Glukoseaufnahme in peripheren Geweben – hauptsächlich Muskulatur – und zu einer Hemmung der hepatischen Glukoseproduktion. Nur so ist eine normale Glukosehomöostase und Energieversorgung der Zellen gewährleistet.

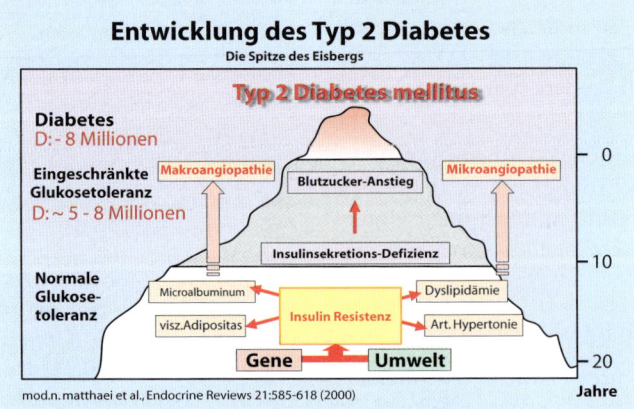

Abb. 1.6: Schematische Darstellung der Entwicklung des Diabetes mellitus Typ 2 als Spitze eines Eisbergs. Der Typ-2-Diabetes stellt das Endstadium eines über Jahre bis Jahrzehnte vorbestehenden Metabolischen Syndroms dar, welches durch Insulinresistenz mit konsekutiver Hyperinsulinämie, Adipositas, arterieller Hypertonie und Dyslipidämie und daraus resultierender frühzeitiger Entwicklung einer Arteriosklerose gekennzeichnet ist (12).

Glukosehomöostase
1. Insulinsekretion
2. Glukoseaufnahme im Gewebe - peripher (hauptsächlich Muskel) - splanchnisch (Leber, Darm)
3. Regulation der hepatischen Glukose- produktion

Tab. 1.6: Faktoren, die eine normale Glukosehomöostase aufrechterhalten (nach DeFronzo (1)).

Aufgrund dieser Vorgänge wird verständlich, dass einzelne oder mehrere Defekte auf der Ebene der β-Zelle, der Muskel- oder Leberzelle zu einer Glukoseintoleranz oder einem manifesten Diabetes führen können.

> Beim Vollbild eines manifesten Typ-2-Diabetes mellitus sind immer zwei Hauptdefekte – Insulinresistenz und Insulinsekretionsstörung – gleichzeitig vorhanden.

1.4.5.1. Insulinsekretionsstörung

Die Mehrzahl der Typ-2-Diabetiker ist übergewichtig (>80 %). Bei ihnen dürfte ein **vermindertes Ansprechen der Gewebe (Muskulatur und/oder Leber) auf Insulin** – d.h. eine **Insulinresistenz** – bestehen. Dies bewirkt eine kompensatorisch erhöhte Insulinsekretion. Wenn die β-Zellen diese notwendige Mehrsekretion (zeitlich oder auch total) nicht mehr aufrechterhalten können, kommt es durch einen **relativen Insulinmangel** (bei messbarer Hyperinsulinämie) zur Störung der Glukosehomöostase und manifestem Diabetes mellitus.

Bei **schlanken Typ-2-Diabetikern** kann als erstes auch eine **Insulinsekretionsstörung** vorliegen. Durch die veränderte Glukosehomöostase mit höheren Blutglukosewerten entwickelt sich dann zunehmend eine Insulinresistenz. Beides zusammen führt dann zur klinischen Manifestation eines Typ-2-Diabetes mellitus.

Mindestens am Anfang des natürlichen Verlaufs der Erkrankung weisen Typ-2-Diabetiker infolge der Insulinresistenz eine **Hyperinsulinämie** auf. Im Vergleich zu gleichaltrigen, gleichgewichtigen Kontrollen liegen jedoch die Insulinspiegel, bezogen auf die Blutglukoseerhöhung, zu niedrig. Dies bedeutet, es besteht trotz hoher Insulinspiegel ein relativer Insulinmangel.

Bei steigenden Nüchternglukosespiegeln kann bei Typ-2-Diabetikern eine weitere Abnahme der Hyperinsulinämie beobachtet werden. Der relative Insulinmangel nimmt zu, auch wenn die gesamte Insulinproduktion immer noch höher sein kann als bei Kontrollen. Erst im weiteren Verlauf, erkennbar an Nüchternglukosewerten über 120 mg/dl, kommt es zu einem zunehmenden deutlichen Insulinmangel, der allerdings nicht absolut ist.

Abb. 1.7 fasst die Ergebnisse von Insulinmessungen und Bestimmungen der Insulinresistenz im oralen Glukosetoleranztest bei Kontrollen, Übergewichtigen, Übergewichtigen mit Glukosetoleranzstörung sowie Typ-2-Diabetikern schematisch zusammen. Man erkennt deutlich, wie mit zunehmender Abnahme der Insulinsensitivität (gemessen an der insulinbedingten Glukoseaufnahme) die Insulinspiegel anfangs ansteigen. Bei Übergewichtigen findet sich das Bild einer Insulinresistenz (verminderte Insulinsensitivität) mit Hyperinsulinämie bei insgesamt normalen Blutglukosewerten. Die Übergewichtigen mit Glukosetoleranzstörung weisen definitionsgemäß leicht erhöhte Glukosewerte auf, wobei die Insulinsensitivität weiter abgenommen und die kompensatorische Hyperinsulinämie zugenommen hat.

Aufgrund der beginnenden Sekretionsstörung bei Typ-2-Diabetikern kommt es zu einer Abnahme der Hyperinsulinämie und bei gleichbleibender Verminderung der Insulinsensitivität (hohe Insulinresistenz) zu erhöhten Blutglukosewerten. Die weitere Reduktion der Insulinsekretion (ca. 4 %/Jahr) führt zu steigenden Blutglukosewerten.

Physiologisch reagiert die β-Zelle auf ansteigende Blutglukosewerte mit einer biphasischen Sekretion. Hierbei wirken die Inkretine GLP-1 (Glukagon-Like Peptide) und GIP (Glucose-dependent Insulinotrophic Polypeptide), die nach Nahrungsaufnahme im Dünndarm freigesetzt werden, stimulierend. Gleichzeitig wird die Glukagonsekretion unterdrückt, die Magenentleerung verzögert und es tritt ein Sättigungseffekt auf (14).

Bei Typ-2-Diabetes mellitus werden die Inkretine vermindert ausgeschüttet, die Frühsekretion des Insulins als erstes gestört und die Glukagonsekretion nicht gehemmt. Folge ist eine Hyperglykämie.

Chronisch erhöhte Blutglukosespiegel per se führen zu einer Abnahme der Empfindlichkeit der β-Zellen auf den Glukosereiz mit einer adäquaten Insulinsekretion zu reagieren. Dies wird als **Glukosetoxizität** bezeichnet. Aus klinischen Beobachtungen ist bekannt, dass eine gute, normnahe Stoffwechseleinstellung bei Typ-2-Diabetikern (gleichgültig, wie sie erreicht wird) zu einer Besserung der Insulinsekretion führt. Gleichzeitig wird die muskuläre Insulinresistenz gesenkt.

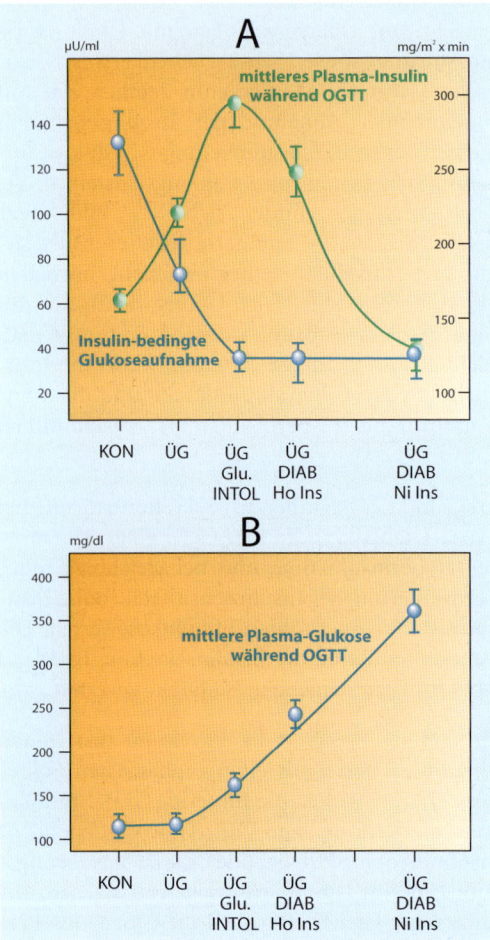

Abb. 1.7: Plasma-Insulin (A) und Gewebesensitivität auf Insulin (A) sowie Plasma-Glukose (B) während eines 100-g-OGTT in Kontrollen (KON), bei Übergewichtigen ohne Diabetes mellitus (ÜG), bei Übergewichtigen mit Glukosetoleranzstörung (ÜG GluIntol) und bei Übergewichtigen mit Diabetes mellitus und hohen Insulinwerten (ÜG DIAB, Ho Ins) oder niedrigen Insulinwerten (ÜG DIAB, Ni Ins) (nach DeFronzo (1)).

Untersuchungen hinsichtlich des Lipidstoffwechsels (erhöhte Spiegel von FFS und Triglyzeriden) bei Typ-2-Diabetikern lassen ebenso eine **Lipidtoxizität** auf die Insulinsekretion erkennen.

1.4.5.2. Insulinresistenz

Die Abnahme der Insulinsensitivität im peripheren Gewebe – hauptsächlich in Leber und Muskel – wird allgemein als Insulinresistenz bezeichnet. Die Zellen reagieren dabei nicht mehr in der physiologischen Weise auf das vorhandene Insulin. Diese Insulinresistenz zeigt in der Leber und im Muskel unterschiedliche Auswirkungen.

1.4.5.2.1. Hepatische Glukoseproduktion

Die hepatische Glukoseproduktion wird durch Insulin und Glukagon gesteuert, indem eine Überproduktion unterdrückt wird.

Bei Typ-2-Diabetikern ist aufgrund der Insulinresistenz der Leberzellen diese Inhibition gestört und trotz erhöhter Insulinspiegel im Nüchternzustand, d.h. hauptsächlich nachts, wird vermehrt Glukose produziert (☞ Abb. 1.8).

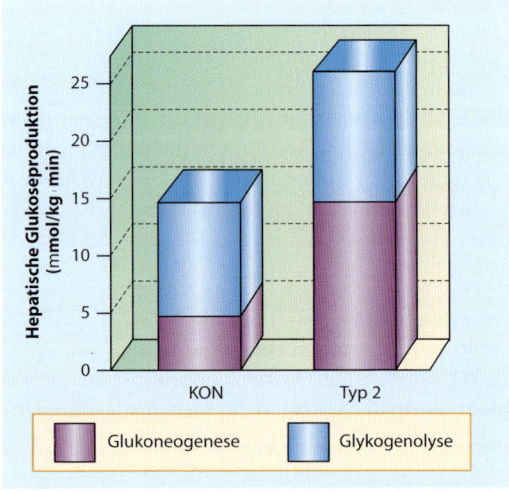

Abb. 1.8: Glukoneogenese und Glykogenolyse in Kontrollen (KON) und Typ-2-Diabetikern (Typ 2). Der gesamte Anstieg der totalen hepatischen Glukoseproduktion beruht auf einer exzessiven Rate der Glukoneogenese (nach Consoli (1)).

Hieraus erklärt sich der erhöhte Nüchternglukosewert bei fortgeschrittenem Typ-2-Diabetes mellitus. Zusätzlich wird auch die postprandiale Glukoseproduktion ungenügend inhibiert, verstärkt durch die nicht abfallenden Glukagonspiegel (fehlende Inkretin-Wirkung).

Darüber hinaus stimulieren die durch die Insulinresistenz erhöhten freien Fettsäuren die Glukoseproduktion in der Leber.

1.4.5.2.2. Periphere Glukoseaufnahme im Muskel

Der Blutglukoseanstieg nach einer Mahlzeit oder Glukosebelastung führt physiologisch zu einer vermehrten Insulinsekretion, die wiederum für eine gesteigerte Glukoseaufnahme im Muskel verantwortlich ist. Die Insulinresistenz bei Typ-2-Diabetes mellitus bewirkt eine verringerte Glukoseaufnahme im Muskel (☞ Abb. 1.9), was zu erhöhtem postprandialen Blutglukoseanstieg führt.

Das erhöhte Angebot an freien Fettsäuren vermindert durch kompetitive Mechanismen die Glukoseaufnahme und -utilisation im Muskel.

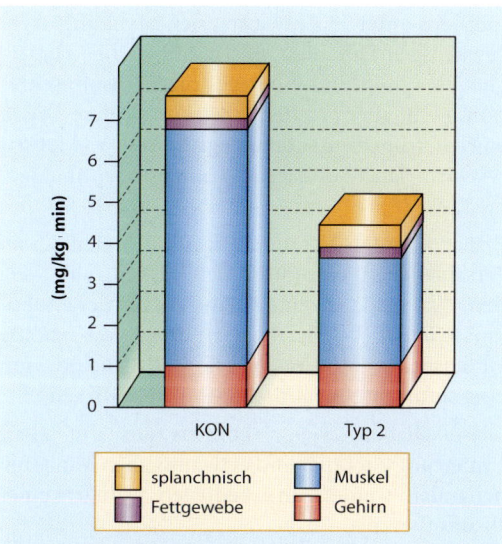

Abb. 1.9: Glukosemetabolismus während euklykämischer Insulin(100 μU/ml)-Clamp-Versuche bei Kontrollen (KON) und normalgewichtigen Typ-2-Diabetikern (Typ 2) (nach De Fronzo (1)).

1.4.5.2.3. Erworbene Faktoren für die Insulinresistenz

Die Grundlage der Insulinresistenz bei Typ-2-Diabetes mellitus ist genetisch bedingt. Es gibt aber zahlreiche anderer Faktoren, die die Insulinresistenz verstärken oder auch selbst mit hervorrufen können (☞ Kap. 1.4.4. "Metabolisches Syndrom").

- Hierzu zählen in erster Linie das **Alter** und die **Adipositas**.
- **Verminderte körperliche Aktivität**, unter der wir heute fast alle leiden, ist mit einem Anstieg der Insulinresistenz verbunden
- Patienten mit einer **essenziellen Hypertonie** weisen eine Insulinresistenz auf
- In letzter Zeit konnte gezeigt werden, dass bei **Rauchern** ebenfalls eine Insulinresistenz nachweisbar ist

1.4.5.2.4. Zelluläre Mechanismen der Insulinresistenz

Untersuchungen zu den zellulären Mechanismen der Insulinresistenz stellen heute die zentralen Forschungsschwerpunkte hinsichtlich der Ätiopathogenese des Typ-2-Diabetes mellitus dar. Man erhofft sich, hier die Basis für mögliche kausale Therapieansätze zu finden.

Insulin bindet an spezifische Insulinrezeptoren der Zelloberfläche. Die aktivierten Rezeptoren führen intrazellulär zu einer Kaskade von Reaktionen, an deren Ende, neben einer Beeinflussung des intrazellulären Glukosestoffwechsels, Glukosetransporter aktiviert werden. Diese wandern zur Zelloberfläche und ermöglichen den Einstrom von Glukose in die Zelle.

Die Anzahl von Insulinrezeptoren ist bei der Mehrzahl der Typ-2-Diabetikern vermindert, nicht aber die globale Funktion. Nur in wenigen Ausnahmen konnte ein umschriebener, genetisch determinierter Defekt an den Rezeptoren beschrieben werden. Daneben gibt es Hinweise auf Störungen der Synthese der Glukosetransporter (GLUT 4 im Skelettmuskel). Weitere Defekte werden in der intrazellulären Signalübertragung (Postrezeptordefekte) angenommen, ohne dass es bisher gelungen ist, sie endgültig aufzuklären. Hier muss im Rahmen dieses Buches auf weiterführende Literatur verwiesen werden (1, 12).

Im Rahmen der Insulinresistenz scheint dem Tumornekrosefaktor-alpha (TNF-α) eine wesentliche Rolle zuzukommen. Als weiterer Mediator wird das Hormon **Leptin** diskutiert. Dieses wird im Fettgewebe produziert und findet sich bei Übergewichtigen in erhöhten Konzentrationen. Bei Ratten wurde jetzt ein Insulinresistenzhormon – Resistin – der Fettzellen beschrieben, das eine Verbindung zwischen Übergewicht und Diabetes darstellen könnte (22).

Die bereits erwähnte **Glukosetoxizität** ist auch in der Muskulatur zu finden. So führt eine chronische Hyperglykämie zu einer **Abnahme der Glukosetransporter um bis zu 50 %**. Ebenso bewirken chronisch erhöhte Insulinspiegel eine Down-Regulation der Insulinrezeptoren. Die klinische Beobachtung, dass bei straffer Blutzuckereinstellung die Glukoseaufnahme in den Zielgeweben gesteigert ist, trotz niedrigerer Insulinspiegel, ist durch die Abnahme der Glukosetoxizität erklärbar.

1.4.6. Zusammenfassung

Die pathophysiologischen Abläufe beim Typ-2-Diabetes mellitus sind in Abb. 1.10 zusammengefasst.

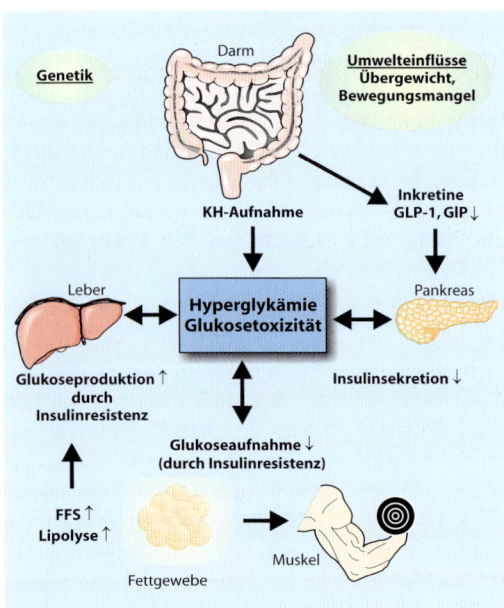

Abb. 1.10: Pathophysiologische Abläufe bei Typ-2-Diabetes mellitus.

Eine Störung der Insulinsekretion führt ebenso zur Hyperglykämie wie die Auswirkungen der Insulinresistenz an den Zielgeweben mit einer erhöhten hepatischen Glukoseproduktion und verminderter Glukoseaufnahme im Muskel. Diese Prozesse werden, wenn die Blutglukosewerte chronisch erhöht sind, durch die Glukosetoxizität verstärkt. Dabei ist es im Endeffekt unwichtig, welche Störung – Insulinsekretion oder Insulinresistenz – das primum movens ist. Sie führen beide zur Hyperglykämie und beeinflussen sich gegenseitig im Sinne eines Circulus vitiosus.

1.5. Andere spezifische Diabetestypen

Zu diesen Typen zählt eine lange Reihe von Erkrankungen mit einer ätiologisch erkennbaren Ursache. Der prozentuale Anteil an allen Diabetikern ist klein und dürfte deutlich unter 3 % liegen.

Die intensive Forschung hinsichtlich genetischer Grundlagen bei Typ-2-Diabetes mellitus wird dazu führen, dass zunehmend einzelne Untertypen genau definiert werden können und dann eventuell dieser Klassifikation zugeordnet werden.

1.5.1. Genetische Defekte der β-Zellfunktion

Bei einigen Formen des Diabetes mellitus konnten genetisch bedingte Defekte der β-Zellfunktion nachgewiesen werden. Bereits in jungen Jahren, meistens unter 25, entwickelt sich bei häufig übergewichtigen Patienten eine geringgradige Hyperglykämie aufgrund einer gestörten Insulinsekretion, nicht aber der Insulinwirkung. Diese Typen wurden früher unter dem Begriff **MODY** (Maturity-Onset Diabetes of the Young) zusammengefasst.

Bisher konnten Veränderungen an 3 Genloci an verschiedenen Chromosomen identifiziert werden. U.a. fand sich eine Beeinflussung der Glukokinase in der β-Zelle, die dazu führt, dass erhöhte Glukosekonzentrationen erforderlich sind, um eine suffiziente Insulinsekretion zu bewirken.

Diese Diabetes-Typen können gut mit einer Ernährungstherapie und evtl. zusätzlich Tabletten behandelt werden und bedürfen primär keiner Insulintherapie.

1.5.2. Genetische Defekte der Insulinwirkung

Grundlage für diese Untertypen sind Defekte am Insulinrezeptor, die zu einer Hyperinsulinämie mit leichter bis schwerer Hyperglykämie führen (**Typ-A-Insulinresistenz**). Zum Teil kann hierbei eine Acanthosis nigricans (stachelartige schwärzliche Pigmentierungen der Haut im Bereich von Nacken, Achselhöhlen, Leiste) beobachtet werden.

Leprechaunismus und **Rabson-Medenhall-Syndrom** sind seltene pädiatrische Syndrome.

Beim **lipatrophischen Diabetes** werden Postrezeptordefekte angenommen.

1.5.3. Krankheiten des exokrinen Pankreas

Veränderungen am Pankreas, die zu weitgehendem oder vollständigem Untergang von exokrinem Pankreasgewebe führen, können auch die Langerhans'schen Inseln mit zerstören und somit einen Insulinmangel-Diabetes hervorrufen. Dabei ist aber gleichzeitig, neben der Funktion der β-Zellen, auch die der α-Zellen (Glukagonsekretion) und die der δ-Zellen (Somatostatin- und Pankreatisches-Polypeptid-Sekretion) betroffen.

Hieraus ergeben sich Besonderheiten der Stoffwechselführung, z.B. erhöhte Insulinempfindlichkeit bei veränderter Gegenregulation (wichtig bei Hypoglykämien).

1.5.4. Endokrinopathien

Hormone, wie Wachstumshormon, Kortisol, Glukagon und Katecholamine, sind Gegenspieler des Insulins in der Glukosehomöostase.

- Unter hohen Spiegeln von **Wachstumshormon, Schilddrüsenhormonen** und **Kortisol** entwickelt sich eine Insulinresistenz.
- **Kortisol** stimuliert zusätzlich die Glukoneogenese.
- Die **Katecholamine** hemmen die Insulinsekretion und bewirken eine gesteigerte Glykogenolyse in der Leber.

Diese hormonellen Wirkungen können zu Hyperglykämien und zum Auftreten eines Diabetes mellitus führen, insbesondere wenn bereits Störungen der Insulinsekretion oder -wirkung bestehen. Nach Korrektur der Hormonexzesse kommt es wieder zu einer Normalisierung des Kohlenhydratstoffwechsels.

Beim Vorliegen eines **Somatostatinoms** oder **Aldosteronoms** entwickelt sich entweder direkt oder indirekt durch die Hypokaliämie eine Hemmung der Insulinsekretion mit nachfolgender Hyperglykämie. Ist eine operative Entfernung des Tumors möglich, so stellt sich wieder eine regelrechte Insulinsekretion ein.

1.5.5. Medikamenten- oder Chemikalien-induzierter Diabetes

Viele Medikamente oder Chemikalien können die Insulinsekretion beeinflussen. Wenn gleichzeitig eine Insulinresistenz vorliegt, kann es zum Auftreten eines Diabetes mellitus kommen.

Die klinische Bedeutung von **Thiaziden** oder **selektiven Betablockern** in niedrigen Dosierungen ist bei bereits bestehendem Diabetes zu vernachlässigen. Die Gabe dieser Medikamente findet im Rahmen des Metabolischen Syndroms statt. In Langzeitstudien wurde unter diesen Medikamenten eine gehäufte Manifestation eines Typ-2-Diabetes nachgewiesen.

Die hochdosierte Therapie mit **Glukokortikoiden** hat dagegen eine klinische Relevanz und muss berücksichtigt werden.

Unter der Therapie mit α-**Interferon** kann das Auftreten eines Diabetes mellitus mit positivem Nachweis von Inselzellantikörpern beobachtet werden.

1.5.6. Infektionen

Hauptsächlich **Virusinfektionen** wurden schon immer mit der Zerstörung von β-Zellen in Zusammenhang gebracht. Eine direkte Wirkung scheint vorzukommen.

In den meisten Fällen gelingt aber ein Nachweis von Inselzellantikörpern, so dass es sich dann definitionsgemäß um Typ-1-Diabetiker handelt (☞ Kap. 1.3.4).

1.5.7. Seltene Formen eines immunvermittelten Diabetes

Das "Stiff-man"-Syndrom ist eine autoimmunologische Erkrankung des zentralen Nervensystems. U.a. sind auch GAD-Antikörper nachweisbar. Ein Teil der Patienten entwickelt einen Diabetes.

Anti-Insulin-Rezeptor-Antikörper binden an den Insulinrezeptor und können diesen entweder hemmen mit der Folge einer Hyperglykämie oder seltener stimulieren mit der Folge schwerer Hypoglykämien. Diese Gruppe wurde früher als **Typ-B-Insulinresistenz** bezeichnet.

1.5.8. Andere genetische Syndrome

Bei zahlreichen genetischen Syndromen wird häufiger auch das Auftreten eines Diabetes mellitus beschrieben ohne erkennbare ätiologische Zusammenhänge.

1.6. Gestationsdiabetes

☞ Kap. 10.

1.7. Literatur

1. DeFronzo RA. Pathogenesis of type 2 diabetes: metabolic and molecular implications for identifying diabetes genes. Diabetes Reviews 5 (1997) 177-269

3. Eisenbarth GS. Type 1 diabetes mellitus: a chronic autoimmune disease. N Engl J Med 314 (1986) 1360-1368

4. Hanefeld M, W Leonhardt. Das metabolische Syndrom: ein integriertes Konzept zur Diagnostik und Therapie eines Clusters von Zivilisationskrankheiten. Gustav Fischer Verlag, Jena-Stuttgart (1996)

5. Henrichs HR, M Breidert, B Willms. ADA und WHO revidieren Diabetes-Definition und Kriterien für die Diagnose. Diabetes und Stoffwechsel 6 (1997) 228–233

6. Janka HU, M Redaèlli, A Gandjour, G Giani, HHauner, D Michaelis, E Standl. Epidemiologie und Verlauf des Diabetes mellitus in Deutschland. In: Evidenzbasierte Diabetes-Leitlinien DDG. WA Scherbaum, KW Lauterbach, R Renner (Hrsg.) Druckerei Hamburg, Bremen 2000 [☞ Leitlinien!]

7. Jervell J. Type 2 Diabetes (NIDDM) can be prevented. IDF Bulletin 42/2 (1997) 1-3

8. Karnoven M, M Viik-Kajander, E Moltchanova, I Libman, R LaPorte, J Toumilehto for the Diabetes Mondial Projekt Group: Incidence of childhood type 1 diabetes worldwide. Diabetes Care 23 (2000) 1516-1526

9. Kerner W, C Fuchs, M Redaèlli, BO Böhm, J Köbberling, WA Scherbaum, H Tillil: Definition, Klassifikation und Diagnostik des Diabetes mellitus. In: Evidenzbasierte Diabetes-Leitlinien DDG. WA Scherbaum, KW Lauterbach, HG Jost (Hrsg.) Druckerei Fromm, Osnabrück 2001 [☞ Leitlinien!]

10. King H, RE Aubert, WH Herman. Global Burden of Diabetes, 1995-2025: Prevalence, numerical estimates and projections. Diabetes Care 21 (1998) 1414-1431

11. Martin S, H Kolb. Pathogenese und Immuntherapie des Diabetes mellitus Typ 1. Diabetes und Stoffwechsel 7 (1998) 17-24

12. Matthaei S, M Stumvoll, M Kellerer, HU Häring. Thiazolidindione (Insulinsensitizer) Neue Aspekte in der Therapie des Diabetes mellitus Typ 2. Deutsches Ärzteblatt 98 (2001) A912-918

13. Mehnert H, E Standl. Typ-2-Diabetes. Der Internist 39 (1998) 381-397

14. Meier JJ. Das Inkretin-Konzept beim Typ-2-Diabetes: Von der Grundlagenforschung zum Therapieprinzip. Diabetes und Stoffwechsel 13 (2004) 303-316

15. Michaelis D, E Jutzki, P Heinke: 30-jähriger Inzidenz- und Prävalenztrend des juvenilen Typ-I-Diabetes in der ostdeutschen Bevölkerung. Diabetes und Stoffwechsel 2 (1993) 245-250

16. Neu A, J Kehrer, R Hub, MB Ranke: Incidence of IDDM in German Children Aged 0-14 Years. Diabetes Care 20 (1997) 530-533

17. Office Guide to Diagnosis and Classification of Diabetes Mellitus and Other Categories of Glucose Intolerance. American Diabetes Association: Clinical Practice Recommendations 1995. Diabetes Care 18, Supplement 1 (1995) 4-7

18. Palitzsch KD, J Nusser, H Arndt, J Enger, B Zietz, S Hügl, A Cuk, A Schäffler, R Büttner, E Frick, H Rath, J Schölmerich und die Diabetologie-Studiengruppe: Die Prävalenz des Diabets mellitus wird in Deutschland deutlich unterschätzt – eine bundesweite epidemiologische Studie auf der Basis einer HbA1c-Analyse. Diabetes und Stoffwechsel 8 (1999) 189-200.

19. Report of the Expert Committee on the Diagnosis and Classifikation of Diabetes mellitus. Diabetes Care 20 (1997) 1183-1197

20. Rossini AA, DL Greiner, HP Friedman, JP Mordes. Immunopathogenesis of diabetes mellitus. Diabetes Reviews 1 (1993) 43-75

21. Schmid S, AG Ziegler. Prädiktion und Prävention des Typ-1-Diabetes. Dtsch Med Wschr 126 (2001) 593-596

22. Schwedes U. Behandlung des Typ-2-Diabetes. Beeinflussung der Insulinresistenz als Schlüssel. Klinikarzt 30 (2001) 186-190

23. Wild S, G Roglic, A Green, R Sicree, H King. Global Prevalence of Diabetes Estimates for the year 2000 and projections for 2030. Diabetes Care 27 (2004) 1047-1053

24. Ziegler AG, M Hummel. Entstehung des Typ-1-Diabetes – Die ersten Lebensjahre sind entscheidend. Deutsches Ärzteblatt 98 (2001) B 1075-1080

25. Zumbach J, S Butz, B Liedvogel, L Mauch, M Haaß, R Ziegler, P Wahl, PP Nawroth. GAD-Antikörper zur Diagnose eines Typ-I-Diabetes bei Patienten mit später Manifestation. Diabetes und Stoffwechsel 5 (1996) 153-156

Diagnostik und Therapiekontrolle des Diabetes mellitus

S. Martin, D. Grüneklee

2. Diagnostik und Therapiekontrolle des Diabetes mellitus

2.1. Vorbemerkungen

Die Diagnose des Diabetes mellitus bedeutet für Betroffene einen bedeutenden Einschnitt in ihre Lebensgestaltung und für ihre Umgebung eine Herausforderung zu Hilfe und Verständnis.

Während die Diagnose für viele Betroffene subjektiv verständlicherweise "zu früh" im Verlauf des Lebens gestellt wird, muss für die Gesamtheit der Typ-2-Diabetiker eher bedauert werden, dass ihre Krankheit meist "viel zu spät", d.h. 5 bis 10 Jahre nach der eigentlichen Diabetesmanifestation erkannt wird. Da aber eine **frühe Behandlung** die günstige oder ungünstige Richtung des Diabetesverlaufs über Jahre bestimmen kann, sind eine **rechtzeitige Diagnose**, eine **frühzeitige Klassifizierung** und eine möglichst **sichere Erfassung der Krankheitsstadien** entscheidend.

In der *4. Verordnung zur Änderung der Risikostruktur-Ausgleichsverordnung* zur Etablierung der Disease Management Programme (DMP) vom 27.06.2002 unternimmt die Deutsche Bundesregierung den Versuch zumindest für einen Teil der Diabetiker – die Typ-2-Diabetiker – rigide, regulierte, strukturierte Therapieprogramme zu implementieren.

Wichtiges Eingangskriterium ist die Diagnose. Dabei gewinnen einige Diagnose-Kriterien rechtliche Relevanz und bedingen nachfolgend Berechtigungen, Ansprüche, Rechte und Pflichten. So schreiben sie die derzeit im Konsens befindlichen, nachfolgend im einzelnen besprochenen Grenzwerte fest.

2.1.1. Befunde und Symptomatik

Das führende Kennzeichen eines bereits stark ausgeprägten Diabetes mellitus ist die **Hyperglykämie**, sie führt zu den charakteristischen Diabetessymptomen

- Durst
- Polyurie
- Sehstörungen und
- Gewichtsabnahme

und beeinträchtigt das Allgemeinbefinden und die Leistungsfähigkeit.

Im Falle schwerster Stoffwechseldekompensation, speziell im absoluten Insulinmangel kommt es

- zur Ketoazidose
- zu hyperosmolaren Zuständen
- zu Störungen der Vigilanz
- zur Somnolenz
- bis hin zum Koma und sogar zum Tod.

> Sehr oft jedoch sind die spezifischen Symptome und Befunde beim Diabetes weit weniger ausgeprägt, weit weniger offenkundig oder fehlen komplett und deshalb viel schwerer zu erkennen. Dies gilt in besonderem Maße für die Phase des Beginns der Krankheit.

Typ-1- und Typ-2-Diabetes unterscheiden sich in der Regel hinsichtlich der Symptome. Während plötzlich auftretende typische Diabetessymptome den Verdacht auf einen Typ-1-Diabetes leiten, merken Personen mit Typ-2-Diabetes über einen sehr langen Zeitraum keine Symptome.

Die Diagnose "Typ-2-Diabetes mellitus" umschreibt darüber hinaus aber einen ganzen Komplex von veränderten Körperzuständen und – meist erhöhten – Stoffwechselparametern, die in zeitlich ganz unterschiedlicher Ausprägung und unterschiedlicher Reihenfolge auftreten können.

Zudem tritt der Typ-2-Diabetes sehr häufig in Gesellschaft mit drei anderen Krankheiten – der **Adipositas**, der **Dyslipidämie** und der **arteriellen Hypertonie** – auf oder folgt ihnen zeitlich nach. Dieser Zusammenhang wird als "**Metabolisches Syndrom**" bezeichnet (☞ Kap. 1.4.4.). Bei Personen, die zwar einen Diabetes haben, jedoch an keinen weiteren Komponenten des metabolischen Syndroms erkrankt sind, sollte man an die Möglichkeit eines verspätet auftretenden Typ-1-Diabetes (LADA) denken.

Wie in den folgenden Kapiteln ausführlich dargestellt wird, sind die Schädigungen des Körpers durch die Hyperglykämien unterschiedlicher Höhe und Dauer additiv oder gar kumulativ und können so zu Diabetesfolgen führen, die bei zu später Diagnosestellung der Krankheit bereits vorhanden sind. Retrospektive Untersuchungen haben gezeigt, dass ein Typ-2-Diabetes **ohne gezielte Diagnostik eine Verzögerung der Diagnosestellung um 5 bis 10 Jahre** angenommen werden muss.

Bei symptomarmem oder symptomlosem Beginn kann es im späterem Verlauf der Krankheit dennoch zu typischen Veränderungen an den kleinen Gefäßen, Nerven, Augen oder zur Beeinträchtigung der Sexualfunktion kommen.

Ebenso wie bei den Veränderungen an den großen Gefäßen – bevorzugt verursacht durch die anderen Krankheiten des Metabolischen Syndroms – kommt es auch bei Vorhandensein eines manifesten Diabetes mellitus, ja bereits bei **frühen Störungen der Glukosetoleranz,** zu deutlich ausgeprägten Veränderungen, evtl. mit besonders schlechter Prognose. Diese zu erkennen macht eine frühzeitige und möglichst sichere Diagnose als Voraussetzung rechtzeitigen Therapiebeginns besonders notwendig.

Es ist jedoch nicht in erster Linie der Blutzucker, der zur Diagnose führt. Traditionell wird an die Diagnose "Diabetes" aufgrund seiner klassischen Symptome:

- Durst
- Polyurie
- spontaner Gewichtsverlust
- Neigung zu Infektionen
- Hautjucken – bevorzugt im Genitalbereich

gedacht. Erst dann wird der Arzt aufgesucht, der dann bei exzessiv erhöhtem Blutglukosewert die Diagnose stellt und sie durch wenige weitere Werte bestätigt.

In Kenntnis der Bedeutsamkeit solcher Krankheiten, wie Adipositas, Dyslipidämien und arterieller Hypertonie, die dem Typ-2-Diabetes vorausgehen können, aber auch angesichts der beträchtlichen Häufigkeit mit der diese Krankheiten, gleichsam als Krankheitsfamilie "Metabolisches Syndrom", gemeinsam vorkommen, muss heute häufiger an einen Diabetes gedacht werden, damit die besonders gefährdeten Patienten frühzeitiger einer gezielten Diagnostik zugeführt werden und dann in konsequente Therapie einbezogen werden können.

Es muss bei Vorliegen der einen Krankheit stets auch an die Möglichkeit des Vorliegens der anderen Krankheit(en) gedacht werden. Dementsprechend sollte dann die Diagnostik erweitert werden.

2.2. Diagnose des Diabetes

2.2.1. Diagnose des manifesten Diabetes

Die Diagnose des symptomatischen Diabetes mit stark erhöhten Blutglukosewerten (BG), wie sie bei jungen Menschen in Rahmen der Manifestation eines Typ-1-Diabetes auftritt, ist leicht und sicher. Sie bedarf kaum einer Bestätigung durch wiederholte Untersuchungen, da die Hyperglykämie gut und reproduzierbar nachzuweisen ist.

■ **Gelegenheitsblutglukose und Symptome**

Als **diagnostisch sicher für einen manifesten Diabetes** sind bei typischer Symptomatik **Blutglukosewerte >200 mg/dl (>11,1 mmol/l)** anzusehen, sofern eine exogene Glukosezufuhr oder andere Gründe für eine Hyperglykämie die klare Aussagekraft dieses Grenzwertes nicht in Zweifel ziehen lassen [☞ Leitlinien!].

Wesentlich mehr diagnostischer Aufwand ist jedoch erforderlich, wenn Symptome fehlen. In diesem Stadium der Krankheit sind Einflüsse der Nahrungsaufnahme bzw. des Hungers, der Körperaktivität und der Tagesrhythmik wirksam und können die aktuellen Blutglukosewerte schwer kalkulierbar beeinflussen.

Auf der Suche nach gesicherten Grenzwerten für die Blutglukose müssen deshalb Werte unter Einfluss der Nahrungsaufnahme, nach Gabe definierter Mengen Glukose, oder ganz allgemein Werte unter allgemeiner Alltagsbelastung, zu beliebiger Zeit am Tage, sogenannte Gelegenheits-Blutzuckerwerte, von Nüchternwerten unterschieden werden.

■ **Postprandialwerte – Werte unter Belastung**

Ein
- Blutglukosewert von > 200 mg/dl (>11,1 mmol/l) 2 Stunden nach oraler Gabe von Glukose im oralen Glukosetoleranztest (OGTT)
- gemessen im kapillären Vollblut

gilt als diagnostisches Kriterium für einen manifesten Diabetes [☞ Leitlinien!].

Dieser Grenzwert ist auf der Datenbasis einer großen Zahl von Untersuchungen gefunden worden,
die zeigen konnten, dass jenseits dieses Wertes die
Prävalenz der Mikroangiopathie, die heute als charakteristisch für den Diabetes angesehen wird, dramatisch ansteigt (☞ Abb. 2.1).

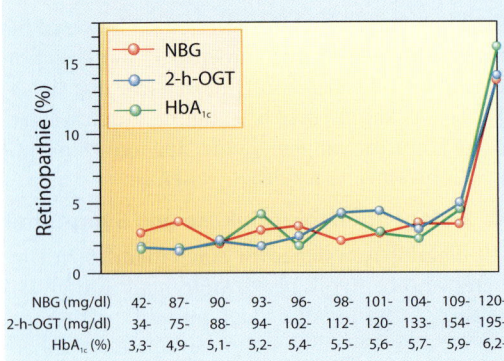

Abb. 2.1: Auftreten einer Retinopathie bei Überschreiten von Schwellenwerten der Nüchternglukose
(NBG), des 2-Stundenwertes in OGT und des HbA$_{1c}$ (19).

■ Nüchternblutglukose (NBG)

Alle Blutglukosewerte nach Belastung mit Testglu-
kose oder durch Nahrungsaufnahme unterliegen
einer Vielzahl unzureichend vorhersagbarer Einflüsse, so dass der Wunsch nach besser reprodu-
zierbaren Untersuchungsbedingungen wuchs.
Deshalb wurde die Aussagekraft der Bestimmung
der Blutglukose unter Basalbedingungen, morgens
nüchtern, nach mindestens 8 Stunden nächtlichem Fasten untersucht. Für Pima-Indianer,
Ägypter und US-Amerikaner zeigte sich übereinstimmend, dass bei **Nüchtern-Plasma-Glukose-
werten von >126 mg/dl (7 mmol/l) die Prävalenz
der Mikroangiopathien deutlich ansteigt**, ebenso
wie 2 Stunden nach Glukosegabe im OGTT. **Dieser
Grenzwert entspricht einem Nüchtern-Vollblut-
Glukosewert von >110 mg/dl (6,1 mmol/l).**

Neuere Studien zeigen aber insbesondere bei Patienten mit einer koronaren Herzerkrankung, dass
bei alleiniger Bestimmung des Nüchternblutglukose eine Vielzahl an unerkannten Diabetesfällen
übersehen wird.

Diagnose	Zeitpunkt der Blutent-nahme	Plasmaglukose* **	Vollblutglukose	
		venös	venös	kapillär
Diabetes mellitus manifest	2 Std. nach oraler Glukose oder *postprandial* oder Gelegenheitswert	>200 (>11,1)	>180 (>10,0)	>200 (>11,1)
	Nüchternglukose	>126 (>7,0)	>110 (>6,1)	>110 (>6,1)
Bereich der pathologischen Glukosetoleranz (IGT)	2 Std. nach oraler Glukose	>140...<200 (>7,8...<11,1)	>120...<180 (>6,7...<10,0)	>140...<200 (>7,8...<11,1)
	nüchtern	>126 (>7,0)	>110 (>6,1)	>110 (>6,1)
Bereich der patho-logischen Glukose-homöostase (IFG)	Nüchternglukose	>110...<126 (>6,1...<7,0)	>100...<110 (>5,5...<6,1)	>100...<110 (>5,5...<6,1)
Diabetes mellitus unwahrscheinlich	Nüchternglukose	<110 (<6,1)	<100 (<5,5)	<100 (<5,5)

Tab. 2.1: Richtwerte zur Diagnostik in mg/dl (mmol/l). Die in Europa gebräuchlichste Methode wurde **fett** ge-
druckt (vgl. Kap. 2.7.). * In den USA bevorzugt. **International werden Glukosewerte ganz überwiegend als **Plas-
maglukose** angegeben.
(In Übereinstimmung mit: Praxis-Leitlinien der Deutschen Diabetes-Gesellschaft: Definition, Klassifikation und
Diagnostik des Diabetes mellitus. Herausgeber W.A. Scherbaum/R. Landgraf
Diabetes und Stoffwechsel 11 Suppl. 2 2002, Kirchheim-Verlag
Evidenzbasierte Leitlinien der DDG zum Diabetes: Herausgeber W.A. Scherbaum/R. Landgraf
Nationale Versorgungsleitlinie Diabetes mellitus Typ 2, Kurzfassung 1. Auflage Mai 2002.)
[☞ **Leitlinien!**]

Insofern stellt die Bestimmung der NBG einen einfach zu ermittelnden und kostengünstigeren Parameter dar und ist für die Untersuchung großer Kollektive z.B. in Entwicklungsländern besonders geeignet. Sie muss jedoch mit einer Labormethode – **nicht mit Teststreifen** – erfolgen! Einen Diabetes kann man aber nur durch einen oralen Glukosetoleranztest ausschließen.

In Europa werden Messungen der Blutglukose im Vollblut durchgeführt. Hieraus ergeben sich unterschiedliche Grenzwerte im Vergleich zu den US-amerikanischen Werten (☞ Kap. 2.7.).

Als **Kriterien zur Diagnose des manifesten Diabetes mellitus** werden deshalb vom *Expert Committee der American Diabetes Association* (ADA) vorgeschlagen. Hier werden die **in Europa gebräuchlichen Werte für kapilläres Vollblut** berücksichtigt. Eine Übersicht über die **Werte bezogen auf venöses Blut und Plasma** ist in Tab. 2.1 gegeben (☞ Kap. 2.7.).

Jeder Arzt muss für die eigene Praxis entscheiden, ob er die Blutglukose aus dem venösen oder kapillären Vollblut oder aus dem venösen bzw. kapillären Plasma bestimmt. Dies ist wichtig, damit die jeweiligen Grenzwerte stimmen auf die er sich dann beziehen muss.

Misst er die Nüchtern-Glukose z.B. im Plasma, ist der Grenzwert >126 mg/dl (7,0 mmol/l), im Vollblut dagegen >110 mg/dl (6,1 mmol/l). Bei Verkennung kann es daher zu medizinisch und rechtlich folgenreichen Fehldiagnosen kommen [☞ Leitlinien!].

- Nüchtern-BG*
  <100 mg/dl (<5,5 mmol/l) → *normal*
- Nüchtern-BG*
  >100 mg/dl (>5,5 mmol/l)
  <110 mg/dl (<6,1 mmol/l)
  → *pathologische Nüchternglukose*
- Nüchtern-BG*
  >110 mg/dl (>6,1 mmol/l) → *Diabetes mellitus*
  (Diese Diagnose ist provisorisch und bedarf der Bestätigung durch einen erhöhten Wert postprandial mit typischen Symptomen oder im oralen Glukosetoleranztest)

* = kapilläres Vollblut

[☞ Leitlinien!]

■ **Oraler Glukosetoleranztest (OGTT)**

Bei Verwendung des OGTT zur Diagnose des Diabetes gelten folgende Kriterien:

- BG 2 Std. nach Glukosegabe
  <140 mg/dl → *normal*
- BG 2 Std. nach Glukosegabe
  >140 u. <200 mg/dl → *pathologischer OGTT*
- BG 2 Std. nach Glukosegabe
  >200 mg/dl → *Diabetes*
  (Diese Diagnose ist provisorisch und bedarf der Bestätigung durch einen erhöhten Wert postprandial mit Symptomen, oder durch erhöhte NBG)

[☞ Leitlinien!]

Belastet wird üblicherweise mit 75 g Glukose. Die Schritte des diagnostischen Vorgehens sind in Abb. 2.2 dargestellt. Der Test wird mit 75 g Glukose, gelöst in 300 ml Wasser, durchgeführt. Die Verwendung von Dextrinen ist gleichwertig möglich. Sie werden z.B. in der Schwangerschaft oder nach Magen(teil)resektionen oft besser vertragen, sind jedoch wesentlich teurer.

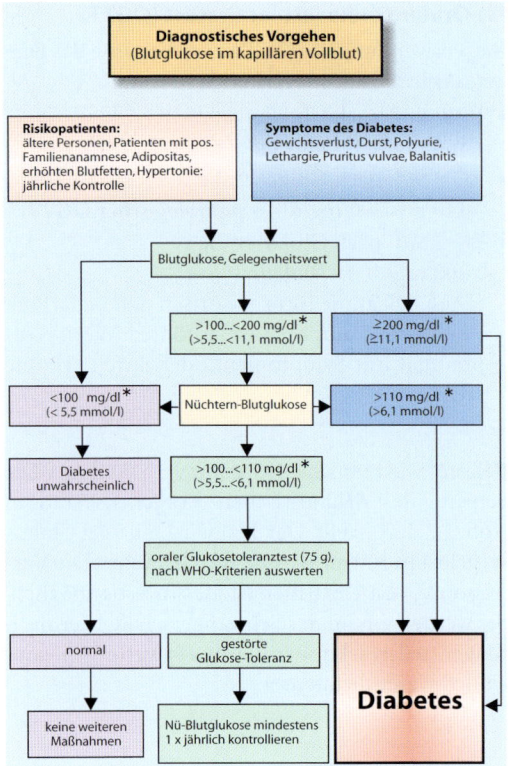

Abb. 2.2: Diabetes mellitus – diagnostisches Vorgehen. * Kapilläres Vollblut.

2.2.2. Diagnose der pathologischen Glukosetoleranz und der pathologischen Nüchternglukose

Hier erhebt sich die Frage, ob die Prüfung nüchtern oder unter definierter Belastung erfolgen sollte.

■ Gestörte Glukosehomöostase

Zwischen dem manifesten Diabetes, charakterisiert durch das Vorhandensein von typischen Symptomen und klar erhöhten Blutglukosewerten einerseits und sicher normalen Werten andererseits findet sich eine diagnostische Grauzone mit schon gestörter Glukosehomöostase.

■ Pathologische Glukosetoleranz (IGT) (Impaired Glucose Tolerance)

Zur Erkennung dieses Übergangsstadiums zwischen uneingeschränkter Fähigkeit auf die Nahrungsaufnahme, speziell auf Glukose zeitgerecht und angemessen zu reagieren und einer schweren Störung, die keine geregelte Glukoseassimilation

zulässt, wurde die orale Glukosebelastung eingeführt. Dies geschah unter der Vorstellung, dass unter Belastung mit Glukose frühe Abweichungen von der Norm deutlicher zutage treten und vom Normalbereich besser zu unterscheiden sind als im nüchternen Zustand.

> International hat sich heute der 75 g-OGTT eingebürgert [☞ Leitlinien!].

Aus zwei Gründen ist die pathologische Glukosetoleranz nicht sicher als Vorstadium des Diabetes anzusehen:

- Zum einen geht sie nicht in allen Fällen, **maximal bei 50 %**, im späteren Verlauf in einen **manifesten Diabetes** über. Dieser Zustand stellt also kein sicheres prädiabetisches Stadium dar
- Zum anderen konnte der Nachweis eines vermehrten Auftretens **spezifischer** Diabetesfolgen wie Mikroangiopathie und Neuropathie unter einem pathologischen OGTT bis heute nicht sicher erbracht werden

> Dennoch handelt es sich um einen pathologischen Zustand. Wenn eine pathologische Glukosetoleranz vorliegt, finden sich gehäuft Makroangiopathien wie sie in besonderer Weise auch mit den anderen Krankheiten beobachtet werden, die unter der Bezeichnung Metabolisches Syndrom besprochen werden (10).

■ Durchführung des OGTT

- 3 Tage zuvor "normale" Kost, keine Restriktion von Kohlenhydraten
- keine diabetogenen Medikamente, kein bestehender Infekt
- 8-14 Stunden zuvor nüchtern bleiben
- keine große körperliche Anstrengung
- keine lange Anreise zum Test

■ Pathologische Nüchternglukose (IFG) (Impaired Fasting Glucose)

Beim Vergleich des Vorhersagewertes der verschiedenen Messpunkte nach Glukosegabe mit dem Nüchternwert zeigte sich in ganz verschiedenen Untersuchungen, dass die Nüchternblutglukose (NBG) der Bestimmung 2 Stunden nach Glukosegabe (2 h pc) auch in der Abgrenzung gegenüber der Norm gleichwertig ist.

Die **Pathologische Glukosebelastung (IGT)** und die **Pathologische Nüchternblutglukose (IFG)** beschreiben nicht eigenständige Krankheitszustände. Sie sind **Risikofaktoren für einen zukünftigen Diabetes,** aber auch für die **Makroangiopathie,** speziell für die **koronare Herzkrankheit.**

Wie 1999 durch die DECODE-Studiengruppe (15) gezeigt wurde, sind die Personengruppen, bei denen eine IGT oder eine IFG aufgedeckt wurde, nicht identisch und stimmen auch hinsichtlich der sie begleitenden Stoffwechselparameter nicht völlig überein.

	Alter (Jahre)	IGT (%)	IFG (%)	IFG +IGT (%)
Mauritius	25-74	17,2	7,5	3,3
PRIMA	≥15	13,2	4,4	2,5
Schweden	55-57	27,9	17,3	7,6
NHANES III	40-47	14,9	8,3	7,6
Australia	≥25	10,6	8,3	2,6
Hong Kong	18-66	7,2	2,0	1,1
DECODE	≥ 30	11,9	10,0	3,0

Tab. 2.2: Prävalenz (%) pathologischer Glukosetoleranz (IGT) und pathologischer Nüchternglukose (IFG) in verschiedenen Populationen Erwachsener (nach dem IDF IGT/IFG Consensus Statement (11a)). DECODE=Diabetes Epidemiology COllaborative analysis of Diagnostic criteria in Europe, NHANES III=Third National Health And Nutrition Examination Survey, PRIMA=Project with Ramipril in Insulin-dependent Patients with Microalbuminuria A.

IGT und IFG beschreiben also verschiedenartige Stoffwechselstörungen.

Wie Kap. 2.2.1. zeigt, können zur Diagnose und zur Abgrenzung zwischen normaler Glukoseregulation und manifestem Diabetes folgende Blutglukose-Bestimmungen herangezogen werden:

- Blutglukosewerte zu beliebiger Tageszeit entnommen (sogenannte Gelegenheitswerte, englisch: "casual" bzw. "random")
- Werte im OGTT (üblicherweise 2 Stunden nach 75 g Glukose)
- Nüchternwerte morgens (nach mindestens 8 Stunden Nahrungskarenz)

Um hier zu brauchbaren Trennkriterien zu kommen, wurden die Vorschläge des *Experten-Komitees zur Diagnose und Klassifikation des Diabetes mellitus (1997)* der ADA (American Diabetes Association) in einer Arbeitsgruppe der WHO (1998) weiterentwickelt und neue Kriterien erarbeitet.

In der Tab. 2.1 wird bei der Angabe der Grenzwerte berücksichtigt, dass in Europa auf Vollblut, speziell kapillär entnommen, in den USA dagegen auf venöses Plasma bezogen wird.

2.3. Diagnostik der Diabetestypen

Während der Typ-2-Diabetes meist symptomlos und schleichend beginnt und deshalb oft lange übersehen, häufig zu spät diagnostiziert und heute immer noch in seiner Bedeutung unterschätzt wird, wird dem selteneren Typ-1-Diabetes vor allem wegen seiner deutlicheren Symptomatik, aber auch wegen seines bevorzugten Auftretens im jüngeren Lebensalter frühzeitig größere Aufmerksamkeit geschenkt.

2.3.1. Diagnostik des Typ-1-Diabetes

Denkt ein Arzt an den Typ-1-Diabetes, so steht ihm gewöhnlich ein **jüngerer Mensch von asthenischem Körperbau** vor Augen. Doch hat sich gezeigt, dass prinzipiell jeder, unabhängig von Habitus und Alter an Diabetes mellitus erkranken kann. Dennoch sind Präferenzen der Manifestation beim schlanken Körperbau und im ersten Lebensdrittel zu erkennen. Eine Klassifizierung allein nach dem Alter zum Zeitpunkt der Manifestation oder nach dem körperlichen Erscheinungsbild ist somit nicht sicher genug.

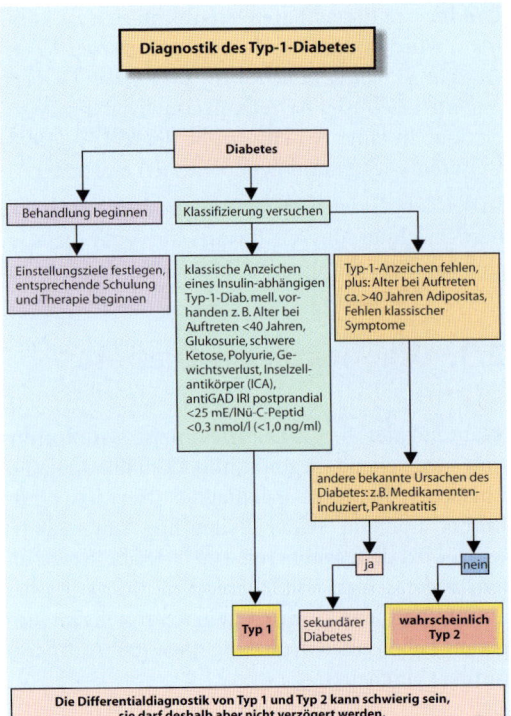

Abb. 2.3: Diagnostisches Vorgehen bei Typ-1-Diabetes mellitus.

Bei unentdecktem, unbehandeltem Typ-1-Diabetes sind die Symptome deutlich, gelegentlich dramatisch. So wird bei Vorliegen von Symptomen auch von aufmerksamen Laien immer häufiger der Verdacht auf Diabetes gestellt und der Patient einer gezielten Diagnostik zugeführt.

Die **Symptome**

- Polyurie
- Polydipsie
- trockene Haut
- Exsikkose
- Gewichtsabnahme
- Abgeschlagenheit und allgemeine Leistungseinbuße
- Beeinträchtigung der sexuellen Leistungsfähigkeit
- Hautjucken, speziell im Genitalbereich
- Infektionen
- Sehstörungen, Veränderungen der Refraktion
- in schwersten Fällen
  - Müdigkeit
  - Somnolenz

- Koma
- Tod

Hier gilt es, die Symptome frühzeitig zu erkennen und dabei an Diabetes zu denken mit dem Ziel einer rechtzeitigen Therapie.

Durch die Bemühungen von Ärzten, Betroffenen, Fachgesellschaften und Stiftungen, verstärkt durch eine wachsende Beachtung durch die Medien, ist die Aufmerksamkeit für diese Krankheit in der Bevölkerung inzwischen steigend.

■ Untersuchungen

Hier werden die in Tab. 2.1 aufgeführten diagnostischen Grenzwerte

- Blutglukose zu beliebiger Zeit bestimmt >200 mg/dl (>11,1 mmol/l)
- Blutglukose nüchtern > 110 mg/dl (> 6,1 mmol/l)

oftmals bei weitem übertroffen [☞ Leitlinien!].

■ Polydipsie - Polyurie

Verursacht durch die ausgeprägte Hyperglykämie kommt es zum Ansteigen der Osmolarität im Blut, mit der Folge gesteigerter Harnflut und entsprechenden Durstes. Jüngere, Gesunde reagieren hierauf mit einer **Steigerung der Trinkmenge**. Deshalb sollte im Rahmen der Diagnostik **besonders auf eine Polyurie mit Harnmengen von >2,5 l** geachtet werden.

Infolge der beträchtlichen Hyperglykämie findet sich fast immer eine wesentliche Glukosurie. Deshalb ist die **Untersuchung des Harns auf Glukose obligatorisch.**

■ Ketose/Ketonurie

Im Falle einer Stoffwechseldekompensation durch den Insulinmangel kommt er zur Ketonämie, Azetonurie, und zur Abgabe von Azeton über die Atemluft oder die Tränen. Die Untersuchung erfolgt einfach mittels Teststreifen im Harn oder, sofern dies nicht möglich ist, in der Tränenflüssigkeit. Sofern keine Proben gewonnen werden können, ist auch die Untersuchung von

- Azetazetat
- Beta-Hydroxy-Butyrat und
- Azeton

im Blut möglich.

Azidose

Um die häufige **Azidose** in ihrem Ausmaß **einschätzen** zu können, sollte darüber hinaus eine **Blutgasanalyse** erfolgen. Da hierbei der pH-Wert und nicht die Sauerstoffsättigung benötigt wird, kann diese im venös gewonnenen Blut erfolgen.

Wegen der Veränderungen der Elektrolyte und insbesondere als Ausgangswerte für spätere Verlaufskontrollen unter der Therapie ist die **Bestimmung von Kalium und Natrium im Blut** erforderlich.

Nicht immer ist der Typ-1-Diabetes zum Zeitpunkt der Diagnosestellung sehr stark ausgeprägt oder ketoazidotisch entgleist. In solchen Fällen ist die Festlegung des Typs schwierig, besonders aber wenn der typische asthenische Habitus fehlt, nach dem ihn *Bouchardat* im 19. Jahrhundert *diabète maigre* benannt hat, oder wenn er in höherem Lebensalter auftritt, so dass auf ihn auch die ältere Bezeichnung *Juveniler Diabetes mellitus* nicht zutrifft. Der fehlende Nachweis von anderen Komponenten des metabolischen Syndroms ist ein wichtiger Hinweis für einen Typ-1-Diabetes.

 Spezifische Antikörper

Wie im Kap. 5. (Therapie) besprochen wird, ist die Festlegung des Typs jedoch hilfreich für die Planung des therapeutischen Vorgehens. In den vergangenen Jahren wurden **Tests für Antikörper** entwickelt (**ICA, anti-GAD, IAA, IA-2**), die bei der Erkennung des Diabetestyps eine Rolle spielen (☞ Kap. 1.3.5.). Sie sind für diesen Typ charakteristisch und erlauben damit die Frühdiagnose (☞ Kap. 2.4.1.).

Die Indikation zur Insulintherapie ergibt sich immer aus den Erfordernissen der aktuellen Stoffwechselsituation. Bei schwerer Dekompensation ist die Insulintherapie unabhängig vom Diabetestyp unstreitig. Bei weniger dramatischem Verlauf sind die Kürze der Entwicklung der Diabetessymptome, das Alter, die Änderung des Körpergewichts und die Familienanamnese wichtige Hinweise für die Entscheidung zur Insulinbehandlung.

Hier kann der **Nachweis des Insulinmangels**, vor allem aber auch die **Antikörperbestimmung** helfen, andere frustrane Therapieversuche abzukürzen oder zu vermeiden (☞ Abb. 2.3).

2.3.2. Diagnostik des Typ-2-Diabetes

Anfangs verläuft der **Typ-2-Diabetes über weite Strecken symptomlos**. Hinweise zur Diagnose erhält man auf Grund des Erscheinungsbildes der Patienten. Im Unterschied zum Typ-1-Diabetiker sind **mehr als 90 % von ihnen lange Zeit vor der Diagnosestellung übergewichtig**. Deshalb fand *Bouchardat* hierfür im 19. Jahrhundert den Namen *diabète gras*. Da der Häufigkeitsgipfel der Manifestation dieses Typs am Anfang des 3. Lebensdrittels liegt, wurde er verharmlosend auch als *Altersdiabetes* bezeichnet, oder im Gegensatz zum Juvenilen Diabetes als *Erwachsenendiabetes*. Heute sind auch mehr und mehr Kinder stark übergewichtig. In diesem Zusammenhang manifestiert sich der Typ-2-Diabetes in immer jüngeren Jahren.

■ **Krankheitskonstellation bei Typ-2-Diabetes zum Zeitpunkt der Erkennung**

- Abwesenheit typischer Diabetessymptome
- Typ-2-Diabetes in der Familie
- Adipositas (Stammfettsucht)
- Arterielle Hypertonie
- Dyslipidämie
- Makroangiopathie an Herz, Gehirn und großen arteriellen Gefäßen
- Zugehörigkeit zu einer mit hohem Diabetesrisiko belasteten ethnischen Gruppe (wie z.B. Pima-Indianer, Araber)

Gerade weil hier keine Symptome auf die Krankheit aufmerksam machen, kommt es in besonderer Weise darauf an, gezielt zu untersuchen.

An Diabetes denken! Das hat zur Voraussetzung, dass zuerst einmal die Frage nach einem Diabetes gestellt und entsprechende Untersuchungen, wie Blutzucker- und HbA$_{1c}$-Bestimmung oder ein oraler Glukosetoleranzwert, veranlasst werden.

Da die Betroffenen wegen des fehlenden Leidensdrucks nicht gezielt zum Arzt gehen ist es wichtig, dass eine typische Risikokonstellation und die Bedeutung des Diabetes als persönliches Schicksal, aber auch als Volkskrankheit in der Allgemeinheit bekannt ist und entsprechend ernst genommen wird. Erst dann geht der Patient zeitig zum Arzt, wird gezielt untersucht und kann einer konsequenten Therapie zugeführt werden.

Der Diabetes-RISIKO-TEST ermöglicht eine frühzeitige Erfassung einer Risiko-Situation für das Auftretens des Typ 2 Diabetes. (Der Test ist ungeeignet, wenn bereits ein Diabetes bekannt ist)

Die Fragen:

1. Wie alt sind Sie?
   - Unter 35 Jahren .... 0 Punkte
   - 35 bis 44 Jahre .... 1 Punkte
   - 45 bis 54 Jahre .... 2 Punkte
   - 55 bis 64 Jahre .... 3 Punkte
   - Älter als 64 Jahre .... 4 Punkte

2. Wurde bei Mitgliedern Ihrer Blutsverwandschaft Diabetes diagnostiziert?
   - Nein .... 0 Punkte
   - Ja, bei leiblichen Eltern, Schwestern, Bruder, Kind .... 5 Punkte
   - Ja, bei leiblichen Großeltern, Tante, Onkel, Cousine, Cousin .... 3 Punkte

3. Welchen Taillen-Umfang messen Sie auf der Höhe des Nabels?
   (Wenn Sie kein Maßband zur Hand haben, verwenden Sie doch ein Stück Schnur und nehmen Sie ein Lineal zu Hilfe).

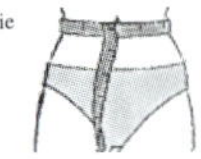

Frau	Mann	
Unter 80 cm	Unter 94 cm	0 Punkte
80 - 88 cm	94 - 102 cm	3 Punkte
Über 88 cm	Übe 102 cm	4 Punkte

4. Haben Sie täglich mind. 30 Minuten körperliche Bewegung? (in der Arbeit z.B. Verkaufsregale befüllen, im Haushalt z.B. Fensterputzen, in der Freizeit z.B. Radfahren, flott Spazierengehen, etwas anstrengendere Gartenarbeiten ...)
   - Ja .... 0 Punkte
   - Nein .... 2 Punkte

5. Wie oft essen Sie Gemüse, Obst oder dunkles Brot (Roggenbrot oder Vollkornbrot)?
   - Jeden Tag .... 0 Punkte
   - Nicht jeden Tag .... 1 Punkt

6. Wurden Ihnen schon einmal Medikamente gegen Bluthochdruck verordnet?
   - Nein .... 0 Punkte
   - Ja .... 2 Punkte

7. Hatten Sie bei ärztlichen Untersuchungen schon einmal zu hohe Blutzuckerwerte?
   (z.B. während einer Krankheit, während einer Schwangerschaft)
   - Nein .... 0 Punkte
   - Ja .... 5 Punkte

8. Wie ist bei Ihnen das Verhältnis von Größe zu Gewicht (Body-Mass-Index)?
   - Unter 25 kg/m^2 .... 0 Punkte
   - 25 bis 30 kg/m^2 .... 1 Punkt
   - Höher als 30 kg/m^2 .... 3 Punkte

© Deutsche Diabetes-Stiftung (www.diabetesstiftung.de) + Arbeitsgemeinschaft Prävention des Diabetes Typ 2 der DDG - auf Basis der Daten einer 10-jährigen Verlaufsbeobachtung bei 4435 Personen in Finnland (J. Lindström und J. Tuomilehto, Diabetes Care 2003)

Abb. 2.4: Rechtzeitige Erfassung des Diabetes-Risikos. Auswertung (Anzahl der Punkte ergibt das individuelle Risiko): < 7=gering, 7-10=leicht erhöht, 11-15=erhöht, 16-20=hoch, > 20=sehr hoch.

Untersuchungen

Auch beim Typ-2-Diabetes wird die Diagnose bei Überschreiten der festgelegten **Blutglukose-Grenzwerte**

- Gelegenheits-Blutglukose (nicht-nüchtern BZ) **>200 mg/dl (>11,1 mmol/l)**
- **Blutglukose nüchtern >110 mg/dl (>6,1 mmol/l)/ Plasmaglukose nüchtern >126 mg/dl (7,0 mmol/l)** (☞ Kap. 2.2.1.)

gestellt [☞ Leitlinien!].

Wegen des blanden Verlaufs, der häufig weniger hohen und weniger schwankenden Blutglukosewerte ist **die Glukosurie nicht so konstant nachweisbar wie beim Typ-1-Diabetes.** Auch kann die **Nierenschwelle für Glukose im Alter höher liegen**, so dass ihr in der Diagnostik des Typ-2-Diabetes nicht der gleiche Stellenwert zukommt. Da diese Untersuchung auch häufig falsch negativ ausfällt, können die Betroffenen in falscher Sicherheit gehalten werden.

> Beim Typ-2-Diabetes ist ein absoluter Insulinmangel und damit das Auftreten einer Ketose eine seltene Ausnahme, meistens handelt es sich dann um einen Typ-1-Diabetes.

Demgegenüber kann der Typ-2-Diabetes wegen seines oft schleichenden Beginns und wegen einer im fortgeschrittenen Lebensalter deutlicheren Unempfindlichkeit für die Symptome Polyurie und Gewichtsabnahme, lange Zeit übersehen werden. Dies führt dann bei hoher Glukosekonzentrationen im Blut zur **Exsikkose** und zu **Elektrolytverschiebungen**, mit Hyperosmolarität, zur hyperosmolaren Dehydratation, im Extremfall zum hyperosmolaren Koma (☞ auch Kap. 7.2.2.).

Führendes Symptom ist hier die **Somnolenz**. Zur Diagnosesicherung ist die Untersuchung der Serum-Osmolalität angezeigt.

> Normalbereich der Serum Osmolalität: 290-300 mosm/l

Steht kein Osmometer zur Verfügung, kann die Osmolalität nach einer Formel errechnet werden (☞ Kap. 7.).

2.3.3. Diagnostik anderer spezifischer Diabetes-Typen

Neben den "klassischen" Diabetes-Typen zeigen sich mit anderen Krankheitssyndromen oder mit spezieller Behandlung assoziierte Hyperglykämien, die einer Diagnostik, oft durch den Spezialisten, bedürfen.

Diese Typen sind in **Kap. 1. in Tab. 1.1** zusammengefasst. Sie können in zwei Gruppen unterschieden werden:

- Gruppe 1: Das klinische Bild des Diabetes anderer Ätiologie
- Gruppe 2: Krankheiten bei denen ein Diabetes oder eine pathologische Glukosetoleranz bzw. eine erhöhte Nüchternblutglukose gehäuft, jedoch nicht obligatorisch vorkommen

■ Gruppe 1: Das klinische Bild des Diabetes anderer Ätiologie

▶ Genetische Defekte der β-Zellfunktion

Im ersten Fall stellt sich das Bild eines "normalen" Diabetes dar, der sich bei näherer Analyse als durch andere ätiologische Faktoren verursacht erweist. Das typische Beispiel hierfür ist der **MODY (Maturity Onset Diabetes of the Young)**, der klinisch nicht vom Typ-2-Diabetes zu unterscheiden ist, bei dem aber eine eindrucksvolle familiäre Häufung auffällt.

Die Diagnose wird durch den gentechnologischen Nachweis von 4 Subtypen mit Chromosomenanomalien bzw. Defekten der mitochondrialen DNA gestellt (☞ Kap. 1.5.1.).

Die klinischen Diagnostik entspricht der beim "klassischen" Typ-2-Diabetes, muss jedoch oftmals wegen des jugendlichen Manifestationsalters des MODY um Untersuchungen zum Ausschluss eines Typ-1-Diabetes erweitert werden. Zur genaueren Einschätzung der β-Zellfunktion sind hier Untersuchungen der Insulinspiegel nüchtern und unter Belastung, oder, sofern bereits mit Insulin behandelt wird, des *C-Peptids*, notwendig.

▶ Genetische Defekte der Insulinwirkung

Hier handelt es sich um Rezeptordefekte mit der Folge einer Insulinresistenz. Diese Krankheiten präsentieren sich als Diabetes mit zusätzlichen Symptomen und bedürfen zur Symptomatischen Behandlung der konventionellen Diagnostik, ergänzt durch spezielle Untersuchungen, wie z.B. die des Fettstoffwechsels beim *Lipatrophischen Diabetes* oder beim *Werner Syndrom*.

Eine *Indikation zur Chromosomenanalyse* bei der Gruppe 1 ergibt sich nicht in erster Linie aus Gründen einer spezifischen Diabetesbehandlung des betroffenen Patienten, sondern um das Krankheitsrisiko für Blutsverwandte einschätzen zu können. Solche Kenntnis könnte diesen dann Anhalt

und besondere Motivation für präventives Verhalten in der allgemeinen Lebensführung vermitteln.

■ Gruppe 2: Nicht obligatorisch von einem Diabetes begleitete Krankheiten

Im zweiten Fall finden sich offenkundig von den klassischen Diabetestypen unabhängige Krankheiten mit Störungen im Kohlenhydratstoffwechsel, die einem Diabetes mellitus ähneln oder gleichkommen können. In den meisten dieser Fälle ist ein Diabetes keinesfalls obligatorisch, allenfalls liegt eine gestörte Kohlenhydrattoleranz vor.

Bei einer großen Zahl von Krankheiten, z.B. den **Erkrankungen des exokrinen Pankreas, Endokrinopathien** mit Einfluss auf die Glukosehomöostase, **speziellen Infekten**, wie konnatalen Röteln oder Zytomegalie und Mumps kommt es unterschiedlich häufig zum Diabetes oder zu hyperglykämischen Zuständen die nach Ausheilen dieser Krankheiten wieder verschwinden.

Die Diagnostik sollte sich hier, von wissenschaftlichen Fragestellungen abgesehen, in erster Linie auf die Erfassung der Stoffwechselstörung, Untersuchungen zur Einschätzung der Therapienotwendigkeit und später auf Therapiekontrollen beschränken. Hierzu dienen Bestimmungen wie sie auch beim Diabetes mellitus angezeigt sind, gegebenenfalls unter Berücksichtigung besonderer Gegebenheiten bei der Grundkrankheit

Hier sollte stets an die Möglichkeit des Auftretens eines Diabetes gedacht werden, damit dann rechtzeitig symptomatisch behandelt wird.

■ Andere genetische Syndrome

Andere genetische Syndrome die gelegentlich mit Diabetes vergesellschaftet sind beeindrucken den Untersucher meist durch ihr klinisches Bild. Auch in diesen Fällen besteht die wichtigste diagnostische Leistung darin an die Möglichkeit eines dieser Syndrome zu denken und rechtzeitig gezielte Blutglukose-Untersuchungen einzuleiten.

Da alle diese Krankheiten ihr eigenes Risikoprofil haben und da es für die verschiedenen Krankheiten kaum bekannt ist, in welchem Ausmaß ein Diabetes zusätzlich schädigt, sollten sich die Kriterien für den Umfang von Diagnostik und Therapie an der Prognose der Grundkrankheit orientieren. Wegen der eigenen Risiken einer Hyperglykämie sollte ein begleitender Diabetes jedoch nicht ignoriert werden.

2.3.4. Diagnostik des Gestations-diabetes und Therapie-Monitoring in der Schwangerschaft

Unter dem Begriff Gestationsdiabetes sind drei verschiedene Krankheitsentitäten zusammengefasst:

- der **Typ-1-Diabetes**, der unter dem Einfluss der eingetretenen Schwangerschaft vorzeitig die Schwelle der Manifestation überschreitet und dann lebenslang fortbesteht
- die **Schwangerschafts-Hyperglykämie**, die auf einem **vorzeitig manifesten Typ-2-Diabetes** beruht und nach Beendigung der Schwangerschaft fortbesteht oder später nach einem krankheitsfreien Intervall zum Typ-2-Diabetes führt
- eine in ihrem Pathomechanismus letztlich nicht geklärte **Störung der Glukosetoleranz** mit erhöhten nüchtern- oder der postprandialen Blutglukose-Werten, die nach Beendigung der Schwangerschaft reversibel sind

> Da eine große Zahl von Studien gezeigt haben, dass eine Hyperglykämie in jedem Fall ein Risiko für das Kind darstellt, wird bis heute auf eine Differenzierung aus pragmatischen Gründen verzichtet. Hier ist die rechtzeitige Diagnose und Erfassung der Risiken für die Schwangere zu erkranken wichtig. Ganz besonders wichtig ist dann, dass unverzüglich eine konsequente Therapie erfolgt. Die Einleitung dieser Therapie ist Sache des Diabetes-Zentrums.

Hier ist die sorgfältige, effektive Therapie für Kind und Mutter entscheidend.

Da es genügend Hinweise gibt, dass der Typ-2-Diabetes durch eine Änderung des Lebensstils verhindert oder zumindest verzögert werden kann, sollten alle Frauen, bei denen ein Gestationsdiabetes aufgetreten ist auf die Bekämpfung von Übergewicht und fehlender körperlicher Aktivität hingewiesen werden.

Therapiekontrollen

Ist die Diagnose **Diabetes in der Schwangerschaft** gestellt, sollen für die Therapie folgende Blutglukose-Zielwerte angestrebt werden:

- Blutglukose nüchtern: 65-90 mg/dl (3,6-5,0 mmol/l)

- Blutglukose 1 h postprandial: 90-120 mg/dl (5,0-7,8 mmol/l)
- HbA_1/HbA_{1c}: <7,5 %/<6,0 % (im Normbereich)

[☞ Leitlinien!]

Einzelheiten zur Diagnostik, Pathogenese und Therapie finden sich in Kap. 10. "Diabetes und Schwangerschaft".

2.4. Die Diabetesstadien: Erkennung, Diagnostik und Therapiekontrolle

2.4.1. Die Stadien des Typ-1-Diabetes

Die Pathogenese des Typ-1-Diabetes ist heute recht gut bekannt. Durch den möglichen Nachweis krankheitsspezifischer Antikörper wird der Schädigungsprozess der β-Zellen nachweisbar und erlaubt mit einiger Sicherheit die Erkennung der Krankheit vor der Manifestation. Jedoch ist ein fehlende Antikörpernachweis kein Ausschluss eines Typ-1-Diabetes.

Bei Nachweis von Typ-1-Diabetes-assoziierten Antikörpern wird auch bei von Anfang an nicht insulinbedürftigen Diabetes von spätmanifestem Typ 1 oder **LADA** (Latent Autoimmune Diabetes of the Adult) gesprochen.

Hierdurch ist dieser Typ auch dann identifizierbar, wenn er erst im fortgeschrittenen Lebensalter manifest wird. Dadurch hat die Bezeichnung **LADA** (Latent Autoimmune Diabetes of the Adult), die eine gesonderte Krankheitseinheit bei auffallend spät manifestem, von Anfang an meist insulinbedürftigem Diabetes bei Personen mit asthenischem Habitus kennzeichnen sollte, an Berechtigung verloren.

> Dennoch ist es wichtig auch bei Diabetesmanifestation im fortgeschrittenem Lebensalter an die Möglichkeit zu denken, dass es sich dabei um einen Typ-1-Diabetes handeln könnte.

2.4.1.1. Erkennung des Typ-1-Diabetes im Vorstadium der Manifestation – der Prädiabetes

Nachweis von anti-GAD

In den vergangenen Jahren hat sich eine zuverlässige Nachweismethode zur Erkennung möglicher, oder wahrscheinlicher Manifestation des Typ-1-Diabetes etabliert. Es konnte gezeigt werden, dass **Antikörper gegen Glutaminsäure-Decarboxylase** (anti-GAD) bereits bis zu 10 Jahre vor der Manifestation gefunden werden. Die bisher vorliegenden Studien erlauben die Annahme, dass sich dieser Parameter auch in fortgeschrittenem Manifestationsalter mit gleicher Wahrscheinlichkeit, wie bei Kindern und Jugendlichen finden lässt.

> Der Normbereich für anti-GAD ist <32 ng/ml, die untere Nachweisgrenze liegt derzeit bei 20 ng/ml.

Auf dem Autoantibody Assay Workshop der IDF (International Diabetes Federation) (1995) wurde für anti-GAD eine Sensitivität von 69 % und eine Spezifität von 98 % ermittelt.

■ Nachweis von Inselzell-Antikörpern (ICA)

Der die β-Zellen das Pankreas schädigende **Autoimmunprozess** ist von Anfang an begleitet von der **Nachweisbarkeit von ICA**, die sich erst im späteren Verlauf, gleichsam bei vollständigem Verlust der β-Zellen, verlieren. Dieser Umstand erlaubt den Diabetes bereits in einem sehr frühen Stadium als Typ-1-Diabetes zu identifizieren, in dem noch keine Leistungseinbußen bei der Insulin-Freisetzung erkennbar sind. So erlaubt der Nachweis der ICA die Diagnose des Typ-1-Diabetes vor der Manifestation.

Wie lange der Autoimmunprozess dauert, bis er zum klinisch relevanten β-Zelldefekt und damit zur Manifestation des Diabetes führt, ist noch nicht abschließend geklärt. Hier zeigen erste prospektive Studien, dass diese Zeitspanne sehr lange dauern kann. Ob es dann in allen Fällen zur Manifestation kommt, ist noch offen. Dies hieße dann allerdings, dass der Nachweis von ICA nicht obligatorisch als frühes Stadium des Typ-1-Diabetes, also als Prädiabetes zu werten ist, sondern eher als Risikoindikator eines möglichen – oder wahrscheinlichen – späteren Auftretens gelten müsste (☞ Abb. 1.4).

Wegen der **mit zunehmendem Manifestationsalter abnehmenden Häufigkeit des Nachweises von ICA** nimmt die Trennschärfe dieses Parameters zur Abgrenzung von einem früh manifesten Typ-2-Diabetes, besonders aber vom Gestationsdiabe-

tes mit dem Alter ab. Finden sich bei diabetischen Kindern in >80 % der Fälle ICA, so gelingt der Nachweis beim Dreißigjährigen mit frisch manifestem Diabetes unter dem klinischen Bilde des Typ 1 nur in 30 %. Dennoch finden sich auch in höherem Alter unter dem Bilde des Typ 1 manifeste Patienten, bei denen dieser Marker nachweisbar ist. Dies macht anti-GAD für die Diagnostik bei Erwachsenen besser geeignet als die ICA.

Zudem ist die Bestimmung von ICA aus methodischen Gründen großen Zentren vorbehalten und das Ergebnis ist qualitativ, wogegen die Bestimmung des anti-GAD quantitativ erfolgt und inzwischen in einem Testbesteck (Kit) kommerziell erhältlich ist.

■ Insulin-Auto-Antikörper (IAA)

Die Untersuchung der Insulin-Autoantikörper (IAA) und der IA-2 (☞ Kap. 1.3.4.) steht für die klinische Diagnostik derzeit noch nicht zur Verfügung. Es gibt jedoch Anlass zur Hoffnung, dass auch diese Parameter die exakte Frühdiagnostik bald bereichern werden.

■ Untersuchung früher Sekretionsstörungen des Insulins

Eine sichere Störung der Glukoseregulation zeigt sich definitionsgemäß beim manifesten Diabetes. Auch das reproduzierbare Übersteigen der Normalwerte für Blutglukose – Nüchternwerte, bzw. für den Normalwert 2 Stunden nach oraler Glukosegabe ist allein durch die Messung der Glukose unter definierten Bedingungen festzustellen (☞ Tab. 2.1).

Der Typ 1 ist jedoch durch Insulinmangel charakterisiert. Während die Manifestation erst bei einem Verlust von etwa 85 % der Kapazität der B-Zellen eintritt, sind geringere Einbußen durchaus schon früher einer systematischen Diagnostik zugänglich. Für forschungszwecke hat sich der i.v.-Glukose-Toleranztest als aussagekräftig erwiesen (☞ Abb. 2.5) und sollte nur als prognostischer Parameter im Rahmen von Studien bei der Untersuchung von Probanden mit hohem familiärem Risiko oder bei Nachweis von ICA oder anti-GAD vorbehalten sein.

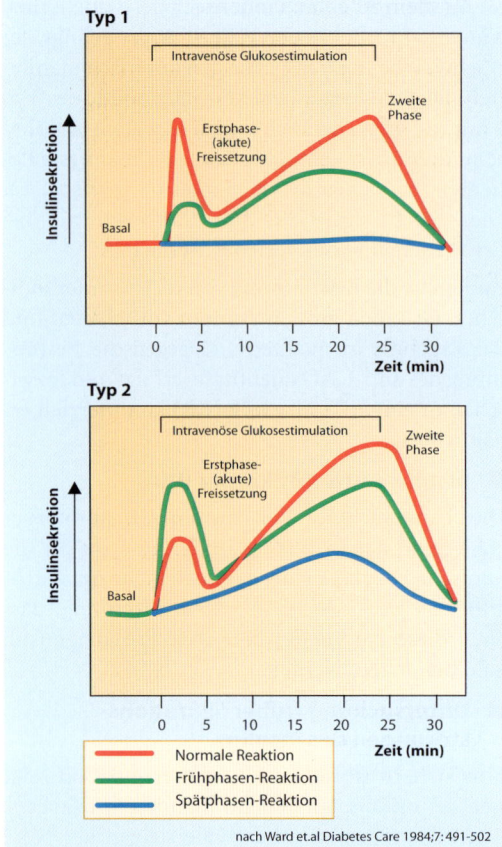

Abb. 2.5: i.v.-Glukosetoleranztest zur Erkennung früher Stadien einer Störung der Insulinsekretion. Gegeben werden 0,5 g/kg Glukose 20 % i.v. (max. 35 g). Zur Beurteilung eines Sekretionsdefektes der Phase 1 der Insulinsekretion ist die Messung des Insulins (IRI) 1 und 3 min nach Ende der Injektion obligatorisch.

■ Genanalysen

Auch die in der Forschung wichtige Untersuchung der HLA-Antigene 3 und 4, der HLA-DR-Gene und der HLA-DQβ-Kette hat bisher keinen Eingang in die klinische Diagnostik des Typ 1 gefunden.

■ Virologische Untersuchungen

Verschiedene Viren, wie z.B. Röteln, Mumps, Coxsackie und auch Influenza, werden als Starter der Immunaggression an den β-Zellen angeschuldigt. Bisher konnte jedoch keines dieser Viren als das einzig Verantwortliche identifiziert werden. Möglicherweise haben sie alle die Fähigkeit, diesen Prozess zu starten. Insofern ist ihr Nachweis bis auf

Weiteres der klinischen Diagnostik des Diabetes nicht dienlich.

2.4.1.2. Das Stadium der Manifestation

■ Einschätzung des partiellen/kompletten Insulinmangels

Zum Zeitpunkt der Diagnosestellung **Manifester Typ-1-Diabetes** besteht in der Regel noch eine Restsekretion der β-Zellen. Das erklärt, warum der Diabetes in den ersten Jahren nach Manifestation geringeren Schwankungen unterliegt als nach längerer Dauer. Das hat nicht selten zur Folge, dass bei längerer Diabetesdauer und demzufolge stärkerer Labilität der Blutglukosewerte viel differenziertere Therapieschemata mit Normalinsulin und mehr als 3 Injektionen täglich Anwendung finden.

■ Untersuchung des Insulins und des C-Peptids im Blut

In Zweifelsfällen kann vor Beginn der Therapie mit Insulin die Bestimmung des Insulins im Serum oder Plasma sinnvoll sein. Dabei kann die Restfunktion unter Stimulationsbedingungen durch die i.v. Injektion von 1 mg Glukagon oder durch eine Testmahlzeit überprüft werden. Dies sollte aber nur von spezialisierten Zentren erfolgen. Im Falle schon bestehender Insulinbehandlung ist die Einschätzung einer verbliebenen Restsekretion der B-Zellen durch Bestimmung des C-Peptids, eines äquimolar mit dem Insulin freigesetzten Spaltprodukts bei der Umwandlung von Proinsulin zu Insulin, möglich.

Da das C-Peptid nicht wie Insulin in der Leber abgebaut wird und seine Ausscheidung über die Niere gut mit der Freisetzung aus den β-Zellen korreliert, ist die Bestimmung des C-Peptids im 24-Std.-Sammelharn ein guter Parameter zur Beurteilung ihrer verbliebenen Sekretionskapazität (☞ Tab. 2.3).

Mittelwert	minimal - maximal
23,4	3,4-43,4 nmol/Tag
71,0	10,3-131,0 µg/Tag
Bei Kontrollen mit normalem OGTT (n=20)	

Tab. 2.3: Bereich normaler C-Peptid-Ausscheidung im 24-Std.-Harn.

2.4.1.3. Die Stadien des manifesten Diabetes

■ Diagnostik des frisch manifesten Diabetes

Der Typ-1-Diabetes wird in aller Regel im Stadium der wesentlich erhöhten Blutglukose mit gleichzeitig deutlicher Glukosurie, häufig nachweisbarem Azeton im Harn und in der Atemluft und in ausgeprägten Fällen mit zusätzlicher Azidose entdeckt.

Hieraus ergibt sich das Programm der Erstuntersuchung:

- Untersuchungen der Blutglukose wiederholt zu beliebigen Zeiten
- Untersuchungen der Blutglukose nüchtern
- Untersuchungen der Harnglukose im spontan gelassenen Harn
- Untersuchungen der Harnglukose im 24-Std.-Sammelharn
- Untersuchungen des HbA_{1c}
- Untersuchungen des Azetons im spontan gelassenen Harn
- ggf. Untersuchungen der Azidose im Blut mittels venöser Blutgasanalyse

■ Kontrollen in der Remissionsphase

Im weiteren Verlauf kommt es nach frühzeitiger, konsequenter Erstbehandlung häufig zu einer *zeitlich begrenzten Erholungsphase* mit sinkendem Insulinbedarf. Aus psychologischen Gründen sollte hier die Insulinsubstitution und die Therapiekontrollen nicht komplett abgesetzt werden, **der Patient sollte in dieser Zeit Insulin präprandial spritzen.**

Als diagnostisches Minimalprogramm in einer Vollremission sollten in einwöchigen, nur ausnahmsweise in mehrwöchigen Abständen, Blutglukose-Untersuchungen postprandial erfolgen um den Zeitpunkt des Endes der Remission nicht zu verpassen.

■ Kontrollen beim Langzeitdiabetes

Während im Anschluss an die Diabetesmanifestation und insbesondere in der Remission noch eine Restfunktion der β-Zellen besteht, nimmt diese mit den Jahren ab. Es kommt zu einer deutlichen Zunahme der Blutglukose-Labilität, mit der *Notwendigkeit häufigerer Kontrollen* in Form der Blutzuckerselbstmessung zur individuellen Therapieanpassung.

■ Gesteigerte Ketoseneigung

Bei vollständigem Insulinmangel stellt sich häufiger eine Ketoseneigung ein. Bei erhöhten Blutglukose-Werten >250 mg/dl (>14 mmol/l) und anderen Anzeichen einer Dekompensation sollten deshalb Azetontests im Harn erfolgen.

■ Untersuchungen bei Auftreten von Diabetesfolgen

In den späten Stadien des Langzeitdiabetes sind auch beim heutigen Stand der Therapie Diabetesfolgen nicht vollständig vermeidbar. Die allgemeinen Maßnahmen zu ihrer Diagnostik und Prävention werden in Kap. 3. besprochen.

2.4.2. Die Stadien des Typ-2-Diabetes

Als Vorstufe des Typ-2-Diabetes gilt eine pathologische Glukosetoleranz, auch wenn diese , keineswegs regelmäßig zum manifesten Diabetes führt.

■ Der manifeste Typ-2-Diabetes

Die Kriterien der Diagnose des manifesten Diabetes Typ 2 sind in Kap. 2.3.2. dargestellt.

Die Ausprägung der typischen Diabetesfolgen

- Makroangiopathie
- Retinopathie
- Nephropathie
- Neuropathie

wird vom Ausmaß und der Dauer der Hyperglykämie bestimmt. Insofern ist auch beim Typ 2 die Überwachung der **Blutglukose als wichtigstem Parameter des Stoffwechselverhaltens** unumstritten, ohne dass auf die Überwachung des **Lipidstoffwechsels** und des **Blutdrucks** verzichtet wird (☞ Kap. 2.4.3.).

2.4.3. Das Metabolische Syndrom

Der Begriff umschreibt die **Interdependenz von pathologischer Glukosetoleranz und Diabetes mellitus Typ 2** mit

- der arteriellen **Hypertonie**
- der **Hypertriglyzeridämie** und
- den damit verbundenen veränderten Lipoproteinen und
- der **androiden Adipositas**

Alle diese Krankheiten beginnen schleichend und werden auch heute noch jahrelang übersehen. Jede der Krankheiten kann der andern zeitlich vorausgehen. Allen ist gemeinsam, dass in ihrer Folge die koronare Herzkrankheit und degenerative Erkrankungen der großen arteriellen Gefäße eine wesentliche Häufung aufweisen.

Die Mechanismen der Entstehung und der Verlauf des Metabolischen Syndroms sind in Kap. 1.4.4. dargestellt.

2.4.3.1. Insulinresistenz und Hyperinsulinämie

Als **frühestes Zeichen des Metabolischen Syndroms** zeigt sich besonders an den Muskelzellen eine **herabgesetzte Insulinwirkung** – die **Insulinresistenz**. Als Folge der Insulinresistenz kommt es bei intakter β-Zellfunktion zu kompensatorisch erhöhten Insulinwerten.

Hier finden sich erhöhte Nüchtern-Insulinspiegel von >15 mE/l (Normbereich von 8 ± 8 mE/l). Auch die postprandialen Insulinwerte und die Werte unter Belastungstests liegen über denen Stoffwechselgesunder.

2.4.3.2. Pathologische Glukosetoleranz und Typ-2-Diabetes

Es ist naheliegend, dass es bei herabgesetzter Insulinwirkung zu Veränderungen der Glukosehomöostase kommt und dass der Blutzucker trotz der kompensatorisch erhöhten Insulinwerte nicht konstant im Normbereich gehalten werden kann. Dies führt anfangs zu erhöhten Werten unter Belastung, zur Pathologischen Glukosetoleranz, in der Folge auch zu Nüchtern-Werten über der Norm, zur "Pathologischen Nüchternglukose" (IFG). Die Grenzwerte sind in Tab. 2.1 angegeben.

Dieser Zustand führt nicht zwangsläufig zur Diabetes-Manifestation. Erst wenn eine Störung der Insulinsekretion, mit Verlust der frühen Phase, hinzutritt kommt es zum Typ-2-Diabetes.

2.4.3.3. Hypertriglyzeridämie – Dyslipoproteinämien

Auch bei Fettstoffwechselstörungen *mit erhöhten Triglyzerid-Spiegeln* werden erhöhte Insulinwerte als Ausdruck der Insulinresistenz gefunden. Aufgrund der gehemmten Lipoproteinlipase finden sich *vermehrt Freie Fettsäuren (FFS)* im Blut. Darüber hinaus sind die *LDL erhöht* und *die HDL erniedrigt* und zeigen so ein weiter erhöhtes atherogenes Risiko an. Die Werte zu ihrer Beurteilung sind aus Tab. 2.4 zu entnehmen.

2.4.3.4. Arterielle Hypertonie

Auf Grund wachsender Erkenntnisse von ihrer Bedeutung als Risikofaktor wird der arteriellen Hypertonie heute eine entsprechende Aufmerksamkeit zuteil. Sie wird früher diagnostiziert und muss früher und konsequenter behandelt werden. Aus diesen Gründen wird heute zur Diagnostik auch ein viel differenzierter Kriterienkatalog empfohlen (☞ Tab. 2.5).

	Nicht behandlungsbedürftig	Bedingt behandlungsbedürftig*	Behandlungsbedürftig
	[mg/dl]	[mg/dl]	[mg/dl]
Triglyzeride	<150	150-200	>200
Gesamt-Cholesterin	<200	200-240	>240
LDL-Cholesterin	<100	100-130	>130
	prognostisch günstig [mg/dl]	Standardrisiko [mg/dl]	Risikoindikator [mg/dl]
HDL-Cholesterin	>45	35-45	<35
LDL-Cholesterin wird nach der sog. "Friedewald-Formel" errechnet: LDL-Cholesterin = Gesamtcholesterin – (Triglyzeride/5 + HDL-Cholesterin) Achtung: Bei Triglyzeridwerten >400 mg/dl ergibt die Friedewald-Formel falsche Werte!			

Tab. 2.4: Behandlungsbedürftigkeit und prognostische Beurteilung von Dyslipoproteinämien.
* Abhängig vom klinischen Bild und zusätzlichen Risiken.

Blutdruck (mmHg)			
Kategorie	systolisch		diastolisch
Optimal*	<120	und	<80
Normal	<130	und	<85
Hochnormal	130-139	oder	88-89
Hypertoniestadium			
Stadium I	140-159	oder	90-99
Stadium II	160-179	oder	100-109
Stadium III	>180	oder	>110

Tab. 2.5: Klassifikation des Bluthochdrucks (nach 7). Blutdruckwerte gelten für Personen über 18 Jahre, die nicht akut krank sind und keine Antihypertensiva einnehmen (Guidelines WHO Committee Int. Soc. of Hypertension 1999). [☞ **US-Leitlinien!**]
* Im Hinblick auf kardiovaskuläres Risiko.

2.4.3.5. Adipositas

Messungen des Insulins bei Adipositas belegten eine beträchtliche Hyperinsulinämie. Besonders hohe Insulinspiegel bestehen in der Phase kontinuierlicher Überernährung – in der dynamischen Phase der Gewichtszunahme – und im verringerten Ausmaß in der Reduktionsphase.

Das Übergewicht wird heute überwiegend durch den

> Körpergewichts-Index (Body-Mass-Index)
> BMI= kg/m²

definiert (☞ Tab. 2.6).

Klassifikation	BMI (kg/m²)	Gesundheitsrisiko
Normalgewicht	18,5-24,9	
Übergewicht	>25	
Präadipositas	25,0-29,9	gering
Adipositas Grad I	30,0-34,9	mäßig hoch
Adipositas Grad II	35,0-39,9	hoch
Adipositas Grad III	>40,0	sehr hoch

Tab. 2.6: Klassifikation der Adipositas.

> Das Gesundheitsrisiko bei Übergewicht wird maßgeblich vom gleichzeitigen Vorhandensein folgender Faktoren bestimmt:
> • Stammbetonte Fettverteilung
> • Diabetes mellitus
> • Dyslipoproteinämie
> • Hypertonie
> • Männliches Geschlecht
> • Alter <50 Jahre
> • Positive Familienanamnese für Typ-2-Diabetes, Hypertonie oder KHK

Zur Erfassung der abdominellen, androiden Adipositas, der im Gegensatz zur gynoiden besondere atherogene Risiken zugesprochen werden, wird das Verhältnis des Taillenumfangs zum Hüftumfang (Waist-to-Hip Ratio; **WHR**) ermittelt (☞ Tab. 2.7).

	Erhöhtes Risiko	Deutlich erhöhtes Risiko
Männer	>94 cm	102 cm
Frauen	>80 cm	88 cm

Tab. 2.7: Vereinfacht sprechen geschlechtsspezifische Grenzwerte des Taillenumfangs für ein erhöhtes Risiko Adipositas-assoziierter Stoffwechselerkrankungen (Lean et al., 1995).

Die früher übliche Ermittlung des **Körpergewichts-Index nach Broca** [Körpergröße (cm) –100 (bei Frauen –10 %)] ist heute weitgehend verlassen worden, da dieser Index übergroße und kleine Menschen unzureichend klassifiziert.

In jüngeren Publikationen wird nicht selten nur auf den Taillenumfang (pathologisch: >102 cm) Bezug genommen.

2.4.4. Therapiekontrollen

Die wechselnden Umstände, die lebenslang auf den Diabetes Einfluss nehmen, machen kontinuierliche Kontrollen notwendig. Dies erfordert, dass der Betroffene selbst in die praktische Therapie einbezogen wird und dass ihm soweit wie möglich auch Therapieverantwortung und die praktische Überwachung seines Diabetes übertragen wird. Dies geschieht durch Selbstkontrolle (☞ Kap. 4.5.).

■ Die Wahl der Kontrollverfahren

Ihr Umfang und ihre Häufigkeit soll sich an den folgenden Gegebenheiten orientieren:

- an der Persönlichkeitsstruktur der Betroffen, z.B. an ihrer Fähigkeit zu lernen
- besonderen Lebensumständen
- am Lebensalter
- an den Besonderheiten der Diabetestypen
- Stabilität der Stoffwechseleinstellung
- und den sich daraus ergebenden Therapiezielen

■ Allgemeine ärztliche Kontrollen

Aufgabe des Arztes ist es sich im Rahmen der Eingangsuntersuchung grundlegende Kenntnisse über den Patienten zu verschaffen.

► Anamnestische Fragen

- die Vorgeschichte des Diabetes
- Familienanamnese in Bezug auf Diabetes und Gefäßkrankheiten
- die Sozialanamnese, Lebensumstände, einschließlich Beruf
- vorhandene Kenntnisse vom Diabetes und Therapieanpassung
- Fertigkeiten in der Selbstkontrolle und deren Dokumentation
- vorliegende Komplikationen oder Symptome
- Rauchverhalten
- Einnahme von Medikamenten
- Drogenkonsum, aktuell bzw. in der Vergangenheit

► Untersuchungen

- Körpergewicht (Index): BMI
- allgemeine Untersuchung
- Untersuchung der Füße und der Injektionsstellen
- Untersuchung der Augen und des Visus
- Arterieller Blutdruck
- Glycolysiertes Hämoglobin (HbA$_{1c}$)
- Lipid-Status
- Proteinausscheidung → (Mikro)Albuminurie
- Serum-Kreatinin (Kreatinin-Clearance)

Zur Planung dieser therapie-begleitenden Kontrollen ist der "Gesundheitspass Diabetes", der von der Deutschen Diabetes-Gesellschaft (DDG) herausgeben wird, in besonderer Weise geeignet (☞ Abb. 2.6).

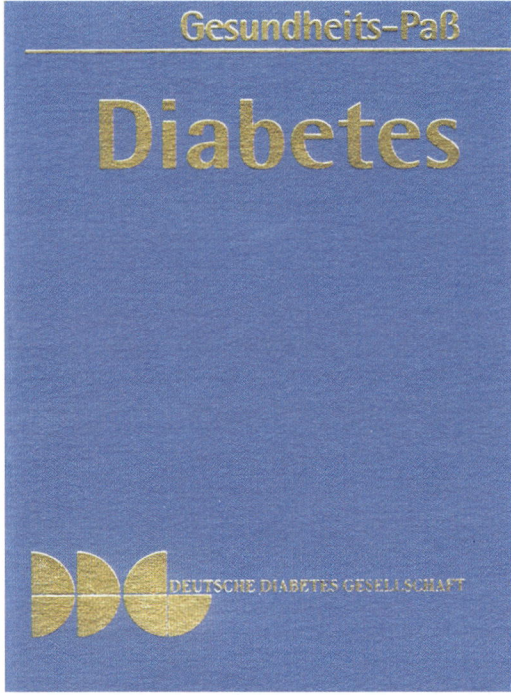

Abb. 2.6: Gesundheits-Pass Diabetes der Deutschen Diabetes-Gesellschaft (DDG).

Wichtig ist, dass die Regelmäßigkeit mit der die Diabetesfolgen kontrolliert und dokumentiert werden, mit den Jahren nicht nachlässt.

2.4.4.1. Besonderheiten beim Typ 1

■ Blutglukose-Bestimmung

Der Typ-1-Diabetes neigt zur Blutglukoselabilität. Zur initialen Therapie-Planung und zur Therapie-Anpassung sind deshalb gezielte Blutglukosekontrollen nötig:

Zu folgen-den Zeiten	Zur Beurteilung folgender Fragestellungen:
nüchtern	Ausgangswert für den Tag, Einflüsse in der 2. Nachthälfte, Langzeitwirkung des Verzögerungsinsulins vom Vorabend
1,5-2 h nach Frühstück	Einfluss von Frühstück und Insulin, häufiger Blutglukose-Morgengipfel
vor dem Mittagessen	Vor Entscheidung Insulin, Menge KH (BE)
1,5-2 h nach Mittagessen (fakultativ)	Zur Dosisfindung der Insulin-Mittagsdosis
vor dem Abendessen	Vor Entscheidung Insulin, Menge KH (BE)
1,5-2 h nach Abendessen (fakultativ)	Zur Dosisfindung des Insulin-Abenddosis
ca. 22 Uhr	Vor der Insulingabe zur Nacht
3 Uhr (1-2/Monat)	Insulinwirkung in der Nacht

Tab. 2.8: Zeiten für Blutglukosekontrollen bei Typ-1-Diabetes.

Auf die Möglichkeiten, Blutglukosewerte durch eine entsprechende Dosisanpassung des Insulins zu beeinflussen, wird im Kap. 5.3. ausführlich eingegangen.

Zur Beurteilung der Stoffwechselsituation und für detaillierte Therapieempfehlungen werden heute Blutglukose-Tagesprofile mit 4-7 Messpunkten empfohlen.

Da die Messungen nur in besonderen Fällen unter stationären Bedingungen erfolgen, ist es für die Praxis zu empfehlen, in fest vereinbarten Intervallen, die Tests der Selbstkontrollen zur Qualitätssicherung mit kontrollierten Messwerten zu vergleichen. Die Blutentnahme für die Laborkontrollen können, aus dem selben Stich, zu Hause, durch die Patienten selbst mittels mitgegebenen Kapillaren in spezielle Testgefäße durchgeführt werden (☞ Kap. 4.5.3.).

Im Falle des Verdachts auf Hypoglykämien oder auffälliger Blutglukose-Spitzen zu beliebigen Zeiten müssen außerplanmäßig Werte bestimmt werden.

Zum Aufdecken schwer erfassbarer Hypoglykämien oder Blutglukosespitzen stehen der Glukosesensor "PENDRA"Gon, der GCMS® Dexcom und in einiger Zeit GlucOnline TM Disetronic zur kontinuierlichen percutanen oder transcutanen Blutglukose-Analyse zur Verfügung.

■ Azeton

Bei Überschreiten der Blutglukosewerte von 250-300 mg/dl, bei Infekten, in der Schwangerschaft und bei Patienten mit Insulinpumpe sind Azeton-Tests erforderlich.

■ Harnglukose-Bestimmung

Glukose wird im Harn, abhängig von der jeweiligen Nierenschwelle, bei Überschreiten von Blutglukosewerten >150-180 mg/dl (>8-10 mmol/l) nachweisbar. Die Therapieziele für postprandiale Werte liegen in diesem Bereich. Wegen der Neigung zur Labilität werden diese Werte jedoch häufig überschritten. Aus diesen Gründen zeigt eine Glukosurie vorausgehende Phasen unerwünscht hoher Blutglukosewerte an und eignet sich nur bedingt zur Beurteilung der Einstellungsqualität, oder zur einfachen Erkennung unerwartet hoher Werte.

2.4.4.2. Besonderheiten beim Typ 2

■ Blutglukose-Bestimmung

Wegen der geringeren Schwankungen der Blutglukose ist die Beurteilung der Stoffwechsellage nicht in allen Fällen mittels häufiger Tagesprofile nötig. Häufig reichen dann 2-4 Messpunkte aus.

Von besonderer Bedeutung beim Typ 2 sind

- Nüchternwerte
- der Blutglukose-Wert 1,5-2 Std. nach dem Frühstück bzw. den Hauptmahlzeiten

■ Harnglukose-Bestimmung

Auch für Typ-2-Diabetiker hat die Harnzuckermessung weitgehend an Bedeutung verloren. Eher sollte neben der Nüchtern-Blutglukosebestimmung die Messung der Postprandial-Werte erfolgen.

■ Azeton

Fehlt der absolute Insulinmangel, tritt Azeton im Harn nur bei starker Dekompensation, z.B. bei schweren Infekten, Hunger und bei Reduktionsdiäten <800 kcal/d auf. Die Bestimmung ist somit beim Typ-2-Diabetes nicht Bestandteil der Routinediagnostik.

■ Bestimmung des Lipidstatus

Sehr häufig findet sich eine *Dyslipoproteinämie*, bevorzugt mit erhöhten Triglyzeriden. Das muss Anlass geben initial und bei pathologischen Werten in regelmäßigen Abständen den Lipidstatus im Nüchternblut zu erheben.

Die Ziele der Behandlung beim Typ-2-Diabetes sind in Tab. 2.4 zusammengefasst.

■ Untersuchung des Blutdrucks

Eine arterielle Hypertonie ist beim Typ 1 meist die Folge der Nephropathie. Im Gegensatz dazu geht sie dem Typ 2 nicht selten voraus.

> Wegen der einander verstärkenden Wirkung des Typ-2-Diabetes und der Hypertonie auf das Fortschreiten einer Nephropathie und von Erkrankungen der großen Gefäße müssen **beide** sehr früh und sehr konsequent behandelt werden.

Deshalb sind die Grenzwerte zur Therapie heute strenger und differenzierter (☞ Tab. 2.5).

2.4.4.3. Therapiekontrollen in der Praxis

Beim Internisten/Allgemeinmediziner – beim in der Diabetestherapie erfahrenen Arzt – im Zentrum

■ Beim ersten Besuch

- Vollständige Untersuchung (d.h. Anamnese und Körperstatus)
  - Gewicht und Größe (BMI)
  - Blutdruck
  - Untersuchung auf Neuropathie
  - Untersuchung auf Komplikationen, einschl. Makroangiopathie
  - Doppler-Untersuchung der Carotiden und Beinarterien
  - Untersuchung der Füße
  - EKG
  - Veranlassung einer augenärztlichen Grunduntersuchung
- Biochemische Untersuchungen
  - Blutglukose
  - HbA_{1c}

- Lipidstatus (Triglyzeride, Gesamt-Cholesterin, LDL-Chol., HDL-Chol.)
- Serum-Kreatinin
- (Harnstoff)
- Elektrolyte
- Urin
  - Glukose
  - Albumin (Mikroalbuminurie)
  - Azeton
  - Infektion
  - Sediment
- Schulung beginnen
- Ernährungsanamnese → Diätberatung durchführen
- Selbstkontrolle trainieren

■ Beim zweiten und jeweils folgenden Besuchen

- Verlaufskontrollen
  - Blutglukose-Kontrollen
  - Gewicht
  - Blutdruck
- Kontrolle der Selbstkontrolle
- Vergleich Laborwert(e) mit Teststreifen-Kontrollen
- Ansehen des Diabetes-Tagebuchs

■ Dreimonatlich

- Biochemische Untersuchung
  - HbA_{1c}
  - Lipidstatus (wenn zuvor erhöhte Werte)
  - Mikroalbuminbestimmung im Urin bei erhöhten Werten
- Schulung fortsetzen
- Fußinspektion

■ Jährlich

- Vollständige biochemische und körperliche Untersuchung wie beim ersten Besuch

■ Bei nicht zufriedenstellender Stoffwechseleinstellung des Diabetes

- Überweisung zum in der Diabetestherapie erfahrenen Arzt

■ Bei bedrohlichen Stoffwechselentgleisungen oder Gefahren und bei erfolgloser Vorbehandlung

- Einweisung ins Diabetes-Zentrum

■ Disease Management Programme (DMP)

Dabei handelt es sich um spezielle Verträge zwischen Krankenkassen und ihren Versicherten, die die Diabetes-Behandlung hinsichtlich der Auswahl der Medikamente, der Art und Häufigkeit der Kontrollen und der Regelmäßigkeit, mit der diese Kontrollen erfolgen sollen, festlegen. Die Effizienz dieser Programm hinsichtlich Kosteneinsparungen und Therapieerfolg ist bisher noch nicht erfolgt.

2.5. Diagnostik bei Notfallsituationen, operativen Eingriffen und Sport

Treten akute Ereignisse, z.B. ein Unfall oder ein Infekt ein, bedeutet dies, dass der gewohnte Routinealltag auch in der Diabetesführung nicht mehr aufrecht erhalten werden kann. Es kommt zu Unregelmäßigkeiten mit der Gefahr von schweren Hyperglykämien und Hypoglykämien.

Selbst Patienten, die sonst ihre Selbstkontrolle und Therapieanpassung perfekt beherrschen, sind in solchen Situationen oft nicht in der Lage, richtig zu handeln.

> **Hier gilt es**
> - an den bestehenden Diabetes zu denken
> - orientierende Untersuchungen der Blutglukose zu beliebigem Zeitpunkt anzustellen
> - zur orientierenden Erfassung reichen hier Teststreifen aus
> - rechtzeitig vom Vorliegen eines Diabetes zu erfahren, zum Beispiel durch einen mitgeführten Diabetiker-Pass oder ein Diabetes-Tagebuch
> - gegebenenfalls einen fachkundigen Arzt hinzu zu ziehen

■ Akute Krankheiten

Hier steht die **Überwachung der Blutglukose zu frei wählbaren Zeitpunkten** im Mittelpunkt. Von zusätzlicher Bedeutung zur aktuellen Einschätzung einer eventuellen Dekompensation ist die Bestimmung des Azetons im Harn.

> Bei Patienten, die bewusstlos oder desorientiert sind und keine klaren Angaben machen können, sollte zur Orientierung immer ein Blutzucker bestimmt werden.

Bei Diabetikern, die handlungsunfähig sind, muss der Arzt die Kontrollen durchführen und – der Situation angepasst – die Therapie übernehmen.

■ Katastrophen

Zur Einschätzung der Stoffwechselsituation und Gefährdung sollen so früh wie möglich Blutglukose und ggf. Azeton untersucht werden. Unter Katastrophenbedingungen sind die Möglichkeiten einer geregelten Diagnostik meist stark eingeschränkt. Hier muss zur schnellen Information oft auf Teststreifenmethoden zurückgegriffen werden, unter Verzicht auf die Präzision kontrollierter Laboranalysen.

■ Unfälle

Unfälle schränken in aller Regel die Mobilität und Handlungsfähigkeit der Diabetiker ein. Dann fällt die volle Therapieverantwortung auch bei sonst erfahrenen Diabetikern wieder an den Arzt zurück, so dass alle notwendigen Kontrollen und Therapieentscheidungen ärztlicherseits erfolgen müssen.

■ Operative Eingriffe

Folgende Blutglukose-Kontrollen sind zu empfehlen:

- nüchtern (8.00 Uhr, erwünschter OP-Beginn)
- präoperativ, sofern die OP nicht früh morgens möglich ist
- intraoperativ – bei längerer OP-Dauer – in stündlichen Abständen
- postoperativ
- im Verlauf zur Therapieanpassung unter Infusionsbehandlung
- an den Folgetagen wegen möglichen fortdauernden Postaggressionssyndroms

Zusätzlich sollte Azeton bestimmt werden zum Ausschluss einer Diabetes-Dekompensation oder als Indikator unzureichender Ernährung (unzureichender Kohlenhydrat-Zufuhr).

Bei Wahloperationen sollten zuvor die Blutglukose nüchtern und postprandial, sowie das HbA_{1c} bestimmt werden.

Werden folgende Werte überschritten

- BG nüchtern >200 mg/dl (11,1 mmol/l)
- BG postprandial >250 mg/dl (13,9 mmol/l)
- HbA$_{1c}$/HbA$_1$ >8,0 %/>9,5 %
- Nachweis von Azeton

sollte die Operation nach Möglichkeit verschoben werden.

Näheres ☞ Kap. 7.1.2..

■ Sport

Während und nach sportlicher Betätigung ist die Glukoseaufnahme in den Muskel gesteigert. Während der körperlichen Aktivität werden auch Stresshormone ausgeschüttet die dann diesem Effekt entgegenwirken. Zudem konnen bei Trainierten und bei Untrainierten, bei Ausdauersportlern und bei Kraftsportlern wesentliche Unterschiede des Insulinbedarfs vorliegen. Sport ist somit bei Geübten ein wirksames Mittel, different auf den Diabetes einzuwirken.

Zur Sicherheit werden folgende Blutglukosekontrollen durch den Sportarzt bzw. durch den Diabetiker selbst (☞ Kap. 4.-6.) empfohlen:

- vor Beginn der sportlichen Tätigkeit
- während des Sports - bei längerer Dauer, in der Pause
- nach dem Sport
- Stunden später oder vor dem Schlafengehen
- am nächsten Morgen
- bei akutem Leistungsabfall → Verdacht auf Hypoglykämie

Mit dem Sport sollte nicht begonnen werden :

- bei Blutglukosewerten >300 mg/dl (>16,6 mmol/l)
- bei Azeton im Harn
- bei (fieberhaften) Infekten

Die Bestimmung des Azetons beim Sport ist als "Sicherheitsparameter" zur rechtzeitigen Erkennung einer gefährdenden Entgleisung des Diabetes sinnvoll.

■ Diagnostik der Hypoglykämie

Auf die Ursachen, Symptomatik, Vorbeugung und Behandlung der Hypoglykämien wird in Kap. 7.3. ausführlich eingegangen.

> Die Hypoglykämie wird heute durch einen Grenzwert der Blutglukose von <50 mg/dl (<2,8 mmol/l) – bestimmt im kapillären Vollblut – definiert.

Die Sicherheit der Diagnose wird dadurch eingeschränkt, dass das Auftreten der aufgeführten Symptome stark abhängig ist von folgenden Voraussetzungen:

- der Höhe der Blutglukosewerte in der vorausgehenden Zeit
- von der Schnelligkeit ihres Abfalls
- von der Stärke der Gegenregulationsmechanismen
- von zuverlässiger nervaler Empfindlichkeit
- vom Bewusstseinszustand
- von zentralnervös dämpfenden Medikamenten vom Typ Clonidin oder β-Rezeptoren-Blockern (besonders den nicht selektiven)

Aus Gründen der Sicherheit im alltäglichen Leben, sollte ein Diabetiker seine eigene Schwelle, bei deren Unterschreiten er Hypoglykämien wahrnimmt, kennen. Hierzu bedarf es aufmerksamer eigener Beobachtungen und sorgfältiger Blutglukose-Tests.

Näheres ☞ Kap. 7.3..

2.6. Untersuchungen bei Diabetesfolgeerkrankungen

■ Augen

Die Untersuchung und Überwachung der diabetesbedingten Augenveränderungen erfolgen mittels Fundoskopie. In bestimmten Fällen sollte dies durch Fundus-Fotografie oder Fluoreszenz-Angiografie dokumentiert werden.

Die Kontrollen sind durch eine Empfehlung der "Initiativgruppe Früherkennung diabetischer Augenkrankheiten" strukturiert.

■ Nieren

Die diabetische Nephropathie manifestiert sich zuerst durch die Ausscheidung kleiner Mengen von Albumin, gefolgt von einer Proteinurie und mündet ein in die Niereninsuffizienz. Beeinflusst wird ihr Verlauf durch Einstellung und Dauer des Diabetes, aber auch durch einen erhöhten Blutdruck. Hieraus ergibt sich die Notwendigkeit zur Kontrolle folgender Parameter:

- Albumin**ausscheidung** im 24-Std.-Harn:
  - normal: <30 mg/Tag (<20 µg/min)
  - Mikroalbuminurie: 30-300 mg/Tag (20-200 µg/min)
  - pathologisch: >300 mg/Tag (>200 µg/min)
- Albumin**konzentration** im Spontanurin (z.B. im Mikraltest®):
  - Norm: <30 mg/l
  - Mikroalbuminurie: > 30 mg/l...<300 mg/l
  - erhöht: >300 mg/l (>2,8 mg/mmol)
- **Verhältnis Albumin/Kreatinin im Harn:**
  - Norm: <20 mg/g (<0,4 mg/mmol)
- Kreatinin im Serum/Kreatinin-Clearance/ Harnstoff im Serum:
  Hier gelten die üblichen Normalwerte.
- regelmäßige Blutdruckkontrollen:
  Werte ☞ Tab. 2.5

Empfehlungen zu einer strukturierten Überwachung der diabetischen Nephropathie sind in Abb. 2.7 dargestellt.

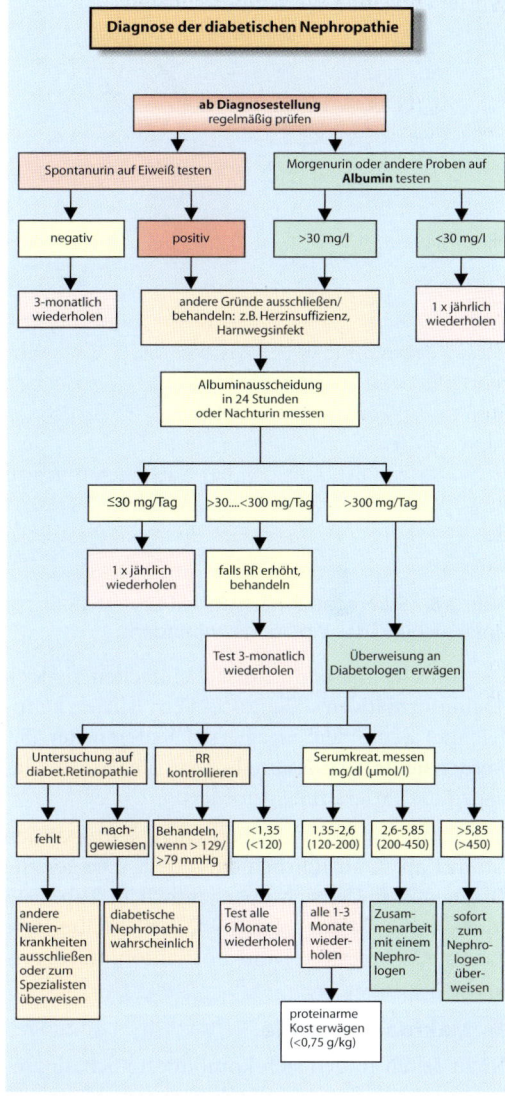

Abb. 2.7: Überwachung der diabetischen Nephropathie.

■ Nerven

In diesem Rahmen sollten so einfache und informative Untersuchungen wie die des Vibrationsempfindens mit Hilfe der Stimmgabel nach Rydell-Seyfert (R-S) (☞ Abb. 2.8) oder die mit dem 10 g-Mikrofilament trotz des erkennbaren zeitlichen Mehraufwands obligatorisch in die Untersuchung einbezogen werden.

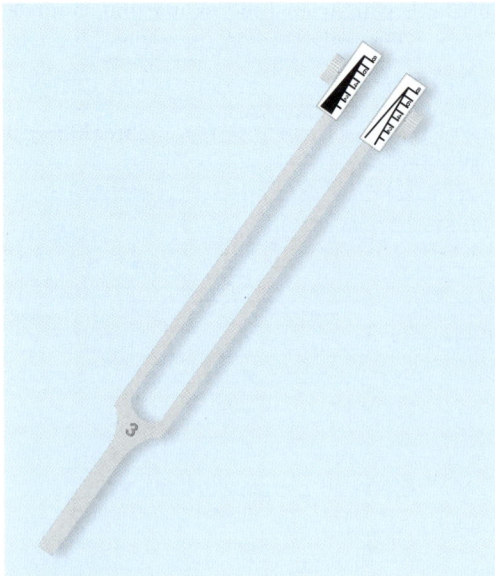

Abb. 2.8: Stimmgabel nach Rydell-Seyfert (R-S) zur Untersuchung des Vibrationsempfindens.

Der Einsatz dieser technisch einfachen, jedoch hochinformativen diagnostischen Mittel kennzeichnet heute den engagierten Untersucher. Sie werden heute bei Einschreibung in die Disease Management Programme gefordert.

Die Symptomatik der diabetischen Neuropathien ist im Kap. 3. ausführlich dargestellt. Die gezielte Diagnostik findet sich übersichtlich in Tab. 3.19 (diabetische Polyneuropathie), 3.20 (diabetische kardiale Neuropathie) und 3.21 (autonome diabetische Neuropathie).

■ Makroangiopathie

Nicht selten finden sich kombinierte Schädigungen durch gleichzeitiges Vorliegen einer Makroangiopathie. Die Diagnostik dieser beim Diabetes gehäuft auftretenden Makroangiopathien finden sich in Tab. 3.24.

■ Diabetischer Fuß

Wegen seiner besonders differenzierten Problematik ist die Diagnostik des diabetischen Fußes in den Tab. 3.25 und 3.26 gesondert aufgeführt.

2.7. Methodische Fragen im Labor

■ Bestimmung der Blutglukose

Ziel der Untersuchung ist es, die an den Körperzellen wirksamen Glukosekonzentration zu kennen. Die für die Körperzellen im Interstitium verfügbare Glukose befindet sich in Serum.

■ Kapillär oder venös?

Die Glukose im Venenblut repräsentiert den Rückstrom der Glukose aus der Peripherie. Dagegen entspricht die Konzentration im Kapillarblut im wesentlichen der Blutglukosekonzentration in den Arterien. Unter basalen Bedingungen ist die kapillär/venöse Differenz für Glukose mit ca. 5 % gering. Wesentlich größer wird der Unterschied jedoch nach Nahrungsaufnahme oder Glukosebelastung. Hier folgt der venöse Anstieg dem arteriell/kapillären zeitlich deutlich nach, so dass die postprandialen Werte venös ca. 20 % unter den Werten im Kapillarblut liegen. Dieser Unterschied ist jedoch nicht konstant und nicht sicher reproduzierbar, deshalb ist die Messungen aus Kapillarblut repräsentativer und der Bestimmung aus Venenblut vorzuziehen.

■ Plasma- oder Serum-Glukose?

Die Unterschiede zwischen Plasma- und Serumglukose sind mit <5 % zu vernachlässigen. Die Untersuchungen der Plasma- und die der Serumglukose spielen in Deutschland eine untergeordnete Rolle.

■ Bestimmung im Vollblut?

Da die Glukose im Wasser gelöst ist und der Wasseranteil im Plasma ca. 92 % beträgt, in den zellulären Bestandteilen des Blutes jedoch etwa 70 %, ist die Glukosekonzentration im Vollblut niedriger als im Plasma oder Serum. Diese durch den unterschiedlichen Hämatokritwert bedingte Differenz beträgt ca. 10 %.

Da in Amerika auf Plasma-Glukose bezogen wird, in Europa dagegen auf Vollblut, sind in der Tab. 2.1 beide Werte angegeben. Im Text finden die in Europa gebräuchlichen Werte der (Voll)-Blutglukose Berücksichtigung (☞ Kap. 2.2.1.).

■ Messfehler durch Probentransport

Werden Blutproben erst mit Zeitverzögerung analysiert (z.B. in einem entfernteren Labor), muss durch spezielle Behandlung der Proben dafür Sorge getragen werden, dass es in der Zwischenzeit nicht zu enzymatischem Glukose-Abbau und so zu Fehlmessungen kommt.

2.7.1. Umrechnungstabelle für Blutglukose mg/dl – mmol/l

Die Dokumentation der Blutglukosewerte folgt in den alten und neuen Bundesländern verschiedenen Traditionen und Gewohnheiten. Beide sind gleichwertig.

2.7.2. Untersuchung glykierter Proteine, speziell des Hämoglobins

Die Glykierung von Proteinen geschieht durch Reaktion freier Aminogruppen mit der Carbonylgruppe von Glukose zu einer Schiff'schen Base, die dann durch Amadori-Umlagerung zu einem Ketoamin wird. Dabei wird die Glukose zu Fructose und das Reaktionsprodukt zu einem Fructosamin.

Das Ausmaß der Glykierung, die "Verzuckerung" von Proteinen ist abhängig von der Glukosekonzentration in den Körperflüssigkeiten und deren Dauer.

> Hieraus ergibt sich die Möglichkeit vom Anteil glykierter Proteine auf die Glukosekonzentrationen zum Zeitpunkt der Glykierung rückzuschließen.

Dies macht das glykierte Hämoglobin zu einem wichtigen Parameter zur Beurteilung von Phasen zurückliegender erhöhter Blutglukosewerte und damit zu einem Indikator der Diabeteskompensation.

> "Derzeit eignet sich das glykosylierte Hämoglobin (HbA_1 oder HbA_{1c}) nicht zur Diagnose des Diabetes."
>
> Evidenzbasierte Diabetes-Leitlinien: Definition, Klassifikation und Diagnostik des Diabetes mellitus, DDS (2000)

Bis heute existiert kein internationaler Standard, die Schwankungen von Labor zu Labor sind zu groß. Deshalb sollen die bis dato verfügbaren Methoden kurz und kritisch vorgestellt werden.

Unter den zahlreichen Blutproteinen eignet sich das Hämoglobin in besonderem Maße als Parameter zur Beurteilung der Glykämie der voraufgegangenen Wochen. Wegen des asymptomatischen Ab-

falls der Erythrozyten-Lebenskurve und damit des zu deren "Geburtszeitpunkt" glykierten Hämoglobins ist es jedoch wichtig, den voraufgegangenen 1. Monat zu ca. 50 %, die nachfolgenden 3 Monate zu ca. je 10 % zu werten (14a). Wegen ihrer kürzeren Lebensdauer sind ggf. auch andere glykierte Proteine im Serum, insgesamt bezeichnet als Fructosamine, zur Analyse geeignet. Aufgrund ihrer kürzeren Lebensdauer beschreiben sie einen kürzeren Kontrollzeitraum vorausgehender Glykämie. Die Unterschiede und unterschiedlichen Einsatzmöglichkeiten wurden *von E. Schleicher* (☞ Tab. 2.9) übersichtlich zusammengestellt. Die Möglichkeiten der Fehlbestimmung zeigt Tab. 2.10.

HbA_0	Hauptkomponente des HbA (nur am Lysin glykiert)
HbA_1	Posttranslational modifizierte Hämoglobine; durch die negative Ladung von HbA_0 abtrennbar (auch als "fast hemoglobin" bezeichnet, da es schneller wandert)
HbA_{1c}	Glykierung des N-terminalen Valin der β-Kette des Hämoglobins (ist Teil des HbA_1)
Glyko-Hämoglobin	Hämoglobin, das N-terminal und an Lysingruppen glykiert ist (wird durch chemische Methoden oder durch Affinitätschromatographie erfasst)
Glyko-Albumin	Albumin, das an den Lysingruppen glykiert ist. Bestimmung mit Affinitätschromatographie und Bezug auf die Albuminmenge, die unabhängig gemessen wird.
Serum-Fruktosamin	Bezeichnung für die Bestimmung aller glykierten Gruppen, die im Serum vorkommen. Wird meist für die Bestimmung mit der Reduktionsmethode verwendet

Tab. 2.9: Übersicht über verschiedene glykierte Proteine.

2.7.3. Qualitätssicherung im Labor

Nachdem heute entscheidende Teile der Therapiekontrollen – die Einschätzung des aktuellen Blutzucker-Wertes mittels Teststreifen – den Betroffenen übertragen werden, wächst die Verantwortung der Ärzte für die Überwachung der Qualität dieser Tätigkeit. Dies erfordert, mehr als in der Vergangenheit, zuverlässige und richtige Messwerte im Labor des Arztes, die dann als Kontrollparameter für Teststreifen und Testgeräte der Patienten dienen (vergl. Kap. 2.4.4.1.).

> Aus diesen Gründen ist die Verwendung von Methoden und Geräten die regelmäßige laborinterne, aber auch externe Qualitätskontrollen zulassen, vorgeschrieben.

Die externe Qualitätskontrolle erfolgt durch die regelmäßige Teilnahme des Arztes/Labors an Ringversuchen.

2.8. Qualitätssicherung in der Diabetikerversorgung

Behandlung, Behandlungsergebnisse, akute Ereignisse, Krankheitsfortschritt und Krankheitsfolgen bedürfen der praxisinternen Überwachung und Dokumentation durch den Arzt. Diese können dann auch zum Nachweis der Behandlungsqualität einer Praxis herangezogen werden, wie dies bereits bei Diabeteszentren erfolgt.

Hierzu stehen mehrere Dokumentations- und Kontrollsysteme zur Verfügung. Normvorgaben zu aktuell richtigem Handeln sind in den Evidenzbasierten Diabetes-Leitlinien DDG in jeweils aktueller Fassung niedergelegt.

- Im Dialog mit dem Patienten: der Gesundheitspass Diabetes (☞ Abb. 2.6)

- in den der Arzt Befunde und im Einvernehmen mit dem Patienten Therapieziele und Kontrolltermine einträgt.
- **Computerprogramme**
  - in die im Praxisablauf die relevanten Daten eingegeben werden können
  - die hernach zur praxiseigenen Überprüfung
  - die aber auch als Nachweis bei der externen Qualitätssicherung verfügbar sind.

Hier werden gestützte Systeme wie **DIADOC, Diqual, Diabcontrol** oder **Evaluationsbögen, Dokumentations- und Auswertebögen** vom **ZI** (Zentralinstitut für die kassenärztliche Versorgung in Köln angeboten.

2.9. Literatur

1. Alberti KGMM, Zimmet PZ for the WHO Consultation: Definition, Diagnosis and Classification of Diabetes mellitus and its Complications Part 1:. Diagnosis and Classification of Diabetes mellitus. Provisional report of a WHO Consultation*. Diabet Med 1998; 15: 539-553

2. American Diabetes Association: Screening for Diabetes. Diabetes Care 2001; 24 (Suppl. 1): S21-S24

3. American Diabetes Association: Preconceptional Care of Women with Diabetes. Diabetes Care 2001; 24 (Suppl. 1): S66-S 68

4. American Diabetes Association: Tests of Glycemia in Diabetes. Diabetes Care 2001; 24 (Suppl. 1): S80-S 82

5. Diabetes Control and Complications Trial Research group: The effect of intensive treatment of diabetes on the development and progression of long term complications in insulin dependent diabetes mellitus. N Engl J Med 1993; 329: 977-986

Erkrankung	HbA$_{1c}$-Wert	Anmerkung
Hämolytische Anämien	falsch erniedrigt	Erythrozytenlebenszeit verkürzt
Neugeborene	falsch erniedrigt	viel HbF (bei Ionenaustauschchromatographie falsch hohe Werte), Affinitätschromatographische Methoden werden nicht gestört
Polyzythämie	falsch erhöht	
Splenektomie	falsch erhöht	Erythrozytenlebenszeit verlängert
Sichelzellanämie	falsch erniedrigt	Affinitätschromatographische Methoden werden nicht gestört
Thalassämien	falsch erniedrigt	erhöhter Anteil an HbF, Affinitätschromatographische Methoden werden nicht gestört
HbC	falsch erniedrigt	bei Ionenaustauschchromatographie
HbH	falsch erhöht	bei Ionenaustauschchromatographie

Tab. 2.10: Fehlbestimmungen des HBA$_{1c}$ bei hämatologischen Erkrankungen.

6. European NIDDM Policy Group: Leitfaden zur Behandlung des nicht-Insulin-abhängigen Diabetes mellitus (NIDDM, Typ 2). Kirchheim Verlag Mainz 1994

7. Fuller JH, Shipley MJ, Rose G, Jarrett RJ, Keen H: Mortality from coronary heart disease and stroke in relation to degree of glycemia: the Whitehall Study. Br Med J 1983; 287: 867-870

8. Grüneklee D; Herzog W: Die Bedeutung der C-Peptid-Bestimmung für die Diagnostik. Symposium 10.03.1979 Düsseldorf, Schnetztor Verlag Konstanz

9. Guidelines Subcommittee 1999 World Health Organization - International Society of Hypertension: Guidelines for the Management of Hypertension. J Hypertens 1999; 17: 151-183

10. Haffner S.M. Impaired Glucose Tolerance, Insulin Resistance and cardiovascular Disease. Diabetic Medicine/Journal of the British Diabetic Association 1997; 14 F

11. Hanefeld M, Fischer S, Julius U et al.: Risk factors for myocardial infarction and death in newly detectet NIDDM: the Diabetes Intervention Study. Diabetologia 1996; 39: 15 77-1582

11a. International Diabetes Federation IGT/IFG Consensus Statement. Report of an expert consensus workshop 1-4 August 2001, Stoke Pogus UK. Diabet Med 2002; 19: 708-723

12. International Diabetes Policy Group 1998: Guidelines for Diabetes Care A Desktop Guide to Typ l (Insulin-dependent) Diabetes mellitus Publ. by International Diabetes Federation European Region

13. Kautzky-Willer A Gestationsdiabetes. Diabetes und Stoffwechsel 1998; 7: 197-203

14. Knick B, Knick J: Diabetologie. Kohlhammer Verl. 1997

14a. Pickup JC: Quantifying glucose control in diabetes. Mediographia, Vol 24, No. 1, 2002

15. Reaven GM: Role of insulin resistance in human disease. Diabetes 1988; 37: 1505-1607

16. Schleicher E: Glykierung von Proteinen: Pathobiochemische und diagnostische Aspekte. Lab Med 1993; 17: 381-394

16a. Tahara Y, Shima K: Kinetics of HbA$_{1c}$ glycated albumin and fructosamin and analysis of their weight functions against preceding plasma glucose level. Diabetes Care 1995; 18: 440-446

17. The DECODE-study group on behalf of the European Diabetes Epidemiology Group: Is fasting glucose sufficient to define diabetes? Epidemiological data from 20 European studies. Diabetologia 1999; 42: 647-654

18. The Expert Committee on the Diagnosis and Classification of Diabetes Mellitus: Report of the Expert Committee on the Diagnosis and Classification of Diabetes Mellitus. Diabetes Care 2001; 24 (Suppl. 1): S5-S20

19. Ward Diabetes Care 1984: 491-502

19a. Welborn TA: Diagnostic and screening tests for diabetes and its precursors. Mediographia, Vol 26, No. i, 2004

20. World Health Organization. Diabetes Mellitus: Report of a WHO Study Group. Technical Report Series 727. Geneva: WHO, 1985

21. Definition, Klassifikation und Diagnostik des Diabetes mellitus. Evidenzbasierte Diabetes-Leitlinie 1. DDG 2000

22. Die Bundesministerin für Gesundheit. Vierte Verordnung zur Änderung der Risikostruktur-Ausgleichsverordnung. Bonn, 27.06. 2002

23. Deutsche Diabetes Gesellschaft (DDG): Definition, Klassifikation und Diagnostik des Diabetes mellitus. Evidenzbasierte Diabetes-Leitlinien

24. Nat. Versorgungsleitlienie: Diabetes mellitus Typ 2 (1. Auflage Mai 2002)

25. Kroll P, Bertram B.: Augenfachärztlicher Untersuchungsbogen zur Früherkennung diabetischer Augenerkrankungen. Z. prakt. Augenheilkd. 1997; 18: 351-362

Pathogenese, Diagnostik und Therapie der diabetesassoziierten Begleit- und Folgeerkrankungen

M. Weck, E. Tögel

3. Pathogenese, Diagnostik und Therapie der diabetesassoziierten Begleit- und Folgeerkrankungen

3.1. Prinzipien der Organschädigung bei Patienten mit Diabetes mellitus

> Die diabetesbedingten Folgeerkrankungen sind für die Lebenserwartung und Lebensqualität des Diabetikers von überragender Bedeutung.

Eine gute Stoffwechseleinstellung kann die Entstehung von Spätschäden verzögern, sie aber nicht vollständig verhindern oder gar rückgängig machen. Neben der diabetesspezifischen **Mikroangiopathie**, die sich an Retina, Niere und Nerv und anderen Organen manifestiert, ist die **Makroangiopathie** von Bedeutung, die aus Sicht des Pathologen der Arteriosklerose des Nicht-Diabetikers entspricht, jedoch die Besonderheit hat, dass sie beim Diabetiker gehäuft und frühzeitiger auftritt und in ihrer Ausprägung z.B. an den Koronarien weniger stenosierend als vielmehr langstreckig verengend verläuft.

Mikroangio-pathie	• Nephropathie • Retinopathie • Mikroangiopathie des Herzens • Polyneuropathie • Autonome Neuropathie
Makroangio-pathie	• Koronare Herzkrankheit • Arterielle Verschlusskrankheit • Zerebrovaskuläre Insuffizienz • Karotisstenose • Nierenarterienstenose • Aortensklerose

Tab. 3.1: Mikro- und Makroangiopathie bei Diabetes mellitus.

Die biochemischen und zellulären Mechanismen, die zu organischen Folgeschäden bei Diabetikern im Laufe der Krankheitsjahre führen, sind noch weitgehend unklar. Die (wohl) wesentlichste klinische Ursache ist sicherlich in der persistierenden **Hyperglykämie** zu sehen, die durch **Hypertonie** und **Hyperlipoproteinämie** (im Rahmen des metabolischen Syndroms) negativ verstärkt wird.

3.1.1. Pathogenetische Mechanismen der diabetischen Folgeschäden

Da die sogenannten diabetischen "Spätfolgen" sich oft auch relativ frühzeitig im Krankheitsverlauf manifestieren, sollte dieser Begriff nicht mehr angewendet werden. Wir benutzen deshalb generell den Begriff der Diabetes-Folgeschäden.

Die morphologischen Korrelate der diabetischen Makroangiopathie sind Perizytenverlust, Basalmembranverdickung und Vermehrung der extrazellulären Matrix. Frühes Kennzeichen der Kapillaropathie ist die erhöhte Gefäßpermeabilität trotz verdickter Basalmembran. Diese lässt sich z.B. als Mikroalbuminurie in den Glomeruli oder fluoreszenzangiografisch an den Netzhautgefäßen nachweisen.

Die Verdickung der Basalmembran findet sich nicht nur an den typischen Manifestations-Organen der Mikroangiopathie, sondern auch an scheinbar nicht betroffenen Geweben (z.B. Basalmembran der Muskelkapillaren). Darüber hinaus kann es zu einer z.T. erheblichen Vemehrung der extrazellulären Matrix im Sinne von Fibrosierung oder Sklerosierung kommen (Haut, Lunge etc.). Die chronische Hyperglykämie ist ein wesentlicher ursächlicher Faktor der Diabetes-Folgeschäden.

Die folgenden fünf wesentlichen pathobiochemischen Mechanismen kennzeichnen den Zusammenhang von Hyperglykämie und diabetischen Folgeschäden:

1. **Bildung von Advanced Glycation End products (AGE, nicht-enzymatische Glykierung von Proteinen)**
Aminogruppen von Proteinen (aber auch von Phospholipiden oder Nukleinsäuren) reagieren ohne enzymatische Beteiligung zu instabilen Protein-Zucker-Verbindungen (Glykierung). Das Ausmass der Glukoseanlagerung ist der Glukosekonzentration im Blut proportional! Insbesondere in Anwesenheit von Sauerstoff entstehen hochreaktive Intermediatprodukte, die sog. Advanced Glycation End products (AGE). AGEs führen u. a. zu unphysiologischen Quervernetzungen von

langlebigen Proteinen, z.B. Kollagenen, stimulieren die Proliferation von glatten Muskelzellen und fördern die Matrixproduktion.

Bindung von AGE an den Rezeptor für AGE (RAGE) führt über eine Reihe von Zwischenschritten zur Aktivierung von Genen, die für die Entwicklung von Gefäßschäden verantwortlich sein sollen und zur Expression von Zytokinen (TNF, Interleukine). Die vermehrte Sekretion von Zytokinen und Wachstumsfaktoren (Mitogene) bei Hyperglykämie verändert die Proliferationsrate der Zellen und die Synthese von Basalmembranproteinen.

2. Oxidativer Stress

Die vermehrte Bildung von hochreaktiven Sauerstoffradikalen (oxidativer Stress) führt zu vielfältigen strukturellen und funktionellen Beeinträchtigungen, z.B. zur endothelialen Dysfunktion, zur Oxidation von gefäßaggressiven LDL, zur Beeinträchtigung von Enzymsystemen etc. Dem erhöhten oxidativen Stress bei Diabetikern steht ein vermindertes endogenes Abwehrsystem gegenüber. Ob sich durch exogene Antioxidanzien (Vitamin C, E, Liponsäure) der oxidative Stress reduzieren lässt, ist umstritten.

3. Polyol-Weg

Infolge Hyperglykämie wird Glukose, katalysiert durch die Aldosereduktase, vermehrt in Sorbit umgewandelt, das durch die Sorbitdehydrogenase in Fruktose umgesetzt wird. Diese Stoffwechselprodukte können die Zellen nicht verlassen, häufen sich somit an und bewirken sowohl eine osmotische Dysbalace als auch eine vermehrte Bildung von NADH ("Pseudohypoxie"). Diese Mechanismen beeinträchtigen die Membraneigenschaften von Zellen, insbesondere von Nervenzellen. Der Versuch der therapeutischen Beeinflussung des Polyol-Wegs (Aldosereduktase-Hemmer) ist vorerst gescheitert.

4. Proteinkinase-C-Aktivierung

Die Proteinkinase (PKC) moduliert die intrazelluläre Signalübertragung und beeinflusst so u.a. die Zellproliferation und die Zytokinproduktion (☞ auch AGE). Hyperglykämie scheint die PKC zu aktivieren. PKC-Hemmstoffe sollten somit die Entwicklung einer Mikroangiopathie verzögern. Allerdings zeigte der Versuch der Anwendung von PKC-Hemmstoffe beim Menschen nicht die gewünschten Ergebnisse bzw. war mit Nebenwirkungen behaftet.

5. Wachstumsfaktoren und Zytokine

Eine Vielzahl von Wachstumsfaktoren beeinflusst die Proliferationsrate der Zellen und ist über diesen Wag an der Entstehung der Gefäßschäden mitbeteiligt. Für die proliferative Retinopathie ist z.B. der lokal induzierte Vascular Endothelial Growth Factor (VEGF) mitverantwortlich. Auf glatte Muskelzellen oder Endothelzellen wirken der Fibrolast Growth Factor (FGF) bzw. der Platelet Derived Growth Factor (PDGF) proliferierend. Hemmstoffe von Wachstumsfaktoren könnten die Entwicklung der Mikroangiopathie verzögern.

Erhöhte Konzentrationen von Zytokinen und Entzündungsparametern (z.B. CRP) sind assoziiert mit Insulinresistenz, Typ-2-Diabetes, endothelialer Dysfunktion, der Entwicklung einer koronaren Herzkrankheit und der Atherosklerose.

3.1.2. Diabetische Mikroangiopathie

Die Mikroangiopathie manifestiert sich klinisch vorwiegend als

- **Retinopathie**
- **Nephropathie** und
- **Neuropathie**

Es besteht kein Zweifel an einem unmittelbaren kausalen Zusammenhang zwischen Hyperglykämie und Mikroangiopathie. Das Ausmaß der Schädigung hängt von der Dauer des Diabetes und der Höhe des Blutzuckerspiegels ab. Die nahezu in allen Organen und Geweben nachgewiesene Verdickung der Basalmembran wird als strukturelles Korrelat der diabetischen Mikroangiopathie angesehen. Im Wesentlichen werden heute zwei Hypothesen für die Entwicklung von Mikroangiopathien diskutiert.

- Das **hämodynamische Modell** sieht als kausale Ausgangssituation einen **erhöhten Kapillardruck**. Dieser führt zur vermehrten Bildung extravaskulärer Matrixproteine und somit zu einer **Verdickung der Basalmembran**. Dieser Vorgang begrenzt aber die Vasomotorik der Mikrokapillaren und verschlechtert damit die Versorgung des umliegenden Gewebes. Tatsächlich ließ sich bei Diabetikern ein erhöhter Druck in den Nagelfalzkapillaren und eine verminderte Vasodilatation der Mikrokapillaren nachweisen. Besonders hoch ist der Kapillardruck bei schlechter Blutzuckereinstellung

- Nach der **Permeabilitäts-Hypothese** verändert die nicht-enzymatische Glykosylierung von Strukturproteinen deren Tertiärstruktur. Es kommt zur **Änderung der Barrierefunktion der Proteine in der Basalmembran**, so dass die Gefäßpermeabilität ansteigt. Diese Permeabilitätsänderung ist vor allem für die Entwicklung der Nephropathie verantwortlich

Die Folge der mikrovaskulären Dysfunktion sind
- eine verminderte Kapillardurchblutung
- eine Verschlechterung der Hämorheologie
- die Verminderung der Vasomotorik der Arteriolen
- die Erhöhung der Kapillarpermeabilität und
- die verstärkte Angiogenese, vor allem bei der Retinopathie

3.1.3. Diabetische Makroangiopathie

Die Makroangiopathie stellt bei Diabetikern die **häufigste chronische Komplikation** dar und ist die Haupttodesursache. In der UKPD-Studie wurde gezeigt, dass bei 50 % der Typ-2-Diabetiker bei Diagnosestellung bereits Veränderungen vorliegen. Obwohl sich die Arteriosklerose bei Diabetikern pathogenetisch nicht von der der Nicht-Diabetiker unterscheidet, ergeben sich doch eindeutige Charakteristika der Makroangiopathie besonders beim Typ-2-Diabetes. Während bei Nicht-Diabetikern das männliche Geschlecht bei makroangiopathischen Erkrankungen stark überwiegt, ist das **Erkrankungsrisiko bei Frauen mit Diabetes stärker erhöht als bei Männern**.

Der arteriosklerotische Prozess tritt häufiger, früher, schwerer, eher diffus und mehr distal in Erscheinung.

Bevorzugte Regionen sind die peripheren arteriellen, das heißt die mittleren und kleinen Gefäße.

3.2. Diabetes und Augenerkrankungen

Diabetesbedingte Veränderungen können an allen Abschnitten des Auges auftreten und zu multiplen Störungen unterschiedlichen Ausmaßes führen. Von besonderer klinischer Bedeutung für den Betroffenen sind diese, wenn Netzhaut, Iris und Linse betroffen sind. Die diabetische Retinopathie und/oder Makulopathie sind die häufigsten mikrovaskulären Folgeschäden bei Diabetes mellitus.

Die diabetische Retinopathie stellt in den Industrieländern heute die häufigste Erblindungsursache dar. Diabetiker haben, verglichen mit der gesunden Bevölkerung, in Abhängigkeit vom Lebensalter ein 10-20-fach höheres Erblindungsrisiko. 90 % aller Diabetiker erkranken im Verlauf ihres Lebens an einer diabetischen Retinopathie unterschiedlicher Ausprägung.

Beim jugendlichen **Typ-1-Diabetiker** verläuft abhängig von der Dauer der Hyperglykämie die diabetische **Retinopathie** einschließlich der proliferativen Form schneller und schwerwiegender. Typ-2-Diabetiker entwickeln dagegen häufiger und früher eine **Makulopathie**, die diabetische Retinopathie verläuft etwas langsamer und weniger aggressiv.

Beim Typ-1-Diabetes ist eine Retinopathie präpubertär selten. Nach fünfjähriger Diabetesdauer entwickelt sie sich in ca. 20-25 %, nach 15- bis 20-jähriger Diabetesdauer in ca. 95 %. Beim Typ-2-Diabetes besteht bei Diagnosestellung bereits in bis zu 30 % der Fälle eine Retinopathie und/oder Makulopathie. Je nachdem ob der Typ-2-Diabetes mit oder ohne Insulin behandelt wird, findet sich eine Retinopathie in bis zu 50 % der Fälle nach ca. 5-jähriger Diabetesdauer und in bis zu 80 % der Fälle nach ca. 20-jähriger Diabetesdauer. Ein klinisch relevantes Makulaödem weisen bis zu 25 % der Patienten nach über 15-jähriger Diabetesdauer auf. Die proliferative Retinopathie entsteht bei 10-30 % der Typ 2-Diabetiker. Insgesamt erblinden pro Jahr ca. 1.700 Patienten mit Diabetes. In Deutschland sind ca. 30.000 Diabetiker infolge einer diabetischen Retinopathie erblindet.

Patienten mit proliferativer diabetischer Retinopathie haben nach ca. 8 Jahren ein mehr als 4-faches kardiovaskuläres Mortalitätsrisiko gegenüber nichtbetroffenen Patienten!

3.2.1. Pathogenese und Risikofaktoren

Die Pathogenese der diabetischen Mikroangiopathie an der Netzhaut ist komplex. Gesicherter kausaler Faktor der diabetischen Retinopathie ist die chronische Hyperglykämie.

Am Beginn kommt es zu einer Degeneration und zum Schwund der Perizyten, wodurch an den Kapillarwänden sackartige Ausweitungen entstehen, die Mikroaneurysmen. Biochemisch bewirkt die chronische Hyperglykämie eine vermehrte nichtenzymatische Glykosylierung mit Veränderungen von Zellmembranen und extrazellulärer Matrix.

> Durch Schädigung der Kapillarendothelien kommt es schließlich zu einem Ödem der Netzhaut, verbunden mit intraretinalen Blutungen, harten Exsudaten (Lipoproteinablagerungen), **Cotton-wool-Exsudaten** (Ödeme in der Nervenfaserschicht in Folge von Kapillarverschlüssen), **IRMAs** (intraretinale mikrovaskuläre Anomalien = dilatierte Kapillaren, die häufig am Rande von Cotton-wool-Exsudaten vorkommen) und venösen Kaliberschwankungen.

Die Lokalisation der Veränderungen nimmt wesentlichen Einfluss auf die Prognose des Geschehens. In der Makularegion z.B. führen Ablagerungen von harten Exsudaten oder Ödemen (bezeichnet als diabetische Makulopathie) zu einer ungünstigen Visusprognose.

Ist ein Großteil der Netzhaut von Kapillarausfällen betroffen, werden epiretinale und epipapilläre Gefäßneubildungen (papilläre Neovaskularisationen) induziert, die durch Blutungen in den Glaskörper zu einer plötzlichen Sehverschlechterung führen können. Neovaskularisationen können sowohl auf der Papille als auch in der Netzhautperipherie vorkommen.

> Hypoglykämien und plötzliche extreme Blutdruckerhöhungen können spontane Augapfeleinblutungen auslösen.

Rezidivierende Blutungen und fibrovaskuläre Neubildungen verursachen über eine Schrumpfung des Glaskörpers **Traktionen**, die zur **Netzhautablösung** führen können, die unbehandelt zur Erblindung führt. Die Ischämie im Bereich der Netzhaut kann auch Neovaskularisationen an der Iris hervorrufen, wodurch ein **Sekundärglaukom** entsteht.

Weitere Risikofaktoren für Entwicklung und Progression einer diabetischen Retinopathie sind systolischer und diastolischer Blutdruck, insbesondere bei Typ-2-Diabetikern.

Diabetiker mit Dyslipidämie haben ein erhöhtes Risiko, harte Exsudate, eine proliferative diabetische Retinopathie und eine Makulopathie zu entwickeln.

Bei Typ-2-Diabetikern gilt die Retinopathie als Risikoindikator für kardiovaskuläre Mortalität!

Mikroaneurysmen als früheste erkennbare diabetesbedingte Netzhautveränderungen sollen bei 10 % aller Menschen, die einen Diabetes entwickeln werden, bereits vor Manifestation vorliegen. Sei sind mit erhöhtem kardiovaskulären Risiko assoziiert. Zunehmende Ausprägung der Retinopathie ist mit zunehmender kardiovaskulärer Morbidität und Mortalität verbunden.

Da frühe Stadien der Retinopathie symptomlos verlaufen, der Nachweis und die Anzahl von Mikroaneurysmen aber prognostisch wichtig ist, sollen regelmäßige Fundusbeurteilungen auch ohne Symptome am Auge durchgeführt werden.

3.2.2. Stadieneinteilung der diabetischen Retinopathie

Anfang der neunziger Jahre wurde von der "Early Treatment Diabetic Retinopathy Study Group" eine neue Einteilung der diabetischen Retinopathie entwickelt. Diese wurde leicht modifiziert in die Praxisleitlinien der DDG und die Nationale Versorgungsleitlinie (NVL Typ-2-Diabetes, Netzhautkomplikationen) übernommen.

Die diabetische Retinopathie wird in ein nichtproliferatives und ein proliferatives Stadium unterschieden. Als fortgeschrittene diabetische Augenerkrankung wurden früher Kombinationen aus Hochrisiko-proliferativer diabetischer Retinopathie mit Glaskörpereinblutung, traktionsbedingter Netzhautablösung oft mit Sekundärglaukom beschrieben. Aus therapeutischen Gründen wird eine diabetische Makulopathie abgegrenzt.

Einteilung der diabetischen Retinopathie	
Nichtproliferative diabetische Retinopathie (NPDR)	
mild	• Mikroaneurysmen
mäßig	• Mikroaneurysmen, einzelne intraretinale Blutungen und perlschnurartig veränderte Venen
schwer	• "4:2:1"-Regel: >20 Mikroaneurysmen/intraretinale Blutungen pro Quadrant in allen 4 Quadranten und/oder perlschnurartig veränderte Venen in mindestens zwei Quadranten und/oder intraretinale mikrovaskuläre Anomalien (IRMA) in mindestens einem Quadranten
Proliferative diabetische Retinopathie (PDR)	
	• Gefäßneubildung an der Papille (Papillenproliferation) • Papillenferne Proliferation • Präretinale Blutung • Traktionsbedingte Netzhauterblösung

Tab. 3.2: Einteilung der diabetischen Retinopathie.

Fokales Makulaödem	umschriebenes Netzhautödem, kombiniert mit intraretinalen Blutungen und harten Exsudaten
Diffuses Makulaödem	Netzhautödem und harte Exsudate am gesamten hinteren Augenpol
Ischämisches Makulaödem	ausgedehnter Perfusionsausfall im Bereich der Makula (nur mittels Fluoreszenzangiografie feststellbar!)

Tab. 3.3: Stadien der diabetischen Makulopathie.

3.2.3. Symptomatik der diabetischen Retinopathie und Diagnostik

Die frühen Stadien der diabetischen Retinopathie verlaufen symptomlos. Hauptsymptom für den Patienten ist zweifellos der Visusverlust, der erst bei fortgeschrittenen Netzhautschäden auftritt, wenn die Stelle des schärfsten Sehens (Makula) mit betroffen ist. Das bedeutet auch, dass es wegen der Variabilität der Makulabeteiligung keine klare Beziehung zwischen Stadium der Retinopathie und Visusminderung geben kann.

Warnzeichen, die auf eine diabetische Retinopathie hindeuten können, sind:

• plötzliche Visusveränderungen (die nicht Folge von Blutzuckerschwankungen sind)

• nicht-korrigierbare Visusverschlechterungen wenn die Makula mitbetroffen ist
  - Leseschwierigkeiten bis zum Verlust der Lesefähigkeit
  - Störungen des Farbsinns
  - Verschwommensehen
  - sog. "Rußregen" vor dem Auge bei Glaskörperblutungen

Folgende Mindestanforderungen werden an die augenärztliche Untersuchung bei beginnender diabetischer Retinopathie gestellt:

• Bestimmung der Sehschärfe (Refraktion)

• Untersuchung der vorderen Augenabschnitte (Prüfung des Augendrucks, Rubeosis iridis?)

• binokulare-biomikroskopische Funduskopie bei dilatierter Pupille

Die Beurteilung einer Makulopathie ist nur in Mydriasis binokular ophthalmoskopisch möglich und kann zur exakten Beurteilung durch eine Fluoreszenzangiografie ergänzt werden.

Die Fluoreszenzangiografie dient

• der Verlaufsbeurteilung der diabetischen Retinopathie

• der Differenzierung der Makulopathie

• der Indikationsstellung für die Lasertherapie.

Der augenärztliche Befund sollte auf einem standardisierten Untersuchungsbogen dokumentiert werden (NVL).

Zur Abklärung der Risikofaktoren für die diabetische Retinopathie gehören eine exakte Blutzuckerdiagnostik inkl. der Schwankungen, die genaue Messung des Blutdrucks inkl. der circadianen Rhythmik und die Erstellung des Lipidprofils.

3.2.4. Gravidität und diabetische Retinopathie

Eine diabetische Retinopathie kann in Einzelfällen während einer Gravidität besonders bei bestehender Nephropathie rapid fortschreiten.

☞ Kap. 10.

Als **Leitlinie zur augenärztlichen Betreuung** von schwangeren Diabetikerinnen sollte folgendes gelten:

- erstmals augenärztliche Kontrolle vor geplanter Schwangerschaft
- sonst bei Diagnose der Schwangerschaft
- spätestens während des ersten Schwangerschaftsmonates
- später:
  - falls keine diabetische Retinopathie: alle 3 Monate
  - bei schon bestehender diabetischer Retinopathie: alle 1-2 Monate
  - falls während der Gravidität Manifestation und/oder Progression einer diabetischen Retinopathie/Makulopathie kurzfristige Absprache mit Augenarzt.

3.2.5. Therapie

■ Allgemeine Therapie

Eine **möglichst normoglykämische Stoffwechseleinstellung kann** das Auftreten und das Fortschreiten der Retinopathie verzögern. Die Ergebnisse der DCCT-Studie haben dies eindrucksvoll bewiesen. Die bisher bekannten Studien haben den günstigen Effekt einer normoglykämischen Blutzuckereinstellung für Typ-1-Diabetiker und in der UKPD-Studie auch für Typ-2-Diabetiker nachgewiesen. Werden die Ergebnisse mit der Qualität der Glukosestoffwechseleinstellung korreliert, so zeigt sich, dass das Risiko der Entstehung einer diabetischen Retinopathie von dem Ausmaß der Hyperglykämie über längere Zeit abhängt. Je besser die langfristige gute Stoffwechseleinstellung, gemessen am HbA_{1c}-Wert, desto geringer sind sowohl die Inzidenz als auch, bei schon bestehender Retinopathie, die Progression der diabetischen

Netzhautveränderungen insgesamt und der proliferativen diabetischen Retinopathie.

Wichtig ist die gleichzeitige Einstellung eines Hypertonus, einer Lipidstoffwechselstörung und Nikotinabstinenz.

Typisch für Diabetiker mit Hypertonie sind massive Leckagen am hinteren Pol und nasal der Papille, die mit einer erheblichen Herabsetzung des Visus einhergehen. Hier ist eine Verbesserung mit einer optimalen Einstellung der Hypertonie zu erreichen. **Bei Patienten mit Diabetes mellitus Typ 2 führte eine Blutdrucksenkung von 154/87 auf 144/82 mmHg (UKPDS) zu einer Senkung der Notwendigkeit einer Laserkoagulation um 35 %.**

Versuche, die diabetische Retinopathie medikamentös zu beeinflussen, verliefen eher enttäuschend. Für ASS, Calciumdobesilat, Ticlopidin oder Naftidrofuryl konnte kein eindeutiger Effekt auf die Progression der Retinopathie nachgewiesen werden. Eine Therapie mit ASS, die zur Behandlung kardiovaskulärer Erkrankungen o.ä. bereits eingeleitet ist, braucht nicht etwa abgesetzt zu werden. Die Gefahr für eine Glaskörpereinblutung ist nicht erhöht.

■ Stadiengerechte Therapie

Die stadiengerechte Therapie der diabetischen Retinopathie basiert auf drei wesentlichen Säulen:

1. Risikofaktoren für Netzhautkomplikationen sollen leitliniengerecht behandelt werden.
Dies beinhaltet die optimale Behandlung von:

- Hyperglykämie
- Hypertonie
- Hyperlipidämie und

Nikotinabstinenz.

2. Laserkoagulation

3. Glaskörper-Chirurgie

Tab. 3.4. zeigt einen Stufenplan für die stadiengerechte Behandlung der diabetischen Retinopathie und Makulopathie (NVL – Nationale Versorgungsleitlinie). Spezielle therapeutische Abläufe beim diabetischen Makulaödem zeigt die Abb. 3.1.

■ Prinzipien der Laserkoagulation

Das Prinzip der Laserkoagulation ist die Zerstörung bestimmter Netzhautareale. Die Laserbehandlung erfolgt in Tropfanästhesie mit einem Kontaktglas an der Spaltlampe, meistens im Sitzen.

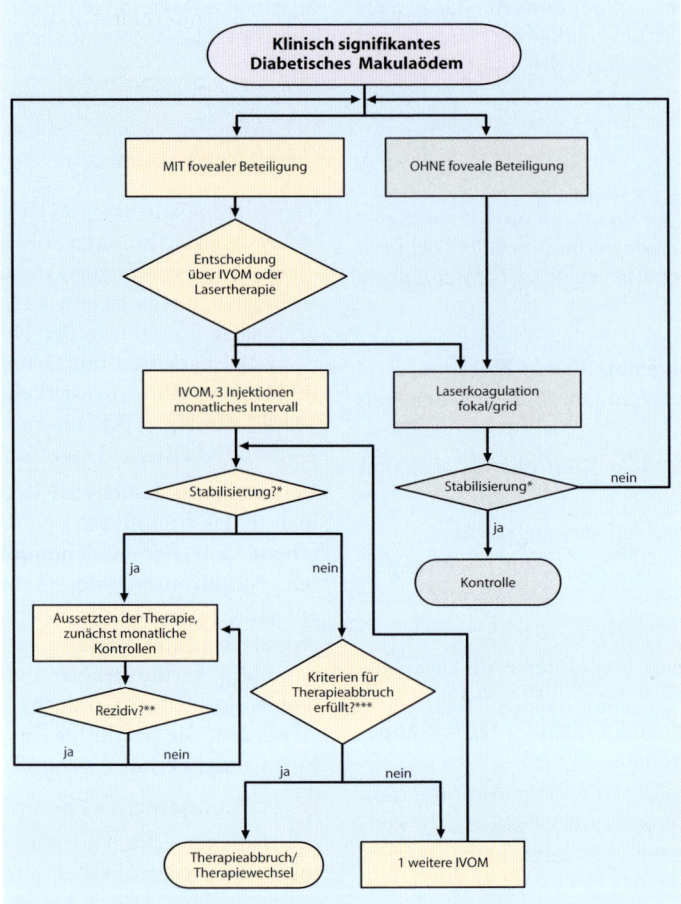

Abb. 3.1: Behandlung des diabetischen Makulaödems. * Eine Stabilisierung ist erfüllt, wenn bei 3 aufeinanderfolgenden monatlichen Kontrollen eine der folgenden Bedingungen zutrifft: kein weiterer Visusanstieg um mindestens 1 Zeile, keine mittels SD-OCT ("spectral-domain optical coherence tomography") gemessene Abnahme der Netzhautdicke in der Fovea um mindestens 10 %, kein Ödem mit fovealer Beteiligung in SD-OCT oder Fluoreszeinangiographie, ein Visus von ≥1,0. ** Kriterien für Rezidiv (erneute Aktivität): signifikante Zunahme des Makulaödems mit fovealer Beteiligung im OCT, signifikante Zunahme der angiographischen Leckage im Bereich der Fovea, klinisch-relevanter Visusverlust. *** Kriterien für optionalen Therapieabbruch: fehlendes Ansprechen der Therapie, fehlende Aussicht auf relevante Besserung durch die Therapie, + Kriterien für eine erneute Laserbehandlung: Zeitabstand zur vorherigen Behandlung mind. 13-16 Wochen; Kriterien für ausreichende Laserbehandlung nicht erfüllt: noch keine fokale Laserkoagulation aller Mikroaneurysmen, noch keine Grid-Laserkoagulation (Grid-Herdabstand von mind. 2 Spotgrößen) aller verdickten bzw. nicht perfundierten Netzhautareale (Aussparung Fovea zentral 500 μm). **IVOM**: intravitreale okuläre Medikamentenapplikation (modif. nach Hammes P, 2011).

Der Laserstrahl wird durch die erweiterte Pupille auf die Netzhaut gerichtet. Das Gewebe wird durch die Laserwirkung erwärmt, und das Pigmentepithel mit den darüberliegenden Photorezeptoren wird koaguliert.

> Das therapeutische Ziel der Lasertherapie ist die Verhinderung eines schweren Sehverlustes durch die diabetische Retinopathie.

Die Laserkoagulation bei proliferativer diabetischer Retinopathie kann das Risiko eines schweren Visusverlustes erheblich verringern.

Stadium der Retinopathie	Therapieempfehlung
NDPR-Stadium	
Mild	• keine Laserkoagulation, Kontrolle alle 6 Monate
Mäßig	• keine Laserkoagulation, Kontrolle alle 3 Monate
Schwer	• panretinale Laserkoagulation zu erwägen, insbesondere bei Risikopatienten mit mangelnder Compliance • beginnende Katarakt mit erschwertem Funduseinblick • Risiko-Allgemeinerkrankungen insbes. arterielle Hypertonie, Schwangerschaft
PDR	
Neovaskularisationen an der Pupille, periphere Neovaskularisationen >½ Papillendurchmesser, präretinale Blutung, Rubeosis iridis	• panretinale Laserkoagulation (doppelte Zahl von Laserherden im Vergleich zur NDPR, verteilt über einen Zeitraum von 4-6 Wochen)
Diabetische Makulopathie (DMP)	
Fokale DMP	• gezielte Laserkoagulation bei Vorliegen eines visusbedrohenden klinisch signifikanten Makulaödems
Diffuse DMP	• gitterförmige ("grid") Laserkoagulation optional (Studiendaten nicht eindeutig)
Ischämische DMP	• Laserkoagulation nicht sinnvoll
Traktionsablatio, Glaskörperblutung	• Glaskörper-Chirurgie

Tab. 3.4: Therapeutischer Stufenplan für die stadiengerechte Behandlung der diabetischen Retinopathie.

Direktes Zeichen des **Makulaödems** ist eine **Verdickung der Netzhaut,** indirekte Zeichen sind kranzförmige Ablagerungen von Lipiden, sog. **"harte Exsudate",** am Rand des Ödembezirkes. Ziel der Koagulationsbehandlung beim Makulaödem ist die Verödung der Lecks in den Kapillaren und Mikroaneurysmen. Eine Rückbildung des umgebenden Ödems ist die Folge, eine Verbesserung der Netzhautfunktion ist möglich. Allerdings kann die Netzhaut durch ein schon länger bestehendes Ödem irreversibel geschädigt sein, so dass dann keine Verbesserung der Netzhautfunktion mehr möglich ist.

■ Glaskörper-Chirurgie

In den meisten Fällen der proliferativen diabetischen Retinopathie können die Neovaskularisationen durch eine Koagulationsbehandlung zur Rückbildung gebracht werden. In einigen Fällen jedoch gelingt dies nicht. Die häufigste Komplikation sind Blutungen aus den Gefäßneubildungen in den Glaskörper hinein. Wenn sich die Blutung nicht innerhalb weniger Monate spontan resorbiert, sollte sie operativ entfernt werden.

Eine andere Komplikation der proliferativen diabetischen Retinopathie ist die **Traktionsablatio.** Durch die Verkürzung der an der Netzhaut anheftenden Membranen wird die Netzhaut vom darunterliegenden Pigmentepithel abgehoben und somit von ihrer Versorgung abgeschnitten. Die **Glaskörper-Chirurgie** verfolgt mehrere Ziele. Neben der **Entfernung von getrübten Medien** aus der optischen Achse und der **Wiederanlage der Netzhaut** wirkt sich eine Vitrektomie günstig auf den weiteren Verlauf der Erkrankung aus. Außerdem erlaubt die Vitrektomie intraoperativ eine Laserkoagulation durchzuführen, was sonst bei den trüben Medien nicht möglich ist.

■ Intravitreale Therapieformen

Von neuen intravitrealen Therapieformen geht derzeit das höchste Innovationspotential zur Behandlung fortgeschrittener und Visus-bedrohender Stadien der Retino- und Makulopahtie aus. Es handelt sich um:

• kristallines Kortison
• Anti-VEGF-Therapie
  VEGF steigert die Neovaskularisation an der Re-

tina und die Gefäßpermeabilitäat. Behandlungsprinzipien, die VEGF am Auge reduzieren, sind deshalb vor allem für die diabetische Makulopathie von Bedeutung, da hier die therpeutischen Optionen besonders limitiert sind. Medikamente mit Anti-VEGF-Wirkung sind:
Bevacizumab (Avastin®), Pegaptanib (Macugen®), Ranibizumab (Lucentis®). Seit 01/2011 ist Ranibizumab für die Behandlung des diabetischen Makulaödems zugelassen.

3.2.6. Sonstige diabetische Augenveränderungen

■ Augenmuskeln

Paresen der Augenmuskeln kommen bei älteren Diabetikern rezidivierend vor und können Hinweis auf einen nichtbekannten Diabetes mellitus sein. Am häufigsten betroffen sind die vom **N. oculomotorius** und **N. abducens** versorgten Augenmuskeln. Die Lähmungen sind auf eine ischämiebedingte Schädigung der entsprechenden Kerngebiete zurückzuführen.

■ Hornhaut

Herabsetzung der Hornhautsensibilität und Epithelstörungen treten häufig bei Patienten mit langer Diabetesdauer auf. Oft bestehen gleichzeitig Beschwerden wie bei einem Sicca-Syndrom. Beide Störungen stellen **günstige** Voraussetzungen für die Entwicklung von Entzündungen dar.

■ Iris

Im Rahmen einer fortgeschrittenen Mikroangiopathie des Auges sind Gefäßneubildungen der Regenbogenhaut möglich. Diese als **Rubeosis iridis** bezeichnete Veränderung kommt in der Regel bei fortgeschrittener proliferativer Retinopathie vor. Eine Rückbildung kann man durch panretinale Lasertherapie der Netzhaut erreichen.

■ Refraktionsschwankungen

Extreme Blutzuckerwerte führen über eine Änderung des Brechungsindexes der Linsen zu vorübergehenden Sehstörungen. Dabei verursachen hohe Blutzuckerwerte eine Myopisierung. Eine drastische Senkung des Blutzuckers hat eine relative Hyperopisierung zur Folge. Dieses für den Patienten meist beunruhigende Phänomen tritt hauptsächlich bei initialer Insulintherapie bzw. bei Stoffwechselrekompensationen auf und wird als **transitorische Refraktionsanomalie** bezeichnet.

■ Linse

Linsentrübungen (Katarakt) treten bei Diabetikern aller Altersgruppen gehäuft auf. Gesicherte Ursache hierfür ist eine durch die Hyperglykämie induzierte Ansammlung von Sorbitol in der Linse. Beim jugendlichen Diabetiker ist dies der wichtigste Auslöser für die Kataraktgenese. Beim älteren Diabetiker hingegen führt sie zur früheren Manifestation der altersbedingten Katarakt.

3.2.7. Prävention

Unbehandelt führt die diabetische Retinopathie und Makulopathie auf Dauer zur Erblindung oder zu einer wesentlichen Sehbehinderung. Eine Heilung der diabetischen Retinopathie bzw. Makulopathie ist nicht möglich. Lasertherapie und operative Maßnahmen haben ihren gesicherten Stellenwert, können die Erkrankung jedoch in bestimmten Stadien mit z.T. schon erheblicher Visuseinbuße nur noch zum Stillstand bringen. Durch konsequente Anwendung der bekannten Screening- und Behandlungsverfahren ließen sich sicher nicht alle, aber viele Erblindungen durch die diabetische Retinopathie vermeiden.

Zur **Vorbeugung durch Früherkennung** gelten daher die Empfehlungen der "Initiativgruppe zur Früherkennung diabetischer Augenerkrankungen" der Deutschen Ophthalmologischen Gesellschaft und des Berufsverbandes der Augenärzte:

- Unmittelbar nach Feststellung des Diabetes mellitus sollte sowohl bei Typ-1- als auch bei Typ-2-Diabetikern eine augenärztliche Untersuchung erfolgen.
- Danach sind jährliche Kontrolluntersuchungen unter Weitstellung der Pupille erforderlich.
- Sind bereits Veränderungen der Netzhaut entstanden, müssen die Patienten in wesentlich kürzeren Abständen augenärztlich untersucht werden – je nach Stadium der Erkrankung alle 3 bis 6 Monate bzw. nach Maßgabe des Augenarztes.

Für Kinder gilt:
- Einmal jährlich Fundusskopie ab dem 5. Erkrankungsjahr oder bei einem Lebensalter >11 Jahre,
- wenn Retinopathie vorhanden, nach Empfehlung des Augenarztes.

Ziel aller Bemühungen sollte sein, das Auftreten diabetesbedingter Erblindungen zu reduzieren. Bei konsequenter Anwendung der verfügbaren diagnostischen und therapeutischen Möglichkeiten scheint dieses Ziel erreichbar zu sein.

3.3. Diabetes und Erkrankungen des Herz-Kreislauf- und Gefäßsystems

Die wesentlichen Krankheitsbilder der diabetischen Makroangiopathie sind:

- koronare Herzkrankheit und Herzinfarkt
- periphere arterielle Verschlußkrankheit, insbesondere der Unterschenkelarterien
- zerebrovaskuläre Arteriosklerose und zerebrale Insulte.

3.3.1. Risikofaktoren für Herz-Kreislauf- und Gefäßerkrankungen

1. **Hyperglykämie**

Das makrovaskuläre Erkrankungsrisiko steigt mit der Höhe der Blutzucker- bzw. HbA_{1c}-Konzentration. Daten des Augsburger-Herzinfarkt-Registers zeigen für diabetische Männer ein 3,7-fach und für diabetische Frauen ein 5,9-fach erhöhtes Risiko für myokardiale Ischämie im Vergleich zu Nichtdiabetikern. Chronische Hyperglykämie ist ein unabhängiger Risikofaktor für koronare Herzerkrankung bereits im prädiabetischen Bereich, wobei die postprandiale Hyperglykämie einen noch besseren Prädiktor für koronare Mortalität als der Nüchternblutzucker darstellt.

In der UKPD-Studie (Holman 2008) war die Reduktion des HbA_{1c} von 7,9 auf 7 % in der Insulin-Sulfonylharnstoff-Gruppe mit einer Reduktion des kardiovaskulären Risikos (Myokardinfarkt) um 15 % (p=0,001) und der Gesamttodesfälle um 13 % (p=0,007) verbunden. In der Metformin-Gruppe sank das Herzinfarktrisiko um 33 % (p=0,005) und die Gesamtmortalität um 27 % (p=0,002).

Es handelt sich hier um die 17-Jahres-Ergebnisse, d.h. 10 Jahre nach Ende der eigentlichen UKPD-Studie. Diese Daten zeigen (ähnlich wie STENO 2), dass eine langanhaltende Phase guter Blutzuckereinstellung bei neumanifestierten Typ-2-Diabetikern einen langfristigen Effekt auf die Reduktion der kardiovaskulären und der Gesamtsterblichkeit hat (wie zu erwarten war). Es braucht also

eine frühzeitige gute Einstellung, um langfristig positive Effekte zu bewirken. Der beste Weg Patienten mit Typ-2-Diabetes vor koronaren und zerebrovaskulären Folgen zu schützen, ist also, dies so früh wie möglich zu tun und alle kardiovaskulären Risikofaktoren (i.S. des vaskuär-metabolischen Syndroms) entsprechend des individuellen Risikos zielgenau zu beeinflussen.

In der Diabetes Interventionsstudie (DIS) waren erhöhte postprandiale Blutzuckerwerte mit signifikant gesteigerter Mortalität verbunden. Die DIS-Studie ist bisher die einzige Studie, die den Nachweis erbringen konnte, dass eine gute postprandiale Blutzuckerführung die kardiale Mortalität reduziert. Eine Vielzahl von Studien zeigen, dass ein erhöhter Blutzucker bei Klinikaufnahme von Patienten mit akuten Koronarsyndromen eng mit gesteigerter Kurz- und Langzeitmortalität dieser Patienten assoziiert ist. Vice versa führen Maßnahmen zur Normlaisierung des Blutzuckers bei Patienten mit akuten Koronarereignissen zu einer deutlich reduzierten Mortalität, die im Schwabinger Herzinfarktregister der von Nichtdiabetikern vergleichbar war.

Die Bedeutung der Hyperglykämie als Risikofaktor für kardiovaskuläre arteriosklerotische Manifestationen wird hier gesondert hervorgehoben, da immer wieder Meinungen geäußert werden, dass die Datenlage diesbezüglich ungenügend sei. Diese Sichtweise gipfelt im sogenannten Rapid Report des Instituts für Qualität und Wirtschaftlichkeit im Gesundheitswesen (IQWiG) vom 06.06.2011 über die "Nutzungsbewertung einer langfristigen normnahen Blutzuckersenkung bei Patienten mit Diabetes mellitus Typ 2". Kurz gefasst ist die Bewertung des IQWiG folgende: "Epidemiologische Studien bei Patienten mit Diabetes mellitus Typ 2 zeigen eine klare positive Assoziation zwischen Blutzuckerwerten und erhöhter mikrovaskulärer und makrovaskulärer Mortalität, wobei das Risiko kontinuierlich mit zunehmenden Blutzuckerwerten ansteigt. Zur Vermeidung von diabetesbezogenen Spätschäden (☞ unsere Formulierung zum Thema "Spät"schäden in Kap. 3.1.1.) empfehlen Leitlinien für die Blutzuckersenkung Therapieziele im normnahen Bereich. Auch wenn höhere Blutzuckerwerte in nicht-interventionellen epidemiologischen Untersuchungen mit einem höheren Risiko für Spätschaden assoziiert sind, bedeutet dies nicht zwangsläufig, dass die Senkung erhöhter

Blutzuckerwerte in jedem Fall auch zu einer Senkung des Risikos für Diabetes-Folgekomplikationen führt. Ob durch das Anstreben niedriger Blutzuckerwerte (Autor: angestrebt werden nicht niedrige, sondern normale Blutzuckerwerte) mittels blutzuckersenkender Therapie tatsächlich das Risiko für schwerwiegende kardio-, zerebro- und sonstige vaskuläre Ereignisse, aber auch andere Folgekomplikationen des Diabetes, reduziert werden kann, kann nur durch randomisierte kontrollierte Interventionsstudien nachgewiesen werden."

Ist dies der richtige Ansatz? Unseres Erachtens kann diese Frage nur durch einen Studienansatz geklärt werden, der spätestens mit der Manifestation des Diabetes beginnt und dann sehr langfristig den Effekt von Interventionen klärt. Der IQWiG-Bericht spricht ja von "Spät"schäden, also von Schäden, die sich offenbar nach Meinung der Autoren sehr langsam entwickeln und nicht in wenigen Jahren manifest werden. Die Hauptstudie, auf die sich der Bericht des IQWiG fokussiert, ist AC-CORD, und diese Studie ist komplett ungeeignet, die genannte Frage zu beantworten. Stattdessen gibt es solche Langzeitdaten anhand der STENO-2- Studie mit ihren 13-Jahres-Daten! Diese werden natürlich nicht berücksichtigt, da es sich um keine RCT handelt. Was schlussfolgert das IQWiG 2011 (Auftrag aus 2005)?:

"Bei Patienten mit Diabetes mellitus Typ 2 ist für keinen der (hier) untersuchten patientenrelavanten Endpunkte ein Nutzen bzw. Schaden einer "normnahen" Blutzuckersenkung belegt, d.h. weder für die Gesamtmortalität noch für die Folgekomplikationen des Diabetes mellitus (tödliche oder nicht-tödliche Myokardinfarkte, tödliche oder nicht-tödliche Schlaganfälle, terminale Niereninsuffizienz, Amputationen oder Erblindung) und auch nicht für die gesundheitsbezogene Lebensqualität. Ein belegter Nutzen bzw. Schaden hinsichtlich therapieassoziierter Faktoren (schwere Hypoglykämien oder schwerwiegende unerwünschte Ereignisse) liegt ebenfalls nicht vor. Auch ein vorteilhafter bzw. nachteiliger Effekt auf Surrogate wie Vorstufen der Erblindungen oder Vorstufen der terminalen Niereninsuffizienz ist nicht nachgewiesen. Allerdings bestehen Hinweise auf einen Schaden durch vermehrte schwere Hypoglykämien und vermehrte schwerwiegende unerwünschte Ereignisse unabhängig von Hypogly-

kämien. Dem steht ein Hinweis auf einen Nutzen bezüglich der Vermeidung nicht-tödlicher Herzinfarkte entgegen".

Aus unserer Sicht kann eine Studie wie ACCORD, die z.T. 5 Antidiabetika beim individuellen Patienten einsetzt und bei fast einem Drittel der Patienten zu Gewichtszunahmen von 10 kg führte, nicht in eine ernsthafte Nutzenbewertung einer normnahen Blutzuckersenkung einbezogen werden, da bereits diese wenigen Fakten überspitzt ausgedrückt dem Tatbestand einer Sorgfaltspflichtverletzung nahe kommen. ACCORD geht aber mit hohem Gewicht in die Auswertung ein. Mit der Realität der Diabetikerbetreuung in Deutschland hat dies nichts zu tun. Deshalb sei hier nur mit einer Abbildung auf die Langzeitergebnisse von STENO 2 hingewiesen (☞ Abb. 3.2), die der Versorgungsrealität mit einem multifaktoriellen Therapieansatz am nächsten kommt und eine hochsignifikante Reduktion makrovaskulärer Ereignisse zeigen konnte.

In die Überlegungen zur Intensität der Blutzuckerkontrolle muss auch einbezogen werden, dass sich in den letzten 30 Jahren die Gesamt- und kardiovaskuläre Mortalität bei Typ-2-Diabetikern drastisch verringert haben (−69 % Gesamtmortalität, −48 % kardiovaskuläre Mortalität, Daten der Franingham-Studie, Preis et al. 2009). Patienten der ACCORD-Studie hatten die niedrigste Gesamtmortalität aller in Studien zur Blutzuckerintervention eingeschlossenen Probanden und dies obwohl diese Patienten beispielsweise im Vergleich zur UKPDS deutlich älter waren, eine lange Diabetesdauer hatten und bei einem Drittel der Probanden bereits eine KHK vorlag.

Das Problem der Hypoglykämien im Kontext mit kardialer autonomer Neuropathie ist aus unserer Sicht bei der Diskussion der ACCORD- und AD-VANCE-Studien zu wenig berücksichtigt worden, hat aber offenbar einen nicht unbeträchtlichen Einfluss auf das Outcome der Patienten. Der hohe Anteil an Insulintherapie in beiden Studien führte sehr wahrscheinlich zum hohen Risiko für schwere Hypoglykämien. Das kardiale Arrhythmien in Hypoglykämie-Phasen verstärkt auftreten ist seit langem bekannt. Patienten mit kardialer autonomer Neuropathie sind besonders gefährdet, da die gestörte parasympathische Kontrolle zu einem Überwiegen des Sympathikus führt und letztlich zu ge-

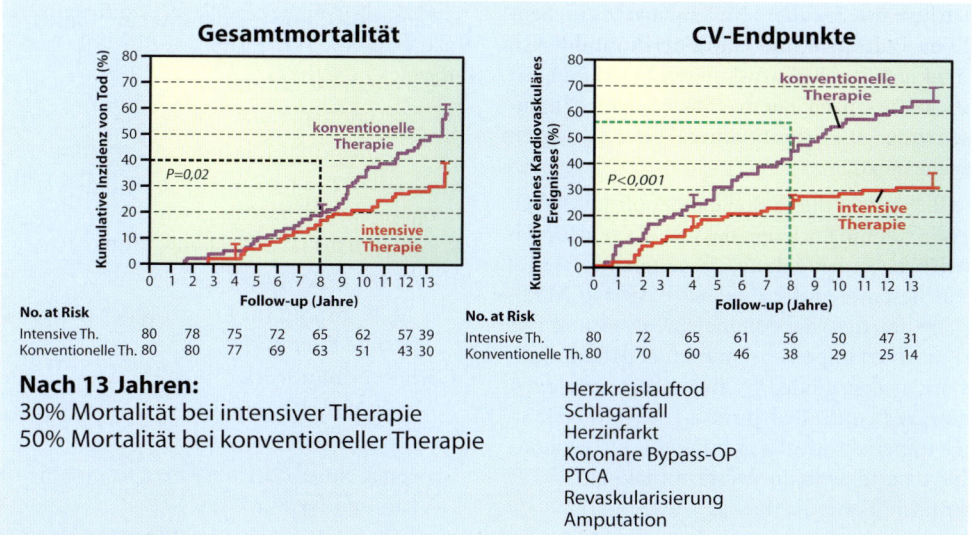

Nach 13 Jahren:
30% Mortalität bei intensiver Therapie
50% Mortalität bei konventioneller Therapie

Herzkreislauftod
Schlaganfall
Herzinfarkt
Koronare Bypass-OP
PTCA
Revaskularisierung
Amputation

Abb. 3.2: Resultate der STENO-2-Studie hinsichtlich Gesamtmortalität und kardiovaskulärer Endpunkte (modif. nach Gaede P et al. 2008).

steigerter Empfindlichkeit für ventrikuläre Arrhythmien bis hin zum plötzlichen Herztod.

Es kann nur vermutet werden, dass unter den ACCORD- und ADVANCE-Probanden ein hoher Anteil bereits eine kardiale autonome Neuropathie ausgeprägt hatte, die mit zur erhöhten Mortalität beigetragen haben könnte.

Die 2011 erschienene ADDITION-Europe-Studie erweitert und bestätigt die STENO-2-Resultate: Wenn so früh wie möglich mit einer multifaktoriellen Intervention bei Personen begonnen wird, die einem Screening auf Typ-2-Diabetes unterzogen wurden und die sich somit im Bereich der oft lang dauernden Phase vor der klinischen Manifestation des Diabetes befanden, lässt sich im Follow-up (5,3 J.) eine geringe, nicht signifikante Reduktion der Inzidenz an kardiovaskulären Ereignissen und Todesfällen zeigen.

Eine Standardtherapie, die sich an aktuellen Leitlinien orientiert, führt offenbar zu einer so deutlichen Reduktion kardiovaskulärer Folgeschäden, dass sich die kardiovaskulären Schäden von Diabetikern und Nicht-Diabetikern kaum noch unterscheiden. Der Erstautor der Arbeit formulierte auch das folgende Statement: "Die dokumentierten absoluten und relativen Risiken für kardiovaskuläre Ereignisse und Todesfälle unter den Teilnehmern mit einem mittleren HbA$_{1c}$ von ca. 6,5 % 5 Jahre nach Diagnosestellung des Diabetes sollten

die Bedenken hinsichtlich einer frühen und intensiven Therapie der Hyperglykämie reduzieren."

Zusammenfassend scheint es vernünftig, als generelles Therapieziel HbA$_{1c}$-Werte zwischen 6,5 und 7 % zu postulieren. Dies ist als Kompromiss zwischen Vermeidung von mikro- und makrovaskulären Schäden und der Vermeidung schwerer Hypoglykämien aufzufassen. Bei Patienten mit kurzer Diabetesdauer und fehlenden Anzeichen für makrovaskuläre Erkrankungen, die mit Antidiabetika behandelt werden, die keine Hypoglykämien verursachen, können auch Werte unter 6,5 % angestrebt werden. Bei Patienten mit bereits bestehenden makroangiopathischen Veränderungen, bei Patienten mit Hypoglykämieneigung und bei Patienten mit erhöhten Blutzuckerwerten trotz hoher Insulindosen sind Werte über 7 % akzeptabel, insbesondere wenn abzuschätzen ist, dass mikrovaskuläre Folgeschäden die Lebensqualität und Lebenserwartung des Patienten nicht beeinflussen werden.

G. Schernthaner formuliert es noch kürzer: "... intensivierte Blutzuckerkontrolle kann kardiovaskuläre Ereignisse reduzieren, wobei dieser Effekt aber auf jüngere Patienten mit kurzer Diabetesdauer, relativ niedrigem HbA$_{1c}$-Ausgangswert und ohne kardiovaskuläre Vorerkrankungen beschränkt sein dürfte. Die intensivierte Blutzuckerkontrolle erhöht allerdings das Risiko für schwere Hypoglykämien um das 5-Fache. Im Gegensatz zur Senkung von Blutdruck und Cholesterin, findet sich eine Senkung der kardiovaskulären Mortalität erst 10-20 Jahre nach dem Start der Blutzuckersenkung." (G. Schernthaner, Wien Med. Wochenschr. 2010).

Schließlich sei an dieser Stelle der Vollständigkeit halber darauf hingewiesen, dass RCT's nur für das beschriebene Patientenkollektiv gelten. RCT's sind nur ein Bestandteil der Evidenz-basierten Medizin. "The practice of medicine will always remain an art in which important individual patient decisions are at best guided by incomplete evidence. Randomized controlled clinical trials (RCTs), although imperfect, are the premier tools to generate reliable data to assist in decision making." (M.A. Pfeffer nach Ioannidis JP et al. JAMA 2001).

Weitere Risikofaktoren für Herz-Kreislauf und Gefäßerkrankungen sind:

2. **Insulinresistenz**

3. **oxidativer Stress**

4. **Dyslipidämie**

5. **Hypertonie**

6. **Hyperkoagulabilität**

7. **abdominelle/viszerale Adipositas**

8. **Rauchen**

Die Bedeutung dieser Risikofaktoren bzw. die entsprechenden pathophysiologischen Konzepte sind in den Leitlinien der DDG und der gemeinsamen EASD/ESC-Leitlinie nachzulesen.

Von der IDF werden einige dieser Risikofaktoren als metabolisches Syndrom gefaßt und die zentrale Adipositas aus pathogenetischen Erwägungen in den Mittelpunkt gerückt (☞ Tab. 3.5). Die Fachkommission Diabetes Sachsen hat eine Praxisleitlinie zum metabolisch-vaskulären Syndrom herausgegeben. Die gewählte Bezeichnung Metabolisch-Vaskuläres Syndrom soll die enge Verknüpfung der genannten Risikofaktoren mit Herz- und Gefäßerkrankungen hervorheben.

- Zentrale Adipositas, definiert als Taillenumfang
  - >94 cm für Männer
  - >80 cm für Frauen

plus 2 der folgenden 4 Faktoren:

- erhöhte TG >1,7 mmol/l (oder entsprechende Therapie)
- reduziertes HDL-Cholesterol
  - <1,03 mmol/l für Männer
  - <1,29 mmol/l für Frauen (oder entsprechende Therapie)
- erhöhter Blutdruck
  - ≥130 mmHg systolisch
  - ≥85 mmHg diastolisch
  - (oder entsprechende Therapie einer vorbekannten Hypertonie)
- erhöhter NBZ >5,6 mmol/l (oder bekannter Typ-2-Diabetes)

Tab. 3.5: Kriterien für das Metabolische Syndrom (International Diabetes Federation).

3.3.2. Diabetes und Herz

Unter dem Überbegriff Diabetes und Herz werden die koronare Herzerkrankung, die diabetische Kardiomyopathie und die kardiale autonome Neuropathie gefasst.

3.3.2.1. Koronare Herzerkrankung

Eine koronare Herzerkrankung muss angenommen werden, wenn eine Angina-pectoris-Symptomatik vorliegt, wenn anamnestisch Hinweise für einen Herzinfarkt bekannt sind oder eine Linksherzinsuffizienz ohne erkennbare andere Ursachen diagnostiziert wird. Auch beim Diabetiker ist die Angina pectoris das Leitsyndrom. Potenzielle Symptome der koronaren Ischämie müssen bei Diabetikern mit geeignetem Nachweisverfahren (Belastugns-EKG, Myokard-Szintigrafie, Stress-Echokardiografie) abgeklärt werden.Bei Nachweis einer Ischämie ist die myokardiale Perfusion mittels Koronarangiografie abzuklären. Die diagnostischen Algorithmen sind in den Nationalen Versorgungsleitlinien dargestellt.

Die klinischen Symptome der koronaren Herzkrankheit weisen beim Diabetiker charakteristische Besonderheiten auf. Sowohl Typ-1- wie auch Typ-2-Diabetiker machen häufiger **stumme Myokardinfarkte** durch und weisen eine vergleichsweise **diskrete anginöse Beschwerdesymptomatik** auf. Als Ursache wird die diabetische autonome Neuropathie des Herzens angenommen. Sowohl Typ-1- wie Typ-2-Diabetiker mit belastungsabhängiger Angina pectoris weisen eine **signifikante Veränderung der Angina-Wahrnehmungsschwelle** auf. Die Konsequenz ist demnach, dass Diabetiker aufgrund des verzögerten Auftretens einer Angina pectoris einer erhöhten Ischämiegefährdung und einer vermehrten Inzidenz ischämisch ausgelöster Rhythmusstörungen ausgesetzt sind.

Eine weitere Besonderheit der koronaren Herzkrankheit bei Diabetikern stellt ein häufiger Übergang in eine Myokardinsuffizienz und eine gegenüber Nichtdiabetikern erhöhte Mortalität beim Myokardinfarkt dar. Oft besteht eine auffallende Diskrepanz zwischen dem Ausmaß des pathologischen Koronarangiogramms und dem Grad der linksventrikulären Funktionseinschränkung infolge einer begleitenden diabetischen Kardiomyopathie und einer kardialen Mikroangiopathie.

Die Atherosklerose der Koronargefäße ist beim Diabetiker häufig ausgeprägter als beim Nichtdiabetiker. Es findet sich oft ein diffuses Verteilungsmuster mit bevorzugtem Befall der proximalen Koronargefäße und des Hauptstammes. Veränderungen der Mikrostrombahn mit Basalmembranverdickungen im Kapillarbereich ergänzen das Bild. Die endotheliale Dysfunktion gilt als Frühform der Atherosklerose.

Die Fähigkeit der Koronargefäße, auf vasodilatatorische Stimuli sich zu erweitern, ist abgeschwächt, während auf Konstriktoren eine verstärkte Engstellung erfolgt. Diese veränderte Reaktivität wird auf eine gestörte Synthese und Freisetzung endothelialer Faktoren, wie z.B. des "Endothelium Derived Relaxing Factor" (EDRF) und Prostazyklin zurückgeführt. Die endotheliale Dysfunktion hat außer der ungünstigen Beeinflussung des Vasomotorentonus auch eine Steigerung der Plättchenaggregabilität und Verschiebung des Gleichgewichts des fibrinoloytischen Systems in die thrombogene Richtung zur Folge. Die Ausbildung der **diabetischen Kardiomyopathie** hat als Ursache eine interstitielle Fibrose und eine arterioläre Hyalinisierung. Weiterhin findet sich eine **frühzeitige Störung der linksventrikulären Funktion** bei noch symptomenfreien, meist jungen Typ-1-Diabeti-

kern ohne Hinweis auf eine koronare Herzkrankheit.

■ Definition der koronaren Herzerkrankung (KHK)

Die KHK ist die Manifestation der Arteriosklerose an den Koronargefäßen mit einer über 50 %igen Einengung des Gefäßlumens.

Typische Besonderheiten der KHK bei Diabetes mellitus sind:

- Erhöhte Inzidenz von KHK, Myokardinfarkt, Herzinsuffizienz, plötzlichem Herztod; das Risiko für Herzinsuffizienz und Herztod ist um ca. 50 % erhöht.
- Zunahme der KHK bei Frauen schon vor der Menopause.
- Herzinfarkt mit erhöhter Komplikationsrate, Frühletalität (Krankenhaussterblichkeit) und schlechterer Prognose in der Spätphase.
- Diabetiker schneiden in der Regel hinsichtlich der Akut- und Langzeitergebnisse koronarer Revaskularisationsverfahren (PTCA, Stent, Bypass) schlechter ab.
- Koronarmorphologisch bevorzugt proximale Lokalisation der wesentlichen Läsionen wobei aber insgesamt ein diffuser Befall auch der distalen Gefäße zu verzeichnen ist.
- Insbesondere bei kardialer autonomer Neuropathie erhöhte Herzfrequenz und Frequenzstarre, massiv erhöhte Gefährdung für deletäre Rhythmusstörungen, Störung der Angina-Wahrnehmungsschwelle und höherer Anteil stummer Herzinfarkte.
- Häufiger Übergang der KHK in eine ischämische Kardiomyopathie.

■ Diagnostik der koronaren Herzerkrankung

Wegen der engen Verknüpfung mit der KHK wird der Diabetes als ein KHK-Äquivalent gewertet. Dies unterstreicht die Notwendigkeit einer kardialen Diagnostik bei (praktisch allen) Diabetikern. Ein Ruhe-EKG sollte einmal jährlich bei allen Diabetikern, zumindest ab dem 35. Lebensjahr durchgeführt und in der Regel durch einen Belastungstest (Belastungs-EKG) ergänzt werden.

Das praktisch alle Diabetiker einer weiterführenden kardiologischen Diagnostik unterzogen werden sollten, ist aus der entsprechenden Indikationsliste der DDG-Leitlinien Diagnostik und

Therapie von Herzerkrankungen bei Diabetes mellitus ableitbar (☞ Tab. 3.6).

- Typische und atypische Angina pectoris
- Auffälligkeiten im Ruhe-EKG
- Periphere arterielle Verschlusskrankheit
- Arteriosklerotische Veränderungen der extrakraniellen Hirngefäße
- Beginn eines intensiven sportlichen Trainingsprogramms
- Erhöhtes kardiovaskuläres Risiko durch:
  - Dyslipoproteinämie
  - arterielle Hypertonie
  - Rauchen
  - Familienanamnese: vorzeitige KHK (Manifestation vor dem 60. Lebensjahr)
  - Mikroalbuminurie/Makroalbuminurie.

Tab. 3.6: Indikationen für eine weiterführende kardiale Diagnostik bei Diabetikern (Leitlinie DDG Diagnostik und Therapie von Herzerkrankungen bei Diabetes mellitus).

Die Diagnose-Algorithmen für Patienten mit KHK und Diabetes mellitus, für hinsichtlich einer KHK bisher asymptomatische Diabetiker und für Diabetiker mit herzspezifischen Symptomen zeigen die Abb. 3.1, 3.2, 3.3.

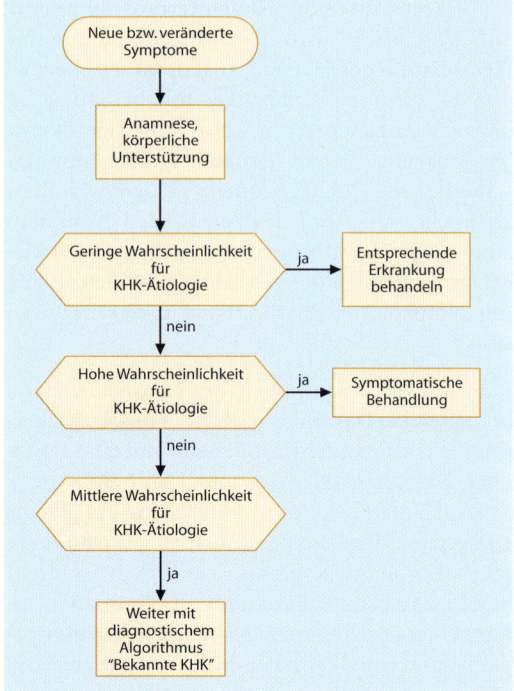

Abb. 3.3: Algorithmus bei bekannter KHK – Primär- bzw. hausärztliche Versorgungsebene (Nationale Versorgungsleitlinie Chronische KHK-Langfassung. März 2011. www.khk.versorgungsleitlinien.de).

■ Therapie der koronaren Herzerkrankung

Die Behandlungsprinzipien bei KHK kann man differenzieren in die

- Therapie der stabilen KHK
- Therapie des akuten Koronarsyndroms/des Myokardinfarkts
- Therapie der Herzinsuffizienz

▶ Behandlung der stabilen KHK

Basistherapie ist die Lebensstiländerung im Sinne von Gewichtsabnahme, Nikotinkarenz, reichlich Bewegung und gesunder Ernährung. Die initial genanten Risikofaktoren müssen aggressiv, therapiezielgerecht i.S. einer multifaktoriellen Intervention angegangen werden. Bei Diabetikern mit dem bereits mehrfach genannten Hochrisikoprofil ist es sicher nicht zweckdienlich zwischen Primär- und Sekundärprävention zu unterscheiden. Risiko erkennen heißt hier Risiko ohne Zeitverzug zu behandeln.

Die Tab. 3.7 listet die Therapieziele für Patienten mit KHK auf.

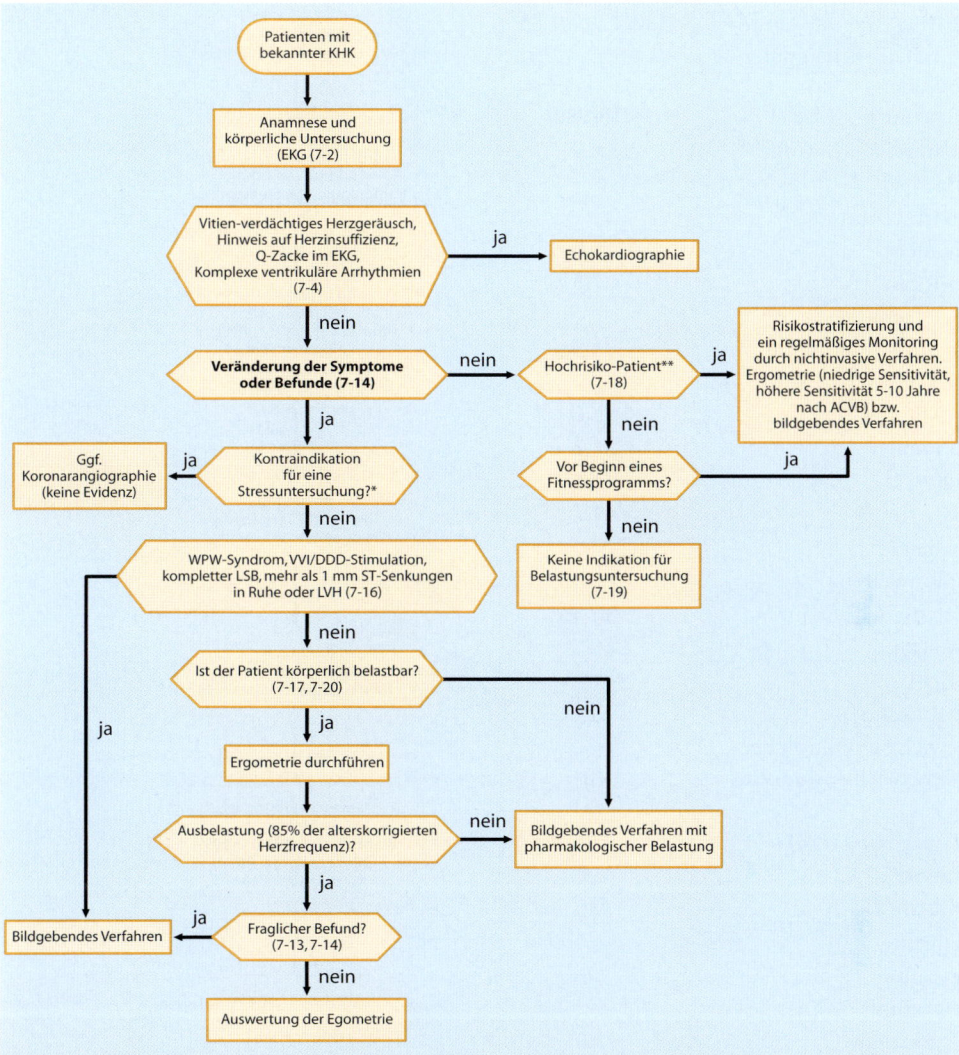

Abb. 3.4: Algorithmus bei bekannter KHK – kardiologische Versorgungsebene.
* Akuter Myokardinfarkt <2 Tage, hämodynamisch wirksame Herzrhythmusstörungen, symptomatische und beträchtliche Aortenklappenstenose, symptomatische Herzinsuffizienz, akute Lungenarterienembolie oder -infarkt, akute Myo- oder Perikarditis, akute Aortendissektion.
** Hoch-Risiko-Patienten: Patienten mit chronischer KHK und eingeschänkter LV-Funktion, Mehrgefäßerkrankung, proximaler RIV-Stenose, überlebten plötzlichen Herztod, Diabetes mellitus.

Lipidsenker, Antihypertensiva (insbesondere ACE-Hemmer, AT_1-Blocker, kardioselektive Betablocker), Thrombozytenfunktionshemmer und ggf. Omega-3-Fettsäuren sind wichtige präventivmedikamentöse Therapieprinzipien der stabilen KHK. Der Blutzucker sollte bei jungen Patienten mit kurzer Diabetesdauer normnah eingestellt sein und bei älteren Patienten mit manifester KHK und weiteren Begleiterkrankungen eher auf die Ver-

meidung von schwerwiegenden Hypoglykämien ausgerichtet sein. Dies ist eine Vorgehensweise wie wir sie seit vielen Jahren in der täglichen Realität umsetzen (☞ Tab. 3.7).

Blutdruck syst/diast mmHg	<130-139/80-85*
bei renaler Schädigung und/oder	
Proteinurie >1 g/die	<130/80
Glykämische Kontrolle HbA$_{1c}$ (%)	≤6,5
Blutzucker (mmol/l)	
nüchtern	<6,0
postprandial	<7,5
Lipide (mmol/l)	
Gesamt-Cholesterol	<4,5
HDL-C	
- Männer	>1,0
- Frauen	>1,2
LDL-C	≤1,8
TG	<1,7
Rauchen	
Nikotinkarenz	
Physische Aktivität (min/Tag)	>30-45
Gewicht	
BMI (kg/m²)	<25
Gewichtsreduktion bei Übergewicht/Adipositas (%)	10
Taillenumfang (cm)	
Männer	<94
Frauen	<80
Ernährung	
Salzzufuhr (g/die)	<6
Fettzufuhr (% Energie)	
- gesättigte FS	<10
- Trans-FS	<2
- polyungesättigte FS n-6	4-8
- polyungesättigte FS n-3	2 g/die Linolensäure

Tab. 3.7: Therapieziele für Patienten mit KHK (ESC-EASD Leitlinie 2007, modifiziert entsprechend der aktuellen Studienlage). * Deutsche Hochdruckliga 2010.

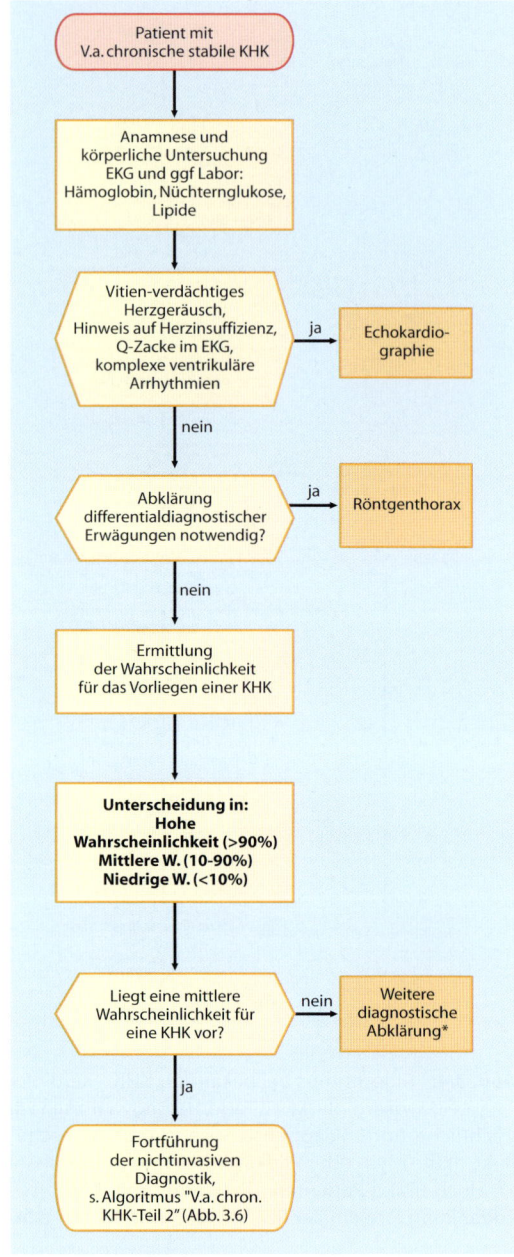

Abb. 3.5: Algorithmus – V.a. chronische KHK – Teil 1: kardiologische Versorgungsebene.
* Bei hoher oder niedriger Wahrscheinlichkeit für das Vorliegen einer KHK kommen zur weiteren diagnostischen Abklärung die Ergometrie bzw. bildgebende Verfahren mit und ohne Belastung bei Ruhe-EKG-Veränderungen in Betracht, bei hoher Wahrscheinlichkeit ggf. auch invasive diagnostische Maßnahmen (☞ Kap. 8.).

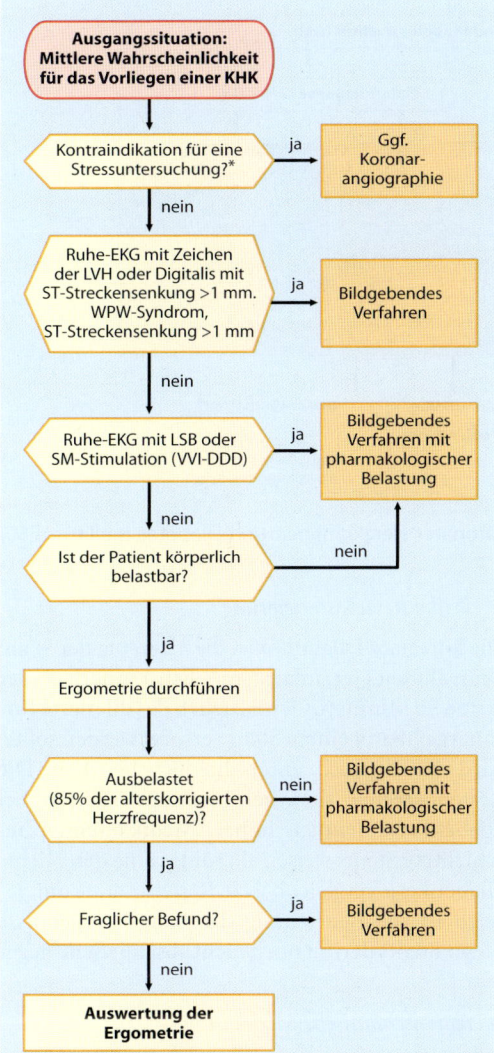

Abb. 3.6: Algorithmus – V.a. chronische KHK – Teil 2: kardiologische Versorgungsebene.
* Akuter Myokardinfarkt <2 Tage, hämodynamisch wirksame Herzrhythmusstörungen, symptomatische und beträchtliche Aortenklappenstenose, symptomatische Herzinsuffizienz, akute Lungenarterienembolie oder -infarkt, akute Myo- oder Perikarditis, akute Aortendisektion.

Für die Behandlung der symptomatischen KHK mit Angina pectoris gelten die Therapiestandards, die u.a. in der Nationalen Versorgungsleitlinie Chronische KHK (12/2007) aufgeführt sind:

▶ *Nitrate*

Nitrate senken durch Reduktion von Vor- und Nachlast den myocardialen Sauerstoffverbrauch, haben aber keinen Einfluss auf die Prognose der KHK. Die Indikation zur Dauertherapie ist deshalb immer wieder zu prüfen. Molsidomin hat eine den Nitraten vergleichbare antianginöse Wirkung.

▶ *Betablocker*

Betablocker senken den kardialen Sauerstoffbedarf durch Hemmung der Katecholaminwirkung auf Herzfrequenz, Kontraktilität und Blutdruck (jeder Patient nach einem Herzinfarkt soll einen Betablocker erhalten). Betablocker sind auch bei Diabetes und Hypertonie sowie insbesondere bei der häufigen Kombination Diabetes, autonome kardiale Neuropathie (und Hypertonie) Mittel der ersten Wahl.

▶ *Kalziumantagonisten*

Kalziumantagonisten wirken durch die Verringerung der Nachlast und der Kontraktilität. Langwirkende Kalziumantagonisten senken die Morbidität bei Patienten mit KHK und Hypertonie. Dihydropynidin-Kalziumantagonisten sind bis zu 4 Wochen nach Herzinfarkt und bei instabiler Angina pectoris kontraindiziert!

▶ *Elektive Koronar-Revaskularisation*

Zu dieser Thematik existieren 3 relevante aktuelle Studien: SYNTAX-, CARDIA- und BARI 2D-Studie.

Zusammenfassend kann man aus diesen Studien schlussfolgern, dass:

• bei Diabetikern mit einer leichten diffusen KHK generell eine Zurückhaltung mit revaskularisierenden Maßnahmen sinnvoll ist

• eine intensive medikamentöse Therapie immer sinnvoll ist

• die perkutane koronare Intervention mit Medikamenten-beschichteten Stents nur bei weniger komplexen Koronarläsionen gerechtfertigt ist

• Diabetiker mit einer komplexen koronaren Dreigefäßerkrankung wegen der hohen Rate an Revaskularisationseingriffen eher operiert werden sollten

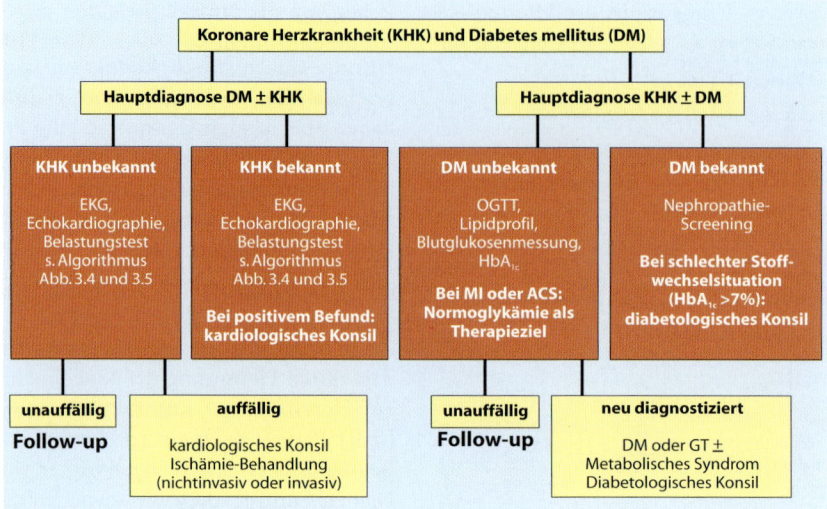

Abb. 3.7: Untersuchungsalgorithmus für Patienten mit koronarer Herzkrankheit und Diabetes mellitus (ESC/EASD guidelines 2007).

• die Empfehlung des Therapieverfahrens im Konsil zwischen Kardiologen und Herzchirurgen getroffen werden und auf einer subtilen Analyse des Koronarbefundes des individuellen Falles beruhen sollte.

Bei der KHK des Diabetikers ist die Bypasschirurgie häufig die nachhaltigere Maßnahme als die Stenttherapie.

Hier soll vor allem hervorgehoben werden, dass bei asymptomatischen Diabetikern an gravierende Koronarveränderungen gedacht werden muss und dass diese von einer Revaskularisation erheblich profitieren!

▶ Therapieprinzipien bei akutem Myokardinfarkt (AMI)

▶ *Thrombolyse*

Wichtigstes Ziel der Behandlung des AMI sollte die Wiederherstellung der Durchgängigkeit der Koronararterien sein. Dieses Ziel ist durch Thrombolyse oder mechanische Intervention erreichbar.

Diabetiker profitieren deutlich von der Thrombolysetherapie. Diabetiker hatten unter Thrombolyse sogar eine größere absolute Reduktion der Mortalität als Nicht-Diabetiker. Die ESC/EASD-Leitlinien (12/2007) bezeichnen es als Mythos, dass eine Thrombolyse bei Diabetikern kontraindiziert sei wegen eines erhöhten Risikos retinaler oder zerebraler Blutungen.

▶ *Frühe Revaskularisierung*

Die koronare Dilatation ist die Therapie der Wahl beim akuten Herzinfarkt, möglichst innerhalb der ersten 90 Minuten. Ob zusätzlich das dilatierte Koronargefäß mit einem Stent versorgt werden sollte, wird derzeit noch unterschiedlich beurteilt. Die Restenoseraten sind bei beiden Verfahren bei Diabetikern deutlich höher. Medikamenten-beschichtete Stents weisen allerdings eine den Nicht-Diabetikern vergleichbarere Restenoserate auf, jedoch ist die Beurteilung der Langzeitergebnisse dieser Stents derzeit noch nicht abschließend gegeben.

▶ *Anti-ischämische Medikation*

1. **Betablocker**
Die Behandlung des Postinfarktpatienten mit Betablockern führt zu einer Reduktion der Mortalität und ist deshalb unverzichtbarer Bestandteil der Therapie des AMI.

2. **weitere Medikamente**
Nitrate und Kalziumantagonisten gehören zu den anti-ischämischen Medikamenten, zeigen aber trotz vorteilhafter Wirkungen keine Überlebensvorteile. Dies ist lediglich für Diltiazem beim NSTEMI gezeigt worden.

▶ *Glykoprotein-IIa/IIIb-Inhibitoren*

Bei AMI und in der Postinfarktphase profitieren Diabetiker von der Gabe von Glykoprotein-IIa/IIb-Inhibitoren durch Reduktion der kardiovaskulären Ereignisse. Auch die Rezidiv- und Restenoseraten konnten auf ein vergleichbares Niveau der Nicht-Diabetiker gesenkt werden.

▶ *Thrombozytenaggregationshemmer*

ASS ist Bestandteil der Therapie des AMI. Die zusätzliche Gabe von Thienopyridinen (Ticlopidin, Clopidogel) führte bei Patienten mit instabiler Angina pectoris und NSTEMI zu einer Reduktion kardiovaskulärer Todesfälle. Außerdem verhindert die kombinierte Gabe von ASS und Thienopyridinen die subakute Stentthrombose.

▶ *ACE-Hemmer*

Die zusätzliche Gabe von ACE-Hemmern reduziert das Risiko kardiovaskulärer Ereignisse bei Diabetikern nach AMI.

▶ *Lipidsenkende Medikamente*

Bei Diabetikern mit KHK und damit auch Postinfarktpatienten soll das LDL-Cholesterol unabhängig vom Ausgangswert auf <1,8 mmol/l abgesenkt werden. Dies kann in der Regel mit Cholesterin-Synthese-Hemmern erreicht werden.

Bei Diabetikern, die trotz Ereichens des LDL-Cholesterol-Zielwertes noch TG >2 mmol/l aufweisen, sollte zunächst die Statindosis gesteigert werden. Wenn dies nicht ausreichend ist, kann Ezetimib (Hemmer der Cholesterol-Absorption) zugegeben werden. In einigen Fällen wird eine Kombination mit Nikotinsäure oder Fibraten erforderlich sein.

▶ *Normnahe Blutzucker-Führung*

Patienten mit AMI und erhöhten BZ-Werten sollten normnahe BZ-Werte erreichen. Unter normnaher BZ-Führung sind BZ-Werte um 140 mg/dl (7,5 mmol/l) zu verstehen. Die strikte Blutzuckersenkung in den Normalbereich mittels Insulin-Iinfusion hat sich in der internistischen Intensivmedizin wegen hoher Hypoglykämieraten mit der Folge von schwerwiegenden Rhythmusstörungen nicht bewährt. Allerdings muss hier einschränkend zur Studienlage bemerkt werden, dass eine stringente Blutzucker-Messung in den meisten Kliniken nicht umsetzbar war bzw. ist. Vieles spricht eben dafür, dass nicht die Normoglykämie per se die Sicherheit der Patienten auf Intensiveinheiten gefährdet, sondern dass dies eher durch unzureichende therapeutische Bemühungen, die Normoglykämie zu erreichen, geschieht und hier ganz besonders durch eine viel zu geringe Frequenz der Blutzucker-Messungen. Beobachtungs-

daten von Herzinfarktpatienten zeigen, dass bei mittlerem Blutglukosespiegel von 110-140 mg/dl (6,1-7,8 mmol/l) die Krankenhausmortalität am niedrigsten ist (☞ Abb. 3.8, Kosiborod et al. 2008).Welches therapeutische Regime die besten Langzeitergebnisse aufweist, ist derzeit noch nicht endgültig zu bewerten. Sicher ist aber, dass eine normnahe BZ-Führung zu deutlich reduzierter kardialer Mortalität führt.

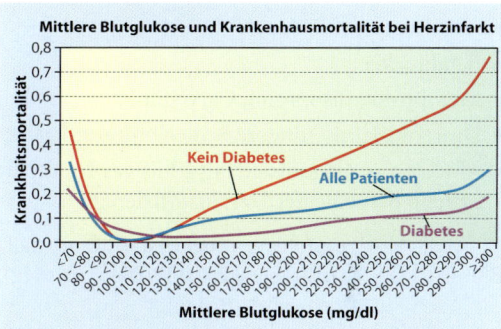

Abb. 3.8: Beobachtungsdaten von Herzinfarktpatienten zeigen: Bei mittleren Blutglukosespiegeln im Normbereich ist die Krankenhausmortalität am niedrigsten (modif. nach Kosiborod M. et al. 2008).

▶ *Elektive chirurgische Koronarintervention (Bypass-Chirurgie)*

Die Bypass-Chirurgie sollte favorisiert werden, wenn die koronare Atherosklerose weit fortgeschritten ist, ein diffuses Befallsmuster aufweist und auf mehrere Gefäße verteilt ist.

■ Therapie der Herzinsuffizienz bei Diabetikern

Hypertonie, KHK und diabetische Kardiomyopathie sind die wesentlichen Ursachen der Herzinsuffizienz bei Diabetikern. Allerdings existieren nur wenig epidemiologische Daten zur Inzidenz der Kombination von Diabetes und Herzinsuffizienz. In der Framingham-Studie war die Inzidenz der Herzinsuffizienz bei Männern mit Diabetes doppelt und bei Frauen mit Diabetes 5-mal so hoch wie bei Nicht-Diabetikern.

Gesichert ist die äußerst schlechte Prognose der Kombination von Diabetes und Herzinsuffizienz. Die Sterblichkeit von Diabetikern mit Herzinsuffizienz beträgt bis zu 33 % pro Jahr! Die Prognose wird noch ungünstiger, wenn zusätzlich eine KHK besteht.

Die Therapie bei Herzinsuffizienz bei Diabetikern unterscheidet sich nicht wesentlich von der der Nicht-Diabetiker. Spezielle Therapiestudien ausschließlich an herzinsuffizienten Diabetikern sind bisher nicht durchgeführt worden. Somit bezieht sich die Datenlage auf Subgruppenanalysen der großen Herzinsuffizienz-Studien.

Eingesetzt werden sollten:

- ACE-Hemmer (insbesondere bei Patienten mit linksventrikulärer Dysfunktion)
- AT_1-Rezeptorblocker
- Betablocker
- Metoprolol, Bisoprolol, Carvedilol
- Diuretika (insbesondere Schleifendiuretika)
- Aldosteronantagonisten (als additives Therapieprinzip bei schwerer Herzinsuffizienz)

Generell wird empfohlen, möglichst eine normale Blutdrucklage anzustreben (130-139/80-85 mmHg), die noch vertragen wird. Beachtet werden muss dabei aber unbedingt, dass oft eine kardiale autonome Neuropathie mit erheblicher Orthostase vorliegt, die dann wieder eine vorsichtigere Dosierung verlangt!

Diabetische Kardiomyopathie

Die linksventrikuläre Funktionseinschränkung ohne fassbare Koronarstenosen wird im allgemeinen als diabetische Kardiomyopathie bezeichnet.

Metabolische Störungen in der Herzmuskelzelle sind die wahrscheinlichsten Ursachen der myokardialen Dysfunktion.

Insbesondere die Exposition der Herzmuskelzellen gegenüber deutlich erhöhten Spiegeln an FFS scheint eine Rolle zu spielen. Jüngste Daten weisen außerdem auf ein Missverhältnis von Insulin-vermittelter Glukoseaufnahme und myokardialem Blutfluss zusätzlich zur Insulinresistenz des Myokards.

Kardiale autonome Neuropathie

Die KAN ist eine häufige, meist nicht diagnostizierte Folgeerkrankung des Diabetes mellitus Typ 1 und Typ 2, die zu deletären Folgen für die betroffenen Patienten führen kann. Pathophysiolgisch führt die Hyperglykämie über verschiedene Mechanismen zu einer Schädigung des sympathischen und parasympathischen Anteils des vegetativen Nervensystems.

Die Axone des Sympathikus verlassen das Rückenmark mit der Vorderwurzel der thorakalen und lumbalen Spinalnerven. Der parasympathische Anteil des vegetativen Nervensystems entstammt den Kerngebieten der Hirnnerven III, VII, IX und X und dem Sakralmark. Wichtigster Anteil ist der Nervus vagus.

In der Regel wird zuerst der vagale Anteil des vegetativen Nervensystems und nachfolgend der sympathische Anteil beeinträchtigt. Klinisch drückt sich die Vagusläsion in verminderter respiratorischer Sinusarrhythmie und Ruhetachykardie aus. Frequenzstarre und pathologische Orthostase-Reaktion zeigen die Beeinträchtigung des Sympathikus an. Die gestörte Herzfrequenzvariabilität (HFV), insbesondere bei tiefer Ein- und Ausatmung, gilt als zentraler Parameter für die kardiale autonome Neuropathie. Gestörte HFV ist eng assoziierth mit gestörter zirkadianer Blutdruckrhythmik sowie mikro- (diabetische Retinopathie, diabetische Nephropathie) und makrovaskulären Diabetesfolgeschäden (koronare Herzerkrankung). In einer eigenen Studie an allen 423 Typ-2-Diabetikern, die innerhalb eines Jahres in der Klinik aufgenommen wurden, konnten wir zeigen, dass bei fast 90 % der Diabetiker mit gestörter HFV unter tiefer Ein- und Ausatmung eine aufgehobene zirkadiane Blutdruckrhythmik nachweisbar war, d.h. 90 % Non-Dipper bei Diabetikern mit ausgeprägter kardialer autonomer Neuropathie.

In spezialisierten Kliniken kann über die Spektralanalyse der HFV der 24-Stunden-Verlauf von Vagus und Sympathikus dargestellt werden. Hier zeigt sich sehr schön, das mit zunehmender Ausprägung der kardialen autonomen Neuropathie die vagale Aktivität in den Nachtstunden wegfällt und somit der Sympathikus überwiegt (☞ Abb. 3.9).

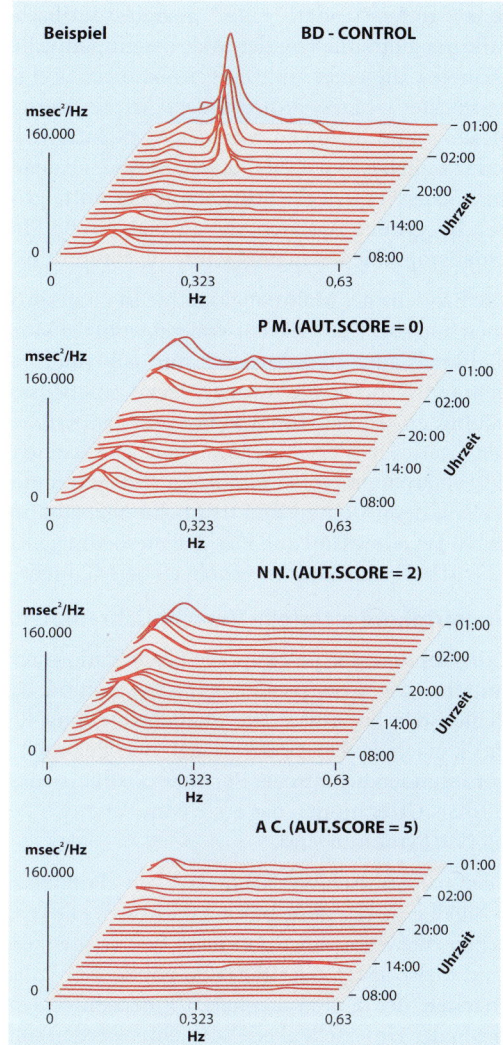

Beispiel   **BD - CONTROL**

P M. (AUT.SCORE = 0)

N N. (AUT.SCORE = 2)

A C. (AUT.SCORE = 5)

Abb. 3.9: 24-Stunden-Verläufe der Spektralanalyse der Herzfrequenzvariabilität (LF- und HF-Band).

Darüber hinaus weisen Patienten mit ausgeprägter kardialer autonomer Neuropathie eine erhebliche diabetische Nephropathie auf, ersichtlich an hoher Mikroalbuminausscheidung im Urin und Kreatininanstieg.

Dies erklärt beispielsweise das Phänomen der Herzinfarkte in den frühen Morgenstunden. Die "Herzbremse" fällt weg und der Patient ist sympathisch überaktiviert. Medikamente der Wahl bei einer solchen Konstellation (die der Hausarzt an Ruhetachykardie, Frequenzstarre, aufgehobener RSA und aufgehobener oder inverser zirkadianer

Blutdruckrhythmik finden kann) sind natürlich Sympatholytika, d.h. kardioselektive Betablocker.

▶ *Kasuistik*

Ein 55-jähriger, deutlich übergewichtiger Typ-2-Diabetiker mit Insulinresistenz (BMI 36 kg/m², HbA$_{1c}$ 8,2 %, Insulingesamtdosis 120 IE/die) wird wegen "Synkopen" zur Diagnostik eingewiesen. Die übliche Synkopen-Diagnostik ergibt keine Hinweise auf die Genese. Die Diagnose wird schließlich mit einfachsten Mitteln gestellt:

- Im EKG mit tiefer In- und Exspiration zeigt sich eine totale Frequenzstarre.

- Die Blutdruckmessung im Stehen ergibt im Vergleich zum Liegen einen RR-Abfall von 60 mmHg (!) mit sofortiger Schwindelsymptomatik.

- Gabe von Fludrocortison normalisiert die Symptomatik.

■ **Therapeutische Optionen**

Unterschieden werden kann in pathogenetisch begründbare und symptomatische Therapieformen:

▶ Pathogenetisch begründbare Therapieformen

Die normnahe Blutzuckereinstellung ist die Therapie der Wahl. Eine Vielzahl weiterer Therapieformen hat bisher nur experimentellen Charakter und soll deshalb hier nicht betrachtet werden.

Diskutiert wird nach wie vor die Gabe von Thioctacid. In Anbetracht der Studienlage wird dieses Medikament nicht von der GKV erstattet. Im Einzelfall sind aber durchaus gute Ergebnisse zu erzielen. Voraussetzung ist die Blutzucker-Normalisierung!

▶ Symptomatische Therapie

- Kardioselektive Betablocker bei Ruhetachykardie. Beachtet werden sollte die theoretische Reduktion von Hypoglykämie-Warnsymptomen unter Betablockern.

- Therapie der orthostatischen Hypotonie mit:
  - Kompressionsstrumpfhosen
  - körperlichem Training
  - langsamen Lagewechsel
  - ggf. Erhöhung der Kochsalzzufuhr
  - Fludrocortison (Dos. 1-2 × 0,1 mg/die)
  - Midodrin (Alpha-Rezeptoragonist) (Dos. 2 × 2,5 mg/die, max. 3 × 10 mg/die)

Diagnosetools für den Hausarzt

- Ermittlung der Herzfrequenzvariation in einem EKG mit tiefer In- und Exspiration. Zeigt sich kein Unterschied der HF zwischen In- und Exspiration, liegt in der Regel eine KAN vor. Eine Ruhetachykardie mit Frequenzstarre bei geringer Belastung ist wegweisend.
- Blutdruckmessung im Liegen und Stehen (Orthostase-Reaktion). Fällt der Blutdruck nach dem Aufstehen um >30 mmHg ab, ist in Verbindung mit gestörter Herzfrequenzvariabilität an eine KAN zu denken.
- 24-h-Blutdruckmessung: fehlender nächtlicher Blutdruckabfall bzw. gar -anstieg ist in Zusammenhang mit den vorgenannten Methoden auch hinweisend auf eine KAN.
- Messung der Mikroalbuminausscheidung: Patienten mit reduzierter Herzfrequenzvariabilität weisen eine relative nächtliche Dominanz der Sympathikusaktivität auf, mit fehlendem nächtlichen Blutdruckabfall und konsekutiv gesteigerter Mikroalbuminausscheidung.

Wichtig für die Praxis:

- Die kardiale autonome Neuropathie bei Diabetes mellitus ist ein gravierender Risikofaktor für KHK und plötzlichem Herztod. Patienten mit KAN weisen eine ungünstige Prognose auf.
- Die Analyse der Herzfrequenzvariabilität unter tiefer Atmung, die Ermittlung der Urinalbuminexkretion und die 24-h-Blutdruckmessung erlauben eine profunde Einschätzung des kardiovaskulären Risikos dieser Diabetiker.
- Die Aufhebung der respiratorischen Sinusarrhythmie im EKG mit tiefer In- und Exspiration könnte als Hinweis auf KAN, gestörte zirkadiane Blutdruckrhythmik sowie diabetische Nephro- und Retinopathie als auch koronare Herzerkrankung gewertet werden.

3.3.3. Diabetes mellitus und Gefäßsystem

Mehr als 75 % aller Diabetiker sterben heute an ihren vaskulären Folgeerkrankungen; davon
- mehr als 50 % kardial
- etwa 12 % zerebrovaskulär und
- nahezu 10 % renal

Man unterscheidet eine **diabetesspezifische Mikroangiopathie** von der **Makroangiopathie bei Diabetes**, die einer frühzeitigen, häufiger und in verstärktem Maße auftretenden Arteriosklerose gleichkommt. Beide Formen der Angiopathie treten sowohl bei Typ-1- als auch bei Typ-2-Diabetes auf. Generell spielt die **Erkrankung der mittelgroßen bis großen Arterien**, die als **diabetische Makroangiopathie** bezeichnet wird, die Hauptrolle.

Die Inzidenz der Makroangiopathie ist ausgesprochen hoch bei Diabetikern, wobei sowohl die Morbidität als auch die Mortalität mit dem Alter zunehmen. Dabei ist die koronare Herzkrankheit am häufigsten, gefolgt vom Apoplex und der peripheren arteriellen Verschlusskrankheit. Die Inzidenz der Makroangiopathie nimmt an den Extremitäten mit dem Alter zu und tritt beim Diabetes um ca. 10 Jahre verfrüht auf. Das diabetesbedingte Risiko ist bei Frauen stärker erhöht als bei Männern.

Periphere arterielle Verschlusskrankheit

Leitsymptom der paVk ist die Claudicatio intermittens, der wegweisende klinische Befund das Fehlen der Fußpulse. Die Stadieneinteilung der paVk nach FONTAINE versagt bei gleichzeitig vorliegender diabetischer Polyneuropathie, so dass oftmals Ulzerationen das erste vom Patienten bemerkte Symptom sind.

Der palpatorische Nachweis von Fußpulsen schließt eine relevante paVk nahezu aus. Die typischen Verschlusslokalisationen bei Diabetikern sind meist distal, d.h. in der A. poplitea und den Arterien des Unterschenkels ("Querschnittssyndrom des Unterschenkels"). Beachtet werden sollte, dass bei bis zu 30 % der Diabetiker mit paVk eine Mediasklerose vorliegt. **Dabei handelt es sich um ein fortgeschrittenes Gefäßleiden, das leider oft nicht in diesem Sinne gewertet wird!**

Die paVk gilt als Marker einer generellen Arteriosklerose. Die frühzeitige Diagnose einer paVk über die Ermittlung des cruro-brachialen Index ist demnach auch für das kardiovaskuläre Risiko wegweisend.

Zerebrovaskuläre Atherosklerose und Insult

Diabetes mellitus ist ein starker und unabhängiger Risikofaktor für den Schlaganfall. Das relative Risiko einen Schlaganfall zu erleiden ist für männliche Diabetiker um das Faktor 2,5-4 und für Frauen um den Faktor 3,5-6 erhöht. Die Diabetesfolgeschäden wie Proteinurie, Retinopathie oder autonome Neuropathie erhöhen das Schalganfallrisiko weiter. Diabetiker erleiden in der Regel einen ischämischen Insult; die Relation zwischen ischämischem und hämorrhagischen Insult ist bei Diabetikern deutlich höher als bei Nicht-Diabetikern. Wie beim Herzinfarkt ist der Diabetes ein erheblicher Risikofaktor am Schlaganfall zu versterben.

Hauptaugenmerk sollte auf die **Prävention** eines Insults gelegt werden. Die Maßnahmen der Vorbeugung sind multifaktoriell und beinhalten die Behandlung von Hypertonie, Dyslipidämie, Hyperglykämie, Makroalbuminurie sowie eine Thrombozytenaggregationshemmung. Die Normalisierung des Blutdrucks hat hinsichtlich der **Prävention** eines Insults höchste Priorität. Die Blutdrucknormalisierung ist auch hier wichtiger als die Wahl des Antihypertensivums. Allerdings gibt es Hinweise, dass die Hemmung des Renin-Angiotensin-Aldosteron-Systems über die Blutdrucksenkung hinaus zusätzliche positive Effekte haben könnte. Dies gilt auch für AT_1-Rezeptorblocker. Die Behandlung mit Statinen soll in Hochrisikogruppen das Risiko für einen Schlaganfall vermindern. Die Hemmung der Thrombozytenaggregation reduziert die Inzidenz des Schlaganfalls bei Diabetikern und ist Bestandteil sowohl der Primär- als auch der Sekundärprävention. ASS (75-250 mg täglich) ist die Therapie der Wahl. Bei Intoleranz von ASS sollte Clopidrogel (75 mg täglich) gegeben werden. Bei mehrfachen Rezidiv-Insulten sollte eine Kombination aus ASS und Dipyridamol erwogen werden. Die alternative Gabe von ASS und Clopidrogel weist ein erhöhtes Blutungsrisiko auf. Bei Patienten mit hochgradiger Karotisstenose müssen operative oder interventionelle Verfahren erwogen werden (Thrombendarteriektomie, Angioplastie, Stent). Die beiden letzteren Methoden könnten bei Hochrisikopatienten sogar von Vorteil sein.

■ **Diagnose der zerebralen arteriellen Verschlusskrankheit**

Die Diagnostik erfolgt nach den gleichen Kriterien wie beim Nicht-Diabetiker: Sorgfältige Anamnese, neurologische und angiologische Untersuchung mit Pulspalpation und Gefäßauskultation am Hals, Blutdruckmessung und Erhebung der kardiovaskulären Risikofaktoren.

Die Sicherung der Diagnose geschieht durch

- Doppleruntersuchungen der Arteria carotis
- transkranielle Doppleruntersuchung
- Farb-Duplex der Halsschlagadern
- in Zweifelsfällen Computertomographie oder Angio-MRT

Die **Akutbehandlung des Schlaganfalls** bei Diabetikern folgt den gleichen Prinzipien, die für die Therapie des Insults bei Nichtdiabetikern gelten. Allerdings spricht ein hoher Blutzucker im Akutstadium eines zerebrovaskulären Insults für eine schlechte Prognose einschließlich eines ausgedehnteren neurologischen Defizits. Eine rasche und stabile Blutzuckersenkung auf Werte <8,9 mmol/l ist deshalb genauso wichtig wie eine zeitnahe Thrombolyse.

Um diese Zielstellung zu erreichen, wird in der Regel eine Insulintherapie erforderlich sein. Die Blutdruckwerte sollten dagegen nicht zu aggressiv gesenkt werden (≤160 mmHg), um eine ausreichende Restperfusion nicht zu gefährden.

Als Faustregel kann gelten: "Blutzucker unter 160 (8,9), Blutdruck über 160". Am ersten Tag der Behandlung sollte der Blutdruck um nicht mehr als 25 % des Ausgangswertes gesenkt werden.

3.4. Diabetes mellitus und Hypertonie

Sowohl Typ-1- als auch Typ-2-Diabetiker haben eine **höhere Hypertonie-Inzidenz als Stoffwechselgesunde.** Dabei sind Pathomechanismen und Zeitablauf der Entwicklung der Hypertonie grundsätzlich verschieden. Die Prävalenz der Hypertonie beträgt bei jüngeren Diabetikern fast 20 % und bei älteren nahezu 75 %.

> Insgesamt ist die Hypertonie bei Diabetikern doppelt so häufig wie in der Gesamtbevölkerung.

Die Folge davon ist, dass bei Diabetikern im Vergleich zu Nicht-Diabetikern das kardiovaskuläre Risiko

- für **Herzinfarkt, Herzinsuffizienz und Schlaganfall** auf das 3-4-Fache
- für **arterielle Verschlusskrankheit** sogar auf das 4-5-Fache

ansteigt. Die Hypertonie stellt eine entscheidende, die Lebenserwartung des Diabetikers beeinträchtigende Komplikation dar, die mit modernen Antihypertensiva einer Intervention zugänglich ist. Verschiedene epidemiologische Studien haben eindrucksvoll erkennen lassen, dass eine arterielle Hypertonie häufig in Verbindung mit Typ-2-Diabetes, Adipositas, gestörter Glukosetoleranz und Dyslipidämie auftritt (☞ Metabolisches Syndrom, Kap. 1.4.4.).

3.4.1. Pathogenese

Der Verlauf der Hypertonie ist bei Patienten mit Diabetes mellitus Typ 1 und Typ 2 unterschiedlich. Der Blutdruck von Typ-1-Diabetikern ist zum Zeitpunkt der Manifestation des Diabetes meist normal. Später kann sich **auf der Basis der Nierenparenchymschädigung mit Mikroalbuminurie ein Hochdruck entwickeln**. Der Nachweis **einer Albuminurie** ist somit ein wichtiges diagnostisches Vorzeichen.

> Bei Patienten mit Diabetes mellitus Typ 2 besteht die Hypertonie in mehr als zwei Drittel der Fälle bereits zum Zeitpunkt der Manifestation des Diabetes. Hypertonie wird als prädiabetisches Syndrom angesehen.

Bei 24-h-Blutdruckmessungen zeigen besonders Patienten mit diabetischer Nephropathie keinen Blutdruckabfall in der Nacht, sie sind also sog. Nondipper. Diese gestörte Blutdruckregulation korreliert auch mit der diabetischen Neuropathie. Ältere Diabetiker haben häufig eine isolierte systolische Blutdruckerhöhung.

> Nicht vergessen werden darf, dass beim Typ-2-Diabetes ein Hochdruck auch durch andere Ursachen bedingt sein kann, wie z.B. durch eine chronische Pyelonephritis oder durch eine arteriosklerotische Nierenarterienstenose.

Die wesentlichen Fakten zum Thema Hypertonie beim Typ-1- und Typ-2-Diabetes sind in Tab. 3.8 noch einmal kurz zusammengefasst.

Typ-1-Diabetes
• Nicht vorhanden bei Krankheitsdiagnose
• Entwickelt sich erst bei diabetischer Nephropathie
• Systolischer und diastolischer Blutdruck erhöht
• Fördert Progression der diabetischen Nephropathie

Typ-2-Diabetes
• Häufig schon vorhanden bei Krankheitsdiagnose
• Zeigt Assoziation mit metabolischem Syndrom, Alter und Ausmaß der Atherosklerose
• Autonome Neuropathie mit aufgehobenem oder inversen circadianen Blutdruckverlauf häufig ("Non-Dipper")
• Oft nur systolischer Blutdruck erhöht
• Fördert Makroangiopathie (KHK, Apoplexie, periphere Arterien-Verschlusskrankheit)

Tab. 3.8: Hypertonie bei Typ-1- und Typ-2-Diabetes.

3.4.2. Diagnostische Abklärung

Bei jedem neu entdeckten Patienten mit Diabetes muss eine Hypertonie mit evtl. bereits vorliegenden Endorganschäden (Herz, Gefäßsystem, Nieren, Augen usw.) abgeklärt werden. Der leider oft unterbleibende Nachweis einer kardialen autonomen Neuropathie ist für die Differentialtherapie der Hypertonie bei Diabetes außerordentlich wichtig. In diese Diagnostikstandards gehört auch die 24-h-Blutdruckmessung zur Beurteilung der circadianen Blutdruckrhythmik. Die Parameter des metabolisch-vaskulären Syndroms inkl. der Mikroalbuminurie gehören zu den erforderlichen Kontrollen.

Blutdruckklasse	Systolischer Blutdruck (mmHg)	Diastolischer Blutdruck (mmHg)
Optimal	<120	<80
Normal	<130	<85
Hochnormal	130 - <140	85 - <90
Leichte Hypertonie Grad 1	140 - <160	90 - <100
Mittelschwere Hypertonie Grad 2	160 - <180	100 - <110
Schwere Hypertonie Grad 3	>180	>110

Tab. 3.9: Hypertonie-Schweregrade.

24-h-Mittelwert	≤130/80 mmHg
Tagesmittelwert	≤135/85 mmHg
Nachtmittelwert	≤120/75 mmHg

Tab. 3.10: Diagnostik der Hypertonie mittels ambulanter automatischer 24-h-Blutdruckmessung (ABDM).

Die Diagnose Hypertonie wird durch das Überschreiten des Tagesmittelwertes gestellt.

Auch die Empfehlungen zum optimalen Blutdruck haben in den letzten Jahren erhebliche Veränderungen erfahren. Auch dies unter dem Eindruck der sogenannten "Meilensteinstudien" ACCORD, ADVANCE und VADT sowie aus unserer Sicht unter dem Eindruck der Zunahme der Demenzerkrankungen. In Anbetracht der Vielfalt der Empfehlungen verschiedener Fachgesellschaften erscheint es uns durchaus sinnvoll, diese auch aufzulisten:

In Anlehnung an die Empfehlungen der European Society of Hypertension hat die Deutsche Hochdruckliga 2010 die sehr pragmatische Empfehlung herausgegeben, den Blutdruck bei Patienten mit Diabetes mellitus in einen "Zielkorridor" von 130-139 mmHg systolisch und 80-85 mmHg diastolisch einzustellen. Die Amerikanische Diabetes Gesellschaft hat folgende aktuelle Empfehlungen herausgegeben: Wiederholte systolische Blutzuckerwerte ≥130 mmHg oder diastolisch ≥80 mmHg bestätigen die Diagnose Hypertonie. Ein systolischer Blutdruck <130 mmHg ist für die meisten Patienten mit Diabetes geeignet. Das Behandlungsziel für den diastolischen Blutdruck sollte <80 mmHg sein. Diabetiker mit einem systolischen Blutdruck von 130-139 mmHg und diastoli-

schen Werten von 80-89 mmHg sollten zunächst für 3 Monate eine Lebensstilintervention erhalten. Wenn die Zielwerte in dieser Zeit nicht erreicht werden sollten, ist eine medikamentöse Therapie angebracht. Patienten mit höheren Werten (systolisch ≥140 mmHg, diastolisch ≥90 mmHg) sollten sofort eine medikamentöse antihypertensive Behandlung erhalten zusätzlich zur Lebensstilintervention (ADA Position Statement 2011). Aus der VADT-(Veterans Affairs Diabetes Trial-)Studie, deren Patienten durchaus dem Durchschnitt der älteren Typ-2-Diabetiker in deutschen Praxen entsprechen, ergeben sich weitere relevante Empfehlungen:

- Jeder systolische Blutdruck ≥140 mmHg ist als Risiko für kardiovaskuläre Erkrankungen bei Typ-2-Diabetikern anzusehen.
- Typ 2 Diabetiker mit einem diastolischen Blutdruck <70 mmHg haben ein besonders hohes Risiko für kardiovaskuläre Erkrankungen.
- Patienten mit der Kombination <150/<60 mmHg hatten das höchste Risiko.

Diese Daten zeigen das Dilemma für den behandelnden Arzt der einen Typ-2-Diabetiker mit einem moderaten Anstieg des systolischen Blutdrucks identifiziert (z.B. 135-145 mmHg) und einem diastolischen Druck von 65-70 mmHg. Wenn er den systolischen Druck senkt, wird wahrscheinlich auch der diastolische Druck fallen und das kardiovaskuläre Risiko des Patienten sich dramatisch verschlechtern.

Die American Heart Association (AHA) wird ihrem JNC8 Statement, dass voraussichtlich im November 2011 erscheinen wird, folgende sehr einfache Zielwerte vorgeben: <140/ 90 mmHg als generelle Empfehlung für alle Patienten, für ältere ggf. höher, und bei Proteinurie <130/80 mmHg. Insgesamt also ein deutlicher Trend zu wieder höheren Zielwerten oder "Zielkorridoren" für die Blutdruckeinstellung. Dies ist für die Masse der Typ-2-Diabetiker mit eher fortgeschrittener kardio- oder zerebrovaskulären Folgeerkrankungen sicher segensreich.

3.4.3. Therapie

Die **UKPDS** hat im Hinblick auf die Hypertoniebehandlung gezeigt, dass eine striktere Blutdruckeinstellung alle diabetesbedingten Folgeerkrankungen reduzierte, wie in folgender Übersicht dargestellt:

> **Was die Blutdrucksenkung* bringt:**
> - –24 % bei allen diabetesassoziierten Endpunkten
> - –32 % bei diabetesassoziierten Todesfällen
> - –37 % bei mikrovaskulären Komplikationen
> - –44 % bei Schlaganfällen
> - –56 % Herzinsuffizienz
> - –34 % Retinopathie-Progression
> - –47 % Visusverschlechterung
>
> *bezogen auf den in der UKPDS erreichten Unterschied im mittleren Blutdruck von 154/87 mmHg zu 144/82 mmHg

3.4.3.1. Antihypertensive Therapie

Insbesondere beim Typ-2-Diabetes hat hier ein Paradigmenwechsel stattgefunden, seit man durch die UKPD-Studie weiß, dass eine effektive **antihypertensive Therapie genauso wichtig ist wie eine gute BZ-Einstellung.**

Es hat sich aber auch gezeigt, dass der Grundsatz "Je niedriger der Blutdruck ohne Nebenwirkungen einstellbar ist, um so besser" nicht mehr aufrechterhalten werden kann. Deshalb haben wir die Blutdruckzielwerte den aktuellen Studien und den Empfehlungen der Fachgesellschaften (insbesondere JNC2011) angepasst.

Darüber hinaus sollte beachtet werden, dass der hochbetagte Patient mit bereits eingeschränkter kognitiver Funktion infolge der gestörten zerebralen Autoregulation offenbar nicht von einer "normalen" Blutdrucklage profitiert und wir ihn eher den Weg in die vaskuläre Demenz bahnen. Hier scheint sich ein gewisser Trend hin zum "Erfordernisdruck" abzuzeichnen. Wohlgemerkt gilt dies nur für die beschriebene Patientengruppe! Für jüngere Patienten mit Hypertonie ist normale Blutdruckführung ein wichtiges Mittel zur Vermeidung des Verlusts an kognitiver Funktion.

1. **Änderungen der Lebensgewohnheiten:** Schulung des Patienten (Hypertonieschulung), Blutdruckselbstmessung, gesunde Ernährung (Gewichtsreduktion und Kochsalzreduktion), evtl. Einhaltung einer sogenannten DASH-Diät (Dietary Approaches to Stop Hypertension) mit reichlich Obst, Gemüse, Vollkornprodukten, Fisch und fettarmen Milchprodukten, vermehrte körperliche Aktivität, Alkoholkonsum einschränken, Nicht-Rauchen.

2. **Medikamentöse Therapie:** Beginn mit Monotherapie aus folgenden Medikamentengruppen (die Wahl ist individuell zu treffen und richtet sich primär nach Begleiterkrankungen und Kontraindikationen): ACE-Hemmer und AT_1-Rezeptorblocker, kardioselektive Betablocker, Kalziumantagonisten.

3. **Kombinationstherapie** der genannten Antihypertensiva, wenn nach 4-6 Wochen die Zielwerte nicht erreicht wurden. Alle Kombinationen sind prinzipiell möglich (mit Ausnahme von Verapamil und Betablockern). Wechsel der Medikamentenstrategie, wenn nach 3 Monaten die Therapieziele nicht erreicht werden. Ggf. Überweisung zum Spezialisten.

4. **Weitere Antihypertensiva:** zentralwirksame Substanzen, z.B. Moxonidin. Bei Schwangerschaft: Alpha-Methyl-Dopa, Dihydralazin, β-Blocker.

▶ *Diuretika*

Der **erhöhte** Gehalt an Körpernatrium, der bei **Diabetikern nachweisbar** ist, kann einerseits über eine Hypervolämie, andererseits über eine gesteigerte Ansprechbarkeit der Gefäße auf endogene Vasoprozessoren zum **Blutdruckanstieg** führen. Unter **diesem** Aspekt kann der Einsatz von Diuretika sinnvoll sein. Unterwünschte Begleiterscheinungen **wie Verschlechterung der Stoffwechseleinstellung, Hypokaliämie und negative Effekte auf die Lipide lassen Thiazide und Schleifendiuretika als Monotherapie nicht mehr als Mittel der ersten Wahl gelten.**

Diuretika sind aber sinnvolle Parameter einer Kombinationstherapie, **insbesondere mit ACE-Hemmer oder AT_1-Rezeptorblocker und Betablocker.**

▶ *ACE-Hemmer*

Die Vorteile der ACE-Hemmer liegen insbesondere darin, dass sie effektiv sind und eine **ausgesprochen nephroprotektive Wirkung** besitzen. Sie vermindern den peripheren Widerstand. Experimentelle Untersuchungen konnten zeigen, dass für das Fortschreiten der Nephropathie der erhöhte intrakapilläre Druck in den Glomerula eine besondere Rolle spielt. Unter ACE-Inhibitoren kann der glomeruläre Hypertonus durch ein Nachlassen des Widerstands im Vas efferens gesenkt werden.

In fast allen Studien konnte unter Therapie mit ACE-Hemmern bei Diabetikern mit Nephropathie eine Abnahme der Proteinausscheidung im Urin und eine Verlangsamung der Nierenfunktionsabnahme festgestellt werden.

Bei normotensiven Typ-1-Diabetikern mit Mikroalbuminurie konnte in Studien gezeigt werden, dass das Risiko des Fortschreitens der Albuminurie um mehr als 50 % vermindert wird. Auch die Häufigkeit des Auftretens einer **terminalen Niereninsuffizienz** konnte in Untersuchungen ebenfalls um etwa 50 % **unter ACE-Hemmer-Therapie reduziert** werden. Die antihypertensive Wirksamkeit und der günstige Einfluss auf die Proteinausscheidung wird durch kochsalzbeschränkte Kost und/oder Diuretika-Therapie noch gesteigert. Allerdings kann es bei diskreter eingeschränkter Nierenfunktion zu einem Kalium- und Kreatininanstieg kommen. Deshalb Dosisreduktion sowie Kontrolle von Kalium und Kreatinin insbesondere beim Beginn einer Therapie mit ACE-Hemmern. Bei Nierenarterienstenose sollten ACE-Hemmer nicht eingesetzt werden.

ACE-Hemmer reduzieren die Insulinresistenz. Sie können deshalb durchaus als Diabetes-präventiv bezeichnet werden.

ACE-Hemmer beeinflussen den Lipidstoffwechsel nicht und stimulieren auch das sympathische Nervensystem nicht.

Sie haben einen festen Stellenwert in der Sekundärprävention bei Postinfarktpatienten und bei Herzinsuffizienz. Sie führen zu einer Regression der linksventrikulären Hypertrophie und sind somit auch kardioprotektiv.

▶ *AT_1-Rezeptorblocker*

Die antihypertensive Wirkung der AT_1-Blocker ist den ACE-Hemmern vergleichbar.

Bei Unverträglichkeit von ACE-Hemmern, insbesondere beim Husten unter ACE-Hemmern, sind AT_1-Blocker die therapeutische Alternative.

Nephroprotektive und kardioprotektive Effekte sind den ACE-Hemmern ebenfalls vergleichbar. Die Albuminexkretion wird auch bei Typ-2-Diabetikern mit Mikroalbuminurie reduziert. Das sympathische Nervensystem wird nicht stimuliert.

AT_1-Blocker sind deshalb bei Patienten mit gestörter sympatho-vagaler Balance ideale Kombinationspartner für Diuretika, Betablocker und Kalziumantagonisten. Bei Hypertonikern reduzieren sie die Entwicklung eines Diabetes.

Insgesamt handelt es sich um die Gruppe der Antihypertensiva mit dem geringsten Nebenwirkungspotenzial.

Für Typ-2-Diabetiker wurde gezeigt, dass die Blockade von AT_1-Rezeptoren und die Hemmung des ACE bei geringerer Dosis der Einzelsubstanzen gute antihypertensive und nephroprotektive Effekte hat. Es kann also durchaus sinnvoll sein, ACE-Hemmer und AT_1-Rezeptorblocker zu kombinieren.

▶ *Betablocker*

Absolut gesichert ist die Stellung der Betablocker in der Sekundärprävention nach Herzinfarkt. Alle weiteren Indikationen werden heute noch und wieder kontrovers diskutiert.

Aus unserer Sicht sollten aus pathophysiologischen und pharmakologischen Erwägungen folgende Einsatzbereiche beachtet werden:

1. Für den meist jüngeren und adipösen, prädiabetischen Patienten mit genetischem Hintergrund für Typ-2-Diabetes und vielleicht weiteren Komponenten des metabolisch-vaskulären Syndroms verbietet sich der Einsatz von Betablockern bei Hypertonie, da diese die Stoffwechselsituation verschlechtern und weitere ungünstige Effekte aufweisen. Dabei ist die diabetogene Potenz der Betablocker auch dem Patienten zu vermitteln.

2. Für den manifesten Typ-2-Diabetiker, der evtl. bereits Folgeschäden ausgeprägt hat, spielen die negativen metabolischen Effekte der Betablocker keine Rolle mehr. Hier überwiegen die positiven Effekte. Die immer wieder ins Feld geführte Potenz zur Verschleierung von Hypoglykämien ist nicht belegt und auch in der täglichen Routine so nicht gesehen worden!

3. Für hypertensive Diabetiker mit kardialer autonomer Neuropathie ist der Einsatz von Betablockern wahrscheinlich unbedingt indiziert. Leider existieren zu diesem wichtigen Problemfeld keine aussagefähigen Studien und alle gängigen Leitlinien ignorieren diese Differentialindikation der Betablocker komplett.
Bei hypertensiven Diabetikern mit kardialer autonomer Neuropathie ist hauptsächlich während der Nachtstunden die vagale Aktivität reduziert. Die

zu dieser Zeit eigentlich reduzierte sympathische Aktivität dominiert und prädisponiert so zu den kardiovaskulären Ereignissen in den frühen Morgenstunden. Der Einsatz von Betablockern kann dies sicher unterbinden.

Seit der Metaanalyse von Lindholm et al."Should beta blockers remain first choice in the treatment of primary hypertension?" (2005) ist die Diskussion um die Betablocker neu entbrannt. Die Autoren kamen zu dem Schluss, dass Betablocker keinen günstigen Effekt auf das Herzinfarktrisiko haben und sogar das Risiko für einen Schlaganfall steigern. Betablocker sollten nicht mehr als Mittel der ersten Wahl für die Behandlung der Hypertonie eingesetzt werden.

Diese Metaanalyse schloss 13 randomisierte kontrollierte Studien mit 105.000 Patienten ein. Von diesen 105.000 Patienten wurden ca. 25.000 mit Propranolol und die Mehrheit mit Atenolol behandelt. Fast ein Viertel aller Patienten wurde somit mit nicht kardioselektiven Betablockern behandelt! Lindholm et al. diskutieren in ihrer Metaanalyse die negativen metabolischen Effekte der Betablocker im Detail. Diese Effekte betreffen aber ganz klar die nicht-selektiven Betablocker vom Propanolol-Typ.

Die Empfehlungen einer Metaanalyse mit erheblichen methodischen Mängeln dürfen nicht dazu führen, dass bspw. hypertensiven Diabetikern mit KAN eine Behandlung mit Betablockern vorenthalten wird.

▶ *Calciumantagonisten*

Da unter den tachykardisierenden Kalziumantagonisten (hier vor allem unretardiertes Nifedipin) eine erhöhte kardiovaskuläre Mortalität beschrieben wurde und diese Substanzgruppe zu einer gesteigerten Sympathikusaktivität führt, sollten sie nicht als Mittel der ersten Wahl eingesetzt werden, insbesondere bei hypertensiven Diabetikern mit KHK.

Langwirksame Kalziumantagonisten vom Dihydropyridintyp sind dagegen eher vorteilhaft, insbesondere da jüngst gezeigt wurde, dass sie den Druck in der Aorta effektiv senken (CAFE-Studie).

Darüber hinaus ist eine besonders deutliche Reduktion der Rate an zerebrovaskulären Insulten beschrieben.

Für die Diltiazem/Verapamil-Gruppe wurde eine kardio- und nephroprotektive Wirkung gezeigt.

Die Substanzgruppe ist stoffwechselneutral. Wesentliche Nebenwirkungen sind prätibiale Ödeme, Frequenzverlangsamung sowie Obstipation.

Insgesamt wird der Einsatz von Kalziumantagonisten (langwirkende Dihydropyridine, Diltiazem, Verapamil) wieder positiv bewertet. Kalziumantagonisten sind ideale Kombinationspartner z.B. für ACE-Hemmer/AT_1-Rezeptorblocker und Diuretika.

▶ *Weitere Antihypertensiva*

- Zentral wirkende Antisympathikotonika wie **Moxonidin**

  Moxonidin ist ein ideales Kombinationspräparat in der antihypertensiven Therapie des Diabetikers als drittes oder viertes Präparat. Der bei Diabetes mellitus oft erhöhte Sympathikotonus wird durch die zentrale Sympathikolyse gedämpft. Das Renin-Angiotensin-System dürfte ebenfalls in seiner Aktivität reduziert werden. Die metabolischen Wirkungen sind eher günstig.

- **Alpha-1-Blocker**

  In der ALLHAT-Studie wurde der Behandlungsarm mit Doxazosin infolge des vermehrten Auftretens einer Herzinsuffizienz vorzeitig abgebrochen. Alpha-1-Blocker sind deshalb nur mit äußerster Vorsicht und nur als Kombinationspartner für die Dreier- oder Viererkombination einzusetzen. Oftmals wird die Indikation von urologischer Seite bei BPH gestellt und muss deshalb internistischerseits geprüft werden!

- **Aliskiren**

  Aliskiren ist der erste Vertreter einer neuen Wirkstoffklasse, der oral applizierbaren direkten Renininhibitoren.

In der Niere entsteht Renin, das Angiotensinogen zu Angiotensin I spaltet. In der nächsten Stufe wandelt das Angiotensin-konvertierende Enzym (ACE) Angiotensin I in Angiotensin II um, das über entsprechende Rezeptoren den arteriellen Gefäßtonus, die Freisetzung von Aldosteron und sympathischen Transmittern sowie die renale Natrium-Rückresorption erhöht.

Aliskiren hemmt durch selektive Bindung an das aktive Zentrum des Renins die Bindung für Angiotensinogen. Damit wird das Renin-Angiotensin-System am zentralen, geschwindigkeitsbestimmenden Punkt unterbrochen und die Plasma-Renin-Aktivität nimmt um 50-80 % ab.

Aliskiren wird einmal täglich, zunächst mit 150 mg, dosiert. Der maximale blutdrucksenkende Effekt tritt nach einer Woche ein. Die Blutdrucksenkung hält über 24 h an, so dass auch in den frühen Morgenstunden des Folgetages nach der Einnahme noch eine effektive Blutdrucksenkung vorhanden ist. Die blutdrucksenkende Wirkung ist ACE-Hemmern und AT$_1$-Rezeptorblockern vergleichbar. Die Verträglichkeit scheint sehr gut, durchaus Plazebo-ähnlich zu sein.

Daten zu harten Endpunkten liegen natürlich noch nicht vor.

Ein wichtiger praxisrelevanter Aspekt ist die Kombinationstherapie ACE-Hemmer, Angiotensin-Rezeptor-Blocker und Aliskiren. Die aktuellen Leitlinien treffen dazu folgende Aussagen:

- NICE-Guideline 2011: Es wird keine Evidenz für einen Nutzen einer Kombination von ACEH plus ARB gesehen.
- Kanadische Guidelines 2011 (CHEP): Die Kombination von ACEH plus ARB wird nicht empfohlen, auch nicht bei Diabetikern und nicht bei Diabetikern mit normaler Urinalbuminausscheidung.
- Europäische Guidelines (Mancia 2009): Die Kombination von ACEH und ARB wird insbesondere wegen einer Zunahme der bedenklichen Nebenwirkungen nicht empfohlen. Einzige Ausnahme wäre die diabetische Nephropathie mit Proteinurie.

Aliskiren kam dagegen mit ACEH oder ARB genauso wie mit Thiaziddiuretika oder Kalziumantagonisten kombiniert werden.

Wie alle Medikamente haben auch die verschiedenen Antihypertensiva Nebenwirkungen. Eine Übersicht über die wesentlichen Nebenwirkungen gibt Tab. 3.11.

Medikamenten-gruppe	Nebenwirkung(en)
ACE-Hemmer	• Husten • angioneurotisches Ödem
Diuretika	• Hypokaliämie • Hyperurikämie • Hyperglykämie
Betablocker	• Bradykardie • Bronchospasmus • Vasokonstriktion • Hypertriglyzeridämie • gestörte Hypoglykämie-wahrnehmung bei nicht kardioselektiven Beta-blockern
Kalzium-antagonisten	• Bradykardie • Reflextachykardie • periphere Ödeme • Flush
Alpha-Blocker	• orthostatische Hypotonie
Zentral wirksame Antihypertensiva	
• vom Moxonidin-Typ	• initial: trockener Mund und leichte Müdigkeit, die häufig im Behandlungsverlauf verschwinden

Tab. 3.11: Potenzielle Nebenwirkungen verschiedener Antihypertensiva.

■ Behandlung des hypertensiven Diabetikers mit kardialer autonomer Neuropathie (KAN)

Voraussetzung, dass die KAN in die differentialtherapeutischen Überlegungen einbezogen werden kann, ist, dass sie überhaupt diagnostiziert wird! Dies ist leider viel zu selten der Fall. Für den Hausarzt wäre ein EKG mit tiefer In- und Exspiration, das keine Unterschiede der Herzfrequenz zwischen beiden Atemphasen aufweist, diagnostisch wegweisend.

Bei Diabetikern mit KAN ist die vagale Aktivität während der Nachtstunden oft reduziert. Dies führt zu einer absoluten oder relativen Überaktivität des Sympathikus mit Zunahme des kardialen Risikos.

Wegweisend ist hier die 24-h-Blutdruckmessung. Non-Dipper haben in der Regel eine gestörte sympatho-vagale Balance.

Diese Patienten profitieren von Betablocker, ACE-Hemmer, AT$_1$-Rezeptorblocker, Kalziumantagonisten ohne sympathische Aktivierung und von Moxonidin (sowie sicherlich auch von Aliskiren).

■ Hauptproblem: ungenügende Blutdrucksenkung

Mehrere Studien, u.a. auch die deutsche HYDRA-Studie, haben gezeigt, dass unter 30 % der Patienten mit Diabetes und Hypertonie eine effektive und adäquate Blutdrucksenkung aufwiesen.

Es ist deshalb außerordentlich wichtig, dass die Patienten an einer Hypertonie-Schulung teilnehmen, dass darauf geachtet wird, dass die Blutdrucksenkung langsam über mehrere Wochen erfolgt, dass vermittelt wird, dass dies mit Nebenwirkungen (vor allem Kopfschmerz) verbunden ist und dass deshalb die Antihypertensiva nicht abgesetzt werden sollten.

Ausreichende Aufklärung über die Zusammenhänge von Hypertonie und Diabetes sowie über die Folgen an Hirn, Herz und Nieren verbessern die Therapietreue.

Der Effekt der antihypertensiven Therapie sollte über die Blutdruckselbstmessung des Patienten und über 24-h-Blutdruckmessungen kontrolliert werden. Es ist ganz besonders darauf zu achten, dass nächtlich erhöhte Blutdruckwerte in den Zielbereich gesenkt werden.

■ Wie kann die antihypertensive Behandlung eines typischen Diabetikers aussehen?

Wir beginnen meist mit einem lang-wirkenden ACE-Hemmer oder AT$_1$-Rezeptorblocker (aus Kostengründen nur bei ACE-Hemmer-Unverträglichkeit). Infolge der großen Häufigkeit der kardialen autonomen Neuropathie folgt ein vasodilatierender Betablocker mit möglichst geringen metabolischen Nebenwirkungen (Nebivolol, Carvedilol). Reicht dies nicht aus, setzen wir einen lang-wirkenden Kalziumantagonisten ein (Nitrendipin, Amlodipin, Verapamil) und kombinieren evtl. noch Moxonidin. In der Regel sind die Patienten bereits mit einem Diuretikum behandelt.

■ Zusammenfassung

Für die Behandlung der Hypertonie bei Diabetes mellitus gibt es kein einheitliches Rezept. Beginn und Intensität der antihypertensiven Therapie sowie die Auswahl der Antihypertensiva muss mehrere Punkte berücksichtigen: Alter und Lebenserwartung, Organkomplikationen (z.B. bei Nephropathie schwerpunktmäßig ACE-Hemmer), kardiale autonome Neuropathie, metabolische Nebenwirkungen der Antihypertensiva und Lipidspiegel. Diese therapeutischen Überlegungen sind vor allem für den älteren Typ-2-Diabetiker von Bedeutung.

	ACE-Hemmer	AT$_1$-Blocker	Beta-blocker	Kalzium-Antagonisten Dilt/Ver	DHP	Diuretika	Mox
Blutdruck	↓↓	↓↓	↓↓	↓(↓)	↓↓	↓	↓
Herzfrequenz	↔	↔	↓↓	↓	↔ bis ↑	↔	↔
Insulinresistenz	(↓)	↔	↑	↔	↔	↑	↓
Glukosetoleranz	↑	↔	↓	↔	↔	↓	(↑)
Lipide							
Gesamt-Cholesterin	↔	↔	↔	↔	↔	↑	↔
HDL-Cholesterin	↔	↔	↓	↔	↔	↓(↔)	↔
LDL-Cholesterin	↔	↔	↔	↔	↔	↑	↔
TG	↔	↔	↑↑	↔	↔	↑↑	↔
Proteinurie	↓↓	↓	↓	↓	↔	(↓)	↓
LVH	↓↓	↓	↓	↓	↓	–	↓
KHK	+	+	+	+	–	–	↓

Tab. 3.12: Effekte einer antihypertensiven Therapie auf Begleit- und Risikofaktoren des Diabetes mellitus. Dilt = Diltiazem, Ver = Verapamil, DHP = Dihydropyridine, Mox = Moxonidin, LVH = linksventrikuläre Hypertrophie, ↓ =Reduktion/Abnahme, ↑ = Steigerung/Zunahme, + = positiver Effekt/geeignetes Medikament, – = negativer Effekt/ungeeignetes Medikament, ↔ = neutral/ohne Effekt.

Entscheidend ist der frühzeitige Beginn der Therapie und die Senkung der Blutdruckwerte auf möglichst normotone Werte (RR <140/85 mmHg).

Die **Blutdrucksenkung** hat den **gleichen Stellenwert in der Diabetestherapie wie die optimale Blutzuckereinstellung.**

3.5. Diabetes und Dyslipoproteinämie

Diabetes mellitus ist die häufigste Ursache einer sekundären Fettstoffwechselstörung. Das gemeinsame Auftreten von Hyperglykämie und Hyperlipidämie bzw. Dyslipidämie bei Typ-2-Diabetes potenziert das Arterioskleroserisiko, das durch Hypertonie und Insulinresistenz weiter verstärkt werden kann.

3.5.1. Fettstoffwechselstörungen bei Typ-1-Diabetes mellitus

Bei Typ-1-Diabetikern mit absolutem Insulinmangel ist die Aktivität der Lipoproteinlipase stark vermindert. Die Folge sind ausgeprägte Hypertriglyzeridämien durch den gestörten Abbau der die Triglyzeride transportierenden Chylomikronen und VLDL. Die Abnahme der Aktivität der Lipoproteinlipase ist eine direkte Folge des Insulinmangels sowie zusätzlich durch die Hyperglykämie bedingt. Die Insulinsubstitution führt zu einer Normalisierung der Lipaseaktivität, d.h. bei gut eingestellten Typ-1-Diabetikern können normale Lipoproteinlipaseaktivitäten gemessen werden.

3.5.2. Fettstoffwechselstörungen bei Typ-2-Diabetes mellitus

Klassische Konstellation der Dyslipidämie bei Typ-2-Diabetes ist die Kombination aus Hypertriglyzeridämie und HDL-Mangel. Diese Form der Dyslipidämie ist Bestandteil des metabolischen Syndroms und Marker der Insulinresistenz. Parallel dazu finden sich oft mehr oder weniger deutlich erhöhte LDL-Cholesterol-Werte.

Bei Typ-2-Diabetikern mit Insulinresistenz steht die **gesteigerte VLDL-Triglyzeridsynthese im Vordergrund**. Diese erhöhte VLDL-Produktion in der Leber ist die Folge eines vermehrten endogenen und exogenen Substratangebotes. Ein **verzögerter Abbau der VLDL-Triglyzeride** durch Verminderung der Lipoproteinlipase und der hepati-

schen Lipase ist bei unbehandeltem Typ-2-Diabetikern zusätzlich von Bedeutung. Ebenso ist die erhöhte Fettzufuhr, die die Chylomikronenbildung verstärkt und den Abbau durch die Lipoproteinlipase hemmt, von Bedeutung.

Bei Typ-2-Diabetes ist zumeist auch die Produktion von VLDL-ApoB erhöht. Dadurch entstehen vermehrt sogenannte VLDL-Remnant-Partikel, die stark mit Cholesterin angereichert und außerordentlich atherogen sind. Zusätzliche Glykierung (☞ Kap. 3.1.1.) u.a. des Apoprotein E führt zur Beeinträchtigung des Abbaus der Lipoproteine über den Apolipoprotein B/E-Rezeptor (LDL-Rezeptor). Es kommt zur vemehrten Lipidakkumulation in Makrophagen. Die LDL-Partikel sind nicht nur vermehrt, sondern es entstehen kleine, dichte (small-dense LDL), die durch die hohe Dichte, Glykierung und zusätzliche Oxidation extrem atherogen sind.

Gleichzeitig ist der Cholesterol-Rücktransport zur Leber durch niedriges HDL-Cholesterol vermindert.

Alkoholgenuss kann die Hypertriglyzeridämie bei übergewichtigen Diabetikern zusätzlich ggf. exzessiv verstärken.

Das **"Chylomikronensyndrom"** ist ein nicht so seltenes Syndrom mit massiver Hypertriglyzeridämie und deutlich erhöhten Cholesterolwerten. Hierbei besteht neben einem gestörten Katabolismus der triglyzeridtransportierenden Lipoproteine stets auch eine deutlich erhöhte VLDL-Synthese. Typisch für dieses Syndrom sind eine **erhöhte Pankreatitisrate, eine Hepatosplenomegalie und ausgeprägte eruptive Xanthome**.

Diagnostisch wegweisend ist der leider selten angewandte "Kühlschranktest": Blut zentrifugieren → Serum über Nacht im Kühlschrank stehen lassen → Aufrahmen einer Chylomikronen-Sahneschicht spricht für Chylomikronensyndrom. Untermauert werden könnte die Diagnose durch die Lipidelektrophorese bzw. die Ultrazentrifugation.

Bei allen Diabetikern ist ein Lipidscreening erforderlich, das die Bestimmung von Gesamtcholesterin, LDL-, HDL-Cholesterin und Triglyzeriden beinhaltet.

Weitere sekundäre Ursachen einer Dyslipidämie sollten ausgeschlossen werden (Hypothyreose, Nierenerkrankungen). Natürlich können bei Diabetes mellitus auch primäre, genetisch bedingte Dyslipidämien vorkommen.

Die spezielle Lipiddiagnostik, die die Bestimmung von Enzymen (vor allem Lipoprotein-Lipase), Apolipoproteinen und deren kodierenden Genen beinhaltet, ist sicher spezialisierten Lipidambulanzen und -labors vorbehalten.

3.5.3. Lipidsenkende Therapie

Das kardiovaskuläre Risiko von Patienten mit Diabetes mellitus ohne bekannte KHK entspricht dem von Nicht-Diabetikern mit KHK (Diabetes mellitus = KHK-Äquivalent). Dementsprechend müssen auch die Therapieziele bei Dyslipidämie deutlich niedriger eingesetzt werden.

Triglyzeride	<1,7 mmol/l
HDL-Cholesterol	>1,3 mmol/l
LDL-Cholesterol	<2,6 mmol/l

Tab. 3.13: Lipid-Zielwerte beim Diabetiker (Lipid-Triade).

Die Amerikanische Diabetesgesellschaft empfiehlt für alle Diabetespatienten mit KHK und alle Diabetiker über 40 ohne nachgewiesene KHK aber mit Risikofaktoren für KHK eine Statintherapie mit dem Ziel einer Senkung des LDL-Cholesterols um 30-40 % **unabhängig vom Ausgangs-LDL! Darüber hinaus sollten alle Diabetiker mit niedrigem KHK-Risiko (insbesondere die unter 40 Jahre) eine Statintherapie erhalten, wenn der LDL-Cholesterol Spiegel >2,6 mmol/l persistiert** (ADA Position Statement 2011).

In der Sekundärprävention der KHK wird von einigen Autoren eine Absenkung des LDL-Cholesterins auf Werte <1,8 mmol/l empfohlen. Diese Empfehlung ist noch nicht abschließend zu beurteilen (☞ auch Abb. 3.10).

Die Fokussierung auf das LDL-Cholesterol hat allerdings auch dazu geführt, dass oftmals sehr niedrige HDL-Spiegel nicht als Risiko erkannt werden. Reduziertes HDL-Cholesterol ist ein eigenständiger KHK-Risikofaktor! Natürlich sollte die Relation von LDL-/HDL-Cholesterol ("schlechtes/gutes" Cholesterol) beachtet werden.

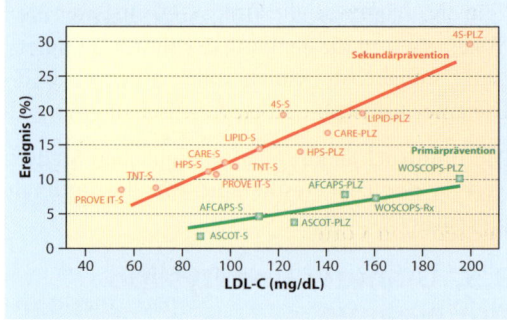

Abb. 3.10: Wirkung einer lipidsenkenden Behandlung auf die Inzidenz von Koronarereignissen in Statin-studien.

3.5.4. Basistherapie der Dyslipidämie

- **optimale Diabeteseinstellung** (HbA$_{1c}$ <7 %)
- **Beseitigung des Übergewichts**
- **lipidsenkende Ernährung**
  - 50 % komplexe KH
  - 35 % Fett (einfach/mehrfach ungesättigte Fettsäuren)
  - 15 % Eiweiß
- ausreichend **Ballaststoffe**
- **täglich körperliche Aktivität**
- **geeignete Antidiabetika** (z.B. Metformin)
- **Beachtung der Komedikation** (z.B. nicht-selektive Betablocker, Thiazidderivate)
- **Nikotinkarenz**

Insbesondere beim Typ-2-Diabetiker ist neben der optimalen Blutzuckereinstellung die richtige Ernährung die wichtigste Behandlung einer Hyperlipidämie. Bei Typ-2-Diabetikern hängt die Senkung der Lipoproteinkonzentrationen auch direkt vom Grad der **Gewichtsabnahme** ab. Bereits eine Gewichtsreduktion von 10 % des Körpergewichts kann zu einer Verbesserung der erhöhten Werte führen. Bei einer extremen Hypertriglyzeridämien mit Triglyzeridspiegeln >1.000 mg/dl bzw. beim sog. "Chylomikronensyndrom" ist eine weitere Fettrestriktion auf unter 10 % der Gesamtkalorienmenge erforderlich.

Eine **faserreiche (ballaststoffreiche) Kost** hat zusätzlich einen **triglyzerid- und cholesterinsenkenden Effekt**. Durch diätetische Maßnahmen kann das LDL-Cholesterin jedoch durchschnittlich kaum um mehr als 10 % gesenkt werden.

Günstig wirken sich Omega-3-Fettsäuren aus Fischöl aus. Sie können insbesondere erhöhte Triglyzeridspiegel senken.

Die amerikanische Diabetesgesellschaft empfiehlt auch die Anwendung der LOGI (Low Glycaemic Index) Diät als Basis der Ernährung für Diabetiker. Diese Ernährungsform wäre auch bei Dyslipidämie sehr von Vorteil.

Alkohol sollte bei Patienten mit Diabetes und Dyslipidämie auf sehr geringe Mengen beschränkt werden. Moderater Alkoholkonsum von maximal 1 Glas Wein oder Bier pro Tag steigert das HDL-Cholesterol und scheint kardioprotektiv zu wirken. Größere Alkoholmengen führen über den Kalorienanteil (7 kcal/g Alkohol) zu Gewichtszunahme und TG-Anstieg).

Körperliche Aktivität erhöht das HDL-Cholesterin.

3.5.4.1. Medikamentöse Therapie der Dyslipidämie

Die medikamentöse Therapie der Fettstoffwechselstörung bei Diabetes mellitus sollte

- effektiv die Lipid-Triade (TG, HDL-Cholesterol, LDL-Cholesterol) beeinflussen
- Insulinresistenz/Glukosetoleranz verbessern bzw. zumindest stoffwechselneutral sein.

Die Auswahl des Medikaments hängt vom Typ der Dyslipidämie sowie von assoziierten Erkrankungen ab. Statine sind erste Wahl zur Lipidsenkung bei Diabetikern!

▶ *Cholesterinsynthesehemmer (Statine)*

> Cholesterinsynthesehemmer vermindern die endogene Cholesterinsynthese und erhöhen die hepatischen LDL-Cholesterinrezeptoren. Sie senken die Serum-LDL-Cholesterinspiegel dosisabhängig zwischen 25 und 60 %.

Der LDL-Senkung kommt auch deswegen eine besondere Bedeutung zu, da das Herzinfarktrisiko um nahezu 50 % gesenkt werden kann, wie die CARE-Studie, WOSCOP-Studie und die 4S-Studie nachweisen konnten. Die Triglyzeridspiegel werden bis zu 25 % gesenkt, proportional zur Absenkung von LDL-Cholesterol.

Verfügbare Statine sind Simvastatin, Pravastatin, Fluvastatin, Atorvastatin und Lovastatin.

Vor Beginn einer Behandlung mit einem Statin sollten die Patienten über mögliche Nebenwirkungen, insbesondere Myopathie, aufgeklärt werden. Bei Auftreten derartiger Symptome Therapie abbrechen. Kontrolle von CK und Transaminasen 3 Wochen nach Therapiebeginn bzw. bei Auftreten von Symptomen.

Bei Unverträglichkeit eines Statins kann auf ein anderes Statin umgewechselt werden. Dies ist durch die unterschiedlichen Abbauwege der Statine bedingt. Besonders arm an Nebenwirkungen erscheinen aus unserer Sicht Simvastatin und Pravastatin.

Bei nicht ausreichender Wirkung einer Statintherapie kann eine Kombination mit einem **selektiven Cholesterinreabsorptions-Hemmer** (Ezetimib) erfolgen. Bei Unverträglichkeit von Statinen können auch **Anionenaustauscherharze** (Colestyramin, Colestipol) gegeben werden. Allerdings werden diese Präparate kaum noch eingesetzt.

Natürlich kommt eine aktuelle Bewertung der Statine nicht ohne eine Betrachtung der ACCORD-Lipid-Studie aus. Zusätzlich zur Blutzuckereinstellung erhielten 5.518 Patienten offen Simvastatin sowie zusätzlich verblindet entweder Fenofibrat oder Plazebo. Hier zeigt sich schon der Hauptkritikpunkt: die Medikamente werden ohne Beachtung der jeweiligen Pathophysiologie, ohne genaue Differenzierung der zugrunde liegenden Hyper- oder Dyslipidämie appliziert.

	Statine	Fibrate	Nikotinsäurepräparate
LDL-Cholesterol	↓↓↓ (um 25-60 %)	(↓) um 15 %	↓ (um 10-25 %)
HDL-Cholesterol	(↓) um 5-10 %	↑ um 10-15 %	↑↑ (um 10-30 %)
TG	(↓) um 5-25 %	↓↓↓ (um 30-50 %)	↓↓↓ (um 20-50 %)
FFS	−	−	↓ (um 20 %)
Lp(a)	−	−	↓ um 10-30 %

Tab. 3.14: Wirkprofil von Lipidsenkern.

Unter diesen Voraussetzungen war fast zu erwarten, dass die zusätzliche Gabe von Fenofibrat zum Statin keinen Vorteil hinsichtlich der primären und sekundären Endpunkte (Herzinfarkt, Schlaganfall, Tod aus kardiovaskulärer Ursache etc.) der Studie bot. Aus unserer Sicht muss die lipidsenkende Therapie bei Typ-2-Diabetes natürlich die zugrunde liegende Pathophysiologie berücksichtigen. Dies ist sicher häufig die Kombination aus erhöhten Triglyzeriden und niedrigem HDL-Cholesterol, aber allein im "Sammeltopf HDL-Cholesterol" verbirgt sich weiter eine Vielzahl differenter biochemischer Grundprozesse. Interessanterweise zeigte sich aber auch in ACCORD-Lipid in der Subgruppe der Diabetiker mit Dyslipidämie (TG ≥204 mg/dl, HDL <35 mg/ld) ein günstiger Effekt der Kombinationstherapie Statin plus Fibrat auf die genannten Endpunkte.

▶ *Austauscherharze*

Sie binden im Darm Gallensäuren und entziehen so dem Körper Cholesterin. Dosisabhängig wird das LDL-Cholesterin um 10-30 % gesenkt. **HDL-Cholesterin bleibt unbeeinflusst.** Austauschharze eignen sich am ehesten für eine isolierte LDL-Cholesterinerhöhung.

▶ *Fibrate*

Fibrate sind hocheffektiv in der Reduktion von Triglyzeriden und der Steigerung des HDL-Cholesterols. Einsetzbare Fibrate sind vor allem Fenofibrat und Gemfibrozil. Fibrate weisen einige interessante pleiotrope Effekte auf: Sie senken die Spiegel von Fibrinogen und CRP. Hinsichtlich kardiovaskulärer Erkrankungen liegen nur für Gemfibrozil positive Endpunktdaten in der Sekundärprävention vor.

Bei Patienten mit massiv erhöhten Cholesterol- und gesteigerten TG-Werten, die unter einer Statin-Monotherapie keine Normalisierung der Parameter erfahren, stellt sich u. U. auch die Frage nach der Kombination von Statin und Fibrat.

Prinzipiell ist eine solche Kombination nur bei Hochrisikopatienten unter strengster Indikationsstellung anzuwenden!

Die Kombination Statin plus Gemfibrozil ist wegen hoher Myopathie- und Rharbdomyolysegefahr kontraindiziert. Die Kombination Statin plus Fenofibrat ist mit leicht erhöhtem Myopathie- und Rhabdomyolyserisiko assoziiert. Eng-

maschige Kontrollen von Kreatinin, CK und ALAT sind notwendig. Beachtet werden sollte auch, dass unter Kriterien einer evidenzbasierten Medizin der Nutzen der Kombination Statin plus Fibrat nicht belegt ist.

▶ *Nikotinsäure*

Moderne Nikotinsäurepräparate (Niaspan®) senken Triglyzeride, LDL-Cholesterol, FFS, Fibrinogen und CRP und bewirken vor allem eine deutliche Steigerung des HDL-Cholesterols um 10-30 %. Die unter den nicht-retardierten Nikotinsäurepräparaten übliche Verschlechterung der Glukosetoleranz ist unter den modernen Präparaten eher marginal ausgeprägt.

Die Kombination mit Statinen ist häufig erforderlich und sinnvoll.

3.5.5. Differentialtherapie der wichtigsten Hyper- und Dyslipidämien

- Hypercholesterolämie
  - Mittel der 1. Wahl → Statine
  - weitere Option → Ezetimib
  - bei Unverträglichkeit dieser Präparate → Anionenaustauscher, Fibrate
  - Kombinationen → Statin + Ezetimib
  - Statin + Austauschharz
- Hypertriglyzeridämie
  - Mittel der 1. Wahl → Fibrate
  - weitere Optionen → Nikotinsäure, Fischöle
  - Kombinationen → Fibrat + Nikotinsäure
  - Fibrat + Fischöl
- kombinierte Hyperlipidämie
  - wenn die Hypertriglyzeridämie dominiert → Fibrate, Nikotinsäure
  - wenn die Hypercholesterolämie dominiert → Statine, Ezetimib
  - keine Kombination mit Anionenaustauscherharzen, da diese die TG erhöhen können
- isolierte HDL-Cholesterol-Erniedrigung
  - Therapie der Wahl → physische Aktivität steigern
  - Optionen → Fibrate, Nikotinsäure, moderater Alkoholkonsum
- Chylomikronensyndrom
  - Therapie der Wahl
    - drastische Reduktion der Fettzufuhr auf unter 10 % der Gesamtenergiezufuhr
    - absolutes Alkoholverbot

- Reduktion der Zuckerzufuhr
- Optionen nach Abfall der Cholesterol- und TG-Werte
  - Fibrate
  - Nikotinsäure
  - Fischöle
  - mittelkettige Fettsäuren
- Statine sind beim Chylomikronensyndrom nicht indiziert!

■ **Lipoprotein(a)-Erhöhung**

Patienten mit Lp(a)-Erhöhung weisen in Verbindung mit einer Hypercholesterolämie und anderen Risikofaktoren eine frühzeitige Arteriosklerose auf! Lp(a) ist strukturell ein LDL-Partikel, das an Apolipoprotein(a) gekoppelt ist.

Dieses ist dem Plasminogen verwandt. Es ergibt sich eine enge Verknüpfung von Fettstoffwechsel und Gerinnung. Einzige therapeutische Option is die Senkung des LDL-Cholesterins auf Werte <2,6 mmol/l Ggf. kann Nikotinsäure in hohen Dosen Lp(a) etwas reduzieren. Für Extremfälle mit nachgewiesenen Atherosklerose-Manifestationen kann ggf. die Indikation zur Lipidapherese gestellt werden.

Fazit:
• Erhöhte Triglyzeride, niedriges HDL, erhöhtes LDL stellen bei Diabetikern einen besonders gravierenden Risikofaktor dar, sie verstärken gleichzeitig beim Typ-2-Diabetiker die Insulinresistenz.
• Von einer LDL-Senkung profitieren die Diabetiker mindestens soviel wie Nicht-Diabetiker.
• Erhöhte Lipidwerte sollten konsequent behandelt werden.
• Die Zielwerte sollten permanent überprüft werden.

3.6. Diabetes und Nierenerkrankungen

"Die häufigste Ursache einer Niereninsuffizienz ist in industrialisierten Ländern der Diabetes mellitus. Die Nierenerkrankung ist eine der häufigsten und gefährlichsten Komplikationen, welche von 20-40 % aller Patienten mit Diabetes (definiert ab Mikroalbuminurie) im Krankheitsverlauf entwickelt wird. Im fortgeschrittenen Stadium führt sie ohne Nierenersatztherapie zum Tod. Das Risiko ist bei beiden Krankheitsgruppen – Typ-1- wie Typ-2-Diabetes – gleich. Aus den Daten von QUASI-NIERE geht hervor, dass bei 23 % der prävalenten Fälle und bei 34 % der jährlich hinzukommenden Fälle terminaler Niereninsuffizienz Diabetes mellitus als Grunderkrankung diagnostiziert wurde. In

Stadium/Beschreibung	Albuminausscheidung (mg/l)	Kreatinin-Clearance (ml/min)	Bemerkungen
1. Nierenschädigung mit normaler Nierenfunktion		<90	S-Kreatinin im Normbereich
a) Mikroalbuminurie	20-200		Blutdruck im Normbereich steigend oder Hypertonie
b) Makroalbuminurie	>200		Dyslipidämie, raschere Progression von KHK, AVK, Retinopathie und Neuropathie
2. Nierenschädigung mit Niereninsuffizienz			S-Kreatinin grenzwertig oder erhöht, Hypertonie, Dyslipoproteinämie, Hypoglykämie-Neigung, rasche Progression von KHK, AVK, Retinopathie und Neuropathie, Anämie-Entwicklung, Störung des Knochenstoffwechsels
a) leichtgradig	>200	60-89	
b) mäßiggradig		30-59	
c) hochgradig	abnehmend	15-29	
d) terminal		<15	

Tab. 3.15: Stadien der diabetischen Nephropathie (Neu-KLassifikation) [☞ **Leitlinien!**].

der Altersklasse der 60- bis 79-Jährigen lag der Anteil der Menschen mit Diabetes deutlich über dem Wert von 34 %." (NVL Nierenerkrankungen bei Diabetes im Erwachsenenalter, S. 94)

Aus medizinischen und volkswirtschaftlichen Gründen ist daher eine Früherkennung und Frühintervention dringend erforderlich.

> Der Begriff der diabetischen Nephropathie umfasst im weiteren Sinn alle renalen Erkrankungen, die ursächlich mit der diabetischen Stoffwechselstörung in Zusammenhang zu bringen sind.

Hierher gehören auch Erkrankungen, die durch die erhöhte Infektanfälligkeit bedingt sind (akute und chronische Pyelonephritis, Nierenabszess) und solche, deren Ursache in einer Blasenentleerungsstörung bedingt ist, wie sie bei der autonomen Polyneuropathie des Diabetikers auftreten kann.

3.6.1. Pathogenese und Verlauf der diabetischen Nephropathie

Der Verlauf der diabetischen Nephropathie erstreckt sich über Jahre und durchläuft **nach einer Neu-Klassifikation, welche die Einteilung nach Mogensen abgelöst hat, folgende Stadien**, wie in Tab. 3.15 angegeben.

Zu den pathogenetischen Faktoren, die diese Entwicklung beeinflussen, gehören vor allem der sich **verändernde Aufbau der Basalmembran**, des sog. glomerulären Filters. Dies ist vor allem **Folge der langdauernden Hyperglykämie.** Weiterhin spielt eine **gestörte renale Hämodynamik** mit Anstieg des glomerulären Kapillardrucks, besonders bei Hypertonie eine Rolle. Ein morphologisches Korrelat ist die zunehmende **Verbreiterung der glomerulären basalen Membran.** Es kommt gleichzeitig zu einer Zunahme der mesangialen Matrix. Dabei lagert sich überwiegend basalmembranhaltiges Material zunächst diffus, später nodulär ab. Anfangs proliferieren die Mesangiumzellen, sie gehen dann aber durch Kompression zugrunde. Auch die umgebenden glomerulären Kapillaren werden zerstört. Es entsteht eine **diffuse oder noduläre Glomerulosklerose,** wie sie **Kimmelstiel und Wilson** beschrieben haben.

> Was die hämodynamischen Veränderungen anbetrifft, kommt es in den Frühstadien zu einem erhöhten renalen Plasmafluss (RPF), der glomeruläre Kapillardruck ist erhöht und ebenso die glomeruläre Filtrationsrate (GFR).

Neben hämodynamischen Faktoren sind auch charakteristische metabolische Veränderungen als Folge der diabetischen Stoffwechselstörung beteiligt. Es kommt z.B. zur Akkumulation von glomerulären Strukturproteinen sowie zirkulierenden Plasmaproteinen, die nicht-enzymatisch glykosyliert werden, so dass sie nicht ausreichend abgebaut werden können (☞ Abb. 3.11).

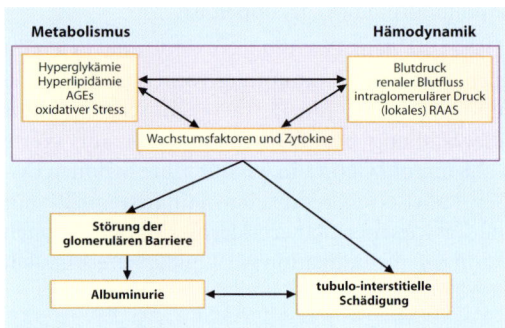

Abb. 3.11: Pathomechanismus der diabetischen Nephropathie. Sowohl metabolische als auch hämodynamische Änderungen führen zu einer Aktivierung von Wachstumsfaktoren (u.a. VEGF und TGF-β_1) und Zytokinen, die zur Störung der dreigliedrigen glomerulären Barriere (Endothel mit Glykokalyx, glomeruläre Basalmembran und Podozyten mit Schlitzmembran) beiträgt. Als Konsequenz kommt es zur Albuminurie. Mit steigender Albuminurie kommt zur weiteren Schädigung des bereits durch die diabetische Stoffwechsellage gestörten Tubulussystems, was die Albuminurie weiter ungünstig beeinflusst, da die tubuläre Rückresorption gestört wird. **AGE's:** fortgeschrittene Glykolisierungsprodukte, **RAAS:** Renin-Angiotensin-Aldosteron-System (modif. nach Menne J, Haller H 2011).

Die Entwicklung einer diabetischen Nephropathie kann beeinflusst werden durch folgende Risikofaktoren:

Beeinflussbare Risikofaktoren
• Hyperglykämie
• Bluthochdruck
• Albuminausscheidungsrate
• Tabakkonsum
• Hyperlipidämie – hohe LDL-Cholesterin- und Triglyzeridspiegel
• erniedrigte Werte für HDL-Cholesterin
• erhöhter Body-Mass-Index
Nicht-beeinflussbare Risikofaktoren
• höheres Alter
• männliches Geschlecht
• Dauer der Diabeteserkrankung
• Beginn des Diabetes in einem Alter <20 Jahre
• gleichzeitiges Vorliegen einer Retinopathie
• positive Familienanamnese einer Hypertonie und/oder Nephropathie
• ethnische Herkunft (Afroamerikaner, Latein-amerikaner, indigene amerikanische Völker); die Differenzen der Indizraten gleichen sich jedoch an

Tab. 3.16: NVL Nierenerkrankungen bei Diabetes im Erwachsenenalter.

Die Nephropathie ist auch ein Marker für andere Erkrankungen:

Bei Patienten mit Typ-2-Diabetes zeigt eine Mikroalbuminurie ein erhöhtes kardiovaskuläres Morbiditäts- und Mortalitätsrisiko an.

Die diabetische Nephropathie ist assoziiert mit erhöhtem Blutdruck, koronarer Herzerkrankung, Schlaganfall, peripherer arterieller Verschlusskrankheit und vorzeitiger Mortalität. Ebenso ist das Risiko für mikroangiopathische Komplikationen wie diabetische Retinopathie oder diabetisches Fußsyndrom erhöht.

> Die Albuminurie ist ein prognostischer Parameter für die Entwicklung und Progredienz der diabetischen Nephropathie. Eine persistierende Mikroalbuminurie ist ein Prädiktor für diabetische Folgeschäden.

Mit Auftreten einer Proteinurie kommt es zum kontinuierlichen Filtrationsverlust, allerdings mit großen individuellen Schwankungen. Die GFR nimmt bei unbehandelten Patienten im Durchschnitt um 10 ml/min/Jahr ab, so dass etwa nach sechs bis sieben Jahren das Stadium der Nierenin-

suffizienz erreicht ist. Bei Patienten mit Hypertonie (besonders systolischer Hypertonie) und bei Rauchern erfolgt der Nierenfunktionsverlust deutlich schneller.

Die **Mikroalbuminurie** zeigt aber nicht nur einen renalen, sondern einen generalisierten Gefäßschaden an und ist somit Ausdruck einer allgemeinen Vaskulopathie. Gelingt es nicht durch therapeutische Beeinflussung den destruierenden Prozess an der Basalmembran zum Stillstand zu bringen, nehmen die Filtereigenschaften dieser Struktur weiter ab und es entwickelt sich **nach 5-10 Jahren eine Makroalbuminurie (Proteinurie), die dem Stadium IV der klinisch manifesten Nephropathie entspricht.** Ohne therapeutische Intervention nimmt sowohl beim Typ-1- wie auch beim Typ-2-Diabetiker die Nierenfunktion nach Auftreten einer Proteinurie kontinuierlich ab bis hin zur terminalen Niereninsuffizienz.

3.6.2. Diagnostik

Die Kreatininwerte im Serum unterliegen individuellen Schwankungen und sind von der Muskelmasse des Patienten abhängig. Die Berechnung der glomerulären Filtrationsrate (eGFR) ist geeignet, eine Nierenfunktionsstörung abzuschätzen (alternativ auch Cockroft-Gault).

$$
\begin{aligned}
\text{GFR} &= \text{V glomeruläres Filtrat} \\
&= \text{C Krea Harn x V Harn/t*C Krea Plasma}
\end{aligned}
$$

Cockroft-Gault-Formel:

$$
\text{Kreatinin-Clearance (ml/min)} = \frac{(140-\text{Alter}) \times \text{Körpergewicht (kg)}}{72 \times \text{Serumkreatinin (mg/100 ml)}}
$$

eGFR = estimated GFR in ml/min/1,73m²
Krea = Serum-Kreatinin in mg/dl
Alter = Alter in Jahren

Diese Formel sollte nicht benutzt werden bei Patienten mit akutem Nierenversagen und/oder einer instabilen Nierenfunktion, sehr adipösen Patienten oder bei Vorliegen von starken Ödemen (Überschätzung der Clearance!) [☞ Leitlinien!]."

Zu beachten ist, dass bei älteren Menschen mit und ohne Typ-2-Diabetes häufig schon aufgrund des Alters eine erniedrigte eGFR besteht. Auch ohne eine renale Grunderkrankung nimmt die eGFR ab dem 45. Lebensjahr pro Jahr um ca. 1 ml/min ab (NVL Nierenerkrankungen bei Diabetes im Erwachsenenalter)."

Als **frühestes Zeichen** der diabetischen Nephropathie findet man eine **geringgradig erhöhte, selektive Ausscheidung von Albumin im Urin** (**Mikroalbuminurie**), die durch einfache Verfahren nachweisbar ist. Es stehen hierfür kommerziell geeignete Teststreifensysteme zur Verfügung. Die Definition einer Mikroalbuminurie zeigt Tab. 3.17.

Screening und Diagnostik bei Verdacht auf eine diabetische Nephropathie sind in Abb. 3.12 dargestellt. Zum Screening auf Albuminurie soll der Albumin-Kreatinin-Quotient im ersten Morgenurin bestimmt werden.

"Die Albuminausscheidung kann kurzfristig durch schlecht eingestellten Blutzucker, körperliche Anstrengung, Harnwegsinfekte, Blutdruckerhöhung, Herzinsuffizienz, eine akute fieberhafte Erkrankung oder operative Eingriffe erhöht werden. Die Bestimmung des Albumins im Urin sollte daher unter diesen Bedingungen verschoben werden. Die Sensitivität von Multifunktions-Urin-Teststreifen, eine Mikroalbuminurie nachzuweisen,

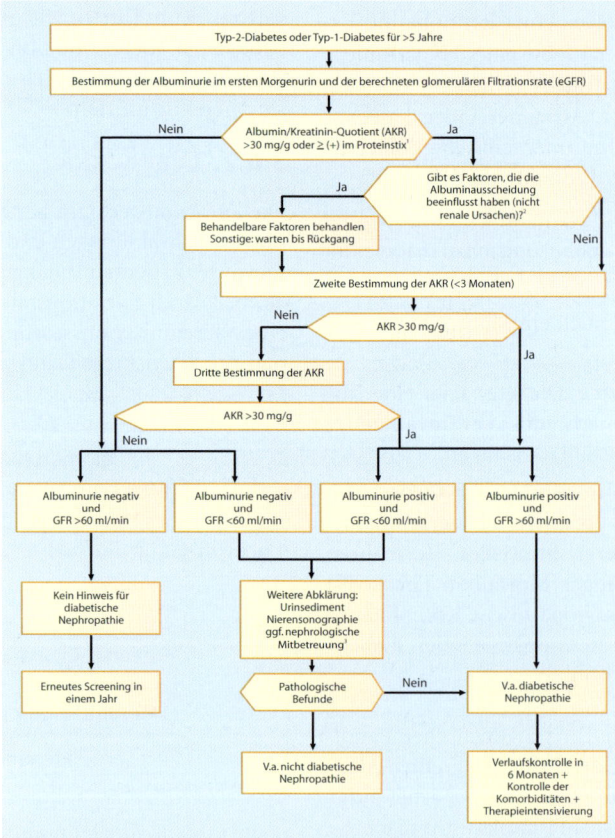

Abb. 3.12: Screening und Diagnostik bei Verdacht auf eine diabetische Nephropathie.
1 Bestimmung des Albunin/Kreatinin-Quotienten ist der Bestimmung der Albuminurie mittels Proteinstix überlegen und Verfahren der ersten Wahl.
2 Körperliche Aktivität am Vortag, Fieber, schlecht eingestellter Diabetes und/oder Blutdruck, Harnwegsinfekt.
3 Der Verdacht auf eine nicht-diabetische Nierenkrankheit besteht insbesondere bei fehlender diabetischer Retinopathie bei Typ-1-Diabetikern, rasch abfallender Nierenfunktion, rasch zunehmender Proteinurie, therapierefraktärer arterieller Hypertonie, Zeichen oder Symptomen einer Systemerkrankung und pathologischem Urinsediment (modif. nach Menne J, Haller H 2011; nach Nationale Versorgungsleitlinie).

liegt nur bei 37%. Die Sensitivität und Spezifität der Albumin-spezifischen Teststreifen zum Nachweis einer Mikroalbuminurie ist mit 60-70% besser, aber nicht befriedigend. Daher sollte eine quantitative Bestimmung der Albuminurie erfolgen (NVL Nierenerkrankungen bei Diabetes im Erwachsenenalter)."

Befristete Urin-sammlung	20-200 µg/min	
24-Stunden-Urinsammlung	Frauen	0-300 mg/g U-Krea 3,5-35 mg/mmol U-Krea
	Männer	20-200 mg/g U-Krea 2,5-25 mg/mmol U-Krea
Konzentrations-messung	20-200 mg/l	

Tab. 3.17: Definition der Mikroalbuminurie (NVL Nierenerkrankungen bei Diabetes im Erwachsenenalter, www. diabetes.versorgungsleitlinien.de).

Die Diagnose einer beginnenden Nephropathie ist gerechtfertigt, wenn mindestens 2 Messungen ein positives Ergebnis zeigen und andere Ursachen einer Mikroalbuminurie (körperliche Aktivität, Fieber, Harnwegsinfekte) ausgeschlossen sind.

Beim Nachweis einer Makroalbuminurie (Albuminausscheidung >300 mg/24 h) muss von dem Vorliegen einer bereits fortgeschrittenen, klinisch manifesten Nephropathie ausgegangen werden.

Da beim Typ-1-Diabetiker die Entwicklung der diabetischen Nephropathie über Jahre verläuft, reicht es aus, etwa 5 Jahre nach Diabetesdiagnose mit dem Screening zu beginnen. Da bei Typ-2-Diabetikern der Zeitpunkt der Diabetesdiagnose häufig nicht mit dem Diabetesbeginn identisch ist, sollte **insbesondere bei jüngeren Typ-2-Diabetikern sofort mit dem Screening bei Diagnosestellung begonnen werden**.

Ein nicht unbedeutender Anteil von Diabetikern mit chronischer Nierenerkrankung weist nur eine geringe oder keine Albuminurie auf! Deshalb sollte bei allen Diabetikern unabhängig vom Grad der Albuminexkretion mindestens einmal jährlich

eine Kreatininbestimmung erfolgen. Wie bereits ausgeführt sollte die Kreatininbestimmung in die Ermittlung der GFR und damit auch des Stadiums der chronischen Nierenerkrankung einbezogen werden.

3.6.3. Therapie

Die Zielwerte der Therapie sind in der Tab. 3.18 dargestellt. Die **Optimierung der Stoffwechsellage** ist von überragender Bedeutung für die Verhinderung oder Besserung der diabetischen Nephropathie, ebenso wie die konsequente Senkung erhöhter Blutdruckwerte. Das gilt im Prinzip für alle Spätschäden durch Mikro- und Makroangiopathie bei Diabetes mellitus. Dies konnte eindrucksvoll sowohl in der DCCT für Typ-1- als auch in der UKPDS für Typ-2-Diabetiker gezeigt werden.

Zielwerte in Abhängigkeit von der Nierenfunktion und bestehenden Komplikationen			
	Nierenfunktion		
	>60	15-60	>15
HbA$_{1c}$ (%)	6,5-7,5	7,0-7,5	7,0-8,0
Blutdruck			
Systolisch	130-139	<130	um 140
Diastolisch	80-85	<80	um 90
Mikro-albuminurie	<130/80	<130/80	–
Makro-albuminurie	<125/75	<125/75	–
Koronare Herzkrankheit	Blutdruck nicht unter 120/70		
Lipide (mg/dl)			
LDL-Cholesterin	<100	<100	kein Zielwert
Triglyzeride	<150	kein Zielwert	kein Zielwert
Hämoglobin (g/dl; bei Vorliegen einer Anämie)	kein Zielwert	10,5-11,5	10,5-11,5

Tab. 3.18: Zielwerte in Abhängigkeit von der Nierenfunktion und bestehenden Komplikationen. Modif. nach Menne J, Haller H, 2011.

Die NVL Nierenerkrankungen bei Diabetes im Erwachsenenalter nennt folgende Therapieziele:

1. Diabetesbehandlung:

- Patienten mit Diabetes und Niereninsuffizienz neigen zu Hypoglykämien. Daher ist der HbA_{1c}-Zielwert in Abhängigkeit von Komorbidität und Therapiesicherheit individuell einzustellen.

- Stoffwechselkontrolle zur Primärprävention der diabetischen Nephropathie
Bei Patienten mit Typ-1- und Typ-2-Diabetes sollte zur Primärprävention einer Nephropathie ein HbA_{1c}-Korridor zwischen 6,5 % und 7,5 % angestrebt werden. Bei Vorliegen makroangiopathischer Komplikationen sollte der HbA_{1c}-Zielwert auf 7,0-7,5 angehoben werden.

- Stoffwechseleinstellung und Nephropathieprogression
Zur Verhinderung der Progression der diabetischen Nephropathie sollte ein HbA_{1c}-Zielwert <7,0 % angestrebt werden, sofern eine klinisch relevante Makroangiopathie und eine Hypoglykämie-Wahrnehmungsstörung ausgeschlossen sind.

- Insulintherapie bei nachlassender Nierenfunktion
Bei unzureichender Stoffwechselführung unter oralen Antidiabetika, Neigung zu Hypoglykämien oder Verschlechterung des Allgemeinzustandes sollte der Patient unabhängig vom Ausmaß der Nierenfunktionseinschränkung auf eine Insulintherapie umgestellt werden.

2. Blutdruckbehandlung:

- Bei Patienten mit Diabetes mellitus soll ein diastolischer Zielblutdruck von 80 mmHg angestrebt werden.

- Der systolische Blutdruck sollte bei Patienten mit Diabetes mellitus zuverlässig unter 140 mmHg gesenkt werden. Individuelle Gegebenheiten sind zu berücksichtigen.

- Patienten mit diabetischer Nephropathie und Hypertonie sollen mit ACE-Hemmern behandelt werden, denn diese hemmen die Progression der Niereninsuffizienz effektiver als andere Antihypertensiva.

- Bei Unverträglichkeit von ACE-Hemmern sollen Patienten mit Niereninsuffizienz und Hypertonie mit AT_1-Rezeptorantagonisten behandelt werden.

- Die Indikationsstellung zur Kombination von ACE-Hemmern und AT_1-Rezeptorantagonisten soll Spezialisten vorbehalten sein (nur bei nicht beherrschbarer großer Proteinurie).

- In der antihypertensiven Kombinationstherapie mit ACE-Hemmern bzw. AT_1-Rezeptorantagonisten können lang-wirkende Kalziumantagonisten eingesetzt werden.

- Kalziumantagonisten sollten bei Kontraindikation für ACE-Hemmer oder AT_1-Rezeptorantagonistenblocker als Alternative auch primär eingesetzt werden, z.B. in der Schwangerschaft.

- Betablocker können als Kombinationspartner zum Erreichen der Zielblutdruckwerte bei Diabetes mellitus mit und ohne Nephropathie eingesetzt werden.

(NVL Nierenerkrankungen bei Diabetes im Erwachsenenalter).

■ Nicht-medikamentöse Maßnahmen

Auch die **diätetische Eiweißreduktion** ist für die Verzögerung des Abfalls der glomerulären Filtrationsrate, verbunden mit einer guten Blutzuckereinstellung, zu beachten.

Die Grundprinzipien der nicht-medikamentösen Maßnahmen bei diabetischer Nephropathie sind:
- normale BZ-Einstellung
- Normalisierung der Eiweißzufuhr auf ca. 0,8 g/kg Körpergewicht
- Reduktion der Kochsalzzufuhr auf 6 g/die
- Reduktion des Alkoholkonsums auf <30 g/die
- Nikotinabstinenz
- Gewichtsreduktion bei Übergewicht
- Restriktion der Phosphatzufuhr

[☞ Leitlinien!]

Diese Behandlungsziele – und die Wahl der medikamentösen Therapie – sind entsprechend dem Alter und der Begleiterkrankungen zu modifizieren. Für jeden Patienten sind individuelle Behandlungsziele in Kooperation mit dem behandelnden Arzt festzulegen [☞ Leitlinien!].

■ Medikamentöse Therapie

▶ *Blutdruckeinstellung*
- Normotensive Typ-1- und Typ-2-Diabetiker mit persistierend erhöhter Albuminausscheidung sind mit einem ACE-Hemmer oder – bei Unverträglichkeit – mit einem AT_1-Blocker zu behandeln.

- Bei hypertensiven Patienten mit Nephropathie sollte der Blutdruck soweit tolerabel auf Werte <130/<80 mmHg gesenkt werden. Bei gravierenden Begleiterkrankungen oder bei betagten Patienten ist das Therapieziel anzupassen. Zur medikamentösen Therapie sollten primär eingesetzt werden:

▶ *Typ-1-Diabetes*
 - ACE-Hemmer – bei Unverträglichkeit – AT_1-Blocker – allein oder Kombination mit Diuretika und/oder anderen Substanzen.

▶ *Typ-2-Diabetes*
 - AT_1-Blocker oder ACE-Hemmer* allein oder Kombination mit Diuretika und/oder anderen Substanzen.

 * Für ACE-Hemmer sind neben dem nephroprotektiven Effekt günstige Wirkungen auf die Hemmung der Retinopathieprogression und die kardiovaskuläre Mortalität nachgewiesen.

Deshalb sollte auch schon im Stadium der Hyperfiltration bzw. beginnenden Mikroalbuminurie eine Therapie mit ACE-Hemmern eingeleitet werden.

Die ausgeprägte **Reduktion der Proteinurie unter ACE-Hemmer-Therapie** ist wahrscheinlich nicht nur durch die Senkung des systemischen Blutdruckes bedingt, sondern scheint einen **spezifischen ACE-Hemmer-Effekt** darzustellen. Der antiproteinurische Effekt des ACE-Hemmers ist umso höher, je geringer die Natriumaufnahme ist. Bei Gabe von ACE-Hemmern, AT_1-Rezeptorblockern oder Diuretika ist auf striktes Monitoring von Kreatinin und Kalium zu achten!

Es muss nochmals darauf hingewiesen werden, dass bei den meisten Patienten eine **antihypertensive Kombinationstherapie** erforderlich ist. Günstige Partner antihypertensiver Kombinationstherapie zusätzlich zu ACE-Hemmern oder AT_1-Rezeptorblockern sind Kalziumantagonisten, Betablocker und Diuretika. Für Angiotensin-I-Blocker liegen prospektive Langzeitstudien zur Prävention oder Progressionsminderung der Nephropathie beim Typ-2-Diabetiker vor.

Weitere Therapiemaßnahmen:
- Nikotinverzicht
- Thrombozyten-Aggregationshemmung, z.B. mit ASS 100 mg/die
- Eiweißaufnahme; die tägliche Eiweißzufuhr sollte 0,8–1,0 g/kg Körpergewicht betragen
- LDL-Cholesterin unter 100 mg/dl (2,6 mmol/l) absenken

Sonstige Maßnahmen:
- Vermeidung von Röntgen-Kontrastmitteln
- Vermeidung von NSAR und Langzeiteinnahme von Mischanalgetika
- Anpassung der Dosierung von Medikamenten an die reduzierte Nierenfunktion
- Antibiotische Therapie von Harnwegsinfektionen

[☞ Leitlinien!]

Monitoring und Langzeitkontrolle:
Folgende Parameter sollten je nach Nephropathie-Stadium 2- bis 4mal jährlich überprüft werden:
- Monitoring des Blutdrucks (einschl. Selbstkontrolle und evtl. 24-h-Blutdruckmessung) und der anderen kardiovaskulären Risikofaktoren
- Serum-Kreatinin, Harnstoff und Kalium
- Berechnung der eGFR
- Bestimung der Albuminausscheidung (Albuminkonzentration)

Ab dem Stadium 2b (Kreatinin-Clearance <60 ml/min) zusätzlich:
- Hämoglobin, Hämatokrit
- Serum-Phosphat, Serum-Calcium
- Parathormon

Nephrologische Mitbetreuung ist bei folgenden Konstellationen erforderlich:
 - Auftreten einer N iereninsuffizienz
 - bei großer Proteinurie
 - bei renaler Anämie
 - bei sek. HPT

[☞ Leitlinien!]

Die Zulassung von Antidiabetika in Abhängigkeit von der Nierenfunktion zeigt Tab. 3.19. Auf einige Arzneimittelinterferenzen bei diabetischer Nephropathie sollte unbedingt geachtet werden (☞ Tab. 3.21).

	Nierenfunktion (ml/ min)			
	>60	45-60	30-45	<30
Metformin	+	(+)	(+)	-
Sulfonylharn-stoffe	+	+	(+)	-
Gliquidon	+	+	+	+
Gliptine	+	+	(+)a	(+)a
Exenatid	+	+	(+)	-
Acarbose	+	+	+	-
Repaglinid	+	+	+	+
Nateglinid	+	+	-	-
Insulin	+	+	+	+

Tab. 3.19: KKK Nierenfunktion und antidiabetische Therapie. + Zulassung, (+) Studienlage zeigt, dass Einsatz möglich ist, - nicht sinnvoll bzw. kontraindiziert, **a** Saxagliptin: Krea-Clearance 50-80 ml/min → Dosierung 5 mg/die; Krea-Clearance <50 ml/die → Dosierung 2,5 mg/die, terminale Niereninsuffizienz ist Kontraindikation. Modif. nach Menne J, Haller H 2011.

Therapienebenwirkungen bei diabetischer Nephropathie

- Insulin wird zu 30 % renal abgebaut
  - Kumulation bei chronischer Niereninsuffizienz
  - Hypoglykämieneigung (Insulin-Dosis-Reduktion)
  - urämisch bedingte verminderte hepatische Glukoneogenese und Glykolyse
    ⇒ möglichst kurz-wirkende Insuline einsetzen!
- Sulfonylharnstoffe kumulieren bei Niereninsuffizienz
  - protrahierte Hypoglykämie, Letalität von 7,5 %
  - nur Gliquidon (Glurenorm) kumuliert nicht
  - Repaglinide
    ⇒ Dosisreduktion bei Kreatinin-Clearance <30 ml/min
  - Glucosidase-Hemmer: nicht zu empfehlen
- Biguanide/Metformin
  - Lactatazidose mit 50 % Letalität
  - Kontraindikation: Kreatinin >1,2 **mg/dl**

Tab. 3.20: Therapienebenwirkungen bei diabetischer Nephropathie.

 Prävention

Die wichtigsten Maßnahmen zur Prävention der diabetischen Nephropathie sind:

- Primärprophylaxe: **Optimale Stoffwechseleinstellung**
- Sekundärprophylaxe: **Optimale Blutdruckeinstellung**

Nikotinverzicht kann bei Patienten mit Typ-1- oder Typ-2-Diabetes die Progression der Nephropathie verzögern.

Risikofaktor	Maßnahme
Nephrotoxische Substanzen	Daran denken!
Arterielle Hypertonie	Blutdrucksenkung
Albuminurie	Verminderung der Proteinurie
Hyperglykämie	Stoffwechselkontrolle
Hohe diätetische Eiweißzufuhr	Eiweißrestriktion
Hyperlipidämie	Therapie Hyperlipoproteinämie
Zigarettenrauchen	Nikotinverzicht
Kochsalzzufuhr >100 mmol/l	Negative Kochsalzbilanz

Tab. 3.21: Beeinflussbare Risikofaktoren für die Progression der Nephropathie bei Typ-2-Diabetes.

3.7. Diabetes und Neuropathie

Unter dem Begriff der **diabetischen Polyneuropathie versteht man Störungen des peripheren sensomotorischen und autonomen Nervensystems, die im Rahmen der diabetischen Erkrankung früher oder später auftreten.** Die diabetische Polyneuropathie ist neben der alkoholinduzierten die häufigste erworbene Neuropathieform.

Etwa ein Drittel aller Polyneuropathien sind diabetesbedingt.

3.7.1. Pathogenese

Die diabetische Stoffwechselstörung wird als eigentliche Ursache der Neuropathie angesehen, jedoch ist die **spezielle** Pathogenese unklar und **sicherlich** multifaktoriell. Verschiedene Vorstellungen über das Entstehen der Neuropathie werden diskutiert:

- Akkumulation von Sorbitol und Fruktose
- Strukturänderungen der Nervenmembran
- Vaskuläre Ursachen (oxidativer Stress)
- Störungen des Neurotrophismus (Mangel an NGF und IGF)
- Bildung von AGE Produkten
- Immunprozess mit Bildung von Antikörpern gegen Nervengewebe

3.7.2. Einteilung der Neuropathien

Klassifikation der diabetischen Neuropathie (nach Thomas und Tomlinson, 1993)
1. Symmetrische Polyneuropathien
• Sensible/sensomotorische periphere Polyneuropathie • Symmetrische proximale Neuropathie der unteren Extremitäten
2. Fokale Neuropathien
• Kraniale Neuropathie, vor allem Neuropathie der Hirnnerven • Mononeuropathie des Stammes und der Extremitäten • Asymmetrische proximale Neuropathie der unteren Extremitäten
3. Autonome Neuropathie

Tab. 3.22: Klassifikation der diabetischen Neuropathien [☞ **Leitlinien!**].

Häufigster Lokalisationstyp ist der symmetrische, distal betonte, vorwiegend sensible Befall der Extremitäten, da vor allem **Nerven mit langem Faserverlauf erkranken.** Deutlich seltener sind proximal asymmetrische, als **diabetische Amyotrophie** bezeichnete Verlaufsformen, sowie die **fokalen Neuropathien.** Hier sind es überwiegend die Hirnnerven, die befallen sind, vorwiegend der N. oculomotorius und der N. abducens. Etwas seltener ist der Befall peripherer Nerven (N. femoralis, Meralgie des N. cutaneus femoris lateralis, N. ischiaticus, N. medianus, N. ulnaris, N. radialis, Engpasssyndrome im Bereich dieser Nerven sowie die Neuropathie der Rumpfnerven mit thorakaler und abdomineller Radikulopathie). Auch die autonomen (viszeralen) Neuropathien, vor allem die kardiale autonome Neuropathie und die erektile Dysfunktion, sind mit einer Prävalenz von bis zu 30 % bei Typ-1- und Typ-2-Diabetikern sehr häufig nachweisbar.

3.7.3. Sensomotorische periphere Polyneuropathie

Die sensomotorische periphere Polyneuropathie weist unterschiedliche Verfahrensformen auf, die nach klinischen Kriterien unterschieden werden:

- eine subklinische Neuropathie ohne Symptome, aber pathologische neuro-physiologischen Tests (z.B. Vibrationsempfinden)
- eine chronisch-schmerzhafte Neuropathie
- die akut-schmerzhafte Neuropathie (eher selten)
- die schmerzlose Neuropathie (häufig)
- fokale Neuropathien wie die diabetische Amyotrophie (selten), leider oft verkannt
- als Diabetesfolgeschaden, der zum neuropathisch-diabetischen Fußsyndrom führen kann, inkl. der diabetischen Neuroosteoarthropathie.

Es bestehen enge Assoziationen mit:
- der Diabetesdauer
- der Qualität der Diabeteseinstellung
- der diabetischen Retinopathie
- der diabetischen Nephropathie
- der autonomen Neuropathie
- der Hypertonie
- der Hyperlipidämie
- der Mediasklerose
- Alkohol- und Nikotinabussus.

■ Diagnostik der sensomotorischen peripheren Polyneuropathie

Die frühzeitige Diagnose bei der diabetischen Polyneuropathie stützt sich wesentlich auf die ausführliche **Anamnese.** Gerade die im Vordergrund stehende symmetrische distale Neuropathie beginnt häufig schleichend. Typische Symptome wie **Taubheit, Ameisenlaufen, Pelzigkeitsgefühl, "burning feet"** und das Gefühl, dass die Bettdecke lästig auf den Beinen ist, sollten beim Patienten routinemäßig erfragt werden. Vor allem **nachts auftretende Schmerzen** gehören zu den verdächtigen Indizien, die hinsichtlich einer peripheren Polyneuropathie Beachtung finden sollten.

Selten finden sich heftige Schmerzen oder massive Störungen der Tiefensensibilität ("diabetische Ataxie"). Motorische Störungen treten bevorzugt an den Zehenhebern auf. Dadurch wird die Statik des

Fußes beeinträchtigt. Die subklinische Neuropathie ist nur durch Schwellenwertmessungen für Vibrations-, Wärme- und Kälteempfinden bzw. durch elektroneutrographische Methoden zu erkennen.

Folgende Untersuchungstechniken dienen zur raschen Diagnostik der sensomotorischen peripheren Polyneuropathie (NVL Diabetische Neuropathie 2007):

- Anamnese mit Erfassen von neuropathischen Plus- und Minussymptomen, Dauer, Progression, nächtliche Zunahme, Qualität der Empfindungsstörungen
- Inspektion der Füße (Hautfarbe, trophische Störungen, Deformitäten, Ulzera, Hautbeschaffenheit, Schweißsekretion, Infektionen, Mykosen
- klinisch-neurologische Tests:

▶ *Vibrationsempfinden mit der C-128-Stimmgabel nach Rydel-Seiffer*

In der Früherkennung sensomotorischer Neuropathien hat sich die Sensibilitätsprüfung mit dem **Stimmgabeltest** als besonders hilfreich erwiesen.

> Die gestörte Vibrationsempfindung ist ein wichtiges Frühsymptom für polyneuropathische Störungen.

Eine kalibrierte Stimmgabel (nach Rydel-Seiffer) wird in Schwingungen gebracht und an den Extremitäten von distal nach proximal beiderseits auf Großzehengrundgelenk medial, innere Malleolen und Tibiakante subpatellar aufgesetzt. Die Schwelle der Vibrationsempfindung lässt sich an einer Skala semiquantitativ ablesen.

Normalwerte am Großzehengrundgelenk:

- <40 Jahre ≥6/8
- >40 Jahre ≥5/8

▶ *Schmerzempfinden (Zahnstocher)*

▶ *Temperaturempfinden (Tiptherm)*

▶ *Muskeleigenreflexe (Achilles- und Patellarsehnenreflex) reduziert bis aufgehoben.*

Das Berührungsempfinden kann mittels Wattebausch oder Monofilament geprüft werden.

Für Diagnostik und Verlaufskontrollen ist es sehr sinnvoll, Scores zu verwenden:

- Neuropathie-Symptom-Score (NSS) und Neuropathie Defizit-Score (NDS).

Als Minimalkriterien für die Diagnose gelten:

- mäßig ausgeprägte neuropathische Defizite (NDS 6-8 Punkte) mit oder ohne Beschwerden oder
- leichte neuropathische Defizite (NDS 6-8 Punkte) mit mäßig ausgeprägten Beschwerden (NSS 4-6 Punkte)

Die Scores sind in Abb. 3.13 dargestellt.

■ Differentialdiagnose der sensomotorischen Polyneuropathie

Bei symmetrischen, vorwiegend sensiblen Polyneuropathien muss gedacht werden an:

- periphere arterielle Verschlusskrankheit
- Alkoholmissbrauch
- Medikamente (z.B. Zytostatika)
- Vitamin-B_{12}-Mangel
- Niereninsuffizienz
- Tumorleiden, paraneoplastische Syndrome
- HIV
- Hypothyreose
- Restless legs

Bei asymmetrischen, vorwiegend motorischen Polyneuropathien denken an:

- Wurzelreizsyndrom, Engpasssyndrome
- Periarteriitis nodosa
- Porphyrie
- Einblutungen

An andere Ätiologien muss insbesondere bei atypischen Umständen des Auftretens einer Polyneuropathie gedacht werden:

- Fehlen weiterer diabetischer Folgeschäden (Retinopathie, Nephropathie)
- vorwiegend motorischen Ausfällen
- rascher Progredienz
- Nachweis weiterer neurologischer Symptome

Bei diesen Patienten sollte eine neurologische Konsiliaruntersuchung erfolgen. Wir haben insgesamt 3 Patienten mit peripheren Lähmungen beobachtet, die als diabetische Polyneuropathie geführt wurden, bei denen sich im Rahmen der Diagnostik ein spinales Meningeom herausstellte.

■ Therapie der sensomotorischen Polyneuropathie

Die Optimierung der Diabeteseinstellung ist die einzige bisher akzeptierte Kausaltherapie der sensomotorischen Polyneuropathie und der autono-

Neuropathie Symptom-Score (NSS)

Symptomatik an Fuß/Unterschenkel*	ja	nein	
Brennen	☐ 2	☐ 0	
Taubheitsgefühl	☐ 2	☐ 0	
Parästhesien	☐ 2	☐ 0	☐ Punkte
Schwächegefühl	☐ 1	☐ 0	
Krämpfe	☐ 1	☐ 0	
Schmerzen	☐ 1	☐ 0	☐ Punkte

Lokalisation

Füße	☐ 2	
Unterschenkel	☐ 1	
Andere Lokalisation	☐ 0	☐ Punkte

Exazerbation

Nachts vorhanden	☐	
Tagsüber und nachts vorhanden	☐	
nur tagsüber vorhanden	☐	
Patient wird durch Symptome aus dem Schlaf geweckt	Score von ☐	addieren ☐ Punkte

Besserung der Symptome beim

Gehen	☐ 2	
Stehen	☐ 1	
Sitzen oder Hinlegen	☐ 0	☐ Punkte

Gesamtscore: Punkte

Bewertung:

3- 4   = leichte Symptome
5- 6   = mäßige Symptome
7 -10 = schwere neuropathische Symptome

* In jeder Punktespalte kann die maximale Punktzahl nur einmal eingegeben werden

Neuropathie Defizit-Score (NDS)

Achilles- sehnenreflex	Seite	rechts	links
Reflexe	normal	☐ 0	☐ 0
	abgeschwächt	☐ 1	☐ 1
	fehlend	☐ 2	☐ 2

Vibrationsempfindung

Messung distal am Metatarsale 1

	rechts	links
Normal ≥ 5/8	☐ 0	☐ 0
abgeschwächt fehlend (< 5/8)	☐ 1	☐ 1

Schmerzempfindung

Messung am Fußrücken

	rechts	links
normal	☐ 0	☐ 0
abgeschwächt/ fehlend	☐ 1	☐ 1

Temperaturempfindung

Messung am Fußrücken

	rechts	links
normal	☐ 0	☐ 0
fehlend/ abgeschwächt	☐ 1	☐ 1

Gesamtscore: Punkte

Bewertung:

3- 5   = leichte neuropathische Defizite
6- 8   = mäßige neuropathische Defizite
9-10   = schwere neuropathische Defizite

Abb. 3.13: Diagnosekriterien für die sensomotorische Neuropathie (NVL Diabetes und Neuropathie 2007).

men Neuropathie. In der DCCT-Studie reduzierte eine intensivierte Insulintherapie bei Typ-1-Diabetikern das Risiko für das Neuauftreten einer Neuropathie um etwa 40 %. Für Typ-2-Diabetes ist ein solcher Zusammenhang nicht gesichert worden. Die Behandlung der weiteren Risikofaktoren (Normalisierung von Blutdruck und Blutfetten, Alkohol- und Nikotinkarenz) erscheint sinnvoll.

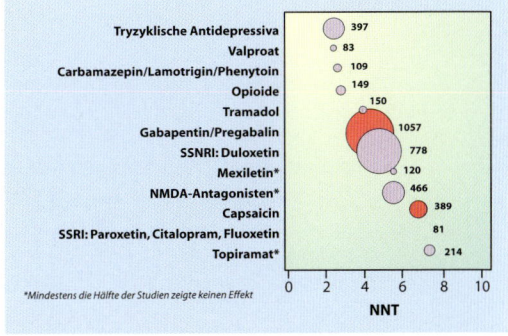

Abb. 3.14: Wirksamkeit von Präparaten zur Behandlung der schmerzhaften diabetischen Neuropathie. Numbers needed to treat (NNT) bei neuropathischen Schmerzen (≥50 % Schmerzreduktion). Modif. nach Finnerup et al. 2005.

Für die symptomatische Behandlung der schmerzhaften diabetischen Neuropathie stehen eine Reihe von Medikamenten zur Verfügung. Die Auswahl des Präparates sollte sich nach Wirksamkeit, Gegenanzeigen und Anwendungsbeschränkungen richten. Nach dem Kriterium der Wirksamkeit sollten trizyklische Antidepressiva, gefolgt von traditionellen Antikonvulsiva wie Carbamazepin, neueren Antikonvulsiva (Gabapentin, Pregabalin) eingesetzt werden. Wenn diese Präparategruppen nicht wirksam sind, kommen selektive Serotonin-Noradrenalin-Wiederaufnahmehemmer wie Duloxetin zum Einsatz (Wong et al. 2007).

Trizyklische Antidepressiva zeigen zwar die beste Wirkung sind aber aufgrund relativ hoher Nebenwirkungsraten (Sedierung, Gewichtszunahme, anticholinerge Nebenwirkungen wie Mundtrockenheit oder Miktionsbeschwerden, Kardiotoxizität) bei vielen Patienten, insbesondere den multimorbiden Typ-2-Diabetikern, problematisch.

Als sogenannte "pathogenetisch begründbare Therapie" wurde α-Liponsäure angesehen, das aber wegen fehlender Evidenz nicht mehr erstattungsfähig ist.

Zur topischen Schmerztherapie kann Capsaicin-Creme (4 × täglich über bis zu 8 Wochen) versucht werden.

Die nicht-pharmakologischen Therapieoptionen

- transkutane elektrische Nervenstimulation (TENS) und
- hochfrequente Muskelstimulation (HFMS)

sollten stets mit berücksichtigt werden, da sie praktisch frei von Nebenwirkungen sind.

Präparat	Dosierung
Trizyklische Antidepressiva Amitriptylin (Saroten®)	(10)-25-75 mg zum Schlafen gehen
Antikonvulsiva Carbamazepin (Tegretal®) Gabapentin (Neurontin®) Pregabalin (Lyrica®)	 200-600 mg/die 900-3600 mg/die 300-600 mg/die
Opioide Tramal long®	 bis 400 mg/die
SSNRI Duloxetin (Cymbalta®)	 60-120 mg/die

Tab. 3.23: Dosierung von Medikamenten zur Behandlung der schmerzhaften diabetischen Neuropathie.

3.7.4. Autonome Neuropathien

Die **Neuropathie des vegetativen Nervensystems** hat in den letzten Jahren eine zunehmende Beachtung in der Diabetologie, Neurologie und Inneren Medizin gefunden. Die Einteilung der autonomen Neuropathien erfolgt anhand der betroffenen Organ- und Funktionssysteme. Die wichtigsten Symptome und Organmanifestationen beim Diabetiker sowie die therapeutischen Optionen werden in einer Übersicht in Tab. 3.24 dargestellt.

Da eine autonome Neuropathie häufig zusammen mit einer sensomotorischen Neuropathie vorkommt, lohnt es sich – insbesondere bei gesichertem Befall des peripheren Nervensystems und bei länger bestehendem Diabetes – auch nach autonomen Symptomen und Störungen zu fahnden. Insbesondere bei der sog. schmerzhaften Polyneuropathie mit Spontanschmerz, Dysästhesien und Temperaturempfindungsstörungen besteht häufig eine Mitbeteiligung des autonomen Nervensystems.

■ Kardiale autonome Neuropathie

Für die Diagnose der autonomen Neuropathie des Herzens haben sich die in Tab. 3.25 aufgezeigten praxisrelevanten Diagnosemethoden als hilfreich erwiesen.

Die wesentlichen Inhalte zur kardialen autonomen Neuropathie sind im Kap. 3.2. Diabetes und Herz beschrieben.

Organmanifestation und Klinik	Untersuchungsmethoden	Therapie
Kardiovaskuläres System: • Ruhetachykardie (Frequenz >100/min) • reduzierte Herzfrequenz-variation • Belastungsintoleranz • perioperative Instabilität • orthostatische Hypotonie • verminderte bzw. fehlende Wahrnehmung von Myokardischämien	**Tests der Herzfrequenz-variation:** • Exspirations-/Inspira-tionsquotient unter tiefer Respiration • max./min. 30:15-Quotient • Valsalva-Quotient (Valsalva-Manöver) • Orthostase-Test • Kipptischtest	**Kardiovaskuläre Neuropathie:** • im Allgemeinen keine spezielle Behandlung not-wendig (wichtig: Diagnose und Therapie koronarer Herzkrankheit und Herzinsuffizienz) • beiTachykardie Betablocker **Orthostasesyndrom:** • allgemeine Maßnahmen: liberalisierte Kochsalz-zufuhr, körperliches Training, Kompressions-strümpfe, Beachtung hypoton wirkender Pharmaka • Fludrocortison (Beginn mit niedriger Dosis, Beach-tung von Nebenwirkungen) • blutdrucksteigernd wirksame Medikamente mit kurzer Halbwertszeit (z.B. Midodrin)
Gastrointestinales System: • diabetische Gastropathie (dyspeptische Symptome, postprandiale Hypo-glykämie) • diabetische Cholezysto-pathie • diabetische Diarrhö • diabetische Obstipation (Hypomotilität des Kolons) • anorektale Dysfunktion (Stuhlinkontinenz)	• Magenentleerung (Szinti-grafie, Sonografie, ^{13}C-Oktanoat-Atem-Test) • gastrokolische Transitzeit (Röntgen, H_2-Exhalations-test, Szintigrafie) • ösophagogastrointestinale Manometrie • Gallenblasenkontraktion (Sonografie) • Kolon-Transitzeit mit röntgendichten Markern (Hinton-Test) • anorektale Manometrie	**Gastroparese (Gastropathie):** • Pharmakotherapie: Metoclopramid, Domperidon, evtl. Erythromycin • Ernährungssonde, Jejunostomie • gastrale Elektrostimulation **Diarrhö:** • Loperamid • Antibiotika (z.B. Gyrasehemmer, Doxicyclin) • Clonidin • andere Substanzen: Pankreasenzyme, Colestyramin, Kaolin und Pektin **Obstipation:** • reichlich Flüssigkeit, Ballaststoffe, Bewegung • Laktulose, Magnesiumsulfat, Natriumsulfat • motilitäts- und sekretionswirksame Laxanzien (Bisacodyl, Antrachinone) • Macrogol, Plantago ovata Samenschalen) **Stuhlinkontinenz:** • Antidiarrhoika • Biofeedback-Techniken
Urogenitales System • diabetische Zystopathie (Blasenentleerungsstörung) • erektile Dysfunktion • Sexualstörung der Frau	• maximales Nacht-Morgen-Urinvolumen, Bestimmung des Restharns • Sonografie • urologische Funktionstests • standardisierter Frage-bogen zur sexuellen Gesundheit beim Mann (IIEF-5)	**Diabetische Zystopathie:** • Selbstkatheterisation • Parasympathikomimetika • Diagnose und Therapie einer Prostatahyperplasie, konservative (z.B. α-Rezeptorenblocker) oder operative urologische Maßnahmen • ggf. antibiotische Therapie **Erektile Dysfunktion:** • Vermeidung medikamentöserNebenwirkungen (bedingt durch Antihypertonika, Tranquilizer, Antidepressiva) • 5-Phosphodiesterase-Hemmer(Sildenafil, Tadalafil, Vardenafil) • Erektionshilfesystem (Vakuumpumpe) • Schwellkörper-Autoinjektionstherapie (SKAT) • Schwellkörperimplantat

Organmanifestation und Klinik	Untersuchungsmethoden	Therapie
Neuroendokrines System (endokrine Dysfunktion): • hypoglykämieassoziierte autonome Dysfunktion: • Reduktion bzw. Fehlen der hormonellen Gegen-regulation • gestörte Hypoglykämie-wahrnehmung • erhöhte Glukoseschwel-le für Hypoglykämie-symptome bei Blut-glukoseabfall • verminderte Katechola-minsekretion im Stehen und unter körperlicher Belastung	• engmaschige Blutglukose-kontrollen (insbesondere Selbstkontrollen), besonders auch nachts	• Vermeiden von symptomatischen und asymptomatischen (oftmals nächtlichen) Hypoglykämien • Hypoglykämie-Wahrnehmungstraining (BGAT)
Sudomotorik und Vaso-motorik: • Dyshidrose, Anhidrose ("trockene Füße") • gustatorisches Schwitzen	• Schweißtests	• fett- oder harnstoffhaltige Externa • Vermeidung starker Hitzeexposition • Prophylaxe bei identifizierter Ursache des Schwitzens (Nahrungsbestandteile) • Anticholinergika, Clonidin (niedrige Dosis) • bei fokaler Hyperhidrose ggf. Botulinumtoxin
Trophik: • Hyperkeratosen, Rhagaden • neuropathisches Ulkus • Neuroosteopathie und Neuroosteoarthropathie (Charcot-Fuß) • neuropathisfhes Ödem	**Fußinspektion:** • klinisch-neurologische und angiologische Unter-suchung • Röntgen, ggf. CT bzw. NMR • Pedographie (zur Quali-tätskontrolle orthopädie-schuhtechnischer Maß-nahmen und optional zur Testung der Druckbelas-tung unter den Fußsohlen) • klinische Untersuchung	• Fußpflege (Schulung) • Druckentlastung (z.B. Einlagen und Schuh-versorgung) • Infektionsbekämpfung • lokale chirurgische Maßnahmen • konservative oder operative Therapie einer arteriellen Verschlusskrankheit • Saluretika
Pupillomotorisches System: • Miosis • gestörte Pupillenreflexe • verminderte Dunkel-adaption	• klinische Untersuchung • Infrarotpupillometrie (Mydriasegeschwindigkeit, Latenzzeit des Pupillen-reflexes	• Hinweis an den Patienten auf verminderte Dunkel-adaption und Gefährdung bei Nachtblindheit • Glaukomgefährdung (Kontrolle des Augendrucks)
Respiratorisches System: • zentrale Fehlregulation der Atmung mit herabge-setztem Atemantrieb gegenüber Hyperkapnie bzw. Hypoxämie • fragliche Schlafapnoe • Atemstillstand	• ggf. Schlaflabor	

Tab. 3.24: Klinisch wichtige Manifestationen, zugeordnete Diagnostik und spezielle Therapie der autonomen diabetischen Neuropathie bei Diabetes mellitus Typ 1 und Typ 2 (Nationale Versorgungsleitlinie diabetische Neu-ropathie 2007).

Testmethode	Testwert	Normwert	Verdachts-bereich	Pathologischer Bereich
Herzfrequenzvariation (respiratorische Arrhythmie)	Δ Herzfrequenz/min (EKG)	≥15	11-14	≤10
Herzfrequenzänderung beim Aufstehen – Valsalva-Test	30:15-Herzschlag (RR-Intervall, ms)	≥1,04	1,01-1,03	<1,00
	längstes RR-Intervall: kürzestes Intervall (EKG, ms)	≥1,21	–	≤1,20
Orthostasetest des Blutdrucks	Δ RR systolisch (mm Hg)	≤10	11-29	≥30
Handgrip-Test (isometrische Muskelkontraktion)	Δ RR diastolisch (mm Hg)	≥16	11-15	≤10

Tab. 3.25: Diagnosemethoden Kardioneuropathie. Testbatterie nach Ewing.

■ Autonome Neuropathie des Magen-Darm-Traktes

Schädigungen des autonomen Systems des Gastrointestinaltraktes betreffen potentiell alle Anteile und stören die neuronale Kontrolle von Motilität, Sekretion, Resorption und sensorischer Perzeption.

Die betreffenden Patienten haben meist seit langem einen Diabetes mellitus und leiden zusätzlich an sensomotorischer Polyneuropathie und anderen Formen der autonomen Neuropathie. Diagnostisch wegweisend sollte die kardiale autonome Neuropathie sein, da diese am leichtesten zu erfassen ist. Eine instabile Stoffwechsellage mit gehäuften postprandialen Hypoglykämien wird oft sehr rasch auf eine Magenentleerungsstörung bezogen. Dies ist aber ganz klar eine Ausschlussdiagnose und somit recht aufwendig!

Als Symptome der diabetischen Gastroparese gelten zwar dyspeptische Beschwerden wie Übelkeit, Erbrechen, Völlegefühl, epigastrische Schmerzen; spezifisch sind diese Symptome aber keinesfalls.

Beschwerden und Motilitätsstörungen korrelieren nur sehr lose miteinander. Differentialdiagnostisch sollten zunächst organische Erkrankungen ausgeschlossen werden. Für die tägliche Routine kann die Entleerung von Flüssigkeiten oder semiliquiden Mahlzeiten orientierend sonografisch untersucht werden. Die als "Goldstandard" gepriesene Magenentleerungsszintigrafie ist nur an sehr wenigen Einrichtungen durchführbar und damit ohne größere praktische Relevanz. Allenfalls kommt noch der ^{13}C-Atemtest in Frage.

Therapeutisch kommen bei der Magenmotilitätsstörung zunächst häufige kleine, fett- und ballast-stoffarme Mahlzeiten in Frage. Gastroprokinetika wie Metoclopramid, Domperidon und auch Erythromycin können versucht werden. In seltenen Fällen mit extremer Symptomatik kann die Implantation eines Magenschrittmachers in Erwägung gezogen werden.

Bei Befall des Dünndarms ist die diabetische Diarrhoe mit voluminösen, wässrigen Durchfällen charakteristisch, aber selten. Die Diagnose ist nur über umfangreiche Ausschlussdiagnostik möglich. Therapeutisch kommen Loperamid, Colestyramin, Clonidin oder Antibiotika (Gyrasehemmer) in Frage.

■ Neuropathien des Urogenitalsystems

Bei Diabetikern mit Polyneuropathien findet man unter Einsatz spezieller apparativer diagnostischer Verfahren (Urodynamik, Elektromyographie) in mehr als 80 % der Fälle eine **Innervationsstörung der Blase**, auch wenn subjektive Beschwerden fehlen. Frühsymptome sind selteneres Wasserlassen am Tage und auffällig große morgendliche Urinmengen bei schwachem Harnstrahl. Im weiteren Verlauf kommt es zur **Restharnbildung** und schließlich zur Harnverhaltung mit **Überlaufblase**. Die parasympathische Denervierung führt zur Lähmung und Atonie des Detrusors mit abnorm großer Blase bei mangelndem Entleerungsreflex. Die sympathische Denervierung bewirkt zusätzlich zunehmende Inkontinenz durch Parese des inneren Sphinkters und Schmerzlosigkeit und mangelndes Harndranggefühl bei überfüllter Blase. Es liegt hierbei eine C-Faserläsion vor. Die Folge sind **rezidivierende Harnwegsinfekte**.

■ Erektile Dysfunktion (EDF)

Der Diabetes ist die häufigste Ursache für eine erektile Dysfunktion. Schätzungsweise 30-60 % aller Männer mit einem Diabetes mellitus leiden unter Erektionsstörungen. Diese treten im Vergleich zu Nicht-Diabetikern 10-15 Jahre früher auf. Die sexuellen Probleme beschränken sich beim Diabetiker nicht nur auf die erektile Dysfunktion, sie gehen auch teilweise mit einer verminderten Sensitivität des Penis, Phimosenbildung oder Ejakulations- und Orgasmusproblemen einher (bei Frauen Orgasmusstörungen).

▶ Diagnostik

Die Anamnese sollte in einem **Einzelgespräch** als vertrauensbildende Maßnahme stattfinden. Nur auf Wunsch des Patienten sollte beim Erstgespräch auch die Sexualpartnerin mit eingebunden werden. Anamnestisch sind die Dauer der Impotenz, die Art des Beginns (akut oder protrahiert), das Vorkommen oder Fehlen von morgendlichen Erektionen, Penisdeviation und Medikamentenanamnese bedeutsam. Ist der Beginn akut, der Verlauf mehr episodenhaft und kommen bisweilen vollständige Erektionen vor, spricht das für psychogene Ursachen; während ein protrahierter Verlauf, kontinuierliche Verschlechterung und dauerhaft unvollständige oder fehlende Erektion für organische Ursachen sprechen.

Medikamente mit möglichem negativen Einfluss auf die Erektionsfähigkeit sind:

- Psychopharmaka
- Antihypertensiva (z.B. Betablocker)
- Antihistaminika
- Lipidsenker
- H_2-Blocker
- Suchtmittel u.a.
- NSAR

1. Diagnostische Stufe
• Anamnese, Sexualanamnese klinischer Befund (Penisuntersuchung); Laboruntersuchungen • Gesamttestosteron (fakultativ freies Testosteron), Prolactin, FSH, LH
2. Diagnostische Stufe
• Test mit einem PDE 5-Hemmer (Sildenafil, Vardenafil, Tadalafil) • Schwellkörperinjektionstest (SKIT) • Doppler-/Duplexsonographie
3. Diagnostische Stufe (nur wenn eine operative Therapie geplant oder sinnvoll ist)
• Kavernosonometrie und Kavernosonographie

Tab. 3.26: Stufendiagnostik der EDF (modifiziert nach Stief et al. 1996) [☞ **Leitlinien!**].

▶ Therapie

Bei langbestehender schlechter Stoffwechsellage sind Sexualstörungen bei verbesserter Diabeteseinstellung oft reversibel. Nikotin- und Alkoholabusus sind zu vermeiden. Sind Medikamente, speziell manche Antihypertensiva, ursächlich, kommt ein Umsetzen der Therapie in Betracht.

Selektive Phosphodiastase-V-Inhibitoren (PDE-V) wie Sildenafil (Viagra®). Vardenafil (Levitra®) und Tadalafil (Cialis®) haben sich als die Therapie der Wahl für die meisten Patienten mit erektiler Dysfunktion erwiesen. Bis zu 2/3 der Patienten berichten über einen Therapieerfolg.

Die behandlungsassoziierten Nebenwirkungen betreffen in erster Linie Kopfschmerzen, Flushing, Dyspepsie, Rhinitis und vorübergehende Sehstörungen. Diabetiker sollten vor Einnahme von PDE-V-Inhibitoren augenärztlich untersucht werden. Kardiovaskuläre Nebenwirkungen sind bei Beachtung der Kontraindikationen selten.

Beachtet werden müssen die Kontraindikationen:

- gleichzeitige Behandlung mit Nitraten oder NO-Donatoren (Molsidomin, Nitroprussidnatrium, "Poppers")
- schwere Leber- und Niereninsuffizienz
- schwere Herz-Kreislauferkrankungen (z.B. instabile Angina pectoris)
- Hypotonie

- bekannte erblich bedingte degenerative Retina-erkrankung (Retinitis pigmentosa)

Weitere Therapiemöglichkeiten sind die Schwellkörper-Autoinjektionstherapie (SKAT) mit Prostaglandin und die Verwendung mechanischer Hilfsmittel. Die Vakuumpumpentherapie ist eine effektive Behandlungsform der Impotenz jeder Genese. Als weitere Therapiemöglichkeit bieten sich die intraurethrale Applikation vasoaktiver Substanzen (Alprostadil) an. Unter dem Handelsnamen MUSE wird ein 3,2 cm langer Applikator benutzt, die Ansprechrate ist aber niedriger als bei der SKAT (57 % versus bis zu 90 %).

An chirurgischen Maßnahmen gibt es die Prothesenchirurgie, venöse Sperroperationen und arterielle Revaskularisationen. Diese Operationen sind mit einem hohen Nebenwirkungspotenzial belastet und sollten nur mit allergrößter Zurückhaltung durch kundige Hand angewendet werden.

Medikamente wie

- Yohimbin
- α_2-Rezeptorblocker und
- Aphrodisiaka

sowie die

- lokale Anwendung von Nitroglyzerin

haben sich therapeutisch als nicht optimal erwiesen.

Zusammenfassend lässt sich die erektile Dysfunktion beim Diabetiker weder pathologisch, pathophysiologisch noch diagnostisch eindeutig von der erektilen Dysfunktion beim Nicht-Diabetiker trennen. Eine umfassende Therapie und Diagnostik sollte psychogene von organischen Formen trennen, um eine zielgerichtete Stufentherapie zu ermöglichen.

3.8. Das diabetische Fußsyndrom

Das diabetische Fußsyndrom (DFS) umschreibt einen Symptomenkomplex verschiedener Krankheitsbilder, die durch unterschiedliche Ätiologie und Pathomechanismen gekennzeichnet sind. Gemeinsam ist, dass Beschwerden und Verletzungen am Fuß des Patienten zu Komplikationen bis hin zur Amputation der Extremität führen können.

> Diabetiker haben ein etwa 15-fach höheres Risiko für eine Amputation als Nicht-Diabetiker.

Das Risiko einer weiteren Amputation der Gegenseite beträgt nach einem Jahr ca. 12 %, nach 4 Jahren etwa 50 %. Insgesamt beträgt die Zahl der Majoramputationen (Unterschenkel, Oberschenkel) in der Bundesrepublik etwa 20.000 pro Jahr! 1 % aller Diabetiker bekommen irgendwann Fußprobleme. 25 % der Gesamtkosten beim Diabetes mellitus werden für das diabetische Fußsyndrom ausgegeben.

3.8.1. Pathogenese des diabetischen Fußes

Dem diabetischen Fußsyndrom liegen hauptsächlich zwei verschiedene Pathogenesetypen zugrunde: der neuropathisch-infizierte Typ und der ischämische Typ.

In verschiedenen Lehrbüchern und Publikationen finden sich immer wieder Angaben zu Häufigkeiten dieser Typen. Diese Daten sind allenfalls Schätzungen. Die Zuordnung zum neuropathischen oder ischämischen Typ hängt zwingend von der Genauigkeit der Diagnostik ab. Hinzu kommt, dass es immer noch keinen international verbindlichen Konsens darüber gibt, ab welchem Stadium ein diabetischer Fuß als ischämisch klassifiziert werden sollte.

Im Rahmen unserer prospektiven Studie zum diabetischen Fuß finden wir, dass

- bei fast 96 % der Patienten eine Neuropathie vorliegt
- eine reine Neuropathie ohne jede angiopathische Komponente bei 7 % der Patienten auftritt
- der rein ischämische Fuß nur zu ca. 4 % nachweisbar ist und
- die übergroße Mehrheit der Betroffenen Mischformen aufweist, wobei jeweils Neuropathie oder Angiopathie einen mehr oder minder großen Anteil ausmachen.

Die zentrale Störung besteht in Veränderungen aller Nervensysteme (autonom, motorisch, sensibel). Die sensible Neuropathie spielt sicher die entscheidende Rolle, da sie das Alarmsystem Schmerz außer Kraft setzt und sich bei Hinzukommen einer gravierenden Durchblutungsstörung bei zusätzlichen Traumen rasch massive Ulzerationen entwickeln können.

▶ Sensible Neuropathie

Die sensible Nervenschädigung beginnt an der Großzehe und steigt symmetrisch auf. Der klassische Satz des Diabetikers lautet: "Aber das hat doch nicht weh getan". Durch diesen Empfindungs- und z.T. Schmerzverlust können die Betroffenen nicht mehr adäquat auf Verletzungen (z.B. zu enges Schuhwerk, heißes Fußbad usw.) reagieren. Der **unwillkürliche Reflex** des "Zurückziehens" auf z.B. thermischen Reiz geht verloren!

Durch die sensible Neuropathie kann der Fuß exzessiv mechanisch belastet werden, so dass Kallus entstehen kann, der wiederum zu weiterer Druckbelastung führt.

▶ Periphere arterielle Verschlusskrankheit

Das Leitsymptom der paVk ist die Claudicatio intermittens. Patienten mit sensibler Neuropathie können den Claudicatio-Schmerz oftmals nicht mehr wahrnehmen. Wenn auch das Stadium des Ruheschmerzes wegen der Neuropathie "übersprungen" wird, tritt für den Patienten unerwartet und scheinbar plötzlich ein Stadium IV mit Ulzera/Nekrosen auf. Die Stadieneinteilung der paVk nach FONTAINE versagt also beim neuropathisch-ischämischen Fuß!

▶ Autonome Neuropathie

Die autonome Neuropathie bei diabetischem Fuß hat folgende Komponenten:

• reduzierte Schweißsekretion führt zu "trockenem" Fuß ohne wesentliche Geruchsbelästigung
• der Fuß ist warm und rosig durch Hyperperfusion infolge Eröffnung arteriovenöser Shunts
• Erlöschen der Vasokonstriktion bei Lageänderung führt zu weiterer Hyperperfusion und zu angioneuropathischen Ödemen.

▶ Motorische Neuropathie

Die motorische Neuropathie bewirkt eine Atropie der kleinen Fußmuskeln mit der Folge einer Kral-

lenzehenbildung. Das Druckmaximum unter dem Fuß wird unter die Mittelfußköpfchen verlagert und es schwindet das subkutane Fettpolster in diesem Bereich. So entsteht das klassische "Mal perforans".

Weitere Risikofaktoren für das Entstehen von Fußläsionen sind:

• Alter des Patienten
• Adipositas II. Grades (BMI ≥35 kg/m²)
• Arthropathie (Hüfte/Knie/OSG) oder Gelenkimplantat mit Funktionsbeeinträchtigung/Kontraktur
• Barfußlaufen
• eingeschränkte Gelenkmobilität (Limited Joint Mobility, LJM), z.B. Fußdeformitäten
• (erhebliche) Visuseinschränkung
• Hornhautschwielen
• Immunsuppression einschließlich Glukokortikoide
• mangelnde/falsche Fußpflege
• motorische Funktionseinschränkung/Parese eines oder beider Beine
• psychosoziale Faktoren
• Seheinschränkungen
• Suchtkrankheiten (z.B. Rauchen, Alkoholismus)
• ungeeignetes Schuhwerk
• vorangegangene Amputationen

Auslöser für eine akute Läsion am Fuß ist aber immer ein zusätzliches Trauma (zu enge Schuhe, unsachgemäße Nagelpflege, zu heißes Fußbad, Heizkissen, Barfuß im heißen Sand etc.). Nach dem Trauma kommt es zur Infektion der Läsion mit tiefergehender Zerstörung des Gewebes. Da auch dieser Prozess schmerzlos oder schmerzarm abläuft, entstehen die oft erheblichen zeitlichen Verzögerungen zwischen Läsion und Vorstellung beim Arzt.

Kategorie	Befunde	Untersuchungen	Risikoeinstufung
0	keine sensorische Neuropathie	1 × jährlich	niedriges Risiko
1	sensorische Neuropathie	1 × alle 6 Monate	erhöhtes Risiko
2	sensorische Neuropathie und Zeichen einer peripheren arteriellen Verschlusskrankheit und/oder Fußdeformitäten	1 × alle 3 Monate	
3	früheres Ulkus	1 × alle 1 bis 3 Monate	hohes Risiko

Tab. 3.27: Risikoschema der International Working Group on the Diabetic Foot (IWGDF).

	Neuropathischer Fuß	Ischämischer Fuß
Anamnese	Diabetes mellitus ohne Claudicatio intermittens	Diabetes mellitus Nikotinabusus Arterielle Hypertonie mit Claudicatio intermittens
Klinik		
Farbe	rosig	blass-livide (lageabhängig)
Temperatur	warm	kühl
Schweiß-Sekretion	gestört (trocken)	normal
Schmerz	häufig fehlend (gelegentlich sensible Reizerscheinungen) schmerzlose Läsion	Ruheschmerz (Stadium III) (nicht bei Mischform) schmerzhafte Läsion (Schmerzen bei herabhängendem Bein)
Fußpulse	tastbar	nicht tastbar
Achillessehnenreflex	schwach bis erloschen	normal
Hyperkeratose	häufig Hornhautschwielen, Risse, Einblutungen (besonders an druckexponierten Stellen)	wenig ausgeprägt
Läsion an	druckbelasteten Stellen	Akren
Knochendeformitäten	häufiger	selten
Weitere Unteruchungen		
Doppler-Index	>0,9	<0,9
Temperaturempfinden	reduziert	normal
Vibrationsempfinden	reduziert	normal
Berührungsempfinden	reduziert	normal

Tab. 3.28: Differenzialdiagnose: Diabetisches Fußsyndrom (Arbeitskreis DFS der Fachkommisiion Diabetes in Bayern 2000).

3.8.2. Erfassung des Risikos für eine diabetische Fußläsion

Die Amputationswahrscheinlichkeit beträgt bei Einstufung in Kategorie 2 und 3 innerhalb der nächsten 2,5 Jahre 4 % (☞ Tab. 3.27).

■ Diagnostische Maßnahmen

Die Untersuchung von Patienten mit diabetischem Fuß muss drei entscheidende Fragen beantworten:

- Besteht eine Durchblutungsstörung?
- Besteht eine Polyneuropathie?
- Hat der Patient eine Läsion am Fuß und wie ist diese einzuordnen?

In Tab. 3.28 ist zur groben Orientierung die Differenzierung zwischen vorwiegend neuropathi-

schem und vorwiegend angiopathischem Fuß aufgelistet.

Im Folgenden sollen die oben aufgeworfenen Fragen beantwortet werden.

1. Besteht eine Durchblutungsstörung? – Angiologische Stufendiagnostik

Sind die Fußpulse tastbar und ist der Fuß warm, ist eine relevante Durchblutungsstörung sehr wahrscheinlich ausgeschlossen!

Die Stadieneineilung der peripheren arteriellen Verschlusskrankheit (paVk) nach Fontaine hat für Diabetiker, insbesondere bei Vorliegen einer sensiblen Neuropathie, nur eingeschränkt Gültigkeit!

Da bei fast allen Patienten mit diabetischem Fußsyndrom vom Vorliegen einer bedeutsamen Neuropathie ausgegangen werden muss und damit die Schmerzempfindung entscheidend beeinträchtigt ist, sollte auf die Fontaine-Stadien kein Bezug genommen werden. Die angiologische Stufendiagnostik ist daher darauf ausgerichtet, jeden Patienten mit diabetischem Fußsyndrom mit einfachen Mitteln in eine der drei folgenden Klassen einzuteilen:

1. Ungestörte Perfusion

2. Eingeschränkte, aber kompensierte Perfusion

3. Dekompensierte, d.h. aufgehobene Perfusion

Alle weiteren diagnostischen und ggf. therapeutischen Maßnahmen richten sich nach diesem Befund. Patienten mit ungestörter Perfusion, d.h. ohne bedeutsame Makroangiopathie, benötigen keine weitere Gefäßdiagnostik. Patienten mit eingeschränkter oder aufgehobener Perfusion benötigen eine möglichst vollständige Darstellung der Extremitätenstrombahn mit der Frage nach einer möglichen Revaskularisierung.

■ Dopplerdruckmessung/Ankle-Brachial-Index ("ABI")/CW-Dopplersonografie

Die Basisuntersuchung zur orientierenden Abschätzung der Perfusion ist die Messung des arteriellen Verschlussdrucks über der A. dorsalis pedis und der A. tibialis posterior am liegenden Patienten und die Bestimmung des Knöchel-Arm-Index (Ankle-Brachial-Index = ABI = cruro-brachialer Index = CBQ).

In den zu berechnenden Quotienten zur Bestimmung des ABI gehen der am höchsten gemessene Armdruck bei Druckdifferenzen ≥10 mmHg und der höchste Fußarteriendruck ein. Bei einem Druckunterschied von unter 10 mmHg zwischen beiden Armen wird der Mittelwert verwendet. Der so ermittelte ABI-Wert gilt als Maß für die periphere arterielle Kompensation, während ein ABI mit Verwendung des niedrigsten Fußarteriendrucks durch Erfassung der für den Diabetiker wichtigen Unterschenkelarterien den Nachweis oder Ausschluss einer paVk erbringt (☞ Abb. 3.15).

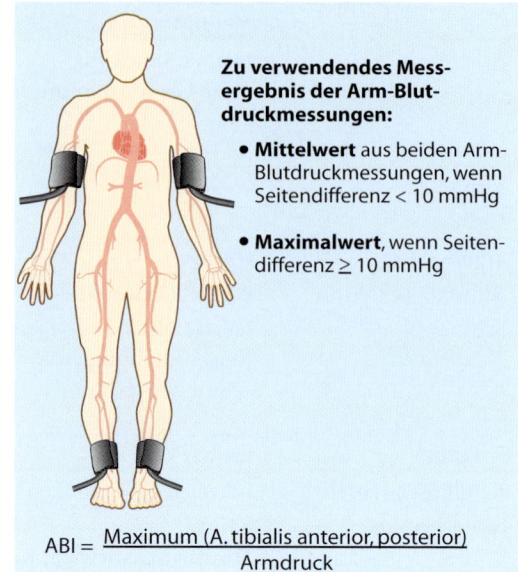

Zu verwendendes Messergebnis der Arm-Blutdruckmessungen:

● **Mittelwert** aus beiden Arm-Blutdruckmessungen, wenn Seitendifferenz < 10 mmHg

● **Maximalwert**, wenn Seitendifferenz ≥ 10 mmHg

$$ABI = \frac{Maximum\ (A.\ tibialis\ anterior,\ posterior)}{Armdruck}$$

Abb. 3.15: Schematische Abbildung zur Messung des ABI (NVL Diabetes mellitus Typ 2 und Fußkomplikationen).

Die Beurteilung der akralen Perfusion (vom Knöchel bis zu den Zehenspitzen) erschließt sich nur mit größerem, nicht überall verfügbarem technischen Aufwand (akrales Lichtplethysmogramm, Zehendruckmessung), ermöglicht aber eine differenziertere Aussage in Fällen, in denen bis zum Knöchel der Perfusion erhalten ist.

Ein ABI von >0,9 zeigt eine ungestörte Perfusion, ein ABI von 0,5-0,9 eine eingeschränkte aber kompensierte Perfusion, ein ABI von <0,5 bzw. ein absoluter Verschlussdruck von<50 mmHg eine dekompensierte Perfusion. Wegen der Mediasklerose bei Diabetes ist beim Diabetischen Fußsyndrom der ABI häufig falsch hoch (Werte >1,2) und kann daher nicht zur Beurteilung herangezogen werden. In dieser Situation hilft die semiquantitative Beurteilung der Dopplerkurve weiter: Solange der ansteigende Schenkel der Pulskurve steiler ist als der abfallende Schenkel, handelt es sich um eine kompensierte Perfusion.

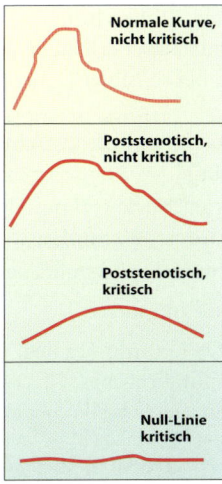

Abb. 3.16: Beurteilung der Dopplerkurve bei angiopathischem diabetischen Fuß.

Wenn die Kurve sinusförmig deformiert oder stumm ist, handelt es sich um eine grenzkompensierte bzw. dekompensierte Perfusion.

Die Beurteilung der akralen Perfusion (vom Knöchel bis zu den Zehenspitzen) erschließt sich nur mit größerem, nicht überall verfügbaren technischen Aufwand (akrales Lichtplethysmogramm, Zehendruckmessung), ermöglicht aber eine differenziertere Aussage in Fällen, in denen bis zum Knöchel die Perfusion erhalten ist.

■ Duplexsonografie

Die farbkodierte Duplexsonografie (FKDS) gilt als diagnostische Maßnahme der ersten Wahl für die Abklärung der Becken-/Beinarterien. Sie gestattet eine hämodynamische und morphologische Darstellung von Gefäßwand, Gefäßlumen und umgebendem Gewebe. Die FKDS liefert gute Informationen über die Becken-, Oberschenkel- und Kniearterien, wenn sie von einem versierten Untersucher durchgeführt wird. Für die ausreichende Bewertung der Unterschenkelperfusion sind oft weitere bildgebende Verfahren erforderlich. Bei Patienten, bei denen die vollständige Becken-Beinangiografie mit Darstellung der Fußarkade ein unbeherrschbar hohes Risiko für die Nierenfunktion darstellt, ist die FKDS geeignet, die Etage(n) mit der hämodynamisch bedeutsamsten Perfusionsminderung und ggf. sogar die wesentliche Läsion zu identifizieren.

Die FKDS erlaubt bei zweifelsfreiem Befund oder Eingrenzung der Verschlusslokalisation auf die je-

weilige Gefäßetage die Durchführung einer primär in Interventionsbereitschaft (PTA, Stent) geplanten Angiografie. Die diabetische Mediasklerose ist offenbar eine besonders aggressive Sonderform der paVK. Ähnlich den Befunden bei niedrigem ABI sind hoher ABI oder nicht-komprimierbare Arterien mit hohem Risiko für Tod, kardiovaskuläre Ereignisse und Amputationen verbunden (BARI 2D-Studie).

■ Angiografie

▶ Indikation

Jeder Patient mit diabetischem Fußsyndrom und einer eingeschränkten oder aufgehobenen akralen Perfusion sollte angiografiert werden, um die Möglichkeit der Revaskularisierung zu prüfen. Auf die Angiografie sollte nur verzichtet werden, wenn sie ein unbeherrschbar großes Risiko für die Nierenfunktion darstellt.

▶ Technik

Es sollte immer eine vollständige Becken-Bein-Angiografie in DSA-Technik angestrebt werden. Es ist obligatorisch die Darstellung der Fußarkade zu fordern. Sollte das Kontrastmittelangebot am Fuß in retrograder Technik ungenügend sein, muss zusätzlich antegrad angiografiert werden; hierzu ist die Applikation des Kontrastmittels in die A. femoralis der betroffenen Seite in Cross-over-Technik oder in Feinnadeltechnik erforderlich.

▶ Vorbereitung vor KM-Gabe

1. Schilddrüsenfunktion prüfen
   - TSH normal: keine Maßnahmen erforderlich
   - TSH ↓ : fT3 und fT4 im Normbereich = latente Hyperthyreose
   - Blockade mit 3 × 20 Tr. Irenat/die möglichst 3 Tage (mindestens aber 1 Tag) vor der Untersuchung und bis 7 Tage nach der Untersuchung
   - im Anschluss weitere Diagnostik z.A. eines autonomen Adenoms sinnvoll (SD-Sono, TRH-Test, ggf. Szintigrafie)
   - TSH ↓ : fT3 und fT4 ↑ = manifeste Hyperthyreose
   - Blockade mit Irenat siehe oben und zusätzlich thyreostatische Therapie mit 20-40 mg Methimazol/die, ggf. (nach Klinik) Kombination mit nicht-selektivem Betablocker (Cave: Asthma)

2. Ausreichende Nierenperfusion herstellen

In der Regel kann bei Patienten mit diabetischem Fußsyndrom davon ausgegangen werden, dass eine diabetische Nephropathie vorliegt und zu wenig getrunken wird.

- *Patient mit Kreatinin <150 μmol/dl:*

  - 1 l Tee am Vorabend der Angiografie bzw. 1 l Infusion am Tag der Angiografie: zw. 0-4 Uhr und 4-8 Uhr je 500 ml Infusion (z.B. Sterofundin oder Jonosteril, keine Glucose, Zusätze nur bei K-Mangel)

- *Patient mit Kreatinin >150 μmol/dl:*

  - 2 l TM am Tag vor der Angiografie bzw. Infusion in Kombination mit Schleifendiuretikum am Tag der Angiografie: zwischen 0.00-4.00 Uhr und 4.00-8.00 Uhr je 500 ml Infusion plus 20-40 mg Furosemid (Höhe der Dosis richtet sich nach der Vortherapie)
  - nach der Angiografie 1 l TM od. Infusion, ggf. zusätzlich Furosemid
  - exakte Bilanzierung (E/A) bis 3 Tage nach der Angiografie, tägliche Kontrolle von Na, K, Krea, HSR und Säure-Basen-Status
  - Kontrastmittel bei Angiografie möglichst sparsam einsetzen, möglichst in einer Sitzung mit Intervention, möglichst Feinnadelangiografie

- *Pat. mit Kreatinin >300 μmol/dl*
  - alternative Verfahren prüfen (s.u.)
  - Nephrologisches Konsil erforderlich! Es ist u. a. die Frage zu klären, wann bei Kreatininwerten >300 μmol/l mit der Dialyse bzw. Nierenersatztherapie eingesetzt werden muss!

3. ACC-Gabe zur Prävention der kontrastmittelinduzierten Nierenschädigung

Die prophylaktische orale Gabe der antioxidativ wirksamen Substanz Acetylcystein in Verbindung mit adäquater Hydrierung soll bei Patienten mit vorbestehender chronischer Niereninsuffizienz eine kontrastmittelinduzierte Nierenschädigung verhindern (Tepel et al., NEJM 2000; 343: 180-184). Verabreicht wurde ACC 2 x 600 mg/die plus adäquate Hydrierung wie unter 2. bereits beschrieben.

■ Kritische Extremitätenischämie

Zeichen der kritischen Ischämie sind:

- persistierender Ruheschmerz mit massivem Analgetikabedarf (bei erhaltener sensibler Nervenfunktion, bei sensibler Neuropathie oft fehlend)!
- Ulcus oder Gangrän, oft als "chronisch nichtheilendes Ulkus"
- Knöchelarteriendruck <50 mmHg oder systolischer Zehendruck <30 mmHg
- tcPO$_2$ (transcutaner Sauerstoffdruck) <20 mmHg

⇒ Rascher Handlungsbedarf!

Bei einem tcPO$_2$ <10 mmHg liegt das Risiko für eine Majoramputation bei 70 %, bei tc PO$_2$ <20 mmHg liegt dieses Risiko bei etwa 50 %.

Besteht eine Polyneuropathie?

Bei über 90 % der von uns prospektiv untersuchten Patienten mit diabetischem Fuß besteht eine Polyneuropathie. Die Differenzierung zwischen neuropathischem und vorwiegend amgiopathischen Fuß ist in Tab. 3.28 dargestellt.

Die Untersuchungsmethoden zum Nachweis/Ausschluss einer Polyneuropathie bzw. autonomen Neuropathie sind in Tab. 3.28 aufgelistet.

Neben der Erfassung des Sensibilitätsverlusts kommt dem Erkennen der Zeichen der autonomen Neuropathie am diabetischen Fuß erhebliche Bedeutung zu. Bei Vorliegen einer autonomen Neuropathie ist der Fuß rosig und warm, trocken (fehlende Schweißsekretion) und zeigt meistens Hyperkeratosen bzw. Rissbildungen. Die motorische Neuropathie führt über die Atrophie der kleinen Fußmuskeln zur typischen Krallenzehenbildung mit Veränderungen der Fußstatik.

Besteht eine Läsion? Erhebung des Defektstatus

Bei Bestehen einer diabetischen Fußläsion müssen weitere diagnostische Maßnahmen erfolgen, um eine effektive Therapie planen zu können:

- Lokalisation der Läsion
- Ausdehnung der Läsion
- Infektionsgrad der Läsion
- Stadium der Wundheilung.

■ Lokalisation und Ausdehnung der Läsion

Ziel der Erhebung des Defektstatus ist die Feststellung der Lokalisation und des eigentlichen Ausmaßes der Läsion. Die schließt immer beide Füße einschließlich aller Interdigitalräume ein. Wichtig ist die vollständige Entfernung von Hyperkeratosen, da sich unter ihnen ausgedehnte Eiteransammlungen, Ulzerationen oder Nekrosen finden können, die bei der Inspektion nicht immer sichtbar sind. Eine weitere wichtige Maßnahme ist das Sondieren von Wundhöhlen und Wundtaschen, um eine eventuelle Beteiligung von Sehnen, Gelenken und Knochen festzustellen.

Die Ausdehnung der Lokalisation kann mit der Klassifikation nach Wagner beschrieben werden. Da diese Klassifikation keine Aussagen über Perfusions- und Infektionsgrad der Läsion vermittelt, hat sich das "University of Texas Wound Classification System" durchgesetzt, das als Wagner-Armstrong-Klassifikation des diabetischen Fußes bekannt ist (☞ Tab. 3.29).

Zur Charakterisierung des Ausmaßes der Läsion ist das konventionelle Röntgen des Fußskeletts bzw. interessierender Abschnitte bei **jedem** diabetischen Fuß erforderlich! Dabei sollten betroffener und nichtbetroffener Fuß sowohl a.p. und seitlich als auch (wenn möglich) unter Belastung geröntgt werden.

▶ Fragestellungen:
- Osteolysen
- Luxation, Subluxation
- Frakturen
- Charcot-Deformität
- Mediasklerose

Hinter jedem neuropathischen Ulkus können sich Osteolysen verbergen, Röntgen deshalb absolut erforderlich. Und "Normalbefund" im Röntgenbild schließt Osteitis/Osteomyelitis nicht aus! Da sich Osteolysen häufig erst nach einer bestimmten Zeitdauer entwickeln, ist eine Röntgen-Nachkontrolle im Intervall oft sinnvoll.

Liegt Knochen frei, ist immer vom Vorliegen einer Osteitis und in hohem Prozentsatz auch Osteomyelitis auszugehen. Der klinische Befund i.S. des freilegenden Knochens ist dann diagnostisch wegweisend gegenüber dem radiologischen Befund! Für die nicht wenigen diagnostischen Problemfälle der Differenzierung von Osteitis, Osteomyelitis, "früher" Charcot-Fuß, fragliche tiefe Abszedierung, hat sich die MRT-Diagnostik bewährt, insbesondere, da dieses Verfahren flächendeckend vorhanden ist (im Gegensatz zur Leukozytenszintigrafie).

▶ Infektionsgrad der Läsion

Bereits bei der Inspektion und Palpation ist auf Infektionszeichen (Wundrandrötung, Rötung und

Wagner		0		1		2		3		4		5	
Arm-strong	Stadien	Keine Läsion (bereits einmal Fußpatient)		Ober-flächliche Läsion		Tiefes Ulcus bis Gelenk-kapsel, ohne Einbezie-hung der Sehnen		Tiefes Ulcus mit Abszedie-rung, Osteo-myelitis, Infek-tion der Gelenkkapsel		Begrenzte Vorfuß- oder Fersen-nekrose		Nekrose des gesamten Fußes	
		re	li	re	li	re	li	re	li	re	li	re	li
A	keine Infek-tion/keine Ischämie	☐	☐	☐	☐	☐	☐	☐	☐	☐	☐	☐	☐
B	Infektion/ keine Ischä-mie	☐	☐	☐	☐	☐	☐	☐	☐	☐	☐	☐	☐
C	keine Infek-tion, aber Ischämie	☐	☐	☐	☐	☐	☐	☐	☐	☐	☐	☐	☐
D	Infek-tionund Ischämie	☐	☐	☐	☐	☐	☐	☐	☐	☐	☐	☐	☐

Tab. 3.29: WAGNER-ARMSTRONG-Klassifikation des diabetischen Fußes (University of Texas Wound Classification System).

Klinische Manifestation der Infektion	Schwere der Infektion	Einteilung nach PEDIS
Wunde zeigt keine Manifestation einer Entzündung	keine Infektion	1
Mindestens 2 Symptome einer Entzündung liegen vor (Eiter, Erythem, Schmerz, Empfindlichkeit, Wärme, Induration); die Entzündung ist aber begrenzt auf <2 cm um die Wunde und nur Haut oder oberflächliches Gewebe sind betroffen. Andere lokale Komplikationen oder systemische Erkrankungen fehlen.	leicht	2
Eine Infektion ist diagnostiziert, aber zusätzlich liegt mindestens ein weiteres Kriterium vor: die Entzündung breitet sich über 2 cm um die Wunde aus, in unmittelbarer Nähe breiten sich rote Streifen der Lymphbahnen aus, oder ein Abszess im tiefen Gewebe liegt vor. Muskeln, Sehnen, Gelenke oder Knochen sind ebenfalls betroffen. Der systemische und metabolische Zustand des Patienten ist stabil.	moderat	3
Die Infektion geht einher mit systemischer Toxizität und metabolischer Instabilität (Fieber, Schüttelfrost, Tachykardie, Hypotension, Verwirrtheit, Erbrechen, Leukozytose, Azidose, schwere Hyperglykämie oder Azotämie).	schwer	4

Tab. 3.30: Klinische Klassifikation der Fußinfektionen (NVL Typ-2-Diabetes, Präventions- und Behandlungsstrategien für Fußkomplikationen Version 2.8; 02/2010.
Anmerkung: Das Vorhandensein einer kritischen Ischämie verschiebt den Schweregrad der Infektion in Richtung "schwer", kann jedoch die klinischen Zeichen der Infektion mindern.
PEDIS: "Perfusion" (Perfusion), "Extent/ Size" (Ausmaß/Größe), "Deppth/ tissue loss" (Tiefe/ Gewebeverlust), "Infektion" (Infektion), "Sensation" (Sinnesempfindung).

Schwellung des gesamten Fußes, Markierung einer Phlegmone/Gangrän, Überwärmung des Fußes) zu achten.

Die Labordiagnostik umfasst vor allem Leukozytose, CRP↑, Fibrinogen↑, ggf. die Aktivität der AP bei akuter Osteoarthropathie. Für eine gezielte antibiotische Therapie ist die Gewinnung von Gewebe aus der Läsion zu fordern, das von einem versierten mikrobiologischen Labor aufgearbeitet werden sollte. Oberflächenabstriche reichen nicht aus! Sinnvoll ist nach Reinigung der Läsion mit steriler Ringerlösung und sterilen Kompressen eine Kürettage des Ulkusgrundes vorzunehmen und dieses Material einzusenden.

Kriterien für eine differenzierte Beurteilung einer Infektion am diabetischen Fuß sind in Tab. 3.30 dargestellt.

▶ Stadium der Wundheilung

Für die Planung der stadiengerechten lokalen Wundtherapie ist die Einteilung in die Wundheilungsstadien

- Stadium der Infektion, Nekrose
- Stadium der Granulation
- Stadium der Epithelialisierung und Wundkontraktion

wichtig, da sich daraus unterschiedliche therapeutische Strategien ableiten lassen.

▶ Fotodokumentation

Jeder Fußbefund beim Diabetiker sollte fotografisch dokumentiert werden, insbesondere im Verlauf der Erkrankung und Behandlung. Bei digitalisierten Fotodokumentationen kann die Vermessung der Läsion über entsprechende Programme am PC-Bildschirm erfolgen.

3.8.3. Therapie des diabetischen Fußes

Die Therapie des diabetischen Fußes ist grundsätzlich eine multidisziplinäre Aufgabe. Dies ist keine Floskel! Das "Minimalteam" in einer Klinik besteht aus Diabetologen, interventionellen Angiologen, Gefäßchirurgen und Unfallchirurgen mit "Liebe" zum diabetischen Fuß. Diese Professionen müssen dann auch tatsächlich vor Ort und jederzeit erreichbar sein und den Willen zur echten interdisziplinären Arbeit haben. Das "Minimalteam" wird durch weitere Professionen ergänzt (Podologe, Orthopädie-Schuhmacher und -techniker, Mikrobiologe bzw. Krankenhaushygieniker, Wundspezialist, Diabetesberater, Psychologe).

Die Therapiestrategie umfasst regelhaft folgende Prozesse:

- Druckentlastung, allgemeine Maßnahmen, Beseitigung von Störfaktoren
- Sanierung einer begleitenden Infektion/Antibiotikatherapie
- Verbesserung der Perfusion, Revaskularisierung
- stadienorientierte lokale Wundversorgung
- resezierende chirurgische Maßnahmen
- Rehabilitation, Rezidivprophylaxe, Nachsorge.

■ Druckentlastung, allgemeine Maßnahmen, Beseitigung von Störfaktoren

▶ Druckentlastung

Um eine ausreichende Granulation sicherzustellen und weitere Traumatisierung der Läsion zu vermeiden, muss der Fuß komplett und konsequent ruhiggestellt sein.

Mögliche Formen der Entlastung/Ruhigstellung/Immobilisation sind:

- Bettruhe

  - Hier ist darauf zu achten, dass das Brett am Fußende des Bettes entfernt wird.
  - Fersendekubitalulzera heilen am besten in sog. Fersenentlastungs-Orthesen ab. Fersenringe u.a. Formen der Fersenentlastung haben sich bei uns nicht bewährt!
- Rollstuhl mit US-Auflage
- kondylengestützte Zweischalen-Unterschenkelorthesen
- Total Contact Cast (TCC)
  - Da viele Patienten die US-Orthesen nicht konsequent tragen, hat sich die komplette Entlastung im TCC bewährt. Hierzu muss die entsprechende Logistik ("Gipsteam", regelmäßige Kontrolle und Nachsorge) geschaffen werden.
  - Allenfalls Behelfslösung: Unterschenkelgehstützen.
  - Das Prinzip der notwendigen Entlastung muss den Patienten anschaulich vermittelt und immer wieder kontrolliert werden!

▶ Allgemeine Maßnahmen, Beseitigung von Störfaktoren
  - normnahe Diabeteseinstellung mit Insulin! (☞ entsprechende Leitlinien)
  - BZ-Werte: nü 3,8-6,1 mmol/l, postprandial bis 8,0 mmol/l

Indikator	Einheit	Bewertung		
		gut	mäßig	schlecht
Blutglukose nüchtern sowie präprandial	mmol/l	3,8-6,1	6,1-7,8	>7,8
Postprandial	mmol/l	3,5-8,0	8,0-10,0	>10,0
HbA$_{1c}$	%	<6,5-7,0	7,0-7,5	>7,5
Cholesterol	mmol/l	<5,2	5,2-6,5	>6,5
HDL-Cholesterin Männer Frauen	mmol/l	>1,1 >1,4	1,1-0,9 1,4-1,2	<0,9 <1,2
LDL-Cholesterin	mmol/l	<1,8	1,8-3,6	>3,6
Triglyzeride	mmol/l	<1,7	1,7-2,2	>2,2
BMI Männer Frauen	kg/m²	20-25 19 - 24	25-27 24-26	>27 >26
Blutdruck	mmHg	<140/85	>140/85	>160/95
Schwere Hypoglykämien	Anz./Jahr	0	1	>1
Ketoazidosen	Anz./Jahr	0	1	>1
Rauchen	Zigar./Tag	0	bis 5	>5

Tab. 3.31: Therapieziele.

- Bei Vorliegen einer hochgradigen KHK, bei Z.n. Schlaganfall, oder bei proliferativer Retinopathie im 1. Jahr: in diesem Falle keinen Wert unter 4,5 mmol/l akzeptieren wegen Hypoglykämie-Gefahr!

▶ Therapie der weiteren Komponenten des metabolischen Syndroms

- Lipidnormalisierung, Blutdrucknormalisierung (☞ Tab. 3.31)
- Hier werden nur die Therapieziele dokumentiert. Empfehlungen zur Behandlung der Hyperlipidämie und Hypertonie bei Diabetes sind den entsprechenden Leitlinien zu entnehmen.

■ Sanierung einer begleitenden Infektion, Antibiotikatherapie

Eine stringente antibiotische Therapie ist absolut erforderlich, um weitere Keimaussaat zu verhindern, die bakterielle Last mindern, die aufkeimende Granulation zu sichern oder ggf. einen optimalen Situs für eine evtl. erforderliche Minor-Amputation sicherzustellen.

Viele Autoren vertreten leider die Meinung, dass die Mehrzahl der Fußläsionen des Diabetikers nicht infiziert sei. Lassen Sie sich deshalb das folgende Zitat aus der NVL Typ-2-Diabetes Fußkomplikationen auf der Zunge zergehen: *"Wenn auch internationaler Konsens herrscht, dass eine konsequente Druckentlastung und eine regelmäßige Wundpflege bei milden, unkomplizierten Infektionen eine antibiotische Behandlung erübrigen, sollte bedacht werden, dass die meisten Ulzera infiziert sind und dass bei Anwesenheit weiterer komplizierter Faktoren, insbesondere der paVk und der Neuropathie das Risiko einer Amputation durch Tiefe und Ausbreitung der Infektion im Gewebe steigt".*

Infektionen des diabetischen Fußes sind in der Regel aerob-anaerobe Mischinfektionen. Daher sollten auch bei fehlendem Nachweis Anaerobier mit in die therapeutischen Überlegungen einbezogen werden. Die Infektion der Weichteile des Fußes greift häufig auf angrenzende Sehnen, Gelenkkapseln oder Knochen über. Es sollten daher nur Antibiotika eingesetzt werden, die ausreichend hohe Wirkspiegel in ischämischen Weichteilgeweben und angrenzenden Knochenregionen sicherstellen!

Nachfolgend werden Beispiele für Substanzen genannt, die bei verschiedenen Schweregraden des diabetischen Fußsyndroms eingesetzt werden sollten:

▶ Antibiotika bei schwerster Infektion und noch unbekanntem Erregerspektrum

- Kombination von Fluorchinolon der Gruppe 2, besser Gruppe 3 und Clindamycin i.v.
  - Levofloxacin (Tavanic®)
  - Ciprofloxacin (Ciprobay®)
  - Clindamycin (Clinda Saar®), Sobelin®)
- Kombination eines Cephalosporins der Gruppe 3b und Clindamycin
  - Ceftazidim (Fortum®)
  - Cefepim (Maxipime®)
  - Clindamycin s. o.
- Kombination von Acylureidopenicillin mit β-Lactamase-Inhibitor Piperacillin/Tazobactam (Tazobac®)
- Carbapeneme
  - Imipenem (Zienam®)
  - Meropenem (Meronem®)

Die antibiotische Therapie ist in der Regel als Sequenztherapie 1-2 Wochen i. v., gefolgt von 2-3 Wochen oraler Gabe anzuwenden.

▶ Antibiotika bei mittelschwerer Infektion und noch unbekanntem Erregerspektrum

- Kombination von Aminopenicillin mit β-Lactamase-Inhibitor
  - Ampicillin/Sulbactam (Unacid®)
- Kombination eines Cephalosporins der Gruppe 3a mit Clindamycin
  - Ceftriaxon (Rocephin®)
  - Clindamycin s. o.

▶ Antibiotika bei *Pseudomonas-aeruginosa*-Infektionen

- Cephalosporin der Gruppe 3b
  - Ceftazidim (Fortum®)

  bei schwerster Infektion Kombination mit Aminoglycosid
  - Gentamycin (Gentamicin®)
- Carbapeneme
  - Imipenem (Zienam®)
  - Meropenem (Meronem®)

  alternativ:
  - Piperacillin/ Tazobactam (Tazobac®)
- Fluorchinolone
  - Levofloxacin (Tavanic®)
  - Ciprofloxacin (Ciprobay®)

Standardtherapie			
	Antibiotikum	Dosierung	Besonderheiten
	Vancomycin	12-stdl. 15 mg/kg (ca. 1 g)	bei Niereninsuffizienz Folgedosis nach initial 1 g: in % entspr. der GFR (z.B. GFR 70: 70 %, entspr. 2 × 700 mg, GFR 20: 20 % entspr. 2 × 200 mg)
und	Cotrim forte	1-0-1 p.o.	
alternative Kombinationspartner:			
	Antibiotikum	Handelsname/ Dosierung	Besonderheiten
	Tetracyclin	Doxycyclin 100 mg 1 × tgl., Bolus 200 mg	nicht bei schweren Infektionen, billig
	Linezolid	Zyvoxid 2 × 600 mg p.o.	KM-Depression, Niereninsuffizienz, teurer
falls multmorbide oder bezüglich der Niereninsuffizienz problematische Patienten:			
	statt Vancomycin als Kombinationspartner		
	Antibiotikum	Handelsname/ Dosierung	Besonderheiten
	Targocid	initial 800 mg, dann 1 × tgl. 400 mg i.v.	
oder	Fosfomycin	Infectofos 3 × 5g	anderer Therapieansatz, keine Kreuzresistenzen, Na steigt, teurer
falls sehr kritischer Patient und rascher Therapieerfolg entscheidend ist:			
	Antibiotikum	Handelsname/ Dosierung	Besonderheiten
	Daptomycin	Cubicin 350 mg 1 × tgl.	sehr teuer! aber kürzere Therapie
falls orale Therapie gewünscht wird (z.B. ambulante Therapie):			
	Antibiotikum	Handelsname/ Dosierung	Besonderheiten
	Cotrim forte	1-0-1 p.o.	
und	Rifampicin	3 × 300 mg	nicht mit Vancomycin (Studie), Transaminasenanstieg, Übelkeit
	oder eine andere Kombination der oralen Therapeutika		
			Cotrim forte, Rifampicin, Tetracyclin, Linezolid

Tab. 3.32: Antibiotikatherapie bei DFS und MRSA/ORSA.

▶ Methicillin-resistenter *Staphylococcus aureus* (MRSA)
- nie Monoantibiose! Immer mindestens Zweierkombinationen
- keine β-Lactame, keine Chinolone!

Wir kombinieren Antibiotika generell mit *Sacaromyces boulardii* (Perenterol) und haben deutlich weniger Antibiotika-assoziierte Kolitiden gesehen. Beim Auftreten einer solchen Kolitis ist die antibiotische Therapie zu unterbrechen. Besteht die Indikation zur gezielten antibiotischen Therapie weiter, hat sich bei uns nach Erholung der Darmfunktion die parallele Gabe eines Keim-spezifischen Antibiotikums mit Metronidazol bewährt.

Evidenzbasierte Aussagen zur Überlegenheit eines Arzneistoffs oder einer Kombination von Antibiotika sind bei sehr spärlicher Datenlage nicht möglich und auch kaum zu erwarten.

■ Verbesserung der Perfusion, Revaskularisierung

▶ Revaskularisierung

Bei Nachweis einer paVk mit Ischämie muss der Versuch einer Revaskularisierung unternommen werden, da die paVk bei vielen Diabetikern mit Fußläsionen der Hauptrisikofaktor für das Ausbleiben der Wundheilung und Amputationen ist.

Revaskularisierung sollte aus wenigen allgemeinen Grundsätzen bestehen:

• Entscheidung über Revaskularisierung immer im Gefäßteam.

- Revaskularisierende Maßnahmen mit ungewissem technischen Erfolg oder stark eingeschränkter Langzeitoffenheit nur bei kritischer Extremitätenischämie.
- Bei kritischer Extremitätenischämie sollte das gesamte Repertoire der revaskularisierenden Maßnahmen vollständig ausgeschöpft werden, auch wenn der technische Erfolg oder die Langzeitoffenheit eingeschränkt sind.

Die Behandlung von Stenosen oder Verschlüssen der arteriellen Strombahn des Beins folgt den Vorschlägen des TASC-Dokuments. Dabei wird ein Trend zu immer aggressiveren angiologisch-interventionellen Maßnahmen deutlich. Bei längerstreckigen Verschlüssen der Unterschenkelarterien kommen sog. crurale oder pedale Bypässe in Frage. Das bereits genannte "Minimalteam" entscheidet über das Vorgehen.

▶ Verbesserung der Perfusion
- Prostanoid-Therapie
  - *Indikation:* revaskularisierende Therapie nicht möglich.
  - *Cave:* Herzinsuffizienz!
  - *Präparate:* Prostavasin
- Defibrinogenierung
  - *Methoden:* Low-dose-Urokinase Therapie
  - *Indikation:* chronische, nicht heilende Ulzerationen bei kritischer Extremitätenischämie, revaskularisierende Therapie nicht möglich, Prostavsin-Therapie ausgeschöpft oder nicht möglich, Fibrinogen >4 g/l
  - Technik: 500 000 IE-1 Mio IE Urokinase in 50 ml 0,9 % NaCl über 30 min, 1 × tägl.
  - Festlegung der Dosis täglich nach dem aktuellem Fibrinogen-Wert:
    - >3,0 g/l: 1 Mio IE Urokinase
    - <3,0 g/l: 500.000 IE Urokinase
    - <1,6 g/l: keine Urokinase
    - Zielbereich: Fibrinogen 1,6-2,0 g/l
  - *Ziel:* Verbesserung der rheologischen Situation
    - vor Therapie: augenärztliche Vorstellung (Fundus!)
    - während Therapie sind folgende Kontrollen erforderlich: in den ersten 10 Tagen tgl. kl. BB, Quick, PTT, Fibrinogen (Sa + So Pause), nach dem 10. Tag o. g. Werte 3 × pro Woche
  - Therapiedauer mind. 2 (-3 Wochen)

- nach Therapie: Fibrinogensenkung mit Fibrat anstreben (Normalip®, Lipidil® o.ä.)
- niedermolekulares Heparin und ASS können weitergegeben werden
- begleitende orale Antikoagulation mit Vorsicht möglich, INR-Zielbereich <1,9 (Quick >30 %).

■ **Stadienorientierte lokale Wundversorgung**

Ziel der Wundbehandlung ist zunächst ein granulationsfähiges Wundbett herzustellen. Grundsätzlich gilt, dass eine Wunde nur in feuchtem Milieu heilen kann. Die weiteren Maßnahmen richten sich nach der jeweiligen Phase der Wundheilung.

▶ Wundversorgung im Stadium 1 (Stadium der Nekrose, Exsudation, Infektion)
- Therapieziele: Abtragung von Nekrosen, Wundreinigung, Schaffung von Sekretabfluss, ggf. Resektion infizierter Knochensequester, Ausbildung von Granulationsgewebe/Granulationsinseln
- *Maßnahmen:*
  - Reinigung des Fußes
  - Erste kleinchirurgische Maßnahmen, Debridement avitaler Gewebeanteile
    - Abtragen von Hornhaut, Schwielen, Blasen und infizierten Nägeln
    - Öffnen von Abszessen oder Wundverschlüssen, Drainage der Wunde
    - Entfernung von nekrotischem und gangränösen Gewebe
    - Resektion von Knochensequestern bzw. osteomyelitischem Knochen

- Alles nekrotische Gewebe ist Keimträger und Toxinbildner.
- Keine Manipulation in kritisch durchblutetem Gewebe. Je ausgeprägter die paVk, desto zurückhaltender sollte das Debridement erfolgen.
- Bei der Nachbehandlung von Op-Wunden regelmäßig bradytrophes Gewebe entfernen.

- Die Nekrosen- und Hyperkeratosenabtragung sollte mechanisch, d.h. mit scharfem Löffel oder Skalpell durchgeführt werden. Bei ausgedehnten, tiefen und zerklüfteten Wunden muss ein chirurgisches Debridement erfolgen.

- Tägliches Debridement/tägliche Wundsäuberung sichert die besten Therapieerfolge!
- Eine Methode der Reinigung schwierig zu debridierender Wunden ist der Einsatz von Ultraschall. Die Ultraschall-assistierte Wundreinigung geschieht durch die parallele Anwendung von Ultraschall und Spüllösung. Durch unterschiedlich geformte Sondenspitzen ist auch die Reinigung von Wundhöhlen und -taschen möglich. Die Vorteile dieser Wundbehandlung liegen in der sofort sichtbaren und raschen Reinigung und einer wahrscheinlich bakteriziden Wirkung. Eigene Erfahrungen zeigen eine sehr gute und rasche Wundreinigung und Granulationsförderungnach nur wenigen Anwendungen.

- Enzymatische Wundreinigung: Die enzymatische Reinigung einer Wunde von Fibrin gelingt mittels Streptokinase (Varidase®).
- Biologische Wundreinigung: Stark verschmutzte, eitrige Wunden und Wunden mit festhaftenden Fibrinbelägen, die chirurgisch nur schwer entfernt werden können, können mit Hilfe von Fliegenlarven der Gattung Lucilia sericata gesäubert werden ("Madentherapie", "Biochirurgie").
- Antiseptische Behandlung, topische antimikrobielle Therapie, Spülung der Wunde: Prinzipiell sollte die infizierte Wunde mit bakteriziden/fungiziden Substanzen behandelt werden, da diese die Keimbelastung der Wunde senken können. In Frage kommen Octenisept/Lavasept und jodfreie Gazen (z.B. Braunovidon®). Antiseptika unterliegen nachgewiesenermaßen keiner Resistenzentwicklung. Polihexanid (Lavasept®) gilt als Wirkstoff der Wahl zur chronischen Behandlung infizierter Wunden z.B. bei Weichteilphlegmonen oder Osteomyelitiden. Lavasept® wirkt bakterizid und fungizid und besticht durch fehlende Zytotoxizität. Es hemmt weder die Granulation noch die Epithelisierung. Es wird nicht resorbiert und empfiehlt sich deshalb sowohl zur Reinigung infizierter Wunden als auch zur Spülung. Dabei ist zu beachten, daß die Wundumgebung durch die Spülung nicht maze-

rieren darf (Gefahr der Waschhautbildung). Wundumgebung deshalb mit Comfeel Schutzfilm® abdecken.
- Rückfetten der Wundumgebung

▶ **Wundversorgung im Stadium 2 (Stadium der Granulation)**

- *Therapieziele:* Herstellung eines granulationsfördernden Milieus, Granulation, Schaffung der Voraussetzungen für die Epithelisierung, Beherrschung der Infektion
- *Prinzipien:* In der Granulationsphase wird eine feuchte bis halbfeuchte Wundbehandlung durchgeführt. Die Intensität einer feuchten/halbfeuchten Wundbehandlung ist abhängig von der Sekretion der Wunde zu gestalten. Es gilt auch: die Wunde ist umso feuchter, je besser die Durchblutungsverhältnisse.
Folgende Graduierung kann als Anhalt dienen:
  - Verhinderung der Austrocknung der Wunde als Therapieziel: Verwendung von Fettgazen (Oleo-Tüll®, Cuticerin®), Folien mit Polymer schäumen (z.B Tegaderm®)
  - mäßiges Feuchthalten: in Ringerlösung getränkte Kompressen, Tenderwet®, Hydrocolloidgele (z.B. Hydrocoll®)
  - ausgeprägtes Feuchthalten: Spülung der Wunde mit Ringerlösung

Feuchte Wundverbände führen zu einer raschen Reduktion der Wundfläche, fördern die Granulation und haben einen guten wundreinigenden Effekt, ohne immunkompetente Zellen zu schädigen.

Wichtig ist, alle bakteriziden Substanzen zu vermeiden!

- *Maßnahmen:*
- lokale Maßnahmen
  - regelmäßige Fibrinentfernung mit anatomischer Pinzette
  - Wundrandanfrischung, Abtragen von Wundtaschen, Entfernung der seitlich einschießenden Hyperkeratosen sowie generell der Hornschichten am Fuß
  - Weiterführung des chirurgischen Debridements bei bradytrophem Gewebe

- Wundränder vor Mazeration schützen! (Zinköl-Nystatin, Comfeel-Schutzfilm®) Möglichkeiten der plastischen Deckung der Wunde erwägen!
- Förderung der Granulation über Wundauflagen

  Ist die Granulation unter den bisher beschriebenen therapeutischen Bedingungen nicht ausreichend, können Wundauflagen zur Granulationsförderung verwendet werden:
  - Hydrocolloidverbände (z.B. Comfeel plus®, Varihesive E®, Hydrocoll®)
  - Alginate (z.B. SeaSorb®, Trionic®, Sorbalgon®, Sorbsan®). Sehr bewährt hat sich der Einsatz von silberhaltigen Alginaten bei noch vorhandener Infektion der Wunde (Silvercell®, Aquacell Silver®)
  - Polyurethonfolien und Polymerschäume (z.B. Tegaderm®, Tielle®, Cutinova®)
  - Vakuumversiegelung (VAC)
  - Transplantationen: Prinzipiell muss geprüft werden, ob eine Deckung der Wunde mit Lappenplastiken möglich ist, da dann Belastbarkeit gegeben ist. Transplantationen von Spalthaut, Meshgraft o.ä. sind nur sinnvoll unter der Zielstellung, die Wunde temporär zu decken und damit einen gewissen Infektionsschutz herzustellen. Dabei ist klar, dass derartige Deckungen nur selten belastbar sein werden. Plantare Transplantationen sind eher zu vermeiden.

  Der Wirkungsnachweis jeder der beschriebenen Wundauflagen in kontrollierten Studien im Sinne von "evidence-based medicine" steht noch aus.

▶ Wundversorgung im Stadium 3 (Stadium der Epithelisierung)
- *Therapieziele:* Konditionierung des Epithels, Steigerung der Belastung des Fußes.
- *Prinzipien:* Das Epithelgewebe wird am Wundrand als zartes, bläulich-weiß schimmerndes Häutchen sichtbar. Die feuchte Wundbehandlung wird beendet und die Wunde mit Fettgaze abgedeckt und vor Druck und anderen Irritationen geschützt. Die Wunde beginnt sich dann zu kontrahieren bis zum endgültigen Wundverschluss.

- *Maßnahmen:*
  - Wundschutz und -fettung mit Fettgaze Verband mit Mullkompresse, Fixomull Stretch oder Cutiplast steril
  - lokale Maßnahmen:
    - Hyperkeratosenabtragung im Narbenbereich, "Glättung der Narbe", Hautpflege nach abgeschlossenem Wundverschluss
    - Onychomykosenbehandlung

Die Prinzipien der stadiengerechten lokalen Wundversorgung sind in Tab. 3.33 zusammengefasst.

■ **Resezierende chirurgische Maßnahmen**

Minimalchirurgische Maßnahmen erfordern große Erfahrung an Indikationsstellung und technische Kompetenz. Grundsätzlich sollten chirurgische Interventionen erst erfolgen, wenn durch die bisher beschriebenen Behandlungsschritte ein optimaler Operationssitus erzielt werden konnte.

Alle Bemühungen sind darauf zu richten, einen Teil des Fußes zu erhalten. Die Güte eines mit Sohlenhaut bedeckten Fußstumpfes ist jeder proximalen Amputation deutlich überlegen, insbesondere wegen der Endbelastungsfähigkeit und den propriozeptiven Eigenschaften der Fußsohle. Aus diesen und weiteren Gründen ist die oft geäußerte chirurgisch-orthopädische Meinung, dass eine frühzeitige Unterschenkelamputation mit prothetischer Frühversorgung vorzuziehen sei, im Interesse des Diabetikers zu widerlegen. Allerdings erfordert dieses Vorgehen, dass Arzt und Patient das höhere Risiko einer Nachamputation bewusst tragen.

▶ *Prinzipien:*
- Schonendste Behandlung des zu erhaltenden Gewebes
- Beschränkung der Wundflächen auf ein Minimum, atraumatische Techniken
- Kein Fremdmaterial darf in der Wunde belassen werden, bspw. auch Entfernung von Gefäßprothesen aus Stumpfgebieten
- Gewebe niemals unter Spannung verschließen, evtl. sogar offene Wundbehandlung unter Verzicht auf Nähte, zu straffe Nähte können Wundrandnekrosen verursachen!
- Schaffung einer suffizienten Wunddrainage.

Phase der Wund-behandlung	Therapieziel	Therapie	Hinweise
Nekrose/Entzün-dung/Infektion	Schaffen eines granula-tionsfördernden Milieus durch Entfernen von Nekrosen und Säuberung des Wundgrundes, → feuchtes Wundmilieu	1. täglich mechanisches Debride-ment (bei tägl. Debridement nach großen Studien beste Abheilungs-raten) und feuchte Wundbe-handlung (Dauerspülung mit Ringer-Lösung über Katheter) 2. nicht-mechanisches Debride-ment • enzymatische Varidase® • Hydrogele Purilon Gel®, Nu Gel® • biologische Wundreinigung • "Madentherapie" 3. antiseptische Wundreinigung • Spülung der Wunde mit Lava-sept® 4. mögliche Wundauflagen in der infektionsentzündlichen Phase • silberhaltige Wundauflagen (Silvercell®) + systemische Antibiose nach Wundabstrich + Ödemtherapie	• keine Okklusion, keine Salben, Wundrand--abdeckung mit Comfeel Schutzfilm® bzw. Ol. zinc c. nystat. SR • Anwendung nur im feuchten Wundmillieu • keine Anwendung farbi-ger Tinkturen (Gentiana-violett, Mercurochrom) • täglicher Wechsel der Wundauflagen erforder-lich
Granulations-phase Frühphase (resorptiv) Spätphase (proliferativ)	Stimulation der Granula-tion, optimale Schaffung von Wachstumsbedin-gungen für proliferieren-des Granulationsgewebe → feuchtes Wundmilieu Schaffung der Voraus-setzungen für die Epithe-lisierung → geschlossene Wund-behandlung	1. Weiterführung des täglichen Debridements 2. Feuchte Wundbehandlung mit Ringerlösung 3. silberhaltige Wundauflagen (Silvercell®) 4. ggf. Fortsetzung des nicht-mechanischen Debridement, Wundauflagen zur Granulations-förderung • Hydrocolloidverbände (Comfeel plus®) • Polymerschäume: Cutinova® (cavity, foam, hydro) Tielle®) • Alginate Seasorb®, Trionic	• ggf. 1 × täglich antisepti-sche Therapie mit Lava-sept® 0,2 % • Einsatz je nach Grad der Exsudation der Wunde, Voraussetzung ist die nicht infizierte Wunde
Phase der Epithelisierung	Förderung der Ausbrei-tung des Epithels, Hem-mung der Granulation, Schutz der Wunde	nicht-verklebende Wundauflagen • Oleotüll®, Cuticerin®, Branolind®	• keine Spülungen

Tab. 3.33: Stadiengerechte lokale Wundtherapie beim diabetischen Fuß.

■ Rehabilitation, Rezidivprophylaxe, Nachsorge

"Healing is the easy part, keeping healed is the difficult task".

P. R. Cavanagh

Dem Nachsorgekonzept bei den in der Regel chronischen Verläufen bei Patienten mit diabetischem Fuß kommt entscheidende Bedeutung zu.

Außerordentlich wichtig ist die Langzeitbetreuung dieser Patientengruppe in Diabetes-Fußambulanzen/Schwerpunktpraxen, die nachweisliche Kompetenz in der Behandlung des Krankheitsbildes erworben haben. Nur so werden sich die hohen Rezidivraten (und damit die Amputationsraten) senken lassen.

Folgende Maßnahmen sind wesentliche Bausteine des Nachsorgekonzeptes:

▶ Schulung des Patienten:
  - Ganz wesentlich zur Senkung der Amputationsraten beigetragen hat in den USA, Großbritannien, Skandinavien u.a. Ländern die Schulung der Patienten zum Problem diabetischer Fuß.
  - Effiziente Schulungsprogramme vermitteln nicht nur Wissen hinsichtlich Prophylaxe, Fußpflege oder Schuhversorgung, sondern schaffen auch das Problembewusstsein der Betroffenen.
  - Hauptaugenmerk in der Schulung wird auf die plastische Vermittlung des Empfindungsverlustes gelegt.

▶ Regelmäßige Kontrollen des klinischen und Röntgenbefundes

Gerade in der Nachsorge kommt es darauf an, Rezidivrisiken rechtzeitig zu erkennen und entsprechend anzugehen. Vierteljährlich sollte der klinische Fußbefund **und** das Schuhwerk kontrolliert werden. Bei den Schuhen ist auf Passgenauigkeit, Funktion und tatsächliche Nutzung (Sohle abgenutzt) zu achten. Bei Bedarf sollte auch der radiologische Befund des Fußskeletts dokumentiert und im Verlauf kontrolliert werden.

Der Befundkontrollbogen NVL Diabetes-Typ-2 Fußkomplikationen (☞ http://www.arztbibliothek.de/mdb/downloads/nvl/diabetes-mellitus/ph/fuss-nvl-ph4.pdf) erleichtert durch Standardisierung der Abläufe die Dokumentation der individuellen Verläufe.

▶ Orthopädieschuhtechnische Versorgung

Der suffizienten entlastenden orthopädieschuhtechnischen Versorgung gebührt sicher der Hauptstellenwert im Nachsorgekonzept.

Dabei hat der verordnende Arzt die Aufgabe, **gemeinsam** mit dem Orthopädieschuhmachermeister die entsprechende Versorgungsart auszuwählen, deren Passgenauigkeit zu kontrollieren und die Einlaufphase zu überwachen. Auf die Überwachung der Auslieferung des Maßschuhs und die Kontrolle der Einlaufphase durch den Arzt ist besonders hinzuweisen!

Häufig werden zwischen Patient und OSM Kompromisse hinsichtlich der Schuhform geschlossen, die mit dem Ziel der Schuhversorgung nicht mehr im Einklang stehen. Diesen Problemen muss der verordnende Arzt rasch entgegenwirken.

Häufige Fehler bei der Schuhversorgung sind:

• unzureichende Entlastung der Läsion durch meist zu dünne entlastende Einlagen

• Ballenmaß zu schmal. 75 % der Patienten mit neuropathischem diabetischen Fuß haben breitere Vorfüße als normal!

• zu geringe Höhe des Schuhs und damit ungenügende Stabilität

• fehlende Sohlenversteifung bei entsprechendem Befund

• fehlende Absatzrolle

Im Krankheitsverlauf können, insbesondere beim Charcot-Fuß, Veränderungen des Fußskeletts auftreten, die eine Änderung der Schuhversorgung bedürfen. Diese müssen rechtzeitig erkannt werden.

Sinnvollerweise kann das Ergebnis der Druckentlastung durch statistische und dynamische Pedographie objektiviert werden. So können bisher unentdeckte Druckpunkte noch korrigiert werden.

Im Folgenden werden wichtige Grundbegriffe der orthopädieschuhtechnischen Versorgung kurz erläutert.

■ Grundbegriffe der orthopädieschuhtechnischen Versorgung

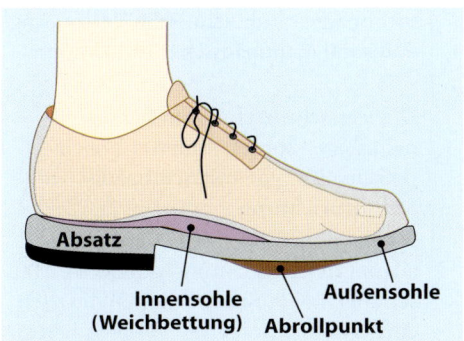

Abb. 3.17: Elemente des orthopädischen Maßschuhs. Halbschuh mit Vollkontakt-Innensohle (Weichbettung) und Mittelfußrolle.

▶ Konfektionierte Spezialschuhe für Diabetiker (Diabetiker-Schutzschuh)

• bieten sich an, wenn eine Versorgung des Fußes mit normalen Konfektionsschuhen nicht möglich ist, eine Versorgung mit orthopädischen Maßschuhen aber nicht erforderlich ist

• keine Leistung der gesetzlichen Krankenversicherung und somit vom Patienten selbst zu zahlen

• konfektionierte Spezialschuhe können mit diabetesadaptierter Weichbettung ausgestattet werden. Einige Firmen bieten auch die Nachrüstung mit einer Sohlenversteifung an.

▶ Konfektionierte Therapieschuhe

Therapie-Verbandsschuhe:
Verbandsschuhe werden in der Regel industriell vorgefertigt. Diese serienmäßig hergestellten Verbandsschuhe sollen frühzeitig die Gehfähigkeit bei Notwendigkeit von Verbänden im Fuß/Beinbereich herstellen, sollen in der Regel gleichzeitig entlasten und den Verband schützen.

Orthopädische Interimsschuhe:
Der orthopädische Interimsschuh ist ein leichter, meist textiler orthopädischer Maßschuh für den vorübergehenden Einsatz in der frühen Krankheits- bzw. Rehabilitationsphase, z.B. bei Mal perforans. Die Herstellung erfolgt über einen Sonderleisten und beinhaltet eine entsprechende Bettung, die bei den konfektionierten Verbandsschuh nicht gegeben ist!

Fußteilentlastungsschuhe:
Diese Sonderform des Interimsschuhs konzentriert die Auftrittsbelastung auf den belastbaren Teil des Fußes und entlastet entweder den Vorfuß oder den Fersenbereich. Somit wird z.B. beim Mal perforans das Gehen ermöglicht. Allerdings rollen die meisten Patienten trotz ausreichender Gebrauchsanweisung doch ab, so dass oft keine Entlastung eintritt. Günstiger ist dann der Verband/Entlastungsschuh mit entsprechend nachgearbeiteter Aussparung des Bereiches der Läsion.

▶ Orthopädischer Maßschuh

In fortgeschrittenen Stadien des diabetischen Fußsyndroms ist häufig eine Versorgung mit orthopädischen Maßschuhen in Verbindung mit einer diabetesadaptierten Fußbettung (DAF-Bettung) erforderlich.

Der orthopädische Maßschuh ist indiziert, wenn der Fuß in seiner Form, Funktion und/oder Belastungsfähigkeit so verändert ist, dass weder fußgerechtes Konfektionsschuhwerk, lose orthopädische Einlagen, Therapieschuhe, orthopädische Schuhzurichtungen oder sonstige orthopädische Versorgungen in Verbindung mit Konfektionsschuhen ausreichen, um eine dem Krankheitsbild oder der Behinderung angemessene Gehfunktion aufrecht zu erhalten oder zu ermöglichen. Der orthopädische Maßschuh ist ein in handwerklicher Einzelanfertigung hergestellter individueller Schuh, der mit evtl. erforderlichen Zusatzarbeiten zum orthopädischen Maßschuh wird.

Der orthopädische Maßschuh wird in folgende Kategorien unterteilt:

• orthopädischer Straßenschuh
• orthopädischer Hausschuh
• orthopädischer Sportschuh
• orthopädischer Badeschuh

Eine Zusammenfassung der Verordnungskriterien zur Schuhversorgung bei diabetischem Fuß zeigt Tab. 3.34.

Verordnungsklasse		Erläuterung	Regelversorgung
0	Diabetes mellitus ohne PNP/pAVK	Aufklärung und Beratung	fußgerechte Konfektionsschuhe
I	wie 0, mit Fuß-deformität	höheres Risiko bei späterem Auftreten einer PNP/pAVK	orthopädieschuhtechnische Versorgung aufgrund orthopädischer Indikation
II	Diabetes mellitus mit Sensibilitätsverlust durch PNP/relevante pAVK	PNP mit Sensibilitäts-verlust, pAVK	Diabetesschutzschuh mit heraus-nehmbarer konfektionierter Weich-polstersohle, ggf. mit orthopädischer Schuhzurichtung Höherversorgung mit DAF (diabetes-adaptierter Fußbettung) oder orth. Maß-schuhen bei Fußproportionen die nach einem konfektionierten Leisten nicht zu versorgen sind, Fußdeformität, die zu lokaler Druckerhöhung führt, fehl-geschlagener adäquater Vorversorgung, orthopädischen Indikationen
III	Z.n. plantarem Ulkus	deutlich erhöhtes Ulkus-rezidiv-Risiko gegenüber Gr. II	Diabetesschutzschuh i.d.R. mit diabetes-adaptierter Fußbettung, ggf. mit ortho-pädischer Schuhzurichtung Höherversorgung mit orth. Maßschuhen bei Fußproportionen die nach einem konfektionierten Leisten nicht zu versor-gen sind, fehlgeschlagener adäquater Vor-versorgung, orthopädischen Indikationen
IV	wie II mit Deformitä-ten bzw. Dyspropor-tionen	nicht nach konfektionier-tem Leisten zu versorgen	orth. Maßschuhe mit DAF
V	diabetische Neuro-osteoarthropathie (DNOAP, Sanders-TypII-V, LEVIN-Stadium III)	Orthesen i.d.R bei DNO-AP Sanders-Typ IV-V oder bei starker Lotabwei-chung	knöchelübergreifende orth. Maßschuhe mit DAF, Innenschuhe, Orthesen
VI	Wie II mit Fußteilamputation	mindestens transmetatar-sale Amputation, auch als innere Amputation	Versorgung wie IV plus Prothesen
VII	akute Läsion/floride DNOAP	stets als temporäre Versorgung	Entlastungsschuhe, Verbandsschuhe, Interimsschuhe, Orthesen, Vollkontakt-Gips (TCC) ggf. mit DAF und orthopädi-schen Zurichtungen

Tab. 3.34: Verordnungsklassen von orthopädischen Maßschuhen beim diabetischen Fuß (NVL Diabetes Typ 2 und Fußkomplikationen).

■ Diabetische neuropathische Osteoarthropathie (Charcot-Fuß)

▶ *Definition:* Die diabetische neuropathische Osteoarthropathie (DNOAP), im klinischen Alltag in der Regel als Charcot-Fuß bezeichnet, ist eine nicht-infektiöse Zerstörung von Knochen und Gelenken auf der Basis des Diabetes.

▶ *Symptome:* Frühe Stadien des Charcot-Fußes werden meist verkannt, da die frühen Symptome Schwellung, Rötung und Überwärmung oft zu Fehldiagnosen wie Arthritis, Tendovaginitis oder Infektion führen.

Levin unterteilt den Verlauf der DNOAP nach klinischen Gesichtspunkten in 4 Stadien (☞ Tab. 3.35)

I	akutes Stadium: Fuß gerötet, geschwollen, überwärmt (Röntgen ggf. noch normal)
II	Knochen und Gelenkveränderungen, Frakturen
III	Fußdeformität: ggf. Plattfuß, später Wiegefuß durch Frakturen und Gelenkzerstörungen
IV	zusätzliche plantare Fußläsion

Tab. 3.35: Verlauf der DNOAP nach klinischen Gesichtspunkten (Levin).

Da im Rahmen der Diagnostik das MRT des Fußes zunehmend eingesetzt wird, sollten die MRT-Befunde zunehmend in die Stadieneinteilung einfließen. Marködem, periossäre Infiltrationen, interartikuläre Abszesse wären derartige Befunde. Von M. Edwards gibt es einen Vorschlag für eine DNOAP-Klassifikation, die MRT-Befunden einbezieht.

Die Beschreibung der Befallsmuster der DNOAP erfolgt nach Sanders (☞ Tab. 3.36).

I	Interphalangealgelenke, Metatarso-Phalangealgelenke, Metatarsalia
II	Tarso-Metatarsalgelenke
III	Naviculo-Cuneiforme-Gelenke, Talonaviculargelenk, Calcaneo-Cuboid-Gelenk
IV	Sprunggelenke
V	Calcaneus

Tab. 3.36: Befallsmuster der DNOAP nach Sanders.

■ Therapieprinzipien bei Charcot-Fuß

1. Komplette Druckentlastung

- Bettruhe
- Rollstuhl und/oder Total contact cast (TCC)
- Entlastende Unterschenkelorthese in Zweischalentechnik mit entsprechendem Orthesenschuh

Die komplette Druckentlastung ist umgehend einzuleiten und dem Patienten entsprechend zu begründen. Nur der informierte und die eingeleiteten Maßnahmen umsetzungswillige Patient wird auch tatsächlich entlasten. Die Dauer der kompletten Entlastung richtet sich nach der Akuität des Fußbefundes. In der Regel braucht ein akuter Charcot-Fuß ca. 3-4 Monate bis zum Übergang in die inaktive Form ("cooled off").

2. Orthopädischer Maßschuh mit hohem Schaft

Nach entsprechender Konsolidierung des Fußbefundes (ersichtlich an der Hauttemperatur) kann und sollte die Versorgung mit einem orthopädischen Maßschuh mit hohem Schaft und entsprechender Weichbettung eingeleitet werden.

3. Stadienorientierte lokale Wundversorgung

4. Antibiotische Therapie

Liegt eine Läsion mit Infektion vor, erfolgt Antibiose nach Antibiogramm. Da bei Knochenkontakt der meist langfristig bestehenden Ulzerationen Osteomyelitiden nur schwer abzugrenzen sind hat sich eine längerfristige antibiotische Behandlung mit knochengängigem Antibiotikum bewährt.

5. Chirurgische Maßnahmen

Die Resektion osteolytischer Knochenanteile/Sequester sollte von erfahrenen (Fuß)chirurgen durchgeführt werden. Ebenso der Einsatz stabilisierender chirurgischer Techniken.

6. Bisphosphonate

Die Gabe von Bisphosphonaten scheint durch die Osteoklastenhemmung eine günstige Wirkung auf den Verlauf des akuten Charcot-Fußes zu haben. Kontrollierte Studien dazu stehen aber aus.

■ Prophylaxe des diabetischen Fußsyndroms

Strategien, die die Entstehung eines diabetischen Fußsyndroms verhindern, müssen am Anfang jedes Therapiekonzeptes stehen. Eine wesentliche Säule dabei ist die **Schulung des Patienten** hinsichtlich regelmäßiger und korrekter Fußpflege (☞ Tab. 3.37).

- tägliche Fuß- und Schuhinspektion
- Fußbad bei 37°C Wassertemperatur (ellenbogenwarm) kürzer als 5 Minuten
- trockene Haut fetten (wasserhaltige Pflegecreme)
- Zehenzwischenräume trocknen, keine Cremes
- Bimsstein erlaubt, aber keine Schere, Hobel etc. (kein Metall)
- Fußnägel gerade feilen
- Hühneraugen nicht selbst behandeln
- eingewachsene Zehennägel vom Arzt behandeln lassen
- Baumwollsocken, keine Wärmflasche
- Schuhe auch tagsüber wechseln
- barfuß gehen verboten!

Tab. 3.37: Fußpflege bei diabetischem Fußsyndrom.

3.9. Zusammenfassung und Ausblick

Die optimale Therapie diabetischer Fußkomplikationen ist eine **multidisziplinäre Aufgabe**. Sie kann nur durch Zusammenarbeit von Ärzten verschiedener Fachrichtungen und Heilberufe gelöst werden. Risikopatienten lassen sich heute mit Hilfe relativ einfacher Verfahren erkennen und können dann gezielt betreut werden. Eine wesentliche prophylaktische Maßnahme ist die **Schulung des Patienten** hinsichtlich der Fußprobleme und die regelmäßige Kontrolle des Fußes bei jedem Arztbesuch. Dem Hausarzt kommt hierbei die wichtige Rolle des Koordinators zwischen Praxis und Diabeteszentrum zu. In der Bundesrepublik gibt es derzeit 20.000 Allgemeinärzte und Internisten, aber nur ca. 150 Diabeteszentren. Daher muss das zukünftige Ziel die noch engere Zusammenarbeit aller Beteiligten hinsichtlich Prävention und Therapie sowie Nachsorge sein.

3.10. Literatur

1. Adam DJ, Beard JD, Cleveland T, Bell J, Bradbury AW, Forbes JF, Fowkes FG, Gillespie I, Ruckley CV, Raab G, Storkey H. Bypass versus angioplasty in severe ischaemia of the leg (BASIL): multicentre,randomised controlled trial. Lancet 2005;366(9501):1925-34.

2. Adler AI, Stevens RJ, Neil A, Stratton IM, Boulton AJ, Holman RR UKPDS 59: hyperglycemia and other potentially modifiable risk factors for peripheral vascular disease in type 2 diabetes. Diabetes Care 2002;25:894-899.

3. American Diabetes Association Position Statement: Aspirin Therapy in Diabetes Diabetes Care 2005;28: Suppl. 1;S4-S36.

4. American Diabetes Association. Position Statement. Standards of Medical Care in Diabetes – 2011: Diabetes Care 2011; 34(Suppl 1):S11-S61.

5. American Diabetes Association. Standards of Medical Care – 2008. Diabetes Care 2008; Suppl. 1:S12-S54.

6. Anderson RJ, Bahn GD, Moritz TE, Kaufmann D, Abraira C, Duckworth W: Blood pressure and cardiovascular disease risk in the Veterans Affairs Diabetes Trial. Diabetes Care 2011; 34:34-38.

7. Andersson RJ, Bahn GD, Maritz TE, Kaufmann D, Abraira C, Duckworth W, VADT Study Group: Blood pressure and cardiovascular disease risk in the Veterans Affairs Diabtes Trial. Diab Care 2011; 34:34-38.

8. Anderson RT, Narayan KMV, Feeney P, Goft D, Ali MK, Simmons DL, Sperl-Hillen JA, Bigger T, Cuddihy R, O´Connor PJ, Sood A, Zhang P, Sullivan MD: Effect of intensive glycemic lowering on health-related quality of life in type 2 diabetes. ACCORD trial. Diabetes Care 2011; 34:807-812.

9. Armstrong DG, Todd WF, Lavery LA, Harkless LB, Bushman TR. The natural history of acute Charcot's arthropathy in a diabetic foot specialty clinic. Diabet Med 1997;14(5):357-63.

10. Armstrong DG, Nguyen HC, Lavery LA, van Schie CH, Boulton AJ, Harkless LB. Off-loading the diabetic foot wound: a randomized clinical trial. Diabetes Care 2001; 24(6):1019-22.

11. Armstrong DG, Lavery LA. Negative pressure wound therapy after partial diabetic foot amputation: a multicentre, randomised controlled trial. Lancet 2005;366 (9498):1704-10.

12. Armstrong DG, Salas P, Short B, Martin BR, Kimbriel HR, Nixon BP, Boulton AJ. Maggot therapy in "lower-extremity hospice" wound care: fewer amputations and more antibiotic-free days. J Am Podiatr Med Assoc 2005; 95(3):254-7.

13. Armstrong DG, Lavery LA, Wu S, Boulton AJ. Evaluation of removable and irremovable cast walkers in the healing of diabetic foot wounds: a randomized controlled trial. Diabetes Care 2005;28(3):551-4.

14. Astrup AS, Nielsen FS, Rossing P, Ali S, Kastrup J, Smidt U, Parving HH: Predictors of mortality in patients with type 2 diabetes with or without diabetic nephropat-

hy: a follow-up study. J Hypertension 2007; 25: 2479-2485.

15. Azizi M, Webb R, Nussberger J, Hollenberg NK: Renin inhibition with aliskiren: where are we now, and where we are going? J Hypertension 2006; 24: 243-256.

16. Bakris GL, Weir MR: Optimal Blood pressure for a patient with type 2 diabetes mellitus: Insight from the ACCORD study. Curr Hypertens Rep 2010; 12:313-315.

17. BARI; The Bypass Angioplasty Revascularization Investigation Investigators: Sevenyearoutcome in the Bypass Angioplasty Revascularization Investigation (BARI) by treatment and diabetic status. J Am Coll Cardiol 2000;35:1122-1129.

18. Bartnik M, Rydén L, Ferrari R, Malmberg K, Pyörälä K, Simoons M, Standl E, Soler-Soler J, Öhrvik J, and on behalf of the Euro Heart Survey Investigators The prevalence of abnormal glucose regulation in patients with coronary artery disease across Europe: The Euro Heart Survey on diabetes and the heart Eur Heart J 2004;25:1880-1890.

19. Berendt AR, Lipsky B. Is this bone infected or not? Differentiating neuro-osteoarthropathy from osteomyelitis in the diabetic foot. Curr Diab Rep 2004;4(6):424-429.

20. Biamino G, Scheinert D, Schmidt A. Femorotibial stenosis: endovascular options. In: Greenhalgh R, editor. Towards Vascular and Endovascular Consensus. London: BIBA; 2005. p. 516-526.

21. Boulton AJ, Gries FA, Jervell JA. Guidelines for the diagnosis and outpatient management of diabetic peripheral neuropathy. Diabet Med 1998;15(6):508-514.

22. Boulton AJ, Selam JL, Sweeney M, Ziegler D. Slidenafil citrate for the treatment of erectile dysfunction in men with type 2 diabetes mellitus. Daibetologia 2001; 44 (10): 1296-1301.

23. Cederholm J, Gudbjörnsdottir S, Eliasson B, Zethelius B, Eeg-Olofsson K, Nilsson PM: Systolic blood pressure and risk of cardiovascular diseases in type 2 diabetes: an observational study from the Swedisch national diabetes register. J Hypertens 2010; 28:2026-2035.

24. Chandhury A, Miller M, Nesto R, Rosenberg N, Dandona P: Targeting glucose in acute myocardial infarction. Diabetes Care 2007; 30: 3026-3028.

25. Cholesterol Treatment Trialist's (CTT) Collaborators: Efficacy of chosleterol –lowering therapy in 18686 peplee with diabetes in 14 randomised trials of statins: a meta-analysis. Lancet 2008;371:117-125.

26. Claus D, Mendt O, Rozeik C, Engelmann-Kaupek, Huppert PE, Wietholtz H: Prosepctive investigation of autonomic cardiac neuropathy in diabetes mellitus. Clin Auton Res 2002;12:373-378.

27. Colhoun HM, Francis DP, Rubens MB, Underwood SR, Fuller JH. The Association of Heart-Rate Variability with Cardiovascular Risk Fctors and Coroanry Artery classification: A study in type 1 diabetic patients and the general population. Diabetes Care 2001:24(6):1108-1114.

28. Currie CJ, Peters JR, Tynan A, Evans M, Heine RJ, Bracco OL, Zagar T, Poole CD: Survival as function of HbA(1C) in people with type 2 diabetes: a retrospective cohort study. Lancet 2010; 375:481-489.

29. Dagenais GR, Lu J, Faxon DP, Kent K, Lago RM, Lezama C, Hueb W, Weiss M, Slater J, Frye RL and the BARI 2D Study Group: Effects of optimal treatment with or without coronary revasularisation on angina and subsequent revascularisations in patients with type 2 diabtes mellitus and stable ischemic heart disease. Circalation 2011; 123:1492-1500.

30. Delbende B, Perri F, Couturier O, Leodolter A, Mauger P, Bridgi B et al.13C-octanoic acid breath test for gastric emptying measurement. eur J Gastroenterol Hepatol 2000;12(1):85-91.

31. Deutsche Hochdruckliga, Deutsche Hypertonie Gesellschaft: Zielblutdruckwerte bei Patienten mit Diabetes mellitus. www.paritaet. org/rr-liga/dhlstatement1.htm (2010).

32. Deutsche Ophthalmologische Gesellschaft, Retinologische Gesellschaft, Berufsverband der Augenärzte Deutschlands (2010): Stellungnahme der Deutschen Ophtalnologischen Gesellschaft, der Retinologischen Gesellschaft und des Berufsverbandes der Augenärzte Deutschlands zur Therapie der diabetischen Makulopathie. www.dog.org/wpcontent/uploads/2009/08/Stellungsnahme-zur-Therapie-der-diabetischen-Makulopathie 20110208.pdf.

33. Espinola-Klein C, Rupprecht HJ, Blankenberg S, Bickel C, Fossmeyer U, Kopp H, Victor A, Peetz D, Lackner K Influence pf impaired fasting glucose on the incidence and prognosis of atherosclerosis in various vascular regions. Z Kardiol 2004;93(Suppl 4):IV48-55.

34. Ewing DJ, Campell IW, Clarke BF. The natural history of diabetic autonomic neuroapthy. Q J Med 1980; 49(193):95-108.

35. Ewing DJ, Clarke BF. Diagnosis and management of diabetic autonomic neuropathy. Br Med J (Clin Res Ed) 1982;285(6346):916-918.

36. Ewing DJ, Martyn CN, Young RJ, Clarke BF. The value of cardiovascular autonomic function tests: 10 years experience in diabetes. Diabetes Care 1985;8(5): 491-498.

37. Fachkommission Diabetes Sachsen: Praxis-Leitlinie zur Diagnostik und Therapie von Fettstoffwechselstörungen. Dresden 2003.

38. Fachkommission Diabetes Sachsen: Praxis-Leitlinie Metabolisch-vaskuläres Syndrom. Dresden 2006.

39. Faglia E, Favales F, Quarantiello A, Calia P, Clelia P, Brambilla G, Rampoldi A, Morabito A. Angiographic evaluation of peripheral arterial occlusive disease and its role as a prognostic determinant for major amputation in diabetic subjects with foot ulcers. Diabetes Care 1998; 21(4):625-630.

40. Faglia E, Favales F, Aldeghi A, Calia P, Quarantiello A, Barbano P, Puttini M, Palmieri B, Brambilla, G, Rampoldi A, Mazzola E, Valenti L, Fattori G, Rega V, Cristalli A, Oriani G, Michael M, Morabito A. Change in major amputation rate in a center dedicated to diabetic foot care during the 1980s: prognostic determinants for major amputation. J Diabetes Complications 1998;12(2):96-102.

41. Finnerup NB, Otto M, McQuay HJ, Jensen TS, Sindrup SH: Algorithm for neuropathic pain treatment: An evidence based proposal. Pain 2005; 118:289-305.

42. Frykberg RG, Mendeszoon E. Management of the diabetic Charcot foot. Diabetes Metab Res Rev 2000;16 Suppl 1:S59-S65.

43. Gaede P, Lund-Andersen H, Parving HH, Pedersen O: Effect of a multifactorial intervention on mortality in type 2 diabetes. N Engl J Med 2008; 358: 580-591.

44. Gerritsen J, Dekker JM, TenVoorde BJ, Kostense PJ, Heine RJ, Bouter LM et al. Impaired Autonomic Function Is Associated With Increased Mortality, Especially in Subjects With Diabetes, Hypertension, or a History of Cardiovascular Disease: The Hoorns Study. Daibetes Care 2001; 24 (10): 1793-1708.

45. Gerstein HC, Müller ME, Genuth S, Ismail-Beigi F, Buse JD, Goff DC, Probstfield JC, Cushman WC, Ginsberg HN, Bigger JT, Grimm RH, Byington RP, Rosenberg YD, Friedewald WT: Long-term effects of intensive glucose lowering on cardiovascular outcomes. N Engl J Med 2011; 364:818-828.

46. Gibbons RJ, Abrams J, Chatterjee K, Daley J, Deedwania PC, Douglas JS, Ferguson TB Jr, Fihn SD, Fraker TD Jr, Gardin JM, O'Rourke RA, Pasternak RC, Williams SV ACC/AHA 2002 guideline update for the management of patients with chronic stable angina—summary article: a report of the American College of Cardiology/American Heart Association Task Force on practice guidelines (Committee on the Management of Patients With Chronic Stable Angina). J Am Coll Cardiol 2003; 41:159-168.

47. Gibbons RJ, Abrams J, Chatterjee K, Daley J, Deedwania PC, Douglas JS, Ferguson TB Jr, Fihn SD, Fraker TD Jr, Gardin JM, O'Rourke RA, Pasternak RC, Williams SV ACC/AHA 2002 guideline update for the management of patients with chronic stable angina—summary article: a report of the American College of Cardiolo-gy/American Heart Association Task Force on Practice Guidelines (Committee on the Management of Patients With Chronic Stable Angina). Circulation 2003;107: 149-158.

48. Goh SY, Cooper ME: The role of advanced glycation end products in progression and complications of diabetes. J Clin Endocrin Metab; 2008; Jan 8, Epub ahead of print.

49. Goldstein I, Young JM, Fischer J, Bangerter K, Segerson T, Taylor T; Vardenafil Diabetes Study Group. Vardenafil, aa new phosp phodiesterase type 5 inhibitor, in the treatment of erectile dysfunction in men with diabetes: a multicenter double-blind placebo-controlles fixed-dose study. Diabetes Care 2003;26:777-783.

50. Griffin S, Borch-Johnsen K, Davies MJ, Khunti K, Rutten GEHM, Sandbaek A, Sharp SJ, Simmons RK, von den Donk M, Wareham N, Lauritzen T: Effect of early intensive multifactorial therapy on 5-year cardiovascular outcomes in individuals with type 2 diabetes detected by screening (ADDITION-Europe): a cluster-randomised trial. Lancet 2011; published online 25.06.2011.

51. Hamm CW Leitlinien: akutes Koronarsyndrom, Teil 1: ACS ohne persistierende ST-Hebung. Z. Kardiol 2004; 93:72-90.

52. Hamm CW Leitlinien: akutes Koronarsyndrom, Teil 2: ACS mit ST-Hebung. Z. Kardiol 2004;93:324-341.

53. Hammes HP: Diabetische Retinopathie aund Makulopathie. Internist 2011; 52:518-532.

54. Hammes HP, Lemmen KD: Diabetische Retinopathie und Makulopathie. DDG Praxisleitlinie. Diabetologie 2007;2 Suppl 2: S 163-166.

55. Halsbeck M, Luft D, Neundörfer B, Stracke H, Hollenrieder V, Bierwirth R: Diabetische Neuropathie. DDG Praxis-Leitlinie. Diabetologie 2007;2 Suppl. 2:S150-156.

56. Hanefeld M, Schmechel H, Schwanebeck U, Lindner J Predictors of coronary heart disease and death in NIDDM: the Diabetes Intervention Study experience. Diabetologia 1997;40(Suppl 2):S123-S124.

57. Hasslacher C, Kempe P, Ritz E, Wolf G: Diabetische Nephropathie. DDG-Praxisleitlinie. Diabetologie 2007; 2 Suppl 2:S159-162.

58. Helbig H, Kellner U, Bornfeld N, Foerster MH. Vitrektomie bei diabetischer Retinopathie: Ergebnisse, Risikofaktoren, Kompliaktionen. Klin Monatsbl Augenheilkd 1998; 212 (5): 339-342.

59. Heller G, Günster C, Schellschmidt H. Wie häufig sind Diabetes-bedingte Amputationen unterer Extremitäten in Deutschland? Eine Analyse auf Basis von Routinedaten. Dtsch Med Wochenschr 2004;129(9):429-433.

60. Heller G, Günster C, Swart E. Über die Häufigkeit von Amputationen unterer Extremitäten in Deutsch-

land. Dtsch Med Wochenschr 2005;130(28-29):1689-1690.

61. Holman RR, Paul SK, Bethel MA, Matthews DR, Neil HAW: 10-year follow-up of intensive glucose control in type 2 diabtes. N Engl J Med 2008; 359:1577-1589.

62. Holstein P, Ellitsgaard N, Olsen BB, Ellitsgaard V. Decreasing incidence of major amputations in people with diabetes. Diabetologia 2000;43(7):844-847.

63. Horowitz M, O'Donovan D, Jones KL, Feinke C, Rayner CK, Samson M: Gstric emptying in diabetes: clinical significance and treatment Diabet. Med. 2002; 19: 177-194.

64. Howard BV, Best LG, Galloway JM, Howard WJ, Jones K, Lee ET, Ratner RE, Resnick HE, Devereux RB Coronary heart disease risk equivalence in diabetes depends on concomitant risk factors. Diabetes Care 2006; 29:391-397.

65. Ioannidis JP, Haidich AB, Pappa M, Pantazis N, Kokori SI, Tektonidou MG, Contopoulos-Ioannidis DG, Lav J: Comparison of evidence of treatment effects in randomized and non randomized studies. JAMA 2001; 286:821-830.

66. Institut für Qualität und Wirtschaftlichkeit im Gesundheitswesen (IQWiG) Rapid Report. Nutzenbewertung einer langfristigen normnahen Blutzuckersenkung bei Patienten mit Diabetes mellitus Typ 2. 06.06.2011.

67. International Consensus Working Group. International consensus on diagnosing and treating the infected diabetic foot. 2003.

68. Ismail-Beigi F, Craven T, Banerji MA, Basile J, Calles J, Cohen RM, Cuddiky R, Cushman WC, Genuth S, Grimm RH, Hamilton BP, Hoogwerf B, Karl D, Katz L, Krikorian A, O'Connor P, Pop-Busui R, Schubart U, Simmons D, Taylor H, Thomas A, Weiss D, Hramiak I: Effect of intensive treatment of hyperglycaemia on mircovascular outcomes in type 2 diabtes: an analysis of the ACCORD randomised trial. Lancet 2010; 376:419-430.

69. Jeffcoate W, Lima J, Nobrega L. The Charcot foot. Diabet Med 2000;17(4):253-258.

70. Jeffcoate WJ, Lipsky BA. Controversies in diagnosing and managing osteomyelitis of the foot in diabetes. Clin Infect Dis 2004;39 Suppl 2:S115-S122.

71. Jude EB, Selby PL, Burgess J, Lilleystone P, Mawer EB, Page SR, Donohoe M, Foster AV, Edmonds ME, Boulton AJ. Bisphosphonates in the treatment of Charcot neuroarthropathy: a doubleblind randomised controlled trial. Diabetologia 2001;44(11):2032-2037.

72. Jude EB, Oyibo SO, Chalmers N, Boulton AJ. Peripheral arterial disease in diabetic and nondiabetic patients: a comparison of severity and outcome. Diabetes Care 2001;24(8):1433-1437.

73. Kapur A, Hall PJ, Malik IS, Qureshi AC, Butts J, de Belder M, Baumbach A, Angelini S, de Beldet A, Oldroyd KG, Flather M, Roughton M, Nihoyannopoulos P, Bagger JP, Morgan K, Beatt KJ: Randomized comparison of percutaneous coronay intervention with coronary artery bypass grafting in diabetic patients. 1-year results of the CARDia (Coronary Artery Revascularisation in Diabetes) trial. J Am Coll Cardiol 2010; 55:432-440.

74. Kastenbauer T, Sauseng S, Brath H, Abrahamian H, Irsigler K. The value of the Rydel-Seiffer tuning fork as a predictor of diabetic polyneuropathy compared with a neurothesiometer. Diabet Med 2004;21(6):563-567.

75. Keen H, Lee ET, Russel D, Miki E, Bennett PH, Lu M. the appearance of retinopathy and progression to proliferative retinopathy: the WHO Multinational Study of Vascular Disease in Diabetes. Diabetologia 2001; 44 Suppl 2: S22-S30.

76. Kohner EM, Stratton IM, Aldington SJ, Turner RC, Matthews DR. Microaneurysms in the developmet of diabetic retinopathy (UKPDS 42). UK Prospective Diabetes Study Group. Diabetologia 1999;42(9):1107-1112.

77. Koller A, Metzger C, Möller M, Stumpf J, Zink K. Schuhversorgung und Risikoklassen beim diabetischen Fußsyndrom. In: OST Sonderhef Diabetes 2005. Orthopädie Schuhtechnik. 2005. p. 45-7.

78. Kosiborod M, Inzucchi SE, Krumholz HM, Xiao L, Jones PG, Fiske S, Masoudi FA, Marso SP, Spertus JA: Glucometrics in patients hospitalized with acute myocardial infarction. Defining the optimal outcomes-based measure of risk. Circulation 2008;117:1018-1027.

79. Levin ME. Preventing amputation in the patient with diabetes. Diabetes Care 1995;18(10):1383-1394.

80. Lin Z, Forster J, McCallum RW: Treatment of diabetic gastroparesis by high-frequency gastric electrical stimulation. Diabetes Care 2004; 27: 1071-1076.

81. Lipsky BA. Osteomyelitis of the foot in diabetic patients. Clin Infect Dis 1997;25(6):1318-1326.

82. Lipsky BA, Berendt AR, Deery HG, Embil JM, Joseph WS, Karchmer AW, LeFrock JL, Lew DP, Mader JT, Norden C, Tan JS. Diagnosis and treatment of diabetic foot infections. Clin Infect Dis 2004;39(7):885-910.

83. Lyons TJ, Jenkins AJ, Zheng D, Lackland DT, McGee D, Garvey WT, Klein RL. Diabetic retinopathy and serum lipoprotein subclasses in the DCC/EDIC cohort. Invest Ophthalmol Vis Sci 2004;45 (3):910-918.

84. Malmberg K: Prospective randomised study of intensive insulin treatment on long term survival after acute myocardial infarction in patients with diabetes mellitus. DIGAMI (Diabetes mellitus, Insulin Glucose Infusion in Acute Myocardial Infarction) study group. Brit Med J 1997;314:1512-1515.

85. Malmberg K, Norhammar A, Wedel H, Ryden L Gly-cometabolic state at admission: important risk marker of mortality in conventionally treated patients with diabetes mellitus and acute myocardial infarction: long-term results from the Diabetes and Insulin-Glucose Infusion in Acute Myocardial Infarction (DIGAMI) study. Circulation 1999;99:2626-2632.

86. Malmberg K, L. Ryden, H. Wedel, K. Birkeland, A. Bootsma, K. Dickstein, S. Efendic, M. Fisher, A. Hamsten, J. Herlitz, P. Hildebrandt, K. MacLeod, M. Laakso, C. Torp-Pedersen, A. Waldenstrom, and for the DIGAMI 2 Investigators Intense metabolic control by means of insulin in patients with diabetes mellitus and acute myocardial infarction (DIGAMI 2): effects on mortality and morbidity. Eur Heart J 2005;26:650-661.

87. Maser RE, Braxton DM, Vinik AL, Freeman R: Thee association between cardiovascular autonomic neuropathy and mortality in individuals with diabetes. A meta analysis. Diabetes Care 2003;26:1895-1901.

88. Mehta SR, Yusuf S, Diaz R, Zhu J, Pais P, Xavier D, Paolasso E, Ahmed R, Xie C, Kazmi K, Tai J, Orlandini A, Pogue J, Liu L CREATE-ECLA Trial Group Investigators. Effect of glucose-insulin-potassium infusion on mortality in patients with acute ST-segment elevation myocardial infarction: the CREATE-ECLA randomized controlled trial. JAMA 2005;293:437-446.

89. Meier M, Hummel M: Cardiovascular disease and intensive glucose control in type 2 diabetes mellitus: moving practice toward evidence-based strategies. Vasc Health Risk Manage 2009; 5:859-871.

90. Menne J, Haller H: Diabetische Nephropathie. Internist 2011; 52:495-504.

91. Miki E, Lu M, Lee ET, Keen H, Bennett PH, Russel D. The incidence of visual impaiment and ist determinants in the WHO Multinational Study of Vascular Disease in Diabetes. Diabetologia 2001;44 Suppl 2:S31-S36.

92. Mittleman MA, Glasser DB, orazem J: Clinical trials of silden citrate (Viagra) demonstrate no increase in risk of myocarial infarction and cardiovascular death compared with placebo. Int J clin Prac 2003;57:597-600.

93. Morbach S, Müller E, Reike H, Risse A, Spraul M. Diagnostik, Therapie, Verlaufskontrolle und Prävention des diabetischen Fußsyndroms. Evidenzbasierte Diabetes-Leitlinie DDG. Diab Stoffw 2004;13 (Suppl. 2).

94. Motz W, Kerner W: Kardiale Endorganschäden bei Diabetes. Internist 2011; 52:505-517.

95. Müller-Wieland D, Nitschmann S: Kardiovaskuläres Risiko bei Typ-2-Diabetes. ACCORD-Studie (Action to Control Cardiovascular Risk in Diabetes). Internist 2011; 52:601-604.

96. National Cholesterol Education Program (NCEP) Expert Panel on Detection, Evaluation, and Treatment of High Blood Cholesterol in Adults (Adult Treatment Panel III) Third Report of the National Cholesterol Education Program (NCEP) Expert Panel on Detection, Evaluation, and Treatment of High Blood Cholesterol in Adults (Adult Treatment Panel III) final report. Circulation 2002;106:3143–3421.

97. Nationale Versorgungsleitlinie; Chronische KHK. Kurzfassung Verison 1.7. Dezember 2007.

98. Nationale Versorgungsleitlinie Typ-2-Diabetes. Prävention und Therapie von Netzhautkomplikationen. Langfassung Version 2.3. Dezember 2007.

99. Nationale Versorgungsleitlinie Typ-2-Diabetes. Präventions- und Behandlungsstrategien für Fußkomplikationen. Version 2.5. Februar 2008.

100. Opie LH, Yellon DM, Gersh BJ: Controversies in the cardiovascular management of type 2 diabetes. Heart 2011; 97:6-14.

101. Otter W, Winter M, Daering W, Standl E, Schnell O: C-reactive protein in diabetic and nondiabetic patients with acute myocardial infarction. Diaebtes Care 2007; 30:3080-3082.

102. Peters EJ, Lavery LA. Effectiveness of the diabetic foot risk classification system of the International Working Group on the Diabetic Foot. Diabetes Care 2001;24(8): 1442-1447.

103. Pfeffer MA: ACCORD(ing) to a trialist. Circulation 2010; 122:841-843.

104. Podhaisky H, Hänsgen K, Taute B, Podhaisky T. Duplexsonographie im distalen Extremitätenbereich zur Schweregradbeurteilung der pAVK. Perfusion 2005;18: 95-100.

105. Preis SR, Hwang SJ, Coady S, Pencina MY, D´Agostino RB, Savage PJ, Levy D, Fox CS: Trends in all-cause and cardiovascular disease mortality among women and men with or without diabetes mellitus in the Framingham Heart Study, 1950-2005. Circulation 2009; 119:1728-1735.

106. Pyörala K, Pedersen TR, Kjekshus J, Faergeman O, Olsson AG, Thorgeirsson G Cholesterol lowering with simvastatin improves prognosis of diabetic patients with coronary heart disease. A subgroup analysis of the Scandinavian Simvastatin Survival Study (4S). Diabetes Care 1997;20:614-620.

107. Reboldi G, Gentile G, Angeli F, Verdecchia P: Optimal therapy in hypertensive subjects with diabetes mellitus. Curr Atheroscler Rep 2011; 13:176-185.

108. Reiber GE, Smith DG, Wallace C, Sullivan K, Hayes S, Vath C, Maciejewski ML, Yu O, Heagerty PJ, LeMaster J. Effect of therapeutic footwear on foot reulceration in patients with diabetes: a randomized controlled trial. JAMA 2002;287(19):2552-2558.

109. Reike H. Diabetische Osteoarthropathie und Charcot Fuß. In: Reike H: Diabetisches Fußsyndrom. Berlin: De Gruyter; 1999. p.69-80.

110. Reike H: Wundheilung und lokale Wundbehandlung beim diabetischen Fußsyndrom (DFS). Compendium Diabetes 2007; 46-50.

111. Riddle M, Ambrosius WT, Brillon DJ, Buse JB, Byington RP, Cohen RM, Goff DC, Malozowski S, Margolis KL, Probstfield JL, Schnall A, Seagvist ER: Epdemiologic relationships between A1C and all-cause mortality during a median 3,4 –years follow-up of glycemic treatment in the ACCORD trial. Diabetes Care 2010; 33:983-990.

112. Rümenapf G, Neufang A, Schmiedt W, Wölfle KD, Lang W. Gefäßchirurgie bei Diabetikern mit Fußproblemen. Dt Arztebl 2004;101(49):A-3348-3354.

113. RydenL, Standl E, Bartnik M, Van den Berghe G, Betteridge J, de Boer MJ, Cosentino F, Jönsson B, Laakso M, Malmberg K, Priori S, Ostergren J, Tuomiletho J, Thrainsdottir I, Vanhorebeek I, Stramba-Badiale M, Lindgren P, Qiao Q, Priori SG, Blanc JJ, Budaj A, Camm J, Dean V, Deckers J, Dickstein K, Lekakis J, McGregor K, Metra M, Morais J, Osterspey A, Tamargo J, Zamorano JL, Deckers JW, Bertrand M, Charbonnel B, Erdmann E, Ferrannini E, Flyvbjerg A, Gohlke H, Juanatey JR, Graham I, Monteiro PF, Parhofer K, Pyörälä K, Raz I, Schernthaner G, Volpe M, Wood D, Task Force on Diabetes and Cardiovascular Diseases of the European Society of Cardiology (ESC); European Association for the Study of Diabetes (EASD): Guidelines on diabetes, prediabetes, and cardiovascular diseases: exeutive summary. The Task Force on Diabetes and Cardiovascular Diseases of the European Society of Cardiology (ESC) and the European Associaton for the Study of Diabetes (EASD). Eur Heart J. 2007; 28:88-136.

114. Sanders LJ, Frykberg RG. Diabetic neuropathic osteoarthropathy: the Charcot foot. In: Frykberg RG, editor. The high risk foot in diabetes mellitus. New York: Churchill Livingstone; 1991. p. 297-338.

115. Saremi A, Moritz TE, Anderson RJ, Abraira C, Duckworth WC, Reaven PD: Rates and determinants of coronary and abdominal aortic artery calcium progession in the Veterans Affairs Diabetes Trial (VADT). Diabetes Care 2010; 33:2642-2647.

116. Schnell O, Schäfer O, Kleybrink S, Doering W, Standl E, Otter W Intensification of therapeutic approaches reduces mortality in diabetic patients with acute myocardial infarction: the Munich registry. Diabetes Care 2004; 27:455-460.

117. Schernthaner G: Diabetes and cardiovascular disease: Is intensive glucose control beneficial or deadly? Lessons from ACCORD, ADVANCE, VADT, UKPDS, PROactive and NICE-Sugar. Wien Med Wochenschr 2010; 160:8-19.

118. Schröder F, Diehm N, Kareem S, Ames M, Pira A, Zwettler U, Lawall H, Diehm C: A Modified calculation of ankle-brachial pressure index is far more sensitive in the detection of peripheral arterial disease. J Vasc Surg. 2006; 44:531-536.

119. Selvin E, Coresh J, Golden SH, Boland LL, Brancati FL, Steffes MW Glycemic control, atherosclerosis, and risk factors for cardiovascular disease in individuals with diabetes: The Atherosclerosis Risk in Communities study. Diabetes Care 20005;28:1965-1973.

120. Serruys PW, Morrice MC, Kappetein AP, Colombo A, Holmes DR, Mack MY, Stahle E, Feldman TE, van den Brand M, Boss EJ, Van Dyck N, Leadley K, Dawkins KD, Mohr FW; SYNTAX Investigators: Percutaneous coronary intervention versus coronary-artery bypass grafting for severe coronary arty disease. N Engl J Med 2009; 360:961-972.

121. Singh PP, Abbott JD, Lombardero MS, Sutton-Tyrell K, Woodhead G, Venkitachalam L, Tsapatsaris NP, Piemonte TC, Lago RM, Rutter MK, Nesto RW: The prevalence and predictors of an abnormal ankle-brachial index in the bypass anioplasty revascularization investigation 2 diabetes (BARI 2D) trial. Diabetes Care 2011; 34:464-467.

122. Steed DL, Donohoe D, Webster MW, Lindsley L. Effect of extensive debridement and treatment on the healing of diabetic foot ulcers. Diabetic Ulcer Study Group. J Am Coll Surg 1996; 183(1):61-64.

123. Stiegler H. Das diabetische Fusssyndrom. Herz 2004; 29(1):104-115.

124. Striesow F. Konfektionierte Spezialschuhe zur Ulkusrezidivprophylaxe beim diabetischen Fusssyndrom. Med Klin (Munich) 1998;93(12):695-700.

125. The Task Force on Diabetes and Cardiovascular Diseases of the European Society of Cardiology (ESC) and of the European Association for the Study of Diabetes (EASD). Guidelines on diabetes, pre-diabetes, and cardiovascular diseases. Eur Heart J 2007; Suppl C: C3-C74.

126. The Heart Outcomes Prevention Evaluation Study Investigators Effects of an angiotensinconverting enzyme inhibitor, ramipril, on death from cardiovascular causes, myocardial infarction, and stroke in high-risk patients. N Engl J Med 2000; 342:145-153.

127. Temelkova-Kurktschiev TS, Koehler C, Henkel E, Leonhardt W, Fuecker K, Hanefeld M Postchallenge plasma glucose and glycemic spikes are more strongly associated with atherosclerosis than fasting glucose or HbA1c level. Diabetes Care 2000;23:1830-1834.

128. Tepel M, van der Giet M, Schwarzfeld C, Laufer U, Liermann D, Zidek W. Prevention of radiographic-contrast-agent-induced reductions in renal function by acetylcysteine. N Engl J Med 2000; 343 (3):180-184.

129. Tschöpe D, Stratmann B, Standl E, S. Eckert,. Janka HU, Erdmann E, Behrens M, Strasser RH, Dörr R, Motz W, Jacob S,.Gohlke H, Horstkotte D: Evidenzbasierte Leitlinie DDG: Diagnostik und Therapie von Herzerkrankungen bei Diabetes mellitus. Mai 2006.

130. Tschöpe D, Standl E: Diabetes mellitus und Herz. DDG Praxis-Leitlinie. Diabetologie 2007;2 Suppl 2: S167-S170.

131. Valensi P, Paries J, Attali JR and the French Group for Research and Study of daibetic Neuropathy: Cardiac autonomic neuropathy in diabetic patients: influence of diabetes duration, obesity and microangiopathic complications- The French Multi Center Study. Metabolism 2003; 52:815-820.

132. van den Berghe G, Wouters P, Weekers F, Verwaest C, Bruyninckx F, Schetz M, Vlasselaers D, Ferdinande P, Lauwers P, Bouillon R Intensive insulin therapy in the critically ill patients. N Engl J Med. 2001;345:1359-1367.

133. van den Berghe G, Wilmer A, Hermans G, Meersseman W, Wouters PJ, Milants I, Van Wijngaerden E, Bobbaers H, Bouillon R Intensive insulin therapy in the medical ICU. N Engl J Med 2006;354:449-61.

134. Veves A, Falanga V, Armstrong DG, Sabolinski ML. Graftskin, a human skin equivalent, is effective in the management of noninfected neuropathic diabetic foot ulcers: a prospective randomized multicenter clinical trial. Diabetes Care 2001;24(2):290-295.

135. Vinik AL, Maser RE, Braxton DM, Freeman R: Diabetic autonomic neuropathy. Diabetes Care 2003;26: 1553-1579.

136. Wagner FW: The dysvascular foot: A system for diagnosis and treatment. Foot Ankle 1981;2:64-67.

137. Whang W, Bigger JT: Comparison of the prognostics value of RR-interval variability after akute myocardial infarction in patients with versus those without diabetes mellitus. Am J Cardiol 2003; 92: 247-251.

138. Wittchen HU. Die "Hypertension and Diabetes Screening and Awareness"-(HYDRA)-Studie. Fortschr Med Orig 2003;121 Suppl 1:1.

139. Weck M: Treatment of hypertension in patients with diabetes: Relevance of sympathovagal balance and renal function. Clin Res Cardiol 2007; 96: 707-718.

140. Weck M, Fiedler T, Schulze J: Kardiale autonome Neuropathie, Blutdruckrhythmik und Urinalbuminexkretion bei Typ-2-Diabetikern. Diabetes, Stoffwechsel und Herz 2006; 1:9-14.

141. Weck M, Panzner I, Schellong SM: Diagnostik und Therapie des diabetischen Fußes. UNI-MED Verlag AG Bremen 2006.

142. Yusuf S, Sleight P, Pogue J, Bosch J, Davies R, Dagenais G: Effects of an angiotension-converting-enzyme inhibitor, ramipril, on cardiovascular events in high-risk patients. The Heart Outcome Prevention Evaluation Study Investigators. N Engl J Med 2000;342:145-153.

143. Ziegler D: Therapie der schmerzhaften diabetischen Neuropathie – update 2007. Kompendium Diabetes 2007; 39-45.

144. Zoungas S, Patel A, Chalmers J, de Galan BE, Li Q, Billot L, Woodward M, Ninomiya T, Neal B, MacMahon S, Grobbee D, Kengne AP, Marre M, Heller S: Severe hypoglycaemia and risks of vascular events and death. N Engl J Med 2010; 363:1410-1418.

Ernährung, Bewegung und Schulung als Bestandteil der Diabetes-Therapie

V. Schusdziarra, J. Erdmann, D. Sailer

4. Ernährung, Bewegung und Schulung als Bestandteil der Diabetes-Therapie

4.1. Bedeutung der Ernährung

Im Nüchternzustand wird der Blutzuckerspiegel durch das Gleichgewicht zahlreicher endokriner Faktoren auf einem stabilen Niveau gehalten und schwankt maximal um ca. 10 mg/dl. Deutlichere Änderungen treten infolge der Nahrungsaufnahme auf. Der Anstieg des Blutzuckerspiegels wird sowohl durch die Menge als auch die Art der verzehrten Kohlenhydrate bestimmt. Des Weiteren spielt die Zusammensetzung des Essens und damit die Mischung der Makronährstoffe eine wesentliche Rolle. Fett verzögert die Magenentleerung, wodurch die im Dünndarm stattfindende postprandiale Verdauung und Resorption der verzehrten Kohlenhydrate verzögert wird. Im postprandialen Zustand steigt der Blutzuckerspiegel, selbst bei kohlenhydratreichen Mahlzeiten, nicht mehr als 30-40 mg/dl an, in seltenen Fällen bei flüssigen Kohlenhydraten auch um ~50 mg/dl. Postprandiale Werte über 140 bis 150 mg/dl müssen nach Verzehr kohlenhydratreicher, gemischter Mahlzeiten als pathologisch angesehen werden. Insgesamt ist der postprandiale Anstieg nicht nur von der Geschwindigkeit mit der die Nahrung aus dem Magen entleert wird, sondern auch vom Zusammenspiel der intestinalen Hormone mit dem Anstieg des Plasma-Insulinspiegels abhängig. Diese enge Koordination zwischen Eintritt der Kohlenhydrate in das Duodenum, Aufschlüsselung in resorbierbare Monosaccharide, Stimulation intestinaler Hormone wie Glucagon-Like Peptide 1 (GLP-1) und Gastric Inhibitory Peptide (GIP) und der daraus resultierenden Insulin-Sekretion verhindert übermäßig starke Schwankungen des Glukosespiegels im Blut. Diese Koordination ist bei Patienten mit Typ-1-Diabetes nicht mehr möglich, da die β-Zellfunktion gestört ist und damit eine fein abgestimmte Insulin-Antwort ausfällt. Diese ist auch selbst mit den modernen Insulinen nicht zu imitieren und das muss in der Ernährungsweise eine entsprechende Berücksichtigung finden (Kohlenhydratmenge, Makronährstoffverhältnis, fest/flüssig, etc.). Bei Patienten mit Typ-2-Diabetes steht andererseits die Überernährung und die daraus resultierende Insulinresistenz im Vordergrund für die Störungen des Kohlenhydratstoffwechsels.

4.2. Pathogenese Typ-2-Diabetes

Bei Patienten mit Typ-2-Diabetes ist die Insulin-Resistenz und die dadurch bedingte Erhöhung der zirkulierenden Insulinspiegel die wichtigste pathophysiologische Veränderung (☞ Abb. 4.1). Das in der Zirkulation vorhandene Insulin ist nicht in der Lage, den Blutzuckerspiegel adäquat zu regulieren, da Faktoren des Fettgewebes die Insulinwirkung behindern. Die Insulinresistenz wird ganz entscheidend vom Ausmaß und der Verteilung des Fettgewebes im Organismus geprägt. Das Fettgewebe ist nicht nur ein Energiedepot, sondern wie wir heute wissen, auch ein endokrin aktives Organ. Dutzende Faktoren werden vom Fettgewebe gebildet und z.T. auch in die systemische Zirkulation abgegeben. Für einen Teil dieser Faktoren wird eine ursächliche oder verstärkende Rolle bei der Entstehung der Insulinresistenz angenommen. Deshalb ist es heutzutage unbestritten, dass Adipositas, vor allem bei Vermehrung des viszeralen Fettgewebes zusammen mit einem entsprechenden genetischen Hintergrund, für die Entstehung des Typ-2-Diabetes der entscheidende Faktor ist (1, 2) (☞ Abb. 4.2).

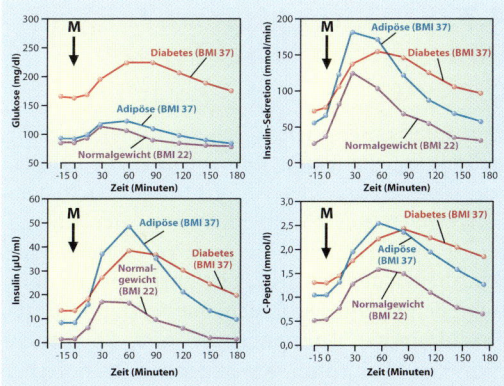

Abb. 4.1: Einfluss einer Mahlzeit auf die Plasmaspiegel von Insulin, Glukose und C-Peptid sowie auf die Insulinsekretion bei Normalgewichtigen (n=76, BMI 22 kg/m²) Adipösen (n=217, BMI 37 kg/m²) und Patienten mit Typ-2-Diabetes mellitus (n=96, BMI 37 kg/m²).

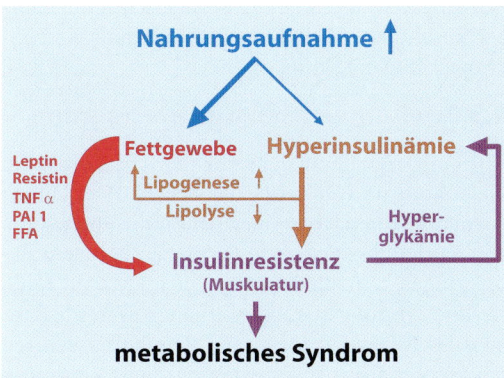

Abb. 4.2: Schematische Darstellung der Faktoren, die an der Entwicklung der Insulinresistenz beteiligt sind.

Zu diesem ätiopathogenetischen Konzept passt die Tatsache, dass die Prävalenz des Typ-2-Diabetes mit steigendem Körpergewicht zunimmt. Sehr eindrücklich ist dies in der Nurses' Health Study gezeigt worden. Mehr als 85.000 Krankenschwestern wurden über einen Zeitraum von 16 Jahren beobachtet. In dieser Zeit traten insgesamt 3.300 neue Fälle von Typ-2-Diabetes auf. Bereits im Übergewichtsbereich (BMI 25-29,9 kg/m² war das Risiko an Typ-2-Diabetes zu erkranken, 8-fach größer im Vergleich zur Gruppe der Normalgewichtigen (BMI 18,5-24,9 kg/m²). Bei einem BMI von 30-34,9 kg/m² war das Risiko um das 20-fache gesteigert und bei BMI >35 kg/m² lag das Risiko 40-fach höher. Diese Zahlen verdeutlichen die

starke Gewichtsabhängigkeit für die Manifestation des Typ-2-Diabetes (3).

Andererseits lässt sich zeigen, dass die Reduktion des Körpergewichts in der Prävention des Typ-2-Diabetes einen entscheidenden Einfluss hat. Mehrere große Studien zur Diabetes-Prävention haben ergeben, dass bereits eine relativ geringe Senkung des Körpergewichts um 3-4 kg über einen Zeitraum von 3-4 Jahren die Zahl der neuaufgetretenen Fälle von Typ-2-Diabetes um 30-60 % reduziert (4-6).

4.2.1. Gewichtstherapie ist Kausaltherapie

Die Bedeutung langfristiger Gewichtsreduktion für die Entwicklung des Typ-2-Diabetes ist der schwedischen SOS-Studie zu entnehmen (7). In dieser Studie wurden massiv übergewichtige Patienten, entweder operativ mittels Magenband, Magenbypass, etc. oder konservativ diätetisch behandelt (Kontrollgruppe). Die operativ behandelten Patienten hatten über einen Zeitraum von 10 Jahren im Mittel eine Gewichtsreduktion um 20 kg. In dieser Gruppe blieb die Prävalenz des Typ-2-Diabetes auf dem anfänglichen Niveau stabil, während sie in der konservativ behandelten Kontrollgruppe, in der das hohe Körpergewicht (BMI 42 kg/m²) unverändert blieb, von 8 auf 25 % anstieg. Diese Daten belegen sehr nachhaltig die Bedeutung, die die Korrektur des Körpergewichts auch langfristig für den Kohlenhydratstoffwechsel hat. Auch mit konservativen Therapieansätzen zur Gewichtsreduktion lässt sich die diabetische Stoffwechsellage verbessern (8-11). Da Patienten mit Typ-2-Diabetes mellitus in aller Regel auch noch andere Erkrankungen des metabolischen Syndroms haben, wie Hypertonie, Hyper- und Dyslipidämie, kardiovaskuläre Erkrankungen, degenerative Gelenkleiden sowie ein höheres Malignomrisiko, ist eine Reduktion des Körpergewichts von wesentlich größerer Tragweite und dient nicht nur der Korrektur des Blutzuckerspiegels. Das belegen zwei kürzlich publizierte Studien zur Bedeutung der Gewichtsreduktion für die Mortalität (12, 13). Die kardiovaskuläre, die diabetische und die Malignom bedingte Mortalität sinkt bei Patienten mit extremer Adipositas, die durch operative Intervention eine mittlere Gewichtsreduktion um 20 kg erzielt haben, innerhalb eines 10-Jahres-Zeitraumes um 30-60 %. Bedenkt man, dass diese Patienten auch nach operativer Intervention immer noch im Durchschnitt einen BMI von 35 kg/m² hatten, ist die erzielte Reduktion der Mortalität umso bedeutungsvoller.

Deshalb müssen die Bemühungen in der Therapie des Typ-2-Diabetes auf die Reduktion des Körpergewichts fokussiert werden. Diese entscheidende Kausaltherapie wird jedoch nur sporadisch umgesetzt. Daten aus der Arbeitsgruppe um M. Hanefeld aus Dresden belegen dies (14). In der DIG (Diabetes in Germany)-Studie wurden Daten von etwas über 4.000 Typ-2-Diabetikern aus 238 Praxen ausgewertet. Die Basistherapie mit Ernährungsschulung und Motivation zu mehr Bewegung erhielten 15,5 % der Patienten ohne Makroangiopathie und 12,6 % der Patienten mit Makroangiopathie. Insulin, teilweise auch mit oralen Antidiabetika kombiniert, erhielten rund 40 % der Patienten in jeder Gruppe. Diese Daten belegen nachdrücklich, dass die kausale Ernährungstherapie stark vernachlässigt wird. Beachtenswert in dieser Untersuchung ist der hohe Prozentsatz an Insulin-behandelten Patienten. Dies stellt nicht nur einen ganz entscheidenden Kostenfaktor dar, sondern verstärkt auch den Circulus vitiosus zwischen Hyperinsulinämie, weiterer Vermehrung des Fettgewebes und verstärkter Insulinresistenz. Auch im Zustand stärkster Insulinresistenz, wie sie letztlich beim Typ-2-Diabetes vorliegt, ist das Insulin immer noch sehr sensitiv auf die Fettzelle wirksam und fördert den Fettaufbau und blockiert andererseits den Fettabbau.

Das Ausmaß der Insulinresistenz und der daraus resultierenden Hyperinsulinämie ist proportional zum Übergewicht. Dies Phänomen ist bereits sehr früh zu beobachten. Selbst eine Gewichtszunahme innerhalb des Normalbereichs (bis maximal BMI 24,9 kg/m²) führt bereits zu einer Steigerung der Insulinresistenz mit nachfolgender Hyperinsulinämie, die sowohl im Nüchternzustand als auch postprandial nachweisbar ist (15). Mit weiterer Zunahme des Körpergewichts wird dann sowohl die basale als auch die postprandiale Hyperinsulinämie als Ausdruck der zunehmenden Insulinresistenz größer, wobei interessanterweise nicht nur die Insulinsekretion, sondern auch die hepatische Insulinclearance wesentlich beteiligt sind.

4.3. Ernährungsumstellung als Kausaltherapie bei Typ-2-Diabetes

Prinzipiell unterscheidet sich die Ernährungsumstellung bei Patienten mit Typ-2-Diabetes nicht von der Therapie der Adipositas bei Nicht-Diabetikern. Ursache für die Entstehung der Adipositas ist in jedem Fall eine positive Energiebilanz, d.h., die mit der Nahrung zugeführte Energie übersteigt den Energieverbrauch, der bedingt ist durch Grundumsatz, Thermogenese und körperliche Aktivität. Aufgrund des allgemein technischen Fortschritts ist der tägliche Energieverbrauch deutlich zurückgegangen und die Nahrungsaufnahme passt sich nicht automatisch diesen veränderten Grundbedingungen der Energiebilanz an. Aus diesem Grunde muss die Ernährungsweise verändert werden. Eine wesentliche Grundlage für eine langfristig erfolgreiche Umstellung des Ernährungsverhaltens ist die Berücksichtigung einiger wesentlicher Eckpfeiler in der Regulation von Hunger und Sättigung.

4.3.1. Hunger/Sättigungsregulation

Sättigungssignale entstehen beim Menschen durch die Füllung und Dehnung des Magens. Der Dünndarm mit seinen Hormonen hat für die Entstehung von Sättigungssignalen unter physiologischen Bedingungen keine Bedeutung. Die im Magen generierten Dehnungsreize werden über afferente Bahnen des Nervus vagus an die Regulationszentren des Hypothalamus weitergeleitet. Dort kommt es zum Anstieg der Aktivität anorexigener Neurotransmitter und Neuropeptide, die die Nahrungsaufnahme hemmen (☞ Abb. 4.3). Das Maximum der Sättigung ist innerhalb von 30-40 min nach Beginn der Nahrungsaufnahme erreicht. Danach fällt die Sättigung wieder ab und das Hungergefühl kehrt zurück. Die Aktivierung des Hungergefühls wird einmal durch ein gastrales Hormon, das Ghrelin, stimuliert. Der Plasma-Ghrelinspiegel fällt nach einer Mahlzeit zunächst ab, erreicht nach ca. 60-90 min den tiefsten Punkt, um dann anschließend wieder anzusteigen. Dieser in der späten postprandialen und interdigestiven Phase zu beobachtende Anstieg, reguliert den Appetit und damit die neuerliche Nahrungsaufnahme. Hierfür verantwortlich sind in erster Linie orexigene Neuropeptide des Hypothalamus, die durch Ghrelin vermehrt freigesetzt werden (16).

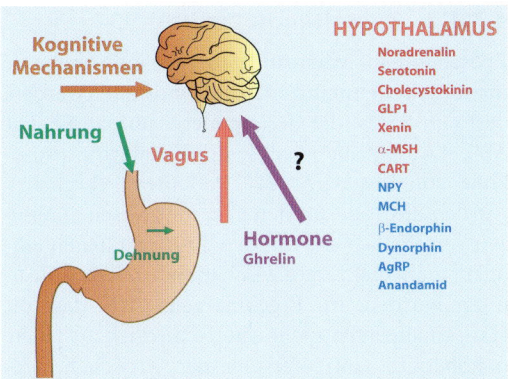

Abb. 4.3: Schematische Darstellung der an der Regulation der Nahrungsaufnahme beteiligten Faktoren. Die verzehrte Nahrung löst im Magen einen Dehnungsreiz aus. Dieser aktiviert afferente Vagusfasern, die wiederum zur Aktivierung anorektisch wirksamer Neurotransmitter (rote Gruppe) im Hypothalamus beitragen. Wenn im weiteren Verlauf die Sättigung abklingt, wird vermehrt Ghrelin aus dem Magen freigesetzt, das zu einer vermehrten Freisetzung appetitstimulierender Neutrotransmitter (blaue Gruppe) beiträgt. Dieser neuroendokrine Regulationskreis zwischen Magen und Gehirn kann sehr leicht durch kognitive und sensorische Mechanismen überspielt werden.

Die Makronährstoffe Fett, Eiweiß und Kohlenhydrate haben keine unterschiedliche Wirkung auf die Sättigung. Beim Vergleich von Eiweiß und Kohlenhydraten gibt es einige Untersuchungen, die dem Eiweiß einen größeren Sättigungseffekt zumessen, während andere Untersuchungen keinen Unterschied gefunden haben. Lediglich 2 Untersuchungen haben einen stärker sättigenden Effekt von Eiweiß sowohl hinsichtlich des Hungergefühls als auch der nachfolgenden Nahrungsaufnahme demonstrieren können. In 2 weiteren Studien wurde zwar ein Einfluss auf das Hungergefühl beobachtet, aber die nachfolgende Nahrungsaufnahme war nicht signifikant verändert. Demgegenüber stehen 8 Untersuchungen, die keinen Unterschied zwischen Eiweiß und Kohlenhydraten hinsichtlich des Sättigungseffektes gezeigt haben (17). Entscheidend beim Vergleich der Makronährstoffe ist die Wahl der Testmethode. In zahlreichen Untersuchungen ist der sättigende Einfluss der Lebensmittel auf äquikalorischer Basis durchgeführt worden (18). Vergleicht man auf der Basis von 240 kcal die sättigende Wirkung von Obst, Fleisch, Brot oder Erdnüssen, ergeben sich Verzehrsmengen von 480 g, 220 g, 100 g oder 40 g.

Damit entstehen aufgrund der unterschiedlichen Nahrungsmenge zwangsläufig Differenzen bei der Sättigung. Die höhere Energiedichte eines Lebensmittels führt automatisch zu einer kleineren Nahrungsmittelmenge, wenn der Kaloriengehalt identisch ist. Dadurch wird der Sättigungseffekt geringer. Menschen essen im täglichen Leben aber in erster Linie bis zum Eintritt der Sättigung und natürlich manchmal auch darüber hinaus, sie registrieren jedoch nicht die verzehrte Energiemenge.

4.3.1.1. Energiedichte

Die **Energiedichte** der Lebensmittel (kcal pro g Lebensmittel) hat eine ganz entscheidende Bedeutung, da zwar die Essenmenge registriert wird, nicht aber der Kaloriengehalt der Nahrung (16, 19). Für die Entwicklung des Körpergewichts ist jedoch letztlich die Energieaufnahme der entscheidende Parameter. Damit hängt die Energieaufnahme im Rahmen einer Mahlzeit direkt von der Energiedichte der verzehrten Lebensmittel ab. Dies hat sich sowohl in Kurz- als auch in Langzeitstudien demonstrieren lassen, in denen der Anstieg des Körpergewichts von der Energiedichte der jeweiligen Lebensmittel abhängig ist (16).

In erster Linie ist die Energiedichte eines Lebensmittels abhängig vom Wassergehalt. Deshalb haben Nahrungsmittel mit hohem Wassergehalt wie Obst und Gemüse eine sehr niedrige Energiedichte, andererseits Brot, das mit 38-40 % einen sehr niedrigen Wassergehalt aufweist, eine verhältnismäßig hohe Energiedichte (2,0-2,7 kcal/g). Weiterhin trägt der Fettanteil zur Erhöhung der Energiedichte entscheidend bei. Die größere Kalorienaufnahme durch Lebensmittel mit hoher Energiedichte führt auch nicht zu einer Verlängerung des Sättigungsgefühls, so dass die Energieaufnahme während nachfolgender Mahlzeiten nicht automatisch reduziert wird. Dies gilt auch für den Einfluss kleiner oder größerer Nahrungsmengen, die mit einem entsprechend unterschiedlichen Sättigungsgefühl einhergehen. Selbst eine 2,5fach größere Essensmenge, die zu einer deutlich höheren und länger anhaltenden Sättigung führt, bewirkt keine Reduktion der nachfolgenden Mahlzeit (☞ Abb. 4.4). Das bedeutet, dass die gesteigerte Kalorienaufnahme der vorangegangenen Mahlzeit nicht bei den nachfolgenden Mahlzeiten kompensiert wird. Wer bereits beim Frühstück mit einer hohen Kalorienanzahl anfängt, hat auch am Ende des Tages eine insgesamt höhere Kalorienaufnahme (☞ Abb. 4.5).

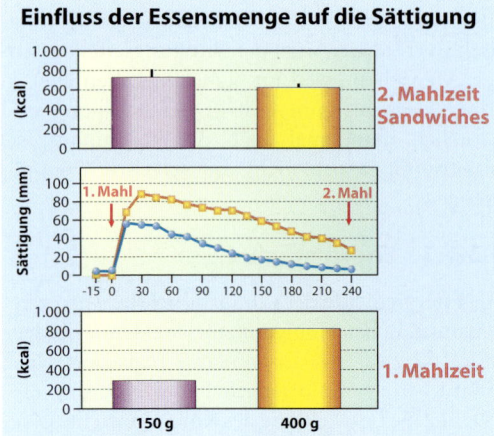

Abb. 4.4: Einfluss von Menge und Energiegehalt einer Mahlzeit auf das Sättigungsgefühl sowie auf die Essensmenge und Kalorienaufnahme einer nach 4 h verzehrten 2. Mahlzeit. Bei der 2. Mahlzeit durften die 10 Probanden bis zum Erreichen der Sättigung essen.

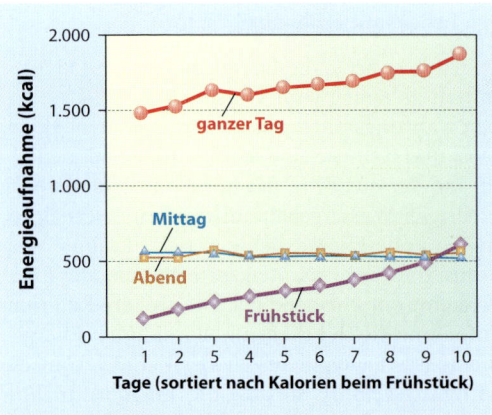

Abb. 4.5: Einfluss der Energieaufnahme beim Frühstück, Mittag- und Abendessen sowie den Zwischenmahlzeiten (ZM 1 = früh, ZM 2 = nachmittags, ZM 3 = spät) auf die Kalorienaufnahme des ganzen Tages. Ausgewertet wurden 2.800 Ernährungsprotokolle von 280 Adipösen, die über 10 Tage chronologisch ihre Nahrungsaufnahme protokolliert haben. Die hier gezeigte Abbildung zeigt die Daten, nachdem sie hinsichtlich der Kalorienaufnahme beim Frühstück neu sortiert wurden, das heißt, der sortierte Tag 1 entspricht der geringsten Kalorienaufnahme beim Frühstück jedes einzelnen Patienten und der sortierte Tag 10 entspricht den höchsten Frühstückskalorien.

4.3.1.2. Zwischenmahlzeiten

Zwischenmahlzeiten sind generell ein Problem. Je mehr Zwischenmahlzeiten eingenommen werden, desto größer ist die Gesamtenergieaufnahme. Die Abb. 4.6 zeigt die Analyse der Ernährungsprotokolle von insgesamt 211 Patienten. Verglichen wurden die Tage, an denen keine Zwischenmahlzeit verzehrt wurde, mit den Tagen an denen eine oder auch mehrere Zwischenmahlzeiten konsumiert wurden. Im Ergebnis zeigt sich, dass die Hauptmahlzeiten nicht unterschiedlich ausfallen, unabhängig vom Verzehr der Zwischenmahlzeiten. Die tägliche Gesamtenergieaufnahme war deutlich höher an Tagen mit Zwischenmahlzeiten. Die Abb. 4.7 zeigt, dass die Anzahl der pro Tag verzehrten Zwischenmahlzeiten ebenfalls von großer Bedeutung ist.

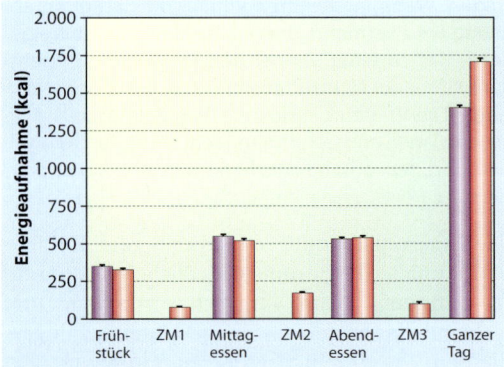

Abb. 4.6: Einfluss von Zwischenmahlzeiten auf die Energieaufnahme der 3 Hauptmahlzeiten sowie auf die gesamte tägliche Kalorienaufnahme. Ausgewertet wurden 2.450 Protokolle von 245 Adipösen. Die roten Säulen entsprechen den Tagen an denen eine Zwischenmahlzeit verzehrt wurde, die blauen Säulen entsprechen den Tagen, an denen diese Patienten keine Zwischenmahlzeiten verzehrt haben.

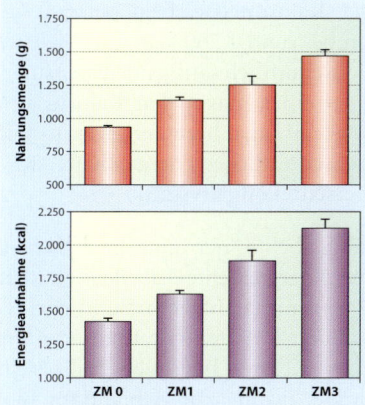

Abb. 4.7: Einfluss der Anzahl von Zwischenmahlzeiten auf die tägliche Energieaufnahme. ZMO entspricht der täglichen Kalorienaufnahme ohne Verzehr von Zwischenmahlzeiten. Auswertung von 2.450 Protokollen bei 245 Patienten.

4.3.1.3. Flüssigkeiten

Flüssigkeiten führen nicht zu einer länger anhaltenden Dehnung des Magens und tragen damit auch nicht nennenswert zur Aktivierung von Sättigungssignalen bei. Auch kalorienhaltige Flüssigkeiten werden schnell aus dem Magen entleert 250 ml sind bereits in 10 min im Duodenum. Damit sind kalorienhaltige Flüssigkeiten nie Sattmacher, sondern immer nur Dickmacher. Übergewichtige Menschen nehmen durchschnittlich 270 kcal durch Flüssigkeiten zu sich. Das entspricht 600 ml Saft, 590 ml Bier oder 340 ml Wein. Die durch Flüssigkeiten zugeführten Kalorien müssen bei der festen Nahrung eingespart werden, um eine weitere Steigerung der Energiezufuhr zu vermeiden. Außerdem wird das Hungergefühl durch den Zuckergehalt und die daraus resultierenden Schwankungen des Insulin- und Blutzuckerspiegels zusätzlich stimuliert.

4.3.1.4. Kognitive Einflüsse

Neben dieser neuroendokrinen Regulationsschiene spielen kognitive und sensorische Einflüsse eine sehr große Rolle. Sie sind in der Lage, die internen Regulationsmechanismen zu überspielen und führen auch bei optimaler Sättigung immer noch zu begierigem Zugreifen bei der Nachspeise. Die große Vielfalt des Nahrungsangebotes und das Wissen um viele gutschmeckende Lebensmittel, verführen zum gesteigerten Konsum. Ähnliche Bedeutung hat auch die Stellung des Essens im allgemeinen Sozialverhalten. Ein gutes Essen hebt den Stellenwert sozialer Ereignisse ganz wesentlich und eine Zurückhaltung bei der Nahrungsaufnahme ist problematisch.

4.3.2. Therapeutische Umsetzung

Da die Ursache der Adipositas in einer positiven Energiebilanz liegt, muss grundsätzlich das Ziel jeder Form von Adipositas-Therapie eine negative Energiebilanz sein. Dadurch muss ein Teil des täglichen Energiebedarfs aus dem Fettdepot des Körpers gedeckt werden.

Eine negative Energiebilanz entsteht entweder durch geringere Nahrungsaufnahme oder durch gesteigerten Energieverbrauch in Form vermehrter körperlicher Aktivität. Die Kombination von beidem ist in der praktischen Therapie der sinnvollste Weg. Allerdings muss man bedenken, dass mit zunehmendem Körpergewicht die Mobilität der Patienten, nicht zuletzt auch durch verschiedene Komorbiditäten, eingeschränkt ist und damit die Steigerung des Energieverbrauchs immer der Juniorpartner im Vergleich zur reduzierten Energieaufnahme durch geändertes Essverhalten sein wird (☞ Kap. 4.6.3.).

In der Adipositas-Therapie gibt es im Wesentlichen 2 Konzepte zur Gewichtsreduktion, die in den letzten Jahren vorrangig zur Anwendung gekommen sind. Zum einen gibt es das Konzept der hypokalorischen Mischkost. Bei diesem wird in erster Linie die Reduktion von Fett auf 50-60 g/Tag empfohlen. Eine Variante ist die Reduktion der Kohlenhydrate (low carb), was im Extremfall unter dem Begriff der Atkins-Diät bekannt geworden ist. Alle Formen von Diät werden aber in der Regel nie lange durchgehalten und deshalb kann auch nicht von einer sinnvollen Ernährungsumstellung gesprochen werden, mit deren Hilfe es über Jahre hinaus gelingt, das einmal reduzierte Gewicht auch weiterhin unten zu halten. Daneben gibt es noch das Konzept der Very-low-calory-Diäten (VLCD), die sehr schnell zu einem Gewichtsverlust führen, aber natürlich nicht ein neues Essverhalten prägen. Alle konservativen Therapiemaßnahmen haben im Vergleich zu der chirurgischen Adipositas-Therapie, die allerdings nur für extrem Adipöse in Frage kommt, vergleichbar schlechte Langzeitergebnisse (20). Eine wesentliche Ursache hierfür dürfte darin liegen, dass nicht ausreichend auf die individuellen Essgewohnheiten des einzelnen Patienten eingegangen wird, was schneller zu einem Rückfall in alte Essgewohnheiten führt. Zweitens sind alle bisherigen Therapiekonzepte zeitlich begrenzt. Das bedeutet, dass nach Ende der Therapiephase, was in der Regel nach 6-12 Monaten der Fall ist, der Patient keinen professionellen Ansprechpartner bei Ernährungsproblemen mehr hat. Die Fokussierung auf einen einzelnen Makronährstoff wie Fett, kann sinnvoll sein, da Fett die größte Energiedichte hat und damit für die höchste Kalorienaufnahme sorgt. Die alleinige Berücksichtigung der Fettaufnahme in der täglichen Ernährung ist bei ca. 50 % der Patienten auch ausreichend, um eine Gewichtsreduktion zu induzieren. Allerdings zeigt sich, dass bei der anderen Hälfte durch die Überkompensation von Kohlenhydraten die Gewichtsreduktion abgeschwächt und nach kurzer Zeit auch in einen neuerlichen Gewichtsanstieg umgekehrt wird (21). Aus diesem Grunde ist es sinnvoll, an Stelle der Makronährstoffe den Energiegehalt der Lebensmittel stärker in den Vordergrund zu rücken. Dafür bietet sich die Energiedichte an, die am besten das Verhältnis zwischen Sättigungseffekt und Kalorienzufuhr widerspiegelt (22).

4.3.2.1. Individualität berücksichtigen

Die individuell angepasste Veränderung des Essverhaltens sollte so viel wie möglich die alten Essgewohnheiten berücksichtigen. Änderungen sollten sich zunächst auf Lebensmittel erstrecken, bei denen ein Kompromiss am leichtesten einzugehen ist. Darüber hinaus muss eine hypokalorische Ernährungsweise durchgeführt werden, um die erforderliche negative Energiebilanz zu erzielen und schließlich muss trotz aller Veränderungen eine ausreichende Sättigung gewährleistet bleiben.

4.3.2.2. Energiedichte als Basis der Umstellung

Die durchschnittliche Energiedichte aller während eines Tages verzehrten Lebensmittel, sollte 1,5 kcal/g nicht überschreiten. Dieser Wert resultiert aus der Analyse von 2.800 Ernährungsprotokollen, die gezeigt haben, dass die überwiegende Essensmenge im Bereich von 1.000 bis 1.200 g/Tag liegt. Die Obergrenze der täglichen Energiezufuhr sollte sich am Grundumsatz orientieren, so dass automatisch ein Energiedefizit durch die Differenz zum Gesamtenergieverbrauch entsteht. Der durchschnittliche Grundumsatz, gemessen mit indirekter Kalorimetrie, liegt bei 600 adipösen Patienten bei rund 1.700 kcal. Das bedeutet, dass eine durchschnittlich sättigende Essensmenge von 1.100 g zu einer maximalen Kalorienaufnahme von 1.700 kcal/Tag führen darf, woraus folgt, dass die durchschnittliche Energiedichte 1,5 kcal/g nicht überschreiten darf (22).

Die Energiedichte der einzelnen Lebensmittel kann aus Energiedichte-Tabellen, in denen ca. 1.500 Lebensmittel aufgeführt und nach Lebensmittelgruppen unterteilt sind, entnommen werden (22). Als weitere Hilfestellung gibt es eine farbliche Markierung in grün, gelb und rot, in Abhängigkeit von der Energiedichte. Grün gekennzeichnete Lebensmittel haben eine Energiedichte von ≤1,5 kcal/g. Lebensmittel mit 1,6-2,4 kcal/g sind gelb gekennzeichnet. Diese Lebensmittel können, wenn die Essensmenge nicht allzu groß ist, auch noch zur Sättigung verzehrt werden. Rot gekennzeichnete Lebensmittel mit einer Energiedichte ≥2,5 kcal/g sind lediglich als Geschmackskomponente in einer Mahlzeit zu betrachten und würden bei überwiegendem Anteil in der täglichen Ernährung zwangsläufig zu einer hyperkalorischen Ernährung führen. Das schließt nicht aus, dass Einzelmahlzeiten auch mal aus Lebensmitteln mit hoher Energiedichte bestehen dürfen. Diese vermehrte Energiezufuhr muss durch andere Mahlzeiten des Tages wieder ausgeglichen werden.

4.3.2.3. Das Ernährungsprotokoll

Die ambulante Beratung der Patienten erfolgt in der Regel in 4wöchigen Abständen, was sich als günstiger Zeitraum bewährt hat, um einerseits Gewichtstendenzen erkennen zu können und um andererseits dem Patienten die Möglichkeit zu geben, bei seinen Essgewohnheiten verschiedenes auszuprobieren. Grundlage der ersten Beratung bildet ein über wenigstens 2-3 Wochen vom Patienten angefertigtes Ernährungsprotokoll, in dem Art, Menge und Zeitpunkt der verzehrten Lebensmittel und Getränke festgehalten werden (23). Um die Protokolle möglichst vollständig zu erhalten, wird dem Patienten die Notwendigkeit der genauen Ermittlung der Essensmenge erklärt (Sättigung), damit diese auch weiterhin gewährleistet ist. Außerdem ist es ratsam, die von dem Patienten am meisten bevorzugten Nahrungsmittel zunächst nicht zu verändern. Je vollständiger das Protokoll ist, desto besser kann auf die individuellen Gewohnheiten eingegangen werden.

Im weiteren Verlauf der Therapie dient das Ernährungsprotokoll zur detaillierten und konkreten Besprechung. Ist der Patient mit der Gewichtsreduktion erfolgreich, sind zunächst keine weiteren Änderungen in seinem Ernährungsverhalten notwendig. Das Ziel muss immer bleiben – **so wenig wie möglich zu verändern, aber so viel wie notwendig** – um die Gewichtsreduktion nicht unbedingt schnell aber beständig aufrechtzuerhalten. Durch die Ernährungsprotokolle bekommt der Patient auch ein Gefühl, mit welcher Zusammenstellung einzelner Lebensmittel eine erfolgreiche Gewichtsreduktion möglich ist. Das führt zu größerer Sicherheit in der Lebensmittelauswahl. Außerdem kann er leicht feststellen, inwieweit höherkalorische, sogenannte "schlechte Lebensmittel" die Gewichtsreduktion eventuell beeinflussen oder aber auch nicht. Damit hört das Essen mit schlechtem Gewissen auf.

4.3.2.4. Behandlungsergebnisse

Mit Hilfe dieses Konzeptes wurden zwischen 2003 und 2006 120 Patienten mit Typ-2-Diabetes mit einem Gewicht von 115,9 ± 2,36 kg, BMI 40,6 ± 0,77 kg/m² behandelt. Die durchschnittliche Behandlungsdauer, d. h., die Zeit während der die Patienten die Ambulanz kontaktiert haben, lag bei 10,4 ± 1,2 Monaten. Innerhalb dieses Zeitraumes erfolgte eine Gewichtsreduktion um −5,7 ± 0,7 kg. 108 Patienten wurden über durchschnittlich 25 ± 1,9 Monate nachverfolgt, das entspricht einer Erfassungsrate von 82 %. Der Gewichtsverlust über diesen Gesamtzeitraum lag bei −10,0 ± 0,9 kg (☞ Abb. 4.8). 25 % der Patienten injizierten zwischen 30 und 200 Insulin/Tag vor Therapiebeginn. Zum Zeitpunkt des Follow-ups haben lediglich noch 8 Patienten gelegentlich Insulin bei postprandialen Blutzuckerspitzen benötigt. Der HbA$_{1c}$-Wert sank von 7,5 % auf durchschnittlich 7,0 % ab.

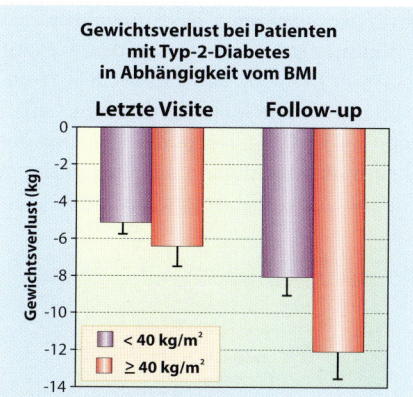

Abb. 4.8: Gewichtsreduktion bei Patienten mit Typ-2-Diabetes während der ambulanten Betreuung (letzte Visite) sowie daran anschließend unter häuslichen Bedingungen (Follow-up), in Abhängigkeit vom Körpergewicht vor Therapiebeginn.

4.3.2.5. Wie verändert sich die Ernährung?

Die Analyse der Ernährungsgewohnheiten vor und nach Ernährungsumstellung liegt inzwischen bei 45 Patienten dieser Behandlungsgruppe vor. Es wurden 570 Ernährungsprotokolle vor und 570 Ernährungsprotokolle nach Ernährungsumstellung ausgewertet. Der durchschnittliche BMI dieser Patientengruppe lag vor Therapie bei 42,8 ± 2,5 kg/m² und am Ende der Follow-up-Phase nach 2 Jahren bei 35,7 ± 1,2 kg/m². Die Kalorienaufnahme wurde unter der Therapie von 1.546 ± 82,5 auf 1.101 ± 78,9 kcal gesenkt (p<0,001). Die Essensmenge betrug vor Therapie 963 ± 41,3 g und wurde leicht reduziert auf 883 ± 57 g (p=0,044). Die Energiedichte wurde damit von 1,52 ± 0,06 auf 1,20 ± 0,04 kcal/g (p<0,001) reduziert (☞ Abb. 4.9). Bei den Makronährstoffen war eine Reduktion der Kohlenhydrataufnahme zu verzeichnen von 164 ± 9,2 auf 124 ± 11,1 g/Tag (p<0,001). Der prozentuale Anteil der Kohlenhydrate an der Gesamtenergieaufnahme blieb unverändert mit 46,3 % vorher und 46,8 % nach Ernährungsumstellung (☞ Abb. 4.10). Die Fettzufuhr wurde ebenfalls sehr deutlich signifikant reduziert von 56,5 ± 3,6 auf 34,5 ± 2,7 g (p<0,001). Das entspricht einer Reduktion von 200 kcal/Tag alleine durch die Fettaufnahme. Der Anteil des Fetts an der Gesamtenergieaufnahme wurde von 35 auf 29 % gesenkt (p<0,001). Die Eiweißaufnahme wurde nicht signifikant verändert. Sie betrug 64,6 ± 2,7 g vor und 60,6 ± 3,6 g nach

Ernährungsumstellung. Der prozentuale Anteil der Eiweißmenge an der Gesamtkalorienaufnahme stieg von 19,4 ± 0,7 auf 24,2 ± 0,8 % (p<0,001) (☞ Abb. 4.10). Die Ballaststoffzufuhr betrug vor Therapie 14,9 ± 0,9 g/Tag und sie wurde unter der Ernährungsumstellung auf 12 ± 0,2 g/Tag gering aber dennoch signifikant gesenkt (p<0,001).

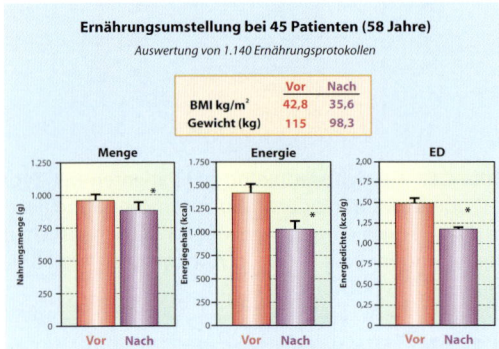

Abb. 4.9: Veränderung der Essensmenge, Energieaufnahme und Energiedichte der verzehrten Lebensmittel unter Ernährungsumstellung bei 45 Patienten mit Typ-2-Diabetes mellitus. Ausgewertet wurden je 570 Ernährungsprotokolle vor und nach Ernährungsumstellung.

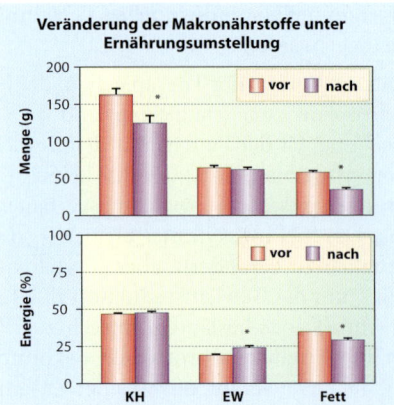

Abb. 4.10: Veränderung der Makronährstoffaufnahme sowie des Anteils dieser 3 Nährstoffe an der täglichen Gesamtenergiezufuhr unter Ernährungsumstellung.

Die Aufnahme der verschiedenen Fettsäuren wurde im Rahmen der allgemeinen Reduktion des Verzehrs ebenfalls signifikant gesenkt (☞ Tab. 4.1). Der prozentuale Anteil der GFS an der insgesamt verzehrten Fettmenge war gering reduziert bei EUFS und MUFS nicht verändert. Der Anteil an der Gesamtkalorienaufnahme bei den gesättigten Fettsäuren sank von 13,4 auf 11,1 % (p<0,001). Eine ähnliche Verschiebung war auch bei den einfach ungesättigten Fettsäuren zu beobachten, während der prozentuale Anteil der MUFS an den Gesamtkalorien unverändert war (☞ Tab. 4.1).

Die Energieaufnahme durch Getränke betrug vor der Ernährungsumstellung 108,4 ± 18,1 kcal und nach Ernährungsumstellung nur noch 41,7 ± 10,4 kcal/Tag. Damit war der Anteil der Getränkekalorien an der Gesamtenergieaufnahme von 6,3 auf 3,9 % reduziert.

Interessant ist auch die Betrachtung der Veränderung einzelner Lebensmittel (☞ Tab. 4.2). Ein we-

	vorher			nachher		
	g	% g Fett	% Ges. kcal	g	% Fett	% Ges. kcal
Fett	56,5±3,6	100	35±0,9	34,5±2,7*	100	29±0,9
GFS	24±1,7	41,4±0,9	13,4±0,5	14±1,2*	39,6±1,0	11,1±0,5*
EUFS	16±0,9	29,1±0,7	9,5±0,4	10±0,9*	29,1±0,8	8,2±0,4*
MUFS	6±0,5	11,0±3,6	3,6±0,3	4,0±0,4*	11,7±0,6	3,2±0,2

Tab. 4.1: Zufuhr von Fett sowie der Anteil an gesättigten (GFS), einfach ungesättigten (EUFS) und mehrfach ungesättigten (MUFS) Fettsäuren bezogen auf die verzehrte Fett-Menge sowie die tägliche Kalorienaufnahme vor und nach Ernährungsumstellung bei 45 Patienten mit Typ-2-Diabetes mellitus (Mittelwert ± SEM). *signifikanter Unterschied von p<0,05 oder weniger gegenüber vorher.

Lebensmittel	g		kcal		Energie %	
	vor	nach	vor	nach	vor	nach
Ganzer Tag	963±41,3	883±57,1	1447±75	1054±77,9*	100	100
Brot	130±8,5	91±8,8*	301±19,7*	211±20,4*	21±0,8	20±1,3
Streichfett	14±1,6	3,8±0,6*	97±1,1	25±3,9*	6,7±0,7	2,4±0,4
Marmelade	7,6±1,5	5,7±1,2	21±4,0	16±3,2	1,5±0,3	1,5±0,3
Schinken	10,0±1,5	18±4,0	11±1,7	20±4,5	0,8±0,1	2±0,4*
Wurst	20±3,4	15±3,0	57±9,8	38±8,0	4,0±0,6	3,5±0,6
Käse	26±3,5	18±2,8*	82±10,9	54±8,3*	5,4±0,5	5,1±0,7
Quark	15±3,0	35±9,3*	15±3,1	34±9,3*	1,2±0,3	2,9±0,6*
Yoghurt	28±5,8	32±6,6	18±3,7	18±3,9	1,2±0,2	2,0±0,4
Müsli mit Milch	7±2,4	4±2,3	12±4,7	13±8,0	0,7±0,2	0,7±0,3
Ei	10±1,7	13±2,2	15±2,6	20±3,3	1±0,2	2±0,4*
Feinkostsalate	13±3,9	11±2,1	13±4,0	12±2,3	0,8±0,3	1,1±0,2
Würstchen	28±4,1	13±2,8*	79±11,7	38±8,4*	5,69±0,9	3,4±0,6*
Fleisch	79±7,7	90±8,3	100±9,7	106±9,2	7,6±0,8	11,2±1,0*
Fisch	21±2,8	22±3,8	25±4,3	26±5,3	1,8±0,2	2,7±0,5
KH-Beilagen	115±11,0	93±11,8	127±12,1	111±15,1	9,3±0,9	10,6±1,1
Pommes	12±3,6	1±0,5*	31±10,8	3±1,3*	1,6±0,5	0,3±0,1*
Soßen	0,3±0,3	1,7±0,9	0,3±0,3	1,7±0,9	0,02±0,02	0,2±0,1
Eintöpfe	35±9,0	48±10,0	30±7,9	42±8,7	2,3±0,6	4,3±0,9
Fast Food	19±6,1	10±2,4	47±15,1	24±6,1	2,5±0,7	2,0±0,5
Gemüse	174±17,1	180±15,3	30±2,9	31±2,6	2,3±0,2	3,1±0,3*
Aufläufe	4±1,7	6±2,5	9±3,8	11±4,5	0,6±0,3	0,9±0,4*
Dessert	11±3,1	14±4,8	12±3,4	16±5,3	0,8±0,2	1,4±0,4
Eis	7±2,5	3±0,9	12±4,0	5±1,5	0,7±0,3	0,5±0,2
Obst	120±14,0	111±14,4	62±7,3	59±7,4	4,7±0,6	6,5±1,0
Kuchen	41±5,0	24±4,1*	150±20,1	85±15,7*	10±1,4	7,1±1,0
Kekse	0,5±0,3	0,2±0,2	2,4±1,4	1,1±0,8	0,3±0,1	0,1±0,1
Sahne	1±0,47	0,9±0,6	2,8±1,2	2,7±1,7	0,2±0,1	0,3±0,2
Öl	1±0,5	0,1±0,05	9±4,6	0,6±0,4	0,7±0,4	0,1±0,04
Schokolade	10±2,4	5±1,4*	44±11,7	27±7,4	2,5±0,6	2,3±0,6
Gummibärchen	3±1,1	0,7±0,5*	9,0±2,1	2,1±0,9*	0,3±0,1	0,1±0,1
Knabbereien	4±1,4	1±0,4*	19±6,0	5±1,8*	1,6±0,6	0,5±0,2

Tab. 4.2: Veränderungen des Lebensmittelverzehrs vor und nach Ernährungsumstellung bei 45 Patienten mit Typ-2-Diabetes. Ausgewertet wurden je 570 Verzehrstage vor- und nachher.* signifikanter Unterschied vor vs. nach.

sentlicher Faktor war die Veränderung des Brotkonsums. Dieser betrug vorher 130 ± 8 g und wurde auf 91 ± 8 g reduziert. Bei der Energieaufnahme macht das eine Reduktion von 90 kcal aus. Der Anteil des Brotes an der Gesamtkalorienaufnahme lag vorher bei 20,8 und nachher bei 19,6 %, was nicht signifikant unterschiedlich war. Weitere wesentliche Veränderungen der Energieaufnahme ergaben sich durch Reduktion von Streichfett, Wurst, Käse, Fleischwaren wie Leberkäse, Brat- und Wiener-Würste, Kuchen, Süßigkeiten und Knabbereien. Ebenfalls erwähnenswert ist der Gemüseverzehr, der mit 174 g vorher und 179 g nachher keinen Unterschied aufwies. Bei Obst war ebenfalls kein nennenswerter Unterschied mit 120 g vorher und 111 g nach Ernährungsumstellung. Diese Daten zeigen, dass eine Gewichtsreduktion auch ohne eine für viele Patienten eher als zwanghaft empfundene Steigerung des Obst- und Gemüseverzehrs möglich ist. Dies muss ganz individuell ausgerichtet werden, damit keine Diät entsteht.

Die Veränderungen des durchschnittlichen Verzehrs von Lebensmitteln mit niedriger, mittlerer und höherer Energiedichte sind in Abb. 4.11 dargestellt. Der prozentuale Anteil der roten Lebensmittel an der täglichen Energieaufnahme wird zugunsten der grünen Lebensmittel deutlich mit niedriger Energiedichte reduziert, wodurch die ED der insgesamt verzehrten Lebensmittel sinkt, wie in Abb. 4.9 gezeigt. Diese Daten belegen auch, das es nicht erforderlich ist, den Verzehr einiger Lebensmittel mit hoher Energiedichte komplett einzustellen, denn eine Gewichtsreduktion – bei diesen hier ausgewerteten Patienten um –16 kg – ist trotzdem möglich.

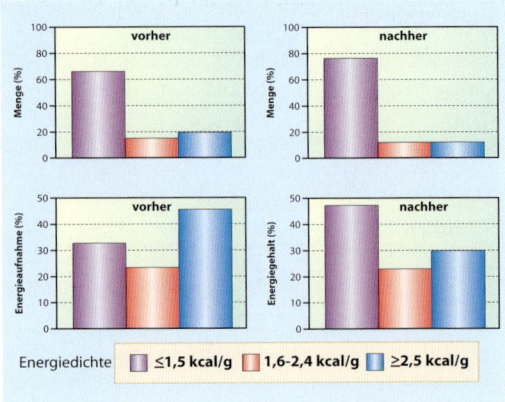

Abb. 4.11: Veränderung des prozentualen Anteils von Lebensmitteln mit niedriger (grün), mittlerer (gelb) und hoher (rot) Energiedichte an der täglichen Energieaufnahme sowie Essensmenge vor und nach Ernährungsumstellung.

4.3.3. Was rät die Leitlinie?

Im folgenden sind die wichtigsten Daten aus den evidenzbasierten Ernährungsempfehlungen zur Behandlung und Prävention des Diabetes mellitus dargestellt (24), die von der Deutschen Diabetesgesellschaft und anderen Fachgesellschaften in den entsprechenden Leitlinien verankert sind.

■ **Protein**

Patienten ohne Anzeichen einer Nephropathie können 10-20 % der Gesamtenergie in Form von Protein aufnehmen.

■ **Fett**

Die Gesamtfettaufnahme soll nicht über 35 % der Gesamtenergie liegen.

Gesättigte und trans-ungesättigte Fettsäuren sollen zusammen unter 10 % der Gesamtenergie liegen.

Mehrfach ungesättigte Fettsäuren sollten 10 % der Gesamttagesenergie nicht überschreiten.

Einfach ungesättigte Fettsäuren können 10-20 % der Gesamtenergie ausmachen, vorausgesetzt, dass die Gesamtfettaufnahme nicht mehr als 35 % der Gesamtenergiezufuhr beträgt.

Bei übergewichtigen Personen kann eine Fettaufnahme unterhalb von 30 % die Gewichtsabnahme erleichtern.

Der Verzehr von 2-3 Portionen Fisch (bevorzugt fetter Fisch) pro Woche und pflanzlichen Lieferanten von n-3 Fettsäuren (Rapsöl, Sojaöl, Nüsse und einige grünblättrige Gemüse) hilft, eine angemessene Aufnahme von n-3-Fettsäuren sicherzustellen.

Die Aufnahme von Cholesterin sollte 300 mg/Tag nicht überschreiten.

■ Kohlenhydrate

Die Kohlenhydrataufnahme kann zwischen 45 und 60 % der Gesamtenergie liegen.

■ Ballaststoffe

Die Ballaststoffaufnahme sollte idealerweise bei mehr als 40 g/Tag (oder 20 g pro 1.000 kcal/Tag) liegen; die Hälfte davon sollten lösliche Ballaststoffe sein. Der tägliche Verzehr von mindestens 5 Portionen ballaststoffreichem Gemüse oder Früchten und mindestens 4 Portionen Hülsenfrüchten pro Woche hilft, die Mindestanforderung der Ballaststoffaufnahme zu sichern.

4.3.3.1. Kommentar zu den Empfehlungen der Leitlinie

Es wäre eine Differenzierung nach Typ-2- und Typ-1-Diabetes sinnvoll, da beim Typ-2-Diabetiker die Gewichtsreduktion im Sinne der Kausaltherapie ganz im Vordergrund steht. Das Problem der Leitlinie ist, dass die notwendigen Maßnahmen, die zu einer erfolgreichen Gewichtsreduktion beitragen, nicht genügend herausgestellt sind. Prozentuale Makronährstoffangaben, in bezug auf die Gesamtenergiezufuhr, sind wenig hilfreich, da sowohl bei hohen als auch niedrigen Kalorienmengen die Relation der Makronährstoffe identisch sein kann. Und umgekehrt garantiert die prozentuale Veränderung der Nährstoffrelation nicht unbedingt eine hypokalorische Ernährung.

So lange das Übergewicht im Vordergrund steht, hat die Reduktion der Gesamtenergiezufuhr oberste Priorität. Betrachtet man die Ernährungsgewohnheiten der von uns bisher analysierten Ernährungsprotokolle von Patienten mit Typ-2-Diabetes, stellt man fest, dass der prozentuale Anteil der Makronährstoffe an der Gesamtenergieaufnahme in dem Bereich liegt, der von den Leitlinien skizziert wird. Die Kohlenhydrate waren mit 46 % im unteren Bereich, der Fettanteil mit nicht ganz 35 % im oberen Bereich der Empfehlungen und die Eiweißaufnahme lag mit gut 19 % ebenfalls noch in der sogenannten Norm. Trotzdem hatten die Patienten alle ein zu hohes Gewicht. Die Bal-

laststoffzufuhr lag mit 15 g/Tag weit unter den empfohlenen Werten.

Im Rahmen der Ernährungsumstellung wurde die Kalorienaufnahme deutlich reduziert, was auch mit einem entsprechenden Gewichtsverlust assoziiert war. Interessanterweise hat sich der prozentuale Anteil der Kohlenhydrataufnahme, gemessen an der Gesamtenergiemenge, nicht verändert, obwohl die absolute Kohlenhydratmenge drastisch reduziert wurde. Die Eiweißaufnahme war bezüglich der Absolutwerte nicht signifikant verändert, allerdings ging sie mit einer signifikanten Erhöhung der prozentualen Eiweißaufnahme einher. Bezogen auf das Körpergewicht betrug die Eiweißaufnahme vor Therapie 0,54 g/kg Körpergewicht, und das hat sich auch nach der Ernährungsumstellung nicht entscheidend geändert. Verwirrend, und selbst für Fachkräfte mühsam umzusetzen, sind die Empfehlungen zur Fettaufnahme. Sie sind für den Patienten weitestgehend unbrauchbar. Die entscheidende Botschaft ist die Reduktion der Fettmenge in der täglichen Ernährung, wodurch die Kalorienaufnahme zwangsläufig sinkt, da Fett eine hohe Energiedichte hat. Daraus resultiert allerdings auch eine Reduktion der verschiedenen Fettsäuren, wobei der prozentuale Anteil an den Gesamtkalorien für GFS und EUFS zwar nur gering aber dennoch signifikant niedriger ist. Die in dieser Patientengruppe ermittelten Werte zur Fettaufnahme liegen nicht wirklich weit entfernt von den Empfehlungen der Leitlinie. Man darf aber nicht vergessen, dass diese Daten das Ergebnis der retrospektiven Analyse der spontanen Essgewohnheiten vor Therapie und nach Ernährungsumstellung widerspiegeln. Das Fettsäuremuster war nie Bestandteil der Ernährungsempfehlungen.

Die Empfehlungen zur Ballaststoffaufnahme sind in der Praxis nicht umsetzbar. Wie man der Tab. 4.3 entnehmen kann, stellen 40 g Ballaststoffe eine erhebliche Essensmenge im Obst- und Gemüsebereich dar, aber auch bei Hülsenfrüchten und Vollkornprodukten müssen Mengen verzehrt werden, die vollkommen unrealistisch sind. Bei den Vollkornprodukten entsteht zusätzlich das Problem, dass damit auch die Kalorienaufnahme sehr schnell gesteigert wird. 500 g Vollkornbrot enthalten 1.000 kcal und 740 g Haferflocken entsprechen 2.590 kcal. Das wiederum ist sehr kontraproduktiv für die gewichtsreduzierende Kausaltherapie beim

Typ-2-Diabetiker. Es sollte auch betont werden, dass die Ballaststoffaufnahme nach Ernährungsumstellung sogar eher noch etwas niedriger war und trotzdem haben diese Patienten 16 kg abgenommen. Das belegt auch, dass die vor Therapie ermittelte Ballaststoffzufuhr von nur 15 g nicht ursächlich für das hohe Ausgangsgewicht ist.

	Gramm
Banane	2000
Erdbeeren	2000
Apfel	1740
Himbeeren	850
Gurke	4450
Tomate	3080
Karotte	1380
Weißkohl	1600
Schnittbohnen	2100
Bohne weiß, trocken	235
Erbsen grün, frisch	930
Erbsen, trocken	240
Linsen, trocken	380
Vollkornbrot	535
Weißbrot	1140
Kartoffel	1650
Cornflakes	1000
Haferflocken	740

Tab. 4.3: Lebensmittel mit je 40 g Ballaststoffen.

4.3.4. Kosten der Ernährungsumstellung

Ernährungsumstellung und Gewichtsreduktion führt nicht zu Mehrausgaben im Lebensmittelbereich. Die Ermittlung der Kosten auf der Basis der hier ausgewerteten 1.140 Protokolle ergab 5,12 Euro pro Tag vor der Therapie und 4,52 Euro nach der Umstellung. Das bedeutet eine durchschnittliche jährliche Einsparung von 219,00 Euro in Verbindung mit einer Gewichtsreduktion um 16 kg.

4.4. Medikamentöse Adipositastherapie

Medikamente haben in der Adipositastherapie lediglich eine unterstützende Funktion. Alle derzeit auf dem Markt befindlichen Medikamente können die Ernährungsumstellung nicht ersetzen, sondern nur begleiten. Prinzipiell lassen sich zwei Gruppen von Medikamenten unterscheiden. Die erste Gruppe beeinflusst im Hypothalamus Neurotransmitter, die an der Regulation von Hunger und Sättigung beteiligt sind. Die Alternative besteht in einer medikamentösen Hemmung der Fettverdauung.

Für die pharmakologische Modulation der hypothalamischen Hunger/Sättigungsregulation stehen Sibutramin (Reduktil) und Rimonabant (Accomplia) zur Verfügung. Sibutramin wirkt über die Reabsorptionshemmung von Noradrenalin und Serotonin, wodurch die anorektische Wirkung dieser beiden Neurotransmitter verstärkt wird. Rimonabant ist ein Endocannabinoid 1 Rezeptor-Antagonist, der die Wirkung des orexigenen Anandamids blockiert. Wie die Tab. 4.4 zeigt, liegen die in den zahlreichen Studien beobachteten Gewichtsreduktionen dieser zwei Medikamente in einem ähnlichen Größenbereich. Sie unterscheiden sich auch nicht von dem peripher im Darm wirkenden Lipasehemmer Orlistat (Xenical). Alle drei Substanzen haben signifikant größere gewichtsreduzierende Effekte im Vergleich zu Plazebo. Die wesentlichen Nebenwirkungen der Medikamente sind in Tab. 4.5 aufgeführt. Eine medikamentenspezifische Wirkung auf bestimmte Parameter wie HbA_{1c}-Wert, LDL- und HDL-Cholesterin, welche unabhängig von den Gewichtsveränderungen wären, ist nicht erkennbar (☞ Tab. 4.6). Gewichtsreduktion hat zwar einen geringen aber dennoch signifikanten Effekt auf die Senkung des LDL-Cholesterinspiegels (25) und deshalb ist es schon bemerkenswert, dass gerade die beiden zentralnervös wirksamen Medikamente diesen Parameter nicht signifikant beeinflussen (9, 10, 11, 26).

Medikamente	Zahl der Studien	Mini- und maximale Gewichtsreduktion
Sibutramin (Reductil®)	n=5	–3,0 bis –6,7 kg
Rimonabant (Accomplia®)	n=4	–3,9 bis –5,4 kg
Orlistat (Xenical®)	n=22	–1,0 bis –5,8 kg

Tab. 4.4: Gewichtsreduzierende Wirkung der drei wesentlichen für die Adipositastherapie zugelassene Medikamente gegenüber Plazebo.

Sibutramin	Rimonabant	Orlistat
• Müdigkeit • Durchfall • Mund- trockenheit • Tachykardie • Blutdruck- steigerung	• Depressio- nen • Übelkeit • Müdigkeit	• Flatulenz • Steatorrhoe • Diarrhoe

Tab. 4.5: Wesentliche Nebenwirkungen der in der Adipositastherapie verwendeten Medikamente.

Das Hauptproblem der medikamentösen Therapie ist sicherlich der Kostenfaktor. Die jährlichen Therapiekosten betragen ca. 1.000 Euro. Unter der Annahme einer Prävalenz von 5 Mio. Patienten mit Typ-2-Diabetes mellitus und Übergewicht, könnte dies zu Mehrkosten im Gesundheitswesen von 5 Mrd. /Jahr führen. Durch diese Mehrkosten ist bei den bisher vorliegenden Ergebnissen der Wirksamkeit, nicht mit einer drastischen Reduktion der Folgekosten der Adipositas, die momentan bei ca. 25 Mrd. Euro liegen, zu rechnen. Darüber hinaus gibt es auch keine Hinweise auf einen langfristigen Nutzen der medikamentösen Therapie. Die Umstellung des Ernährungsverhaltens muss von den Patienten ohnehin durchgeführt werden, da alle Medikamente nur unterstützend wirken. Entscheidend ist nicht so sehr die Geschwindigkeit der Gewichtsabnahme, sondern deren Nachhaltigkeit und diese ist mit allergrößter Wahrscheinlichkeit nur durch eine konsequente und gegebenenfalls langfristige Ernährungsberatung zu sichern.

4.5. Ernährung bei Typ-1-Diabetes mellitus

Grundsätzlich gilt, dass auch bei Patienten mit Typ-1-Diabetes das Körpergewicht normal sein muss, um eine möglichst optimale Einstellung des Blutzuckers durch das gespritzte Insulin zu gewährleisten. Die durch vermehrtes Fettgewebe hervorgerufene Insulinresistenz, wirkt sich natürlich auch negativ auf das exogen zugeführte Insulin aus. Wird bei zunehmendem Übergewicht die Blutzuckereinstellung schlechter, ist die einzige Reaktion häufig eine Erhöhung der injizierten Insulinmenge. Das führt jedoch sehr schnell zu dem selben Circulus vitiosus wie beim Typ-2-Diabetiker, so dass das Körpergewicht weiter ansteigt und die Blutzuckereinstellung häufig nur kurzfristig verbessert wird (27). Entscheidend wäre auch hier eine rasche Normalisierung des Körpergewichtes.

Auch beim Typ-1-Diabetiker sollte soweit wie möglich auf bestimmte individuelle Ernährungsgewohnheiten eingegangen werden. Allerdings müssen Kompromisse eingegangen werden, um die Unzulänglichkeiten der Insulintherapie zu kompensieren. Trotz der enormen Fortschritte der letzten Jahrzehnte unter Einführung neuerer Insulinstrategien und Insulinpräparationen (z.B. intensivierte Insulintherapie, Insulinpumpentherapie, Humaninsulin, schnell-wirkende Insulinanaloga) ist heute immer noch keine physiologische Insulintherapie möglich. Nach wie vor muss das Insulin in das subkutane Fettgewebe in der Peripherie verabreicht werden, mit allen daraus resultierenden Konsequenzen (zu hohe Insulinmenge, periphere Hyperinsulinämie, schlechte Koordina-

	Gewichtsverlust (kg)	LDL-Cholesterin (mmol/l)	HDL-Cholesterin (mmol/l)	HbA$_{1c}$ (%)
Rimonabant Scheen et al. 2006	−3,9	n.s.	+0,10	−0,70
Sibutramin McNulty et al. 2003	−5,3	n.s.	+0,10	n.s.
Orlistat Hollander et al.	−2,4	−1,5	n.s.	−0,46
Nur Gewicht Uusitupa et al. 1993	−4,2	−0,40	+1,3	−1,60

Tab. 4.6: Gewichtsreduktion, Lipide und HbA$_{1c}$ in Studien zur Gewichtsreduktion über 1 Jahr bei Patienten mit Typ-2-Diabetes mellitus.

tion mit der resorbierten Glucose). Der Typ-1-Diabetiker sollte deshalb eine gewisse Regelmäßigkeit in seinem Ernährungsverhalten beachten, die mit der Kinetik der injizierten Insuline in Einklang steht.

4.5.1. Kohlenhydrate

Als Bezugsgröße für Kohlenhydrate wird die Broteinheit (BE) verwendet, wobei eine BE 12 g Kohlenhydraten entspricht. Andere Bezugsgrößen wie z.B. Berechnungseinheit oder Kohlenhydrateinheit sollten nicht verwendet werden, da diese nicht den Vorschriften der Diät-Verordnung entsprechen und sich zudem auf andere Kohlenhydratmengen beziehen (Kohlenhydrateinheit = 10 g Kohlenhydrat, Berechnungseinheit 10-12 g Kohlenhydrat). Die Verwendung der Bezugsgrößen-Berechnungseinheit und Kohlenhydrateinheit ist bei kommerziell erhältlichen Diätprodukten gesetzlich nicht zulässig und sie führen allein schon aus diesem Grunde nur zur Verwirrung des Patienten. Des Weiteren hat die Verwendung der Maßeinheit Broteinheit den Vorteil, dass eine ganze Reihe von Lebensmitteln in handelüblichen Größen gerade einer Broteinheit entsprechen. Andererseits muss aber auch betont werden, dass die Gewichtsangaben in zahlreichen Tabellen nicht dem entsprechen, was heute vom Handel auf den Markt gebracht wird. Brötchen z. B. haben ein Gewicht zwischen 60 und 90 g und müssen eher mit 3 als mit 2 BE verrechnet werden (☞ Tab. 4.7). Es ist deshalb empfehlenswert, zu Beginn der Erkrankung die Lebensmittel zu wiegen und später bei neuen Produkten dies auch zu tun, um mehr Sicherheit zu erhalten. Äpfel mit 100 g sind heutzutage die kleinen Äpfel.

	Lebensmittel (g)	Energiegehalt (kcal)
25 g	Brötchen	65
25 g	Weißbrot	63
25 g	Graubrot	55
30 g	Vollkornbrot	60
60 g	Reis gekocht	66
45 g	Nudel gekocht	63
80 g	Kartoffeln	56
30 g	Kartoffelchips	160
33 g	Pommes frites	97
100 g	Äpfel	54
150 g	Orange	84
220 g	Erdbeeren	65
58 g	Banane	53
260 g	Milch 3,5 % Fett	170
260 g	Milch 1,5 % Fett	123
270 g	Yoghurt 3,5 % Fett	190
270 g	Yoghurt 3,5 % Fett	190

Tab. 4.7: Einige Lebensmittel deren angegebene Menge 1 Broteinheit entspricht.

Zu berücksichtigen ist außerdem, dass die Broteinheit keine Information über die Energiedichte bei komplexeren kohlenhydrathaltigen Lebensmitteln gibt, wie z. B. Kartoffelchips oder Pommes frites. Entscheidend ist weiterhin beim Kohlenhydratverzehr nicht nur die Gesamtmenge der Kohlenhydrate und die dadurch zugeführte Energiemenge, sondern der Anstieg des Blutzuckers, da dies Auswirkungen auf die Insulinapplikation hat. Als Maß für den Anstieg der Blutzuckerwerte ist 1973 der sogenannte glykämische Index entwickelt worden, welcher ein Maß für die blutzuckersteigernde Wirkung kohlenhydrathaltiger Lebensmittel ist (28). Der glykämische Index hat jedoch nur seine Gültigkeit beim isolierten Verzehr der jeweiligen kohlenhydrathaltigen Lebensmittel. Normalerweise werden Kohlenhydrate in Kombination mit anderen Lebensmitteln verzehrt und diese verändern die blutzuckersteigernde Wirkung ganz erheblich. Am deutlichsten wird dies bei einem vermehrten Fettanteil in der Nahrung. Werden 50 g Zucker in Wasser aufgelöst, beträgt der Blutzuckeranstieg ca. 40 mg/dl. Wird dieselbe Menge an Zucker jedoch in flüssiger Schlagsahne gelöst, liegt der Blutzuckeranstieg nur bei 5-10 mg/dl, was durch die fettbedingte Verzögerung der Magen-entleerung hervorgerufen wird (22, 29). Auch bei festen Nahrungsbestandteilen spielt die Zusammensetzung eine große Rolle, wie die Abb. 4.12 zeigt. Wird Brot alleine verzehrt, steigt der Blutzuckerspiegel um 40 mg/dl an, wohingegen bei dem gleichzeitigen Verzehr von Leberwurst der Blutzuckerspiegel initial sogar abfällt. Die Erhöhung des Fettanteils in der Ernährung ist jedoch kein empfehlenswertes Mittel, um die postprandialen Blutzuckerspitzen zu senken, da daraus sehr schnell eine hyperkalorische Ernährung mit Gewichtszuwachs, Insulinresistenz und schlechterer Einstellung resultieren könnte.

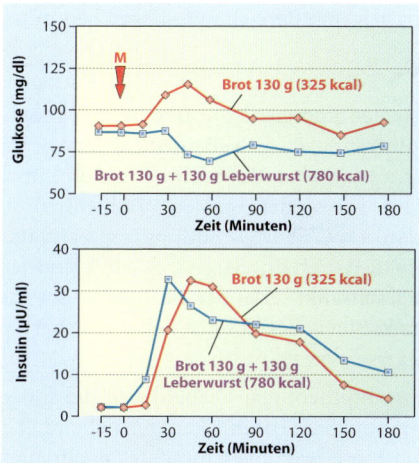

Abb. 4.12: Einfluss einer Testmahlzeit, bestehend aus Brot bzw. Brot + Leberwurst, auf die postprandialen Plasmainsulin- und -glukosespiegel bei 3 normalgewichtigen Probanden.

Insgesamt ist der Verzehr von Zucker in Flüssigkeiten immer mit einem höheren Blutzuckeranstieg verbunden als beim Verzehr in fester Nahrung (30).

Derartige Veränderungen der postprandialen Blutzuckerkurven muss der Typ-1-Diabetiker berücksichtigen, da derselbe Kohlenhydratanteil bei unterschiedlicher Zusammensetzung des Essens zu ganz unterschiedlichen Blutzuckerkurven führen kann und damit auch die vor dem Essen zu spritzende Menge an schnell-wirksamem Insulin entsprechend abgestimmt werden sollte.

4.5.2. Fettzufuhr

Der Fettanteil in der Ernährung spielt bei Typ-1-Diabetikern dann eine Rolle, wenn sie leicht zu Übergewicht neigen. Des Weiteren hat das Fett, wie erwähnt, eine Bedeutung für die Magenentleerung und die daraus resultierende unterschiedliche Resorption der Glukose. Typ-1-Diabetiker, die kein Gewichtsproblem haben, können sich den antiatherogenen Effekt der ungesättigten Fettsäuren zu Nutze machen. Deswegen sollten Olivenöl oder Rapsöl z.B. bevorzugt verwendet werden. Die bereits angeführten Empfehlungen der Leitlinien bezüglich des Fettsäuremusters sind aber auch für den Typ-1-Diabetiker zu kompliziert und deshalb in der Praxis nicht wirklich gut steuerbar.

4.5.3. Eiweißzufuhr

Die Eiweißzufuhr wird immer wieder in Zusammenhang mit Nierenschädigung gebracht. Es gibt in der Literatur zurückreichend bis 1927 keinen Hinweis darauf, dass durch vermehrten Eiweißverzehr eine gesunde Niere geschädigt worden ist (31). Zurückzuführen ist dieser nephrotoxische Effekt von Eiweiß auf experimentelle Untersuchungen, in denen einzelne Aminosäuren im Futter von Ratten angereichert wurden und zu Nierenschädigungen führten (32). Die einfachste Möglichkeit, diese aminosäurebedingte Nephrotoxizität zu neutralisieren, war die Gabe von mehr Eiweiß in Form einer Caseinanreicherung des Rattenfutters. Dies zeigt, dass nicht das komplexe Eiweiß, das wir üblicherweise beim Essen zu uns nehmen, dafür verantwortlich ist, sondern die mehr künstliche Verabreichung einzelner Aminosäuren in hoher Konzentration. Bei Patienten mit einer Nephropathie sollte die Eiweißzufuhr allerdings beachtet werden. Deshalb sollte die Eiweißzufuhr bei diesen Patienten 0,6 g pro kg Körpergewicht nicht überschreiten (33, 34).

4.5.4. Alkohol

Im Rahmen der Schulung muss dem Diabetiker der bewusste Umgang mit Alkohol nahegebracht werden. Alkohol ist abgesehen von mit Zucker gesüßten Alkoholika (Liköre, süße Weine, etc.) nicht grundsätzlich verboten, jedoch müssen einige Aspekte berücksichtigt werden. Alkohol ist energiereich und neben der erhöhten Fettaufnahme ganz wesentlich mitbeteiligt bei der Entstehung von Übergewicht und Adipositas. Grundsätzlich sollte die täglich aufgenommene Alkoholmenge 15 g pro Tag bei Frauen und 30 g pro Tag bei Männern nicht übersteigen. Da Alkohol die Metabolisierung der Nahrungsfette behindert und die Depotfettbildung begünstigt, kann Alkohol unter kalorischen Gesichtspunkten nur gegen Fett ausgetauscht werden und muss dementsprechend bei der Fettzufuhr berücksichtigt werden.

Alkohol blockiert schon ab einer Blutalkoholkonzentration von <0,45 Promille die hepatische Gluconeogenese und kann somit zu bedrohlichen Hypoglykämien führen. Berücksichtigt man weiter, dass die narkotisierende Wirkung des Alkohols die Frühsymptome der Hypoglykämie kaschiert, wird deutlich, dass von Diabetikern Alkohol nur eingeschränkt genossen werden kann. In der Praxis bedeutet dies, dass der Diabetiker gleichzeitig mit der Alkoholzufuhr ausreichende Mengen von Kohlenhydraten zu sich nehmen muss, um gefährliche hypoglykämische Reaktionen zu vermeiden.

4.5.5. Mahlzeitenverteilung

Die Zahl der täglichen Mahlzeiten sollte sich einmal an den Essgewohnheiten des Patienten orientieren, wobei berufliche, aber auch private Aspekte des Tagesablaufs berücksichtigt werden müssen. Eine Aufteilung der täglichen Energiemenge in 5-6 Einzelmahlzeiten kann für manche Patienten sehr hilfreich sein, da auf diese Art eine gleichmäßigere Zufuhr der Kohlenhydrate erfolgt. Sehr große Kohlenhydratmengen, die in relativ kurzer Zeit in die Blutbahn einströmen, sind, leicht nachvollziehbar schwieriger durch das gespritzte Insulin zu kompensieren. Außerdem lässt sich durch die Aufteilung in mehrere kleinere Mahlzeiten das Hypoglykämierisiko, das zwischen den Hauptmahlzeiten auftreten kann, leichter verhindern. Bewährt hat sich, wenn vormittags (1. und 2. Frühstück) mittags und nachmittags (Mittagessen und nachmittägliche Zwischenmahlzeit) und abends (Abendessen und Spätmahlzeit) je 1/3 der Tagesenergiemenge und auch der jeweiligen Kohlenhydratmenge verabreicht wird. Häufigere Mahlzeiten können aber eine hyperkalorische Ernährung begünstigen. Dies muss in jedem Fall bedacht werden. Werden beim Typ-1-Diabetiker kurz-wirkende Insulinanaloga wie Lispro (Humalog), Aspart-Insulin (Novo Rapid) oder Glulisin-Insulin (Apidra) verwendet, aber auch bei der oralen The-

rapie mit Gliniden ist es wünschenswert, keine Zwischenmahlzeiten einzunehmen, denn dies würde bedeuten, dass wegen der kurzen Wirksamkeit auch zu den Zwischenmahlzeiten entsprechend Insulin bzw. Glinide verabreicht werden müssen, was aber sehr viel schwieriger zu steuern ist. Im Zusammenhang mit körperlicher Aktivität kann gerade beim Typ-1-Diabetiker die Aufnahme von "Extra-Broteinheiten" ausgesprochen wichtig sein, um Hypoglykämien unter vermehrter körperlicher Belastung vorzubeugen.

Insgesamt muss beim Typ-1-Diabetes darauf geachtet werden, dass jeder Patient individuell beraten und geschult wird und dass die Empfehlungen immer die gesamten Lebensumstände im Beruf wie im privaten Bereich miteinbeziehen müssen.

4.5.6. Zuckeraustauschstoffe

Wegen der Energiedichte und wegen möglicher gastrointestinaler Nebenwirkungen sollten Zuckeraustauschstoffe (Sorbit, Fruktose) nur sehr sparsam verwendet werden. Kohlenhydratfreie und damit kalorienfreie Süßungsmittel (Natriumzyklamat, Aspartam, Saccharin, etc.) sind jedoch uneingeschränkt erlaubt. Bezüglich der neuen Substanz Stevia liegen noch keine gesicherten Erkenntnisse vor.

Bei insulinpflichtigen Diabetikern, die mit einer konventionellen Insulintherapie behandelt werden und in etwas abgeschwächter Form auch bei Patienten mit Sulfonylharnstoff-Therapie ist der zeitliche Spielraum der Mahlzeiteneinnahme ebenso wie die mit der Mahlzeit aufgenommene Kohlenhydratmenge relativ eng begrenzt und erlaubt nur in sehr eingeschränktem Maß eine zeitliche Verschiebung sowie eine Variation der verzehrten Kohlenhydratmenge. Ansonsten ist mit starken Schwankungen im Sinne von Hypo- aber auch von Hyperglykämien zwangsläufig zu rechnen.

4.5.7. Häufige Fehler in der Diabeteskost und Verbesserung der Akzeptanz

Das größte Problem entsteht sicherlich dadurch, dass dem Patienten mit neu aufgetretenem Typ-1-Diabetes mellitus zu viele Änderungen in seinem Ernährungsverhalten vorgeschlagen werden, die von seinen bisherigen Ernährungsgewohnheiten stark abweichen. Früher oder später wird er zwangsläufig zu seinen alten Gewohnheiten zurückkehren. Deshalb sollte man versuchen, von vornherein die bisherigen Essgewohnheiten so gut es geht zu belassen und mit ihm nur die allernotwendigsten Veränderungen durchzuführen, die aufgrund der exogenen Insulinzufuhr notwendig sind, um zu starke Blutzuckerschwankungen zu vermeiden. Durch eine entsprechende intensive begleitende Ernährungsschulung muss dem Patienten verständlich gemacht werden, warum diese Maßnahmen sinnvoll sind. Versteht ein Patient die Hintergründe der Ernährungsvorschläge besser und sieht er dann auch das entsprechende Resultat an seinen Blutzuckerwerten, wird er eher bereit sein, auch vielleicht etwas ungeliebte Veränderungen in Kauf zu nehmen.

4.6. Muskelarbeit und Sport

Körperliche Aktivität wird zu recht neben der Ernährungstherapie und der Pharmakotherapie als eine wesentliche Grundsäule der Diabetestherapie angesehen. Darüber hinaus hat sich gezeigt, dass Muskelarbeit einen ausgesprochen günstigen präventiven Effekt besitzt (35, 36). Vermehrte körperliche Aktivität steigert auch das allgemeine Wohlbefinden und führt zu einer verbesserten Leistungsfähigkeit und Lebensqualität.

4.6.1. Körperliche Aktivität und Typ-1-Diabetes

Beim Typ-1-Diabetiker ist die Insulinversorgung direkt vom Wirkprofil des injizierten Insulins abhängig. Mit Beginn der körperlichen Aktivität sinkt jedoch die zirkulierende Insulinmenge nicht ab, da aus dem Subkutandepot ständig Insulin nachresorbiert wird. Die Folge ist, dass die arbeitende Muskulatur sowohl über das noch im hohen Maße zur Verfügung stehende Insulin als auch durch direkte Aktivierung des Glukoseeinstroms vermehrt Glukose aufnimmt, wodurch der Blutzuckerspiegel stark absinken kann. Einerseits besteht damit die Gefahr von hyperglykämischen Zuständen. Andererseits kann der Typ-1-Diabetiker auf diese Art aber auch zu hohe Blutzuckerkonzentrationen absenken, ohne gleich mehr Insulin zu spritzen. Ist der Insulinspiegel praktisch auf Null (Weglassen der Insulinspritze), wird die vermehrte körperliche Aktivität allerdings nicht den gewünschten Effekt auf das Absinken des Blutzuckers haben, da die Muskulatur die Glukose nicht nutzen und in den Energiestoffwechsel ein-

schleusen kann. Das bedeutet, dass eine gewisse basale Insulinkonzentration vorhanden sein muss, um den Bewegungseffekt auf die Regulation des Blutzuckers durch Bewegung ausnutzen zu können. Andererseits sollte bei geplanten körperlichen Aktivitäten die zusätzliche Altinsulinmenge, die zu den Mahlzeiten gespritzt wird, in Abhängigkeit von Zeitpunkt und Zeitdauer der körperlichen Betätigung entsprechend reduziert werden, um Unterzuckerungen zu vermeiden. Gegebenenfalls muss bei stärkerer körperlicher Belastung auch durch eine zusätzliche BE ein Ausgleich geschaffen werden.

Für länger andauernde geplante körperliche Belastungen ist die Insulinzufuhr zu reduzieren (Bergwandern, Skifahren, Radtouren). Hier muss jeder Patient seine persönlichen Erfahrungswerte schaffen durch häufigeres Blutzuckermessen, um die Auswirkung bestimmter Belastungen auf seinen Stoffwechsel kennen zu lernen. Aufgrund des starken Einflusses den Bewegung auf den Blutzuckerspiegel haben kann, sollte die körperliche Aktivität mit einer gewissen Regelmäßigkeit, bezüglich Intensität, aber auch Tageszeit und Abstand zum Essen, durchgeführt werden, was die Konstanz der Blutzuckereinstellung erleichtern kann.

Das Ausmaß der körperlichen Belastbarkeit sollte bei jedem Patienten, der bereits kardiovaskuläre Risikofaktoren hat, am besten mit einem Belastungs-EKG ermittelt werden.

4.6.2. Checkliste für sportaktive Typ-1-Diabetiker

- Blutzuckermessung vor dem Sport
- bei Blutzuckerwerten über 250 mg/dl zusätzlich Urinketonkörpermessung
- bei Ketonurie keinen Sport durchführen
- bei längerer körperlicher Aktivität zwischendurch Blutzuckerkontrollen
- auf ausreichende Kohlenhydratzufuhr achten
- als Notproviant immer Traubenzucker mit sich führen
- Diabetiker-Ausweis bei sich tragen
- nach der körperlichen Aktivität und 2 h später Blutzucker messen
- Angehörige bzw. Sportkameraden über notwendige Maßnahmen bei Hypoglykämie informieren

- bevorzugt sollten Sportarten betrieben werden, die zur Verbesserung der Ausdauerleistung führen
- weniger geeignet sind Kraftsportarten
- Sportarten, die mit einer Selbst- oder Fremdgefährdung verbunden sind, sollten von Diabetikern nicht betrieben werden

4.6.3. Körperliche Aktivität und Typ-2-Diabetes

Bei Patienten mit Typ-2-Diabetes hat vermehrte körperliche Aktivität nicht nur einen Einfluss auf den Blutzuckerspiegel, sondern sie trägt auch zur Verminderung der Insulinresistenz und letztlich des Körpergewichtes bei. Es muss aber bedacht werden, dass die Verbesserung der Energiebilanz durch körperliche Aktivität sehr bescheiden bleibt, insbesondere wenn man sich das reale Leistungsvermögen der meisten übergewichtigen und adipösen Typ-2-Diabetiker vergegenwärtigt. Die Tab. 4.8 verdeutlicht das Ausmaß an vermehrter Bewegung, das erforderlich ist, um die Aufnahme der verzehrten Energiemengen auszugleichen. Es sollte auch beachtet werden, dass die Essensmenge in den aufgeführten Beispielen nicht groß und damit nicht sättigend sind. Da beim Typ-2-Diabetes die Aktivierung des Fettabbaus durch die Bewegung im Vordergrund steht, muss der zeitliche Abstand zwischen Essen und Bewegung besondere Bedeutung finden. Insbesondere wenn Kohlenhydrate 1-2 h vor der Bewegung verzehrt wurden, ist die insulinbedingte Hemmung der Lipolyse durch ein realistisches Maß an Bewegung nicht zu aktivieren (22). Deshalb sollte am besten mindestens 2 h vor körperlicher Aktivität nicht oder, falls nicht vermeidbar, wenigstens nichts Kohlenhydrathaltiges gegessen werden.

	Minuten
Semmel trocken	23
Semmel mit 10 g Butter	34
+ 40 g Marmelade	48
+ 30 g Schinken	39
+ 30 g Salami	49
+ 30 g Käse	49
Semmel mit 30 g Quark	38
Leberkässemmel	83
Big Mac	60
20 g Butter	21
150 g Schnitzel	26
100 g Bratwurst	40
150 g Fisch	20
100 g Salzstangen	47
100 g Erdnüsse	80
100 g Schokolade	72
1 Stück Kuchen	56
2 Kugeln Eis	40

Tab. 4.8: Ausgleich der Energiebilanz durch Radfahren mit 15 km pro Stunde (450 kcal) nach Verzehr verschiedener Lebensmittel.

4.7. Diabetikerschulung und Schulungsmodelle

4.7.1. Diabetikerschulung

Unverzichtbare Voraussetzung für eine gute Stoffwechselführung, für die Vermeidung von Akut- und Folgeerkrankungen und für eine gute Lebensqualität ist die intensive Schulung des Patienten.

Schon Anfang der 20er Jahre, unmittelbar nach Einführung von Insulin in die Therapie des Diabetes mellitus, hatten die Pioniere der Insulintherapie, wie Joslin in den USA (37) und Lawrence in England (38) auf die Wichtigkeit der Schulung hingewiesen.

Ziel der Schulung ist jedoch nicht nur, dem Diabetiker Wissen zu vermitteln, sondern ihn aktiv in die Behandlung mit einzubeziehen und ihm den selbstbewussten und selbstverantwortlichen Umgang mit seiner Erkrankung zu ermöglichen.

Der Patient muss lernen
- welchen Einfluss die Nahrung auf seinen Blutzucker hat
- was und wieviel er essen kann
- wie er seine Insulintherapie bzw. die Behandlung mit oralen Antidiabetika richtig anwendet
- wie er selbst seine Stoffwechsellage durch Blutzucker- bzw. Urinzuckerselbstbestimmungen kontrollieren kann
- wie alltägliche Probleme zu lösen sind

Die Investitionen für eine Schulung lohnen sich nicht nur aus ökonomischer Sicht, sondern auch im Hinblick auf Lebensqualität und Selbstbestimmung (39, 40).

Bei der Diabetikerschulung sind drei Phasen zu unterscheiden, die unterschiedliche Bedeutung und Gewichtung haben und entsprechend berücksichtigt werden müssen:

- die Erstschulung unmittelbar nach Manifestation der Erkrankung
- die strukturierte Schulung und intensives Training des Patienten
- das Refreshing, als fortlaufende Weiterbildung, um Erlerntes wieder aufzufrischen und neues Wissen zu erwerben

4.7.1.1. Die Erstschulung des Diabetikers

Mit der Diagnosestellung muss der Diabetiker über die Konsequenzen und über die Behandlung seiner Erkrankung aufgeklärt werden. Dies gilt sowohl für Typ-1- als auch für Typ-2-Diabetiker. Dabei ist zu beachten, dass sich viele neuentdeckte Diabetiker, nach der Konfrontation mit ihrer Diagnose, in einer Abwehrhaltung befinden und in dieser Situation kaum in der Lage sind, umfangreiche Wissensinhalte aufzunehmen und an einer strukturierten Schulung teilzunehmen.

Ziel der Erstschulung kann nur sein, das Wichtigste und Nötigste zu vermitteln. Sie stellt zwangsläufig nur eine Information und nicht eine Schulung dar. Der insulinbehandelte Diabetiker erfährt dabei den Umgang mit der Blutzuckerselbstkontrolle und mit Insulin, einschließlich der Injektionstechnik, er wird auf die Grundzüge einer adäquaten Ernährung hingewiesen und er erfährt die wichtigsten Maßnahmen zur Vermeidung von Akutkomplikationen, insbesondere aber die Be-

handlung und Prävention der Hypoglykämie. Da diese erste Schulungsmaßnahme beim insulinspritzenden Diabetiker doch relativ umfangreich ist und vor allem rasch vermittelt werden muss, aber auch weil bei den meist jungen Patienten oft psychologische Probleme vorhanden sind, empfiehlt es sich grundsätzlich, diese Schulung unter stationären Bedingungen in einem dafür besonders spezialisierten Krankenhaus (anerkannte Therapie- und Behandlungseinrichtungen für Typ-1-Diabetiker der DDG) durchzuführen.

Beim neuentdeckten Typ-2-Diabetes ist eine stationäre Erstschulung meist nicht erforderlich. Der Schulungsumfang ist auch wesentlich kleiner und sollte vor allem auf die Ernährungsumstellung sowie Hinweise zur körperlichen Aktivität sowie gegebenenfalls die Blutzuckerselbstkontrolle fokussiert sein.

Obwohl die Erstschulung beim Typ-2-Diabetes nicht den Umfang wie beim Typ-1-Diabetes hat, darf sie keineswegs unterbleiben, denn gerade die Erstinformation wirkt prägend auf das weitere Patientenverhalten.

Absolut unangebracht ist eine Bagatellisierung der Erkrankung. Aussagen wie "Sie haben nur etwas Alterszucker" sind kontraproduktiv, da dann der Diabetiker seine Erkrankung nie ernstnehmen wird und die wichtige Verhaltensänderung unterbleibt. Die Lernfähigkeit älterer Typ-2-Diabetiker wird dabei oft unterschätzt und die unterstellte Lernunfähigkeit als Schutzbehauptung für eine unterlassene Schulung herangezogen.

4.7.1.2. Die strukturierte Schulung

Die vertiefende und strukturierte Schulung wird nach Überwinden der Akutphase in einer Einrichtung durchgeführt, die hierfür besonders qualifiziert ist und die entsprechende Erfahrung in der Diabetikerschulung aufweist. Das kann sowohl eine Schulungsstation in einem Akutkrankenhaus, eine diabetologische Schwerpunktpraxis oder eine entsprechende Reha-Klinik sein. Diabetesspezialisierte Rehabilitationseinrichtungen bieten gegenüber anderen Institution einige Vorteile, die gerade bei der Diabetikerschulung von Nutzen sein können.

Die Schulung muss heute als strukturierte Schulung mit entsprechendem Curriculum durchgeführt werden. Für jede einzelne Unterrichtsstunde ist ein detaillierter schriftlicher Stoffplan zu erstellen. Obwohl die Inhalte der Schulung längst erarbeitet und auch weitgehend standardisiert sind, ist es unabdingbar, dass jedes Schulungsteam sein eigenes Curriculum erarbeitet. Dies bedeutet zwar viel Mühe, hat aber den großen Vorteil, dass sich dann alle Mitglieder des Schulungsteams mit "ihrem" Curriculum identifizieren und in einer einheitlichen Sprache mit dem Patienten geredet wird.

Neben dem gruppendynamischen Effekt ist der Unterricht in der Gruppe auch zeitsparend im Vergleich zur Einzelschulung und die Diabetiker erfahren von anderen Patienten Aufmunterungen, Hilfestellungen und Motivation. Für die meisten Diabetiker ist das Gruppenerlebnis vorteilhaft, da sie mit Betroffenen zusammen sind und erfahren, dass sie mit ihren Problemen nicht alleine sind.

Spezielle Situationen oder persönliche Probleme müssen mit dem Patienten in Einzelgesprächen bzw. im Einzelunterricht erörtert werden. Hierzu gehören z.B. schulische Probleme von Kindern, berufliche Schwierigkeiten aufgrund des Diabetes, die Schwangerschaft, Partnerprobleme und die Impotenz.

> Grundsätzlich sollten Typ-1- und Typ -2-Diabetiker getrennt geschult werden, nicht nur, weil die Anforderungen und die Inhalte sich teilweise unterscheiden, sondern auch, weil dadurch von der Altersstruktur homogenere Gruppen erreicht werden.

Die wichtigsten Schulungsinhalte sind in Tab. 4.9 dargestellt.

■ Das Refreshing

Das einmal Erlernte muss immer wieder aufgefrischt und durch neue Informationen ergänzt werden. Mit dem Refreshing passt man sich bei der Vermittlung von Inhalten auch dem individuellen Krankheitsverlauf des Patienten an.

Schulungsinhalte für Typ-1-Diabetiker und Typ -2 -Diabetes mit ICT	Schulungsinhalte für Typ-2-Diabetiker ohne Insulintherapie
• Was ist Diabetes? • Grundlagen der Ernährung • Spezielle Ernährung • BE-Berechnung • Umgang mit Insulin • Injektionstechnik • Insulinanpassung • Blutzuckerselbstkontrolle • Vermeidung und Behandlung von Hypoglykämien • Hyperglykämie • Folgeerkrankungen • Verhalten in Ausnahmesituationen (Fieber, Erbrechen, Durchfall) • Verhalten auf Reisen • Diabetes und Beruf • Diabetes und Sport • Fußpflege • Soziales, Beruf, Führerschein, Impotenz • Notwendige Kontrolluntersuchungen • Hinweis auf Selbsthilfeorganisationen • ggf. Diabetes und Schwangerschaft und Kontrazeption	• Was ist Diabetes? • Grundlagen der Ernährung • Spezielle Ernährung • Kalorienberechnung • Gewichtsreduktion • Körperliche Bewegung • Urinzuckerbestimmung • Orale Antidiabetika • Hypoglykämie • Hyperglykämie • Folgeerkrankungen • Verhalten in Ausnahmesituationen (Fieber, Erbrechen, Durchfall) • Verhalten auf Reisen • Fußpflege • Blutdruckselbstkontrolle • Notwendige Kontrolluntersuchungen • Hinweis auf Selbsthilfeorganisationen

Tab. 4.9: Schulungsinhalte für Typ-1- und Typ-2-Diabetiker.

Wiederauffrischung kann in kleinen Schritten bei jedem Arztbesuch erfolgen. Refreshing kann aber auch in der Gruppe in einer Schulungseinheit erfolgen. Wann eine ausführliche Schulungseinheit erforderlich ist, kann nur der behandelnde Arzt entscheiden. Es wird auch abhängig sein vom Auftreten von Komplikationen oder von Änderungen der Therapie, z.B. beim Typ-2-Diabetiker, wenn Insulinpflichtigkeit eingetreten ist.

■ Das Schulungsteam

Die kleinste Einheit eines Schulungsteams ist der behandelnde Arzt in der hausärztlichen Praxis. Dies kann durchaus Vorteile haben, wenn der Arzt genügend diabetologische Kenntnisse und sich die Fähigkeiten der Schulung angeeignet hat. Er kennt die individuelle Situation seines Patienten am besten, er ist vertraut mit der Anamnese, der genauen Diagnose, kennt Begleiterkrankungen und hat Einblick in das häusliche Umfeld.

Verschiedentlich sind Versuche unternommen worden, das gesamte Team des Hausarztes – einschließlich der Arzthelferin wenigstens in sofern zu qualifizieren, dass die Grundversorgung und Basisvermittlung zumindest für Typ-2-Diabetiker in der Praxis durchführbar wird. Diese Modellversuche sind durchaus begrüßenswert, da Typ-2-Diabetiker grundsätzlich vom niedergelassenen Hausarzt zu betreuen sind. Dabei kommt der Arzthelferin bei der Vermittlung der Selbstkontrolle, aber auch bei der Anleitung zur richtigen Ernährung und bei der Führung des Gesundheitspasses "Diabetes" eine wichtige Rolle zu.

Für diabetologische Schwerpunktpraxen wird zusätzlich noch eine Diabetesberaterin gefordert. Damit besteht das Behandlungs- und Schulungsteam aus mindestens drei Personen. Dadurch ist eine entsprechend komplexere Behandlung und auch eine umfangreichere Schulung möglich. Zudem ist der Praxisinhaber einer Schwerpunktpraxis über eine entsprechend vorgeschriebene Fortbildungsmaßnahme der Deutschen Diabetes Gesellschaft in Diabetesfragen besonders ausgebildet, so dass auch Typ-1-Diabetiker behandelt und geschult werden können.

4.8. Selbstkontrolle bei Diabetes mellitus

Die Selbstkontrolle ist ein unentbehrliches Instrumentarium zur Überwachung des Stoffwechsels und zur Führung des Diabetes mellitus und somit ein unverzichtbares Hilfsmittel in der Diabetestherapie und unentbehrlich für eine gute Stoffwechselführung (41-43). Die vom Patienten protokollierten Messungen stellen ideale Grundlagen für die Interaktion zwischen Patient und Therapeut dar. Die Selbstkontrolle verfolgt mehrere Ziele: Sie dient nicht nur zur Kontrolle der Stoffwechseleinstellung, sondern fördert die Motivation, die Selbsthilfe- und Reflexionskompetenz, verhindert Akut- und Folgekomplikationen und stärkt die Sicherheit des Patienten im Alltagsleben.

Mehrere Formen der Selbstkontrolle (☞ Tab. 4.10) sind zu unterscheiden, die je nach Diabetestyp, Therapieform und Therapieziel zum Einsatz kommen.

- Körpergewicht
- Blutzucker
- Azeton
- Fußinspektion
- Blutdruck

Tab. 4.10: Formen der Selbstkontrolle bei Diabetes mellitus.

4.8.1. Körpergewicht

Die regelmäßige Bestimmung des Körpergewichtes muss von jedem Diabetiker durchgeführt werden. Die Überprüfung des Körpergewichtes erfolgt am besten einmal wöchentlich unter identischen Konditionen (nüchtern und unbekleidet, am selben Wochentag).

4.8.2. Blutzuckerkontrollen

Die Blutzuckerselbstkontrolle erlaubt eine genaue Beurteilung des Blutzuckers und damit die Einschätzung der gegenwärtigen Stoffwechselsituation. Sie stellt derzeit die beste Form der Selbstkontrolle dar, da bei entsprechender Schulung, eine unmittelbare Anpassung der Therapie möglich ist. Die Blutzuckerselbstmessung ist für Diabetiker mit intensivierter Insulintherapie unentbehrlich und ermöglicht die Insulinselbstanpassung.

> Wegen der sicheren Erfassung hypoglykämischer Zustände sollten grundsätzlich alle insulinspritzenden Diabetiker Blutzuckerselbstkontrollen durchführen. Auch für Diabetiker unter Sulfonylharnstoffen oder Gliniden, ebenso wie bei unzureichender Einstellung unter jeglicher Therapieform, ist sie wünschenswert.

Vor- und Nachteile der Blutzuckerselbstkontrolle müssen gegeneinander abgewogen werden. Für die meisten Diabetiker dürften jedoch die Vorteile überwiegen (☞ Tab. 4.11).

Die relativ hohen Kosten der Blutzuckerselbstkontrolle amortisieren sich relativ rasch durch die dadurch erheblich verbesserte Blutzuckereinstellung mit deutlich weniger stationären Behandlungstagen, vor allem aber durch die Reduktion diabetischer Folgeerkrankungen.

Voraussetzung für die Blutzuckerselbstkontrolle ist allerdings, dass der Patient bezüglich der Handhabung eingehend geschult wurde, und dass er erlernt hat, aus dem aktuell gemessenen Blutzucker Konsequenzen zu ziehen.

Vorteile
• quantitative Erfassung
• aktueller Wert für Insulinanpassung
• Voraussetzung für ICT
• Erfassung hypoglykämischer Zustände
• Beurteilung des Blutzuckertagesverlaufes unter Alltagsbedingungen
• unabhängig von der Nierenschwelle
• gute Führungshilfe
• fördert die Handlungs- und Reflexionskompetenz
Nachteile
• vordergründig relativ teuer
• schmerzhaft
• Gefahr der Neurotisierung
• nur momentaner Wert, BZ-Verlauf erfordert mehrere tägliche Messungen

Tab. 4.11: Vor- und Nachteile der Blutzuckerkontrolle.

Die Frequenz der Blutzuckerselbstmessung ist abhängig von der Therapieform und von der Stabilität der Stoffwechsellage (☞ Tab. 4.12). Die angegebene Häufigkeit ist immer an die individuellen Bedürfnisse und aktuelle Stoffwechselsituation anzu-

passen. Grundsätzlich gilt die Regel, dass bei instabiler Stoffwechsellage häufigere Messungen notwendig werden. Bei außergewöhnlichen Ereignissen, wie Reisen, fieberhafte Erkrankungen, Stresssituationen (z.B. Operationen) etc. muss die Frequenz der Selbstmessung regelhaft erhöht werden. Ebenso bei Hypoglykämie-Gefährdung und bei sportlichen Aktivitäten.

Die Blutzuckerselbstmessung ist eine hervorragende Methode für die Führung und Motivation des Patienten. Es ist eine hausärztliche Aufgabe, den Patienten zur ständigen Selbstkontrolle anzuhalten. Wie jede andere Selbstkontrolle muss auch die Blutzuckerselbstmessungen vom Patienten dokumentiert werden und stellen für das ärztliche Gespräch eine wichtige Grundlage dar. Werden die Blutzuckertagebücher des Patienten vom Arzt nicht angeschaut, führt dies unweigerlich zur Demotivation und zur Patientenunzufriedenheit, ganz abgesehen von der Chance, die sich der Arzt dabei vergibt.

Therapieform	Häufigkeit der BZ-Selbstmessung
Unter jeder Therapieform	• immer, wenn der Verdacht auf eine Hyper- oder Hypoglykämie besteht
Intensivierte Insulintherapie	• mindestens 4 × täglich (präprandial und vor dem Schlafengehen)
Konventionelle Insulintherapie	• 1-2 × täglich • evtl. 1-2 Profile/Woche
Sulfonylharnstoff-Therapie	• 1-2 × wöchentlich • ggf. öfters

Tab. 4.12: Häufigkeit der Blutzuckerselbstmessung.

4.8.2.1. Blutzuckermessgeräte

In den letzten Jahren hat sich eine fulminante Entwicklung bei den Blutzuckermessgeräten vollzogen. Die Geräte sind immer kleiner und die Bedienung immer einfacher geworden, mit kleinerem Blutbedarf, kürzeren Messzeiten und den verschiedensten EDV-Möglichkeiten. Sie werden deshalb nicht nur zur Patientenselbstkontrolle, sondern auch in der ärztlichen Praxis, auf Intensivstationen und im Notfalleinsatz verwendet. Verwendung finden zwei Messprinzipien, nämlich die reflektometrische oder die elektrosensorische Messung.

Besondere Beachtung verdient die Tatsache, dass die Genauigkeit der Messung nicht vergleichbar ist mit der nasschemischen Labormethode. Die Abweichungen können durchaus 10 % und mehr betragen. Bei richtiger Handhabung spielt diese "Ungenauigkeit" aber keine relevante Rolle, da mit dem ermittelten Wert eine gute Abschätzbarkeit des Blutzuckers möglich ist.

4.8.3. Azetonkontrollen

Die Messung der Azetonausscheidung im Urin erlaubt beim Typ-1-Diabetiker eine zuverlässige Aussage darüber, ob bereits eine Stoffwechseldekompensation eingetreten ist. In bestimmten Situationen ist zur Vermeidung von ketoazidotischen Entgleisungen eine Überprüfung der Azetonausscheidung unentbehrlich (☞ Tab. 4.13).

- Typ-1-Diabetiker mit permanenten BZ-Werten >250 mg/dl
- in der Schwangerschaft bei BZ-Werten >180 mg/dl
- bei fieberhaften Infekten
- bei BZ-Werten >250 mg/dl und geplanter sportlicher Aktivität
- bei Polyurie und Polydipsie
- bei Ausfall der Insulinpumpe, Katheterverstopfung, Katheterdislokation und BZ-Werten >200 mg/dl

Tab. 4.13: Situationen, bei denen eine Harnacetonmessung unentbehrlich ist.

4.8.4. Fußinspektion

Zu den Selbstkontrollmaßnahmen gehört auch die regelmäßige Fußinspektion. Dabei ist besonders auf Hautveränderungen, Verfärbungen, Schwielen- und Hühneraugenentwicklung und auf mykotischen Befall zu achten. Der Diabetiker muss im Rahmen der Schulung in der Unterrichtseinheit "Fußpflege" die regelmäßige Fußinspektion erlernen und auf die Wichtigkeit im Hinblick auf Prävention des diabetischen Fußes hingewiesen werden.

4.8.5. Blutdruckkontrollen

Diabetiker mit erhöhten Blutdruckwerten sollten regelmäßig selbst den Blutdruck messen, da punktuelle Messungen unter den Bedingungen in der ärztlichen Praxis keine definitive Aussage über das Blutdruckverhalten erlauben. Nur aufgrund der Dokumentation der Blutdruckselbstkontrollen ist eine sichere Überprüfung der pharmakotherapeutischen Strategie realisierbar. Die heute zur Verfügung stehenden Geräte zur Blutdruckselbstmessung sind zuverlässig und einfach in der Handhabung.

4.9. Psychische Aspekte bei der Führung von Diabetikern

Das Bewusstsein an einer chronischen, d.h. nicht heilbaren Erkrankung zu leiden, stellt eine gravierende Belastungssituation für den Betroffenen dar. Diese Belastungssituation ist für Diabetiker in vielerlei Hinsicht besonders ausgeprägt, da der Diabetes eine Umstellung in verschiedenen Lebensbereichen notwendig macht. Der Patient muss nicht nur eine veränderte körperliche Situation bewältigen, die viele Einschränkungen mit sich bringt, sondern er muss auch aktiv handeln, um sich eine gute Lebensqualität zu sichern und drohende Folgeerkrankungen zu vermeiden. Die Vorstellungen vom eigenen zukünftigen Leben verändern sich mit der Diagnose Diabetes mellitus schlagartig und es bedarf eines längeren Bewältigungsprozesses. Besonders schwerwiegend werden von vielen Diabetikern die Beschränkungen bei der Nahrungsaufnahme, der Zwang zu einem zeitlich genau eingeteilten Tagesablauf, aber auch die ständige Traumatisierung durch die Insulinspritze und die Blutzuckerselbstkontrolle gesehen. Darüber hinaus belastet die Angst vor sozialer Isolation und möglicher späterer Hilflosigkeit.

Es verwundert deshalb nicht, dass reaktive Verstimmungen und Depressionen bei Diabetikern etwa doppelt so häufig vorkommen, wie in der Durchschnittsbevölkerung. Die Verstimmungen können sich äußern in Antriebsarmut, vermindertem Selbstwertgefühl, Selbstaufgabe und sozialer Isolation. Eine depressive Stimmungslage ist häufig und wird nicht selten vom Therapeuten verkannt. Ob dabei somatische Störungen, etwa bei den neuroendokrinen Funktionen, mitverantwortlich sind, ist bislang unklar.

Nicht selten, insbesondere bei Typ-1-Diabetikern, sind Essstörungen. Neben periodischen Heißhungerphasen, bulimischen Fressattacken mit und ohne induziertem Erbrechen, beobachtet man anorektische Zustände, insbesondere bei weiblichen Typ-1-Diabetikerinnen.

Ein besonders schwieriges Problem sind Hypoglykämie-Ängste, die wahrscheinlich darauf beruhen, dass in der Hypoglykämie kognitive Funktionen vorübergehend ausfallen, und dass dadurch Diskriminierungen befürchtet werden, aber auch weil Hypoglykämien regelhaft zu körperlichen Missempfindungen führen.

4.9.1. Krankheitsverarbeitung

Die Krankheitsbewältigung läuft typischerweise in mehreren Phasen ab und führt im günstigsten Fall zur Akzeptanz der Krankheit. In Tab. 4.14 sind die Stadien der Krankheitsverarbeitung dargestellt.

Bei der Krankheitsverarbeitung spielt die Persönlichkeit des Diabetikers eine entscheidende Rolle. So werden durchaus nicht immer alle Stadien durchlaufen, je nach Lebenssituationen können aber auch frühere Stadien nochmals durchlaufen werden.

Die Kenntnis der Krankheitsverarbeitung ist auch insofern bedeutsam, da die Führung und Motivation des Patienten in den einzelnen Phasen der Krankheitsverarbeitung unterschiedlich erfolgen muss, und weil Informationen und Hinweise vom Patienten anders akzeptiert und verinnerlicht werden. Für den Therapeuten und für alle beratenden und wissensvermittelnden Personen z.B. in der Diabetikerschulung, ist von entscheidender Bedeutung, dass man den Patienten in seiner emotionellen Situation dort abholt wo er sich gerade befindet. Jedes Stadium hat eine andere Zielsetzung und oft scheitern die Bemühungen um eine Verhaltensänderung dadurch, dass zur falschen Zeit die falsche Information vermittelt wurde.

Der dynamische Prozess der Krankheitsverarbeitung muss in der Diabetikerschulung berücksichtigt werden. Oft ist es sinnvoller, zunächst einen bescheidenen Kompromiss auf einer niedrigeren Stufe zu verwirklichen und zu einem späteren Zeitpunkt, wenn der Patient in seiner Krankheitsverarbeitung weiter fortgeschritten ist, zu erweitern und ihm die notwendige Schulung langsam Schritt für Schritt zu vermitteln.

Stadium I	Verleugnen	Patient will seine Krankheit nicht wahrhaben
Stadium II	Auflehnung	Patient lehnt sich gegen seine Krankheit und deren Folgen auf
Stadium III	Verhandeln	Patient versucht, die "Schuld" seiner Krankheit anderen anzulasten
Stadium IV	Depression	Patient zieht sich innerlich zurück und wirkt depressiv
Stadium V	Akzeptanz	Patient erkennt, dass er mit dem Diabetes gut leben und seine Zukunft aktiv gestalten kann

Tab. 4.14: Stadien der Krankheitsverarbeitung.

4.9.2. Psychotherapeutische bzw. verhaltenstherapeutische Maßnahmen

Eine begleitende psychotherapeutische bzw. verhaltenstherapeutische Intervention kann sich aus verschiedenen Gründen ergeben. Erkennt man, dass Auffälligkeiten vorliegen, sollte man nicht zögern, den Patienten an eine mit Diabetikern erfahrene Stelle zu überweisen. Gründe für solche Maßnahmen sind in Tab. 4.15 dargestellt.

- verminderte Krankheitsakzeptanz
- Essstörungen
- Übergewicht
- Angstzustände (z.B. Hypoglykämie-Angst)
- depressive Verstimmungen
- Impotenz
- Wahrnehmungstraining (z.B. für Hypoglykämiewahrnehmung)
- Stressbewältigung
- vermindertes Selbstwertgefühl
- familiäre und berufliche Probleme
- Schuldgefühle

Tab. 4.15: Gründe, die zu einer psychotherapeutischen bzw. verhaltentherapeutischer Maßnahmen zwingen können.

4.9.3. Complianceförderung und Selbsthilfekompetenz

Um der besonderen Situation des Diabetes gerecht zu werden, muss der Patient lernen, Eigenverantwortung zu übernehmen. Dies kann jedoch nur dem informierten Patienten gelingen. Neben der unabdingbar notwendigen Schulung mit Vermittlung von Wissen und Fertigkeiten, bedarf es einer engen und kooperativen Zusammenarbeit mit dem behandelnden Arzt. Bei der Langzeitbetreuung von Diabetikern ist der Arzt mehr Partner als "Vorgesetzter". Das schwierige Spannungsfeld zwischen Selbstverantwortung und Selbsthilfekompetenz auf der einen Seite und Befolgen der ärztlichen Anweisung andererseits, ist für viele Patienten, aber auch für viele Ärzte, mit Problemen beladen, die dann letztlich zu mangelnder Compliance und Verschlechterung der Stoffwechsellage führen.

Die Compliance wird dann gefördert, wenn der behandelnde Arzt vom Patienten sowohl als Experte als auch als Vertrauens- und Bezugsperson angesehen wird und der Arzt ständig bemüht ist, den Patienten dort abzuholen, wo er sich gerade befindet. Hierbei kann der Zeitdruck des Arztes oft hinderlich sein. Wenn beide Seiten lernen und sich darüber einig werden, dass die primäre Verantwortung für die Gesundheit beim Patienten bleibt und der Arzt das Wesen und den Willen des Patienten akzeptiert und bei aller notwendigen Informationspflicht Schuldzuweisungen unterlässt, werden beide erkennen, dass die schwierige und oft problembehaftete Situation des Diabetiker nur gemeinsam zu lösen ist.

4.10. Literatur

1. Kahn BB, Flier JS. Obesity and insulin resistance. J Clin Invest 106:473-481; 2000.

2. Staiger H, Häring HU. Adipocytokines: Fat-Derived Humoral Mediators of Metabolic Homeostasis. Exp Clin Endocrinol Diabetes 113 67-79; 2005.

3. Colditz GA, Willett WC, Stampfer RM. Weight as a risk factor for clinical diabetes. Am J Epidemiol 132:501-513;1990.

4. Pan XR, Li GW, Hu YH, Wang JX, Yang WY, An ZX, Hu ZX, Lin J, Xiao JZ, Cao HB, Liu PA, Jiang XG, Jiang YY, Wang JP, Zheng H, Zhang H, Bennett PH, Howard BV. Effects of diet and exercise in preventing NIDDM in people with impaired glucose tolerance. The Da Quing IGT and Diabetes Study. Diabetes Care 20:537-544; 1997.

5. Tuomilehto J, Linström J, Eriksson JG, Valle TT, Hämäläinen H, Illanne-Parikka P, Keinänen-Kiukaanniemi S, Laakso M, Louheranta A, Rastas M, Salminen V, Uusitupa M. Prevention of type 2 diabetes mellitus by changes in lifestyle among subjects with impaired glucose tolerance. N Engl Med 344:1343-1350; 2001.

6. Knowler WC, Barrett-Connor E, Fowler SE, Hamman RF, Lachin JM, Walker EA, Nathan DM. Reduction in the incidence of type 2 diabetes with lifestyle intervention or metformin. N Engl J Med 346:393-403; 2002.

7. Sjöström L, Lindroos AK, Peltonen M, Torgerson J, Bouchard C, Carlsson B, Dahlgreen S, Larsson B, Narbo K, Sjörström CD, Sullivan M, Wedel H. Lifestyle, diabetes and cardivascular risk factors 10 years after bariatric surgery. N Engl J Med 351:2683-2693; 2004.

8. Uusitupa M, Laitinen J, Siitonen O, Vanninen E, Pyörälä K. The maintenance of improved metabolic control after intensified diet therapy in recent type 2 diabetes. Diabetes Res Clin Pract 19 (3):227-238; 1993.

9. Hollander PA, Elbein SC, Hirsch IB, Kelley D, McGill J, Taylor T, Weiss SR, Crockett SE, Kaplan RA, Comstock J, Lucas CP, Lodewick PA, Canovatchel W, Chung J, Hauptmann J. Role of orlistat in the treatment of obese patients with type 2 diabetes. A 1-year randomized double-blind study. Diabetes Care 21:1288-1294; 1998.

10. McNulty StJ, Ur E, Williams G. A randomized trial of sibutramine in the management of obese type 2 diabetic patients treated with metformin. Diabetes Care 26:125-131; 2003.

11. Scheen AJ, Finer N, Hollander P, Jensen MD, Van Gaal LF, for the RIO-Diabetes Study Group: Efficacy and tolerability of rimonabant in overweight or obese patients with type 2 diabetes: a randomised controlled study. Lancet 368:1660-1672; 2006.

12. Adams TD, Gress RE, Smith C, Halverson CR, Simpere SC, Rosamond WD, LaMonte MJ, Troup AM, Hunt SC. Long-term mortality after gastric bypass surgery. N Eng J Med 357:753-761; 2007.

13. Sjöström L, Nabro K, Sjöström CD, Karason K et al. Effects of bariatric surgery on mortality in swedish obese subjects. N Eng J Med 357:741-752; 2007.

14 Ott P, Benke J, Köhler C, Hanefeld M. Qualität der Therapie des metabolischen Syndroms sowie der Hypercholesterolämie bei Patienten mit Typ 2-Diabetes ohne und mit Makroangiopathie: Die DIG-Studie. Diabetes, Stoffwechsel und Herz 1:9-18; 2006.

15 Erdmann J, Kallabis B, Oppel U, Sypchenko O, Wagenpfeil S, Schusdziarrra V. Development of hyperinsulinemia and insulin resistance during the early stage of weight gain. Am J Physiol 294:E 568- E 575; 2008.

16. Schusdziarra V, Erdman J, Schick RR. Rolle des Endocannabinoid-Systems bei der Regulation der Nahrungsaufnahme. In: Das Endocannabinoid-System. Schusdziarra V, Ed. Bremen, UNI-MED Verlag AG 46-62; 2006.

17. Schusdziarra V, Erdmann J, Schick RR.: Neuroendocrine feeding regulation in the perspective of modern food supply – lessons for obesity treatment. In: New Research on Morbid Obesity, Columbus F. (ed) Nova Science Pub Hauppange, NY, im Druck.

18. Holt SH, Miller JC, Petocz P, Farmakalidis E. A satiety index of common foods. Eur J Clin Nutr 49:675-690; 1995.

19. Rolls BJ, Castellanos VH, Halford JC, Kilara A, Panyam D, Pelkam CL, Smith GP, Thorwart ML. Volume of food consumed affects satiety in men. Am J Nutr 67: 1170-1177; 1998.

20. Anderson JW, Konz EC, Frederich RC, Wood CL. Long-term weight-loss maintenance: a meta-analysis of US studies. Am J Nutr 74:579-584, 2001.

21. Ullrich A, Erdmann J, Margraf J, Schusdziarra V. Impact of carbohydrate and fat intake on weight-reducing efficacy of orlistat. Aliment Pharmacol Ther 17:1007-1013, 2003.

22. Schusdziarra V, Hausmann M. Satt essen und abnehmen – Individuelle Ernährungsumstellung ohne Diät. MMI Verlag, Neu-Isenburg, 2007.

23. Hausmann M, Heister J, Erdmann J, Schusdziarra V. Stellenwert des 24-h-Recalls im Vergleich zum Ernährungsprotokoll in der Adipositasambulanz. Aktuel Ernähr Med 32:185-190, 2007.

24. Mann J, De Leeuw I, Hermansen K, Riccardi G, Rivellese A, Slama G, Toeller M, Uusitupa M, Vessby B. Evidenz-basierte Ernährungsempfehlungen zur Behandlung und Prävention des Diabetes mellitus. Diab Stoffw 14:75-94; 2005.

25. Datillo AM, Kris-Etherton PM. Effects of weight reduction on blood lipids and lipoproteins: a meta-analysis. Am J Clin Nutr 56:320-328; 1992.

26. Schusdziarra V, Erdmann J. Regulation von Hunger und Sättigung. Pharm Unserer Zeit 35:501-504; 2006.

27. Yki-Jarvinen H, Ryypsy L, Kaupilla M, Kujansuu E, Lathi J, Marjanen T et al. Effect of obesity on the response to insulin therapy in noninsulin-dependent diabetes mellitus. J Clin Endocrinol Metabol 82:4037-4043; 1997.

28. Otto H, Bleyer G, Pennartz M, Sabin G, Schauberger G, Spaethe K. Kohlenhydrataustausch nach biologischen Äquivalenten. In: Diätetik bei Diabetes mellitus. Otto H, Spaethe R, Eds. Bern, Huber 41-50; 1973.

29. Schusdziarra V, Holland A, Maier V, Pfeiffer EF. Effect of naloxone on pancreatic and gastric endocrine function in response to carbohydrate- and fat-rich meals. Peptides 5:65-71; 1984.

30. Schusdziarra V, Dangel G, Klier M, Henrichs I, Pfeiffer EF. Effect of solid and liquid carbohydrates upon postprandial pancreatic endocrine function. J Clin Endocrinol Metab 53:16-20; 1981.

31. Körner S. Toxizität von Eiweiß in der Ernährung – eine kritische Analyse. Inaugural Dissertation, Technische Universität München; 2006.

32. Benevenga NJ, Steele RD. Adverse effects of excessive consumption of amino acids. Ann Rev Nutr 4:157-181; 1984.

33. Pedrini MT, Levey AS, Lau J, Chalmers TC, Wang PH. The effect of dietary protein restriction on the progression of diabetic and nondiabetic renal diseases: A meta-analysis. Ann Intern Med 124:627-663; 1996.

34. Mitch WE. Dietary protein restriction in patients with chronic renal failure. Kidney Int 40:326-341; 1991.

35. Eriksson KE, Lingärde F. Prevention of type 2 (non-insulin-dependent) diabetes mellitus and physical exercise: the 6-year Malmö feasibility study. Diabetologia 34:891-898; 1991.

36. Manson JE, Rimm EB, Stampfer MJ et al. Physical activity and incidence of non-insulin-dependent diabetes mellitus in women. Lancet 338:774-778; 1991.

37. Joslin EP. Diabetes Manual, 10th ed. Lea & Febiger, Philadelphia; 1959.

38. Lawrence RD. The Diabetic Life is Control by Diet and Insulin. A concise practical manual for practitioners and patients. Churchill, London 151-152; 1947.

39. Miller LV, Goldstein J. More efficient care of diabetic patients in a country-hospital setting. New Engl J Med 286:1388-1391; 1972.

40. Mühlhauser I, Klemm AB, Boos B, Scholz V, Berger M. Krankenhausaufenthalts- und Arbeitsunfähigkeitszeiten bei Patienten mit Typ 1-Diabetes. Einfluss eines Diabetes-Behandlungs- und Schulungsprogramms. Dtsch Med Wschr 111:854-857; 1986.

41. Faas A, Schellevis FG, van Eijk JTM. The efficacy of selfmonitoring of blood glucose in NIDDM subjects. Diabet Care 20: 482-1486; 1997.

42. Koschinsky TM, Berger FA, Gries D, Grüneklee V, Jörgens H, Sauer K, Schöffling M, Toeller B, Willms. Stellungsnahme zu Indikationen und Konsequenzen der Blutzuckerselbstkontrolle bei Diabetikern. Diabetologie-Information 3(1):7-9; 1981.

43. Standl E, Mehnert H. Das große Handbuch für Diabetiker. Trias, Stuttgart; 1998.

Insuline, Insulinanaloga sowie Therapieprinzipien und Therapiestrategien bei der Behandlung von Typ-1-Diabetikern

T. Siegmund, C. Rosak

5. Insuline, Insulinanaloga sowie Therapieprinzipien und Therapiestrategien bei der Behandlung von Typ-1-Diabetikern

5.1. Physiologie der Insulinsekretion und Insulinwirkung

Die Regulation der Insulinsekretion des Nicht-Diabetikers ist Blutglukose abhängig. In den B-Zellen der Langerhans'schen Inseln der Bauchspeicheldrüse läuft folgender Vorgang ab: **Blutglukose** penetriert durch die B-Zellmembran, wird durch das Enzym **Glukokinase** phosphoryliert und nachfolgend metabolisiert. Das dabei anfallende ATP verändert den ATP/ADP-Quotienten und bedingt den **Schluss der ATP-abhängigen Kaliumkanäle**. Dadurch wird die **Depolarisation der Zellmembran** induziert, die spannungsabhängigen Ca^{2+}-Kanäle öffnen sich, Ca^{2+} **strömt in das Zytoplasma der Zelle**. Die sich erhöhende intrazelluläre Kalziumkonzentration stimuliert die **Exozytose präformierten Insulins**, gleichzeitig wird auch die Insulinbiosynthese angeregt. Entsprechend der Insulinsekretion aus den B-Zellen steigt die Insulinkonzentration in der Portalvene, nachfolgend in der Leber und nach Verdünnung im großen Kreislauf auch in der Peripherie.

> Je höher der Blutzuckerspiegel steigt, umso mehr Insulin wird aus der B-Zelle sezerniert, je niedriger der Blutglukosespiegel liegt, umso stärker wird die basale Insulinsekretion supprimiert.

Die durch die Insulinwirkung fallenden, bzw. erniedrigten Glukosekonzentrationen sind ein abnehmender Reiz für die B-Zelle Insulin zu sezernieren. Dadurch sinkt die Insulinkonzentration im Blut. Zwischen den Mahlzeiten und in der Nacht sind Insulin- und Glukosespiegel auf einem niedrigen basalen Niveau. Die basale Insulinabgabe erfolgt ständig und pulsatil (1).

Der "Nüchtern"-Glukosespiegel wird durch entsprechende Glukagonsekretion garantiert.

In der **Leber supprimiert Insulin** die **Glukoneogenese** und die nächtliche Glukoseabgabe durch Hemmung der Glykogenolyse. In der Peripherie, an den **Muskel- und Fettzellen**, bindet Insulin an spezifische Rezeptoren und induziert dadurch eine Reihe von intrazellulären Postrezeptorprozessen, an deren Ende u.a. über die Bereitstellung einer **erhöhten Anzahl von Glukosetransportern sowohl die zelluläre Glukoseaufnahme** ermöglicht als auch die weitere intrazelluläre **Metabolisierung der Glukose** in Gang gesetzt wird.

In der **Fettzelle** wirkt **Insulin auch antilipolytisch**; dadurch wird im Blut die Konzentration an freien Fettsäuren gesenkt. Die Einwirkungen auf die Lipolyse sind im Vergleich zur blutzuckersenkenden Wirkung bereits in einer 10-fach geringeren Insulin-Konzentration wirksam. Durch diese lipogenetischen und bzw. antilipolytischen Eigenschaften zeichnet sich Insulin auch als fettstoffwechselregulierendes Hormon aus.

Als **anaboles** Hormon greift Insulin in den **Eiweißstoffwechsel** ein.

Die Stoffwechselwirkungen von Insulin finden im Wechselspiel mit den **übrigen Pankreashormonen** Glukagon und Somatostatin, sowie den **gastrointestinalen Hormonen** GIP *(Gastro-Intestinal Peptide)* (☞ Kap. 4.) und GLP-1 *(Glucagon-Like Peptide)* statt. Diese abgestimmte Balance zwischen Insulin und Glukose bzw. Insulin und den gastrointestinalen Hormonen sowie den **Gegenregulationshormonen** Glukagon, Adrenalin, Noradrenalin, Wachstumshormon und Kortisol, ist beim Nicht-Diabetiker die Grundlage der Stoffwechselhomöostase und der Regulation der Blutglukosekonzentrationen im Bereich zwischen 70 und 140 mg/dl.

> Beim Typ-1-Diabetiker ist mit Ausnahme einer begrenzten Zeit nach der Diabetesmanifestation keine endogene Insulinsekretion mehr vorhanden, es besteht absoluter Insulinmangel (☞ Kap. 1.).

Die Substitution von Insulin bei Typ-1-Diabetes muss darauf abzielen, dem Organismus die notwendigen prandialen und basalen Insulinmengen möglichst "physiologisch" anzubieten. Mit der subkutanen Insulingabe gelingt dies nur bedingt, da sich dadurch Insulin in hoher Konzentration in die Peripherie und nicht in das Portalvenensystem vor und in das Stoffwechselorgan Leber appliziert wird. Die Imitation der prandialen Sekretion erfolgt durch die Gabe von rasch verfügbarem, prandialem Normalinsulin, auch als "Alt"-Insulin bezeichnet oder durch kurz wirkende Insulinanaloga zu den Mahlzeiten. Der Ersatz der basalen Insulinsekretion erfolgt durch Substitution von Verzögerungs-/Basalinsulin zwischen den Mahlzeiten und der Nacht. Damit wird versucht, nicht nur eine dem Nicht-Diabetiker möglichst entsprechende Insulinversorgung auf die sich ändernden prandialen und die basalen Glukosekonzentrationen zu erzielen, sondern auch eine optimale Beeinflussung von Fett-, Eiweiß- und Mineralstoffwechsel zu gewährleisten.

Durch optimale Insulintherapie kann die Lebensqualität des Patienten verbessert, die Ausbildung von Folge- und Begleiterkrankungen vermindert, eine relativ normale Lebensführung ermöglicht und für den Patienten insgesamt eine der dem Nicht-Diabetiker entsprechende Lebenserwartung erzielt werden.

5.2. Einstellungskriterien und Therapieziele von Typ-1-Diabetikern

Im Mai 2011 wurde der neue Leitlinienentwurf der Deutschen Diabetes Gesellschaft zur Therapie des Typ-1-Diabetes mellitus online gestellt (☞ http://www.deutsche-diabetes-gesellschaft.de/redaktion/mitteilungen/leitlinien/Entwurf_Leitlinien.php) (2). Weitere relevante Punkte zu Therapiezielen finden sich in den amerikanischen Diabetesleitlinien (3).

Primärziel der Typ-1-Therapie ist es diabetesbedingte Minderungen der Lebensqualität zu vermeiden. Dies bedeutet zum einen das Risiko für schwere Stoffwechselentgleisungen (schwere Hypoglykämien und/oder schwere Hyperglykämien mit Ketoazidose oder Coma diabeticum) zu reduzieren und zum anderen das Risiko für mikroangiopathische (Retinopathie, Nephropathie) und andere diabetesassoziierte Folgeschäden (Neuropathie, beschleunigte Makroangiopathie, etc.) zu reduzieren.

Folgende Therapieziele sind anzustreben:

- Bei Menschen mit Typ-1-Diabetes sollen in Bezug auf die glykämische Kontrolle individualisierte Therapieziele mit den Patienten vereinbart werden. Die Wahl des HbA_{1c}-Zielwertes sollte stets als ein Kompromiss zwischen dem Risiko für Hypoglykämien und deren Folgen, dem erwartbaren Nutzen der Risikoreduktion hinsichtlich diabetesbedingter Folgekomplikationen, der Patientenpräferenz und den Möglichkeiten des Patienten zur Therapieadhärenz behandelt werden, wobei etwaige Komorbiditäten zu berücksichtigen sind.

- Bei Menschen mit Typ-1-Diabetes soll zur Vermeidung von mikroangiopathischen und neuropathischen Folgekomplikationen ein HbA_{1c}-Zielwert in der Nähe des Normbereiches angestrebt werden, womit ein Wert <7,0-7,5 % bzw. 53-58 mmol/mol gemeint ist. Dies gilt besonders für die Jahre nach der Manifestation

- Bei Menschen mit Typ-1-Diabetes und schweren Hypoglykämien in den letzten Monaten sollte eine **vorübergehende** Anhebung des gesamten Blutglukoseniveaus im Tages- und Nachtverlauf und somit auch des HbA_{1c} erfolgen.

- Bei Menschen mit Typ-1-Diabetes und einem geringen erwartbaren Nutzen durch eine normnahe Blutglukoseeinstellung (z. B. bei geringer Lebenserwartung, bedeutenden Komorbiditäten) kann eine Anhebung des HbA_{1c}-Zielwertes erwogen werden.

- Außerhalb von Einstellungs- und Schulungsphasen kann bei Menschen mit Typ-1-Diabetes die Überprüfung der postprandialen Blutglukosewerte erwogen werden, wenn die präprandial gemessenen Blutglukosewerte im Zielbereich liegen, die entsprechenden HbA_{1c}-Zielwerte aber dennoch nicht erreicht werden.

Die vorgegebenen Zielwerte bedürfen jeweils der Anpassung an den einzelnen Patienten und seine klinische Situation.

So sollen, z.B. bei Patienten mit präproliferativer und proliferativer Retinopathie in jedem Fall Hypoglykämien vermieden werden, da diese Blutungen am Augenhintergrund und ein Voranschreiten der Proliferation auslösen können. Dies bedeutet, dass bei dieser Patientengruppe eher der obere Bereich der "adäquaten" Einstellung angestrebt werden sollte.

Da bekannt ist, dass bei **niedriger Blutzuckermittellage** und bei niedrigen HbA_{1c}-Werten mit einem **erhöhten Hypoglykämierisiko** gerechnet werden muss, sollten Patienten mit **eingeschränkter Hypoglykämiewahrnehmung** Blutzuckerkonzentrationen im Tages- und Nachtverlauf über 100-120 mg/dl anstreben, um nicht durch zu spät oder nicht erkannte Hypoglykämien gefährdet zu werden [☞ Leitlinien!].

Ähnliches gilt **auch für ältere Patienten mit klinisch manifesten Begleiterkrankungen** wie Hypertonie, koronarer Herzerkrankung, zerebralen Durchblutungsstörungen etc. und den damit verbundenen notwendigen Begleittherapien. Auch diese Patientengruppe soll nach Möglichkeit Blutzuckerbereiche unter 100-120 mg/dl im Tages- und Nachtverlauf meiden.

5.3. Die unterschiedlichen Insuline und ihre Anwendung

5.3.1. Humaninsuline

Humaninsulin, das durch gentechnologische oder biotechnologische Verfahren gewonnen wird, wird in den letzten Jahren zunehmend weniger angewandt, d.h. mehr und mehr durch sog. Analoginsuline ersetzt. In Deutschland ist der Anteil an Humaninsulinen mittlerweile geringer als der Anteil an Analoginsulinen. Humaninsulin weist, wie menschliches Insulin, ein Molekulargewicht von 5.807 DA auf und unterscheidet sich weder in der Primärstruktur, d.h. der Aminosäuresequenz, noch in der Sekundär- und Tertiärstruktur, was die Verbindung der A- und B-Kette und seine dreidimensionale Faltung anbelangt.

- Therapeutisch subkutan injiziertes Insulin unterscheidet sich von endogem sezernierten Insulin in folgenden Punkten: Endogen sezerniertes Insulin aus den B-Zellen der Langerhans'schen Inselzellen, liegt in hoher Konzentration in der Pfortader bzw. der Leber vor, in niedriger Konzentration in der Körperperipherie. Bei der Insulininjektion des Diabetikers ist die Situation genau umgekehrt: Nach der Subkutaninjektion liegt Insulin in hoher Konzentration im subkutanen Fettgewebe, somit der Körperperipherie vor, über die Kapillaren gelangt es in das venöse System und via großem Kreislauf in dann verminderter Konzentration in die Leber und die insulinsensiblen Organe Muskulatur und Fettgewebe.

- Wirkeintritt, Wirkmaximum und Wirkdauer von subkutan injiziertem Insulin oder von Insulinanaloga hängen von der Freisetzungskinetik aus dem subkutanen Gewebe ab. Diese Freisetzungskinetik wird durch die unterschiedlichen Verzögerungssubstanzen Protamin oder Zink und durch die verschiedenen physikalischen Zustandsformen des Insulins (gelöst, amorph oder kristallin) beeinflusst. Bei den Insulinanaloga werden diese Faktoren zusätzlich durch die geänderte Aminosäuresequenz beeinflusst.

5.3.2. Insulinanaloga

Insulinanaloga oder **Analoginsuline** sind Insuline, die sich in ihrer **Aminosäuresequenz von Humaninsulin unterscheiden** und zu Humaninsulin **biologisch funktionell gleichwertige**, jedoch **modifizierte Eigenschaften aufweisen**. Teilweise werden dadurch die durch die Konfektionierung des Humaninsulins und den peripheren Applikationsort verursachten Nachteile, welche im Rahmen der therapeutischen Anwendung auftreten, z.B. der verzögerte Wirkeintritt, die Wirkdauer oder das Wirkprofil insgesamt optimiert bzw. kompensiert (4).

Das theoretische Konzept bzw. Vorbild der intensivierten Insulintherapie ist die Imitation der mahlzeitabhängigen physiologischen Insulinsekretion. Zu der Basis einer relativ konstanten basalen Insulinsekretion von ca. 15-18 mU/min, bzw. 24,5 IE/Tag, addiert sich die mahlzeitenbezogene Insulinsekretion von ca. 1,0-1,4 IE/10,0 g KH.

Die nahrungsbedingte Insulinfreisetzung beträgt etwa 2 Stunden (nur sehr selten, insbesondere bei fettreichen und eiweißreichen Mahlzeiten kann die Insulinfreisetzung auch deutlich länger dauern). Diese hängt letztlich vom Kohlenhydrat-, Eiweiß-, aber auch Fettgehalt der Mahlzeit ab. Die Glukoseabhängigkeit der Insulinsekretion verhindert überschießende Insulinabgaben, und auch überschießende Blutzuckerwerte über 140 mg/dl. Umgekehrt reduziert sich bei fallenden Blutglukosekonzentrationen auch die Insulinsekretion, somit werden Unterzuckerungen verhindert. Die endogene Glukoseabgabe aus der Leber, die durch das Hormon Glukagon reguliert wird, gewährleistet gleichermaßen als Sicherheitsmaßnahme, dass Unterzuckerungen vermieden werden. Dadurch wird dann dem Individuum ermöglicht, einen längeren Zeitraum ohne Mahlzeit durchzustehen. Die Glukoseabgabe aus der Leber beträgt ca. 250 g/Tag.

Die Umsetzung dieses dynamischen Vorgangs in der Therapie des Diabetikers erfolgte bis dato mittels der präprandial zu applizierenden Normalinsuline als kurzwirkende Insuline und der NPH-Insuline als klassische Intermediär- oder Langzeitinsuline.

Die Nachteile von Humaninsulin, bzw. Normalinsulin zeigten sich bald im Rahmen der ICT: Aufgrund der Konfektionierung und starren Freisetzungskinetik der **Normalinsuline** ergaben sich ein **verspäteter Wirkbeginn**, und eine **verlängerte Wirkdauer** von 4-6 Stunden post injectionem. Damit reicht der Wirkzeitraum oftmals weit über das Maß hinaus, welches zur Verstoffwechselung einer Mahlzeit erforderlich ist und bedingt die Notwendigkeit von Zwischenmahlzeiten. Als Nachteil hat sich weiterhin herausgestellt, dass Additionen der Wirkspiegel von Normal- und Basalinsulin möglich sind und somit die **Gefahr von Unterzuckerungen**, bzw. zusätzlich die Notwendigkeit von Zusatz-BEs gegeben ist.

Klassisches **NPH-Basal-Insulin** weist, bei einer Gesamtwirkdauer von ca. 12-16 Stunden, ein **Konzentrationsmaximum, bzw. Wirkmaximum nach 4-6 Stunden** auf und weicht durch diese metabolische Eigenwirkung negativ von dem physiologischen Vorbild der endogenen, relativ konstanten Basalinsulinsekretion ab. Dies gilt besonders für die Nacht, da bei 22.00 Uhr *(Bedtime)*-Applikation von NPH-Insulin Hypoglykämien zwischen 2.00 und 4.00 Uhr morgens möglich sind: Aber auch am Tag, bei morgendlicher kombinierter Anwendung von Human- und Basalinsulin besteht die Möglichkeit der Hypoglykämie-Induktion durch NPH-Insulin selbst oder durch die kombinierte Gabe mit Normalinsulin. Um dies zu umgehen wurde versucht, durch **Aufteilung der Basalinsu**

lindosis auf 2-3 Portionen** dieses Konzentrationsmaximum abzubauen, bzw. durch niedrigere Einzeldosierungen besser zu verteilen.

Ein weiterer nachteiliger Aspekt der NPH-Insulingabe ist die **Wirkdauer von nur 12-16 Stunden**. Häufig erreicht man aufgrund des Wirkprofils bei *Bedtime*-Gabe nicht ausreichend hohe Wirkspiegel in den Morgenstunden, was zu morgendlichen Hyperglykämien führt, bzw. es gelingt nicht, eine ausreichende Insulinmenge morgens zu den Zeiten des *Dawn*-Phänomens, dem Zeitraum erhöhter Insulinresistenz zwischen 4.00 und 7.00 Uhr, zu positionieren, was in der Konsequenz zu erhöhten Nüchternwerten führt. Eine Dosissteigerung ist wegen der **Hypoglykämiegefahr zwischen 2.00 und 4.00 Uhr** häufig kontraproduktiv.

Um die beschriebenen Nachteile der Humaninsuline auszugleichen und dadurch die intensivierte Insulintherapie zu vereinfachen und zu verbessern, waren neue Insuline mit verbesserter Wirkkinetik erforderlich. Durch schnelleren Wirkungsbeginn der kurz wirkende Insuline sollte der Spritz-Ess-Abstand entfallen und bereits der ansteigende Blutzucker beeinflusst werden. Andererseits sollte die Hypoglykämiegefahr mit der Notwendigkeit essen zu müssen entfallen. Weiterhin zeigte sich die bei vielen Patienten vorhandene Notwendigkeit, das NPH-Insulins auf 3-4 Portionen aufzuteilen, als häufig nicht umsetzbar.

Hilfe kam von der Gentechnologie. Mittels Expression des humanen Insulingens in Bakterien und Hefen wurde nicht nur eine problemlose "unbegrenzte" Herstellung von Humaninsulin möglich, sondern auch von Insulinen mit abgewandelter Struktur und damit veränderten pharmakokinetischen Eigenschaften.

5.3.3. Tierische Insuline

Tierische Insuline, die in Deutschland nicht mehr verwendet werden, aber in manchen Ländern der Dritten Welt noch angewendet werden, werden konventionell aus den Pankreata der entsprechenden Tierspezies extrahiert und gereinigt.

Rinderinsulin unterscheidet sich in **drei, Schweineinsulin** in **einer Aminosäure** von Humaninsulin. Aus der höheren, unterschiedlichen Aminosäurenzahl ergibt sich die **stärkere Antigenität** des Rinderinsulins, im Vergleich zu Schweine- und Humaninsulin. Weiterhin ist zu beachten, dass die tierischen Insuline, je nach Extraktionsverfahren, unterschiedliche Reinheitsgrade aufweisen und nicht immer pH-neutral sind.

5.3.4. Pharmakologische Eigenschaften der verschiedenen Insulinpräparationen

☞ Tab. 5.1

5.3.4.1. Normalinsulin

Humanes Normalinsulin, auch als Alt- oder Regular-Insulin bezeichnet, ist eine klare, pH-neutrale Lösung ohne Verzögerungssubstanzen. In der Insulinflasche/Pen-Ampulle liegen die **Insulinmoleküle als Hexamere** vor und werden in Form dieser Sechser-Komplexe subkutan injiziert. Im subkutanen Fettgewebe findet zunächst die Dissoziation in Di- und Monomere statt. Die Monomere diffundieren zu den Kapillaren und gelangen so in den Blutstrom. **Dissoziation und Diffusion** sind die Ursachen für den verzögerten Wirkeintritt nach der Injektion. Diese Zeitspanne wird als **Verzögerungsphase** *(lag phase)* in Bezug auf den Wirkungseinsatz bezeichnet. Sie dauert ca. 15-30 Minuten und bedingt den sog. "**Spritz-Ess-Abstand**", d.h. den Zeitraum, den der Patient zwischen Insulininjektion und Mahlzeitenbeginn in Abhängigkeit von dem aktuellen Blutzuckerausgangswert abwarten sollte. In der Praxis wird dieser Spritz-Ess-Abstand nur selten eingehalten, was zur Folge hat, dass postprandiale Blutzuckeranstiege häufig deutlich höher ausfallen, als dies gewünscht ist (5).

Durch Verkürzen oder Verlängern des Spritz-Ess-Abstandes kann sowohl eine Beeinflussung des Blutzuckerausgangswertes als auch eine bessere Harmonisierung des Insulinanstiegs aus dem Depot mit der nach der Mahlzeit ansteigenden Blutglukose erzielt werden. Bei niedrigen Blutzuckerkonzentrationen sollte der Spritz-Ess-Abstand eher kurz sein (0-15 min) bei höheren präprandialen Blutglukoseausgangswerten sollte der Spritz-Ess-Abstand länger sein (30-45 min). In der Regel beträgt er **15-30 Minuten** (6).

Der **Wirkeintritt** von Normalinsulin lässt sich bereits **30 Minuten** nach der subkutanen Injektion nachweisen. Das Wirkmaximum ist nach ca. 2 **Stunden erreicht**, die **Wirkdauer** beträgt je nach Dosis **5-7 Stunden**. Grund der verlängerten Wirkdauer von Normalinsulin ist seine Hexamerisierung, und wie bereits beschrieben die erforderliche

Spaltung in Monomere und Dissoziation in die Kapillaren. Dieser Vorgang benötigt Zeit, erst danach findet der Konzentrationsaufbau des injizierten Insulins im Blut statt und es kann die metabolische Wirkung beginnen. Es besteht eine direkte Abhängigkeit von absoluter Menge zur Wirkdauer und Wirkstärke, d.h., bei höheren Insulinmengen verstärkt und verlängert sich auch die Gesamtinsulinwirkung (☞ Abb. 5.1).

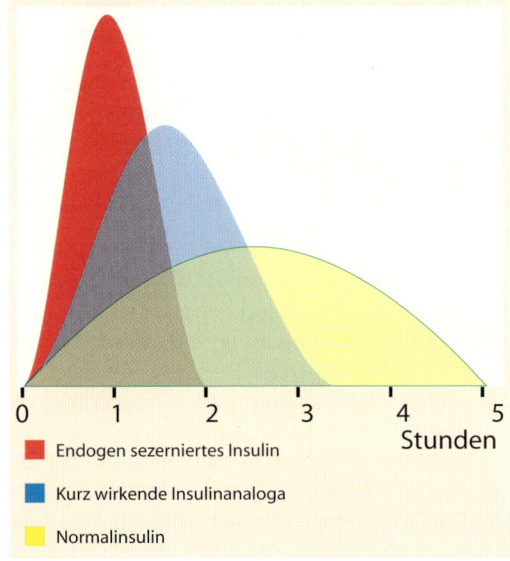

Abb. 5.1: Mittlere Wirkdauer kurz wirkender Insuline.

Normalinsulin kann mit protaminverzögertem Insulin (NPH) unter Erhalt seiner charakteristischen Wirkeigenschaften gemischt werden (Mischinsulin). Lang-wirkende Insulinanaloga dürfen nicht mit Normalinsulin gemischt werden, da dann die charakteristische Normalinsulin-Wirkkinetik als auch die charakteristische Wirkkinetik der lang-wirkenden Insulinanaloga nicht mehr gewährleistet ist.

Normalinsulin kann **subkutan, intramuskulär, intravenös** und **intraperitoneal** appliziert werden.

5.3.4.2. Intermediärinsuline (NPH-Insuline)

Hier sind die **NPH-Insuline** (NPH = Neutral Protamin Hagedorn) zu nennen. Sie sind nach ihrem Entdecker, dem dänischen Militärarzt und Insulinforscher Hagedorn, benannt. Protamin ist ein Peptid, das sich mit Insulin im Verhältnis 5:1 verbindet. In das subkutane Fettgewebe injiziert, dis-

Analog (A) Human (H)		Wirkbeginn (min) Wirkmaximum (h) Wirkdauer (h)	Sanofi-Aventis	Novo Nordisk	Lilly	Berlin Chemie	Braun Melsungen
A	Sehr kurz-wirkende Insuline	10-20 min. 1 h 2-5 h	Apidra®	NovoRapid®	Humalog®	Liprolog®	-
H	Kurz-wirkende Insuline (Normal/Altinsuline)	30 min 2 h 5-7 h	Insuman rapid®	Actrapid®	Huminsulin normal®	Berlinsulin H normal®	B Braun rapid®
H	Human-Mischinsuline 15/85 25/75 30/70 50/50	30-60 min 2-gipflig (4-6) 12-16 h	Insuman comb 15® Insuman comb 25® - Insuman comb 50®	- - Actraphane 30® Actraphane 50®	- - Huminsulin Profil III® -	- - Berlinsulin H 30/70® -	- - B Braun comb 30/70® -
A/H	Analog-Mischinsuline 25/75 30/70 50/50	10 min 2-gipflig 12-16 h	- - -	- Novo Mix 30® -	Humalog Mix 25® - Humalog Mix 50®	Liprolog Mix 25® - -	- - -
H	Mittellang-wirkende Insuline (NPH)	1-2 h 4-6 h 12-16 h	Insuman basal®	Protaphane®	Huminsulin basal®	Berlinsulin H basal®	B Braun basal®
A	Lang-wirkende Insuline	1-2 h 10-14 h 16-20 h	-	Levemir®	-	-	-
A	Sehr lang-wirkende Insuline	1-2 h 10-16 h 20-30 h	Lantus®	-	-	-	-

Tab. 5.1: In Deutschland derzeit zur Therapie verfügbaren Insuline (modifiziert nach der Leitlinie der DDG: www.deutsche-diabetes-gesellschaft.de (2)). Wirkeintritt, Wirkdauer und Wirkmaximum der Insuline sind abhängig vom Ort der Injektion und der Menge des injizierten Insulins. Die aufgeführten Angaben sind grobe Orientierungen (Apidra = Glulisin, Humalog = Lispro, Lantus = Glargin, Levemir = Detemir, Liprolog = Lispro, NovoRapid = Aspart).

soziieren die Insulin-Moleküle von dem Prota-min-Molekül. Protamin wird dann letztlich unter dem Einfluß proteolytischer Gewebsenzyme ge-spalten und resorbiert.

Der **Wirkeintritt von NPH-Insulin** nach subkuta-ner Gabe beginnt nach ca. **1,0-2,0 h,** das **Wirk-maximum** liegt je nach injizierter Menge zwischen der **4. und 6. Stunde**. Die **gesamte klinische Wirk-dauer** beträgt wiederum in Abhängigkeit der inji-zierten Menge **12-16 Stunden**.

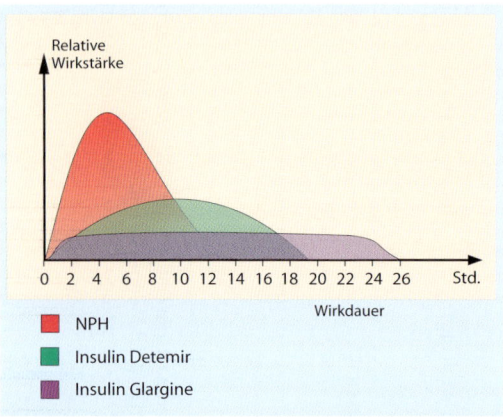

Abb. 5.2: Wirkstärke und -dauer der Verzögerungs-insuline nach klinischen Erfahrungswerten (schemati-siert).

NPH-Insulin ist eine trübe Suspension, die beim Liegen sedimentiert. Vor dem Aufziehen in die In-sulinspritze oder vor Verwendung des Insulinpens muss es durch intensives **Rollen der Insulinflasche zwischen den Handflächen oder durch 15-20mali-ges Schwenken (nicht Schütteln!) des Insulinpens um 180° in Mischung** gebracht werden. Andern-falls ist eine gleichmäßige Konzentration der Sus-pension mit Insulin nicht gewährleistet und der Patient erhält mit jeder Injektion eine andere Kon-zentration an Insulin als eigentlich vorgesehen. Hierdurch kann z.T. die im Vergleich mit lang-wirkenden Insulinanaloga vorhandene größere intraindividuelle Blutzuckervariabilität unter der Therapie mit NPH-Insulin erklärt werden (7).

NPH-Insulin kann mit Normalinsulin oder mit kurz-wirkenden Insulinanaloga unter Erhalt der jeweiligen charakteristischen Wirkeigenschaften beider Insuline gemischt werden.

5.3.4.3. Insulinanaloga

Insulinanaloga oder **Analoginsuline** sind Insuline, die sich in ihrer **Aminosäuresequenz von Human-insulin unterscheiden** und zu Humaninsulin **bio-logisch funktionelle gleichwertige,** jedoch **modifi-zierte Eigenschaften aufweisen**. Teilweise werden dadurch die durch die Konfektionierung des Hu-maninsulins und den peripheren Applikationsort verursachten Nachteile, welche im Rahmen der therapeutischen Anwendung auftreten, d.h., der verzögerte Wirkeintritt kompensiert (4).

Das theoretische Konzept bzw. Vorbild der inten-sivierten Insulintherapie ist die Imitation der mahlzeitabhängigen physiologischen Insulinse-kretion. Zu der Basis einer relativ konstanten basa-len Insulinsekretion von ca. 15-18 mU/min, bzw. 24,5 IE/Tag, addiert sich die mahlzeitenbezogene Insulinsekretion von ca. 1,0-1,4 IE/10,0 gKH. Die nahrungsbedingte Insulinfreisetzung beträgt etwa zwei Stunden und hängt vom Kohlenhydrat-, Ei-weiß-, aber auch Fettgehalt der Mahlzeit ab. Die Glukoseabhängigkeit der Insulinsekretion verhin-dert überschießende Insulinabgaben. Als "Sicher-heitshormon" verhindert Glukagon das Auftreten von Hypoglykämien.

Die Umsetzung dieses dynamischen Vorgangs in der Therapie des Diabetikers erfolgt immer weni-ger häufig mittels der präprandial zu applizieren-den Normalinsuline als kurz-wirkende Insuline und der NPH-Insuline als klassische Intermediär-oder Langzeitinsuline.

Die Nachteile der angesprochenen Insulinarten zeigten sich bald im Rahmen der ICT: Aufgrund der Konfektionierung und starren Freisetzungs-kinetik der **Normalinsuline** ergaben sich ein **ver-späteter Wirkbeginn**, und eine **verlängerte Wirk-dauer** von 5-7 Stunden post injectionem. Damit reicht der Wirkzeitraum weit über das Maß hin-aus, welches zur Verstoffwechselung einer Mahl-zeit erforderlich ist und bedingt die Notwendigkeit von Zwischenmahlzeiten. Als Nachteil hat sich weiterhin herausgestellt, dass Additionen der Wirkspiegel von Normal- und Basalinsulin mög-lich sind und somit die **Gefahr von Unterzucke-rungen**, bzw. zusätzlich die Notwendigkeit von Zusatz-BEs gegeben ist.

Klassisches **NPH-Basal-Insulin** weist ein **Konzen-trationsmaximum, bzw. Wirkmaximum nach 4-6 Stunden** auf und weicht durch diese metabolische

Eigenwirkung negativ von dem physiologischen Vorbild der endogenen, relativ konstanten Basalinsulinsekretion ab. Dies gilt besonders für die Nacht, da bei 22.00-Uhr *(Bedtime)*-Applikation von NPH-Insulin Hypoglykämien zwischen 2.00 und 4.00 Uhr morgens möglich sind: Aber auch am Tag, bei morgendlicher kombinierter Anwendung von Human- und Basalinsulin besteht die Möglichkeit der Hypoglykämie-Induktion durch NPH-Insulin selbst oder durch die kombinierte Gabe mit Normalinsulin. Um dies zu umgehen wurde versucht, durch **Aufteilung der Basalinsulindosis auf 2-3 Portionen** dieses Konzentrationsmaximum abzubauen, bzw. durch niedrigere Einzeldosierungen besser zu verteilen.

Ein weiterer nachteiliger Aspekt der NPH-Insulingabe ist die **Wirkdauer von nur 12-16 Stunden**. Häufig erreicht man bei *Bedtime*-Gabe nicht ausreichend gute Werte in den Morgenstunden, was zu morgendlichen Hyperglykämien führt, bzw. es gelingt nicht, eine ausreichende Insulinmenge morgens zu den Zeiten des *Dawn*-Phänomens (Dämmerungsphänomen), dem Zeitraum erhöhter Insulinresistenz zwischen 4.00 und 7.00 Uhr, zu positionieren, was gleichermaßen zu erhöhten Nüchternwerten führt. Dosissteigerung ist wegen der **Hypoglykämiegefahr zwischen 2.00 und 4.00 Uhr** häufig kontraproduktiv.

Um die beschriebenen Nachteile der Humaninsuline auszugleichen und dadurch die intensivierte Insulintherapie zu vereinfachen und zu verbessern, waren neue Insuline mit verbesserter Wirkkinetik erforderlich. Durch schnelleren Wirkungsbeginn sollte der Spritz-Ess-Abstand entfallen und bereits der ansteigende Blutzucker beeinflusst werden. Andererseits sollte die Hypoglykämiegefahr mit der Notwendigkeit essen zu müssen entfallen. Weiterhin erwies sich für manche Patienten die Notwendigkeit, das NPH-Insulin auf 3-4 Portionen aufzuteilen, als häufig nicht umsetzbar.

Hilfe kam von der Gentechnologie. Mittels Expression des humanen Insulingens in Bakterien und Hefen wurde nicht nur eine problemlose "unbegrenzte" Herstellung von Humaninsulin möglich, sondern auch von Insulinen mit abgewandelter Struktur und damit veränderten Eigenschaften.

5.3.4.3.1. **Kurz-wirkende Insulinanaloga**

Auf die Probleme von Normalinsulin wurde bereits hingewiesen:

- Zu später Wirkbeginn (dadurch wird das Einhalten eines Spritz-Ess-Abstandes erforderlich)
- Zu niedriger und zu später Wirkgipfel (das erfordert entweder eine inadäquate Dosiserhöhung oder das Aufteilen von Mahlzeiten), dadurch steigt der Blutzucker postprandial inadäquat hoch an.
- Zu lange Wirkdauer über die Notwendigkeit der Mahlzeitenmetabolisierung hinaus (daraus ergibt sich die Notwendigkeit von Zwischenmahlzeiten, vor allem aber auch die mögliche Überschneidung mit dem NPH-Basalinsulin).

Insulin liegt in der Insulinflasche, bzw. der Insulinkartusche als **Hexamer** vor, das C-terminale Ende der B-Kette spielt bei der Hexamerisierung eine herausragende Rolle. Durch Änderung der Aminosäuresequenz an diesem C-terminalen Ende der B-Kette ist es möglich, die **intramolekularen Assoziationskräfte** zwischen den einzelnen unterschiedlichen Aminosäuren, bzw. Insulinmolekülen im Hexamer so zu reduzieren, dass nach subkutaner Injektion praktisch sofort alle Hexamere in Monomere zerfallen und die einzelnen Monomere die Diffusion in die Kapillaren beginnen können. Die Vorteile liegen auf der Hand:

- **Schnellerer Wirkbeginn** (dadurch Modifikation des Spritz-Ess-Abstandes möglich) führt zu niedrigeren pp-Blutzuckerwerten
- **Höhere Wirkkonzentrationen** im Gipfelwert, dadurch sind Mahlzeiten mit höherem Kohlenhydratgehalt eher möglich
- **Kürzere Wirkdauer** im Vergleich zu Humaninsulin, dadurch mehr mahlzeitenbezogene metabolische Wirkung
- **weniger Überschneidungen mit Basalinsulin**, dadurch weniger Zwang zu Zwischenmahlzeiten
- Insgesamt **geringere Hypoglykämierate** am Tag und während der Nacht.

Bedingt durch die geänderte Pharmakokinetik weisen kurz-wirkende Insulinanaloga somit klinisch relevante Vorteile auf, die in kleinem Umfang günstig für Einstellungsqualität, Therapiesicherheit und Lebensqualität sind. Günstig beeinflusst werden kann der HbA_{1c}, die Hypoglykämierate, die postprandialen Blutzuckeranstiege, d.h. die glykämische Variabilität. Für die Vorteile im klinischen Alltag gibt es allerdings keine bisher nachgewiesenen Vorteile hinsichtlich harter Endpunkte (8), jedoch mehren sich die Publikationen, die anhand von Surrogatparameter den günstigen Einfluss der Insuline auf das kardiovaskuläre Risiko belegen (9, 10).

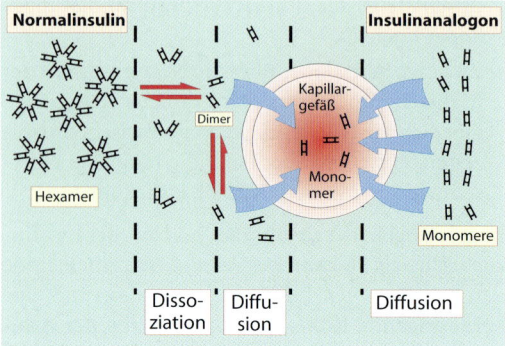

Abb. 5.3: Unterschiedliche Resorptionsabläufe von Normalinsulin und kurz-wirkende Insulinanaloga nach s.c.-Injektion.

Zum gegenwärtigen Zeitpunkt stehen drei schnell- bzw. kurz-wirkende Insulinanaloga zur Verfügung:

▶ **Insulin Lispro [Lysin (B28), Prolin (B29)], Humalog®, Liprolog®**

Bei diesem am längsten in Deutschland zugelassenen kurz-wirkenden Insulinanalogon wurden die Aminosäuren Prolin und Lysin in Position B28 und B29 in ihrer Reihenfolge ausgetauscht.

Entsprechend der dadurch anderen Pharmakokinetik mit dem schnelleren, steileren und höheren Konzentrationsanstieg lassen sich mit Insulin Lispro bei Typ-1- und Typ-2-Diabetikern im Vergleich zu Humaninsulin **signifikant geringere postprandiale Blutglukoseanstiege** nachweisen (11, 12). Die kürzere Wirkdauer bedingt weniger Überschneidungen mit dem Basalinsulin, deshalb ist die **Rate an Hypoglykämien**, besonders auch nächtlicher Hypoglykämien, **unter Lispro geringer** (13, 14). Es konnte sogar gezeigt werden, dass Insulin Lispro **bei Injektion nach der Mahlzeit** mit gleich gutem metabolischem Erfolg wirksam ist. Dies ist besonders vorteilhaft bei der **Behandlung von Kindern oder geriatrischen Patienten**, da der Zwang entfällt, zu der vor der Mahlzeit applizierten Insulinmenge die erforderliche Kohlenhydratmenge zu verspeisen. Mit Insulin Lispro kann nach der Mahlzeit entsprechend der tatsächlich gegessenen Kohlenhydratmenge injiziert werden.

Bei Typ-2-Diabetikern eignet sich Insulin Lispro zur supplementären, d.h. präprandialen Insulinsubstitution bzw. zur Kombinationstherapie von

	Kurz-wirkende Insulinanaloga	Normalinsulin
Wirkeintritt	Nach ca. 10-20 Minuten	Nach ca. 30 Minuten
Wirkmaximum	Nach 1,0 Stunden	Nach 2,0 Stunden
Wirkdauer	Ca. 2,0-5,0 Stunden	Ca. 5,0-7,0 Stunden
Spritz-Ess-Abstand	In der Regel nein. Injektion nach der Mahlzeit möglich (Kinder, geriatrische Patienten!) bes. bei niedrigen präprandialen Werten, bzw. unklare Essmenge zu Beginn der Mahlzeit.	In der Regel 30 Minuten vor der Mahlzeit.
Zwischenmahlzeit	In der Regel nicht erforderlich. Zwischenmahlzeit daher separat berechnen und spritzen, falls sie eine relativ hohe BE-Menge umfasst.	Häufig wegen der längeren Wirkdauer von Normalinsulin erforderlich.
Blutzuckerkorrektur	Bereits nach (2-)3 Stunden möglich.	Nach (3-)4 Stunden möglich.
Mischen mit NPH-Insulin	Ja	Ja
Mischen mit lang-wirkenden Insulinanaloga	Nein	Nein

Tab. 5.2: Unterschiedliche Eigenschaften kurz-wirkender Insulinanaloga und Normalinsulin.

oralen Antidiabetika. Diese supplementäre Insulingabe wird unter der "Vorstellung des Ersatzes der verlorengegangenen Phase 1 der Insulinsekretion" durchgeführt und kann in einem sehr frühen Stadium der Typ-2-Erkrankung begonnen werden. Eine Erklärung der positiven Wirkung ist die durch Insulin Lispro eintretende Verminderung hepatischer Gluconeogenese (15) und Suppression der Glukagonsekretion.

In Metaanalysen konnte eine überzeugende HbA$_{1c}$-Senkung im Vergleich zu Normalinsulin nicht gezeigt werden (16).

▶ **Insulin Aspart [Asparagin (B28)] Novo Rapid®**

Der Unterschied von Insulin Aspart zu Humaninsulin liegt in dem Austausch der Aminosäure Prolin durch Asparagin in Position B28. Dies führt zu verminderter Assoziation der Monomere in den Hexameren und nach der Injektion zum schnelleren Zerfall in Monomere und deshalb nachfolgend zur schnelleren Absorption.

Die **Wirkprofile** von **Insulin Aspart** und **Insulin Lispro** sind unter klinischen Bedingungen nahezu **identisch** (17). Auch die in klinischen Studien erhobenen Daten zur besseren Minderung des postprandialen Blutglukoseanstiegs im Vergleich zu Humaninsulin sind für beide Analoga ähnlich (18-21). In einigen Studien lassen sich eine geringere Hypoglykämierate und teilweise bessere HbA$_{1c}$-Konzentrationen nachweisen (22, 23).

Wie Humalog kann auch Aspart in der **Insulinpumpe** angewendet werden.

▶ **Insulin Glulisin [Lysin (B3), Glu (B29)] Apidra®**

Dieses seit 2004 zugelassene kurz-wirkende Insulinanalogon verfügt über die bereits bei den älteren Vertretern seiner Klasse bekannten Vorteile gegenüber Humaninsulin (24, 25), weist aber zusätzliche Unterschiede, möglicherweise Vorteile gegenüber den klassischen Insulinanaloga Lispro und Aspart auf. Die Änderung der Aminosäuresequenz betrifft nicht nur das C-terminale Ende der B-Kette in Position B29, in welcher Lysin- gegen Glutaminsäure ausgetauscht wurde, sondern auch Position B3, in welcher Asparagin gegen Lysin ausgetauscht wurde. Die Veränderungen in der Molekülstruktur erschweren die Bildung von Oligomeren (Hexameren bzw. Tetrameren) und beschleunigen die Dissoziation in Di- und Monome-

re. Dadurch erreicht Insulin Glulisin, ähnlich wie Insulin Lispro, nach subkutaner Injektion doppelt so schnell seine Maximalkonzentration im Vergleich zu Humaninsulin, wobei der Peak für Insulinglulisin in einer Studie von Becker an gesunden Probanden 196 µU/ml für Insulinglulisin, für Insulin Lispro 156 µU/ml und für Humaninsulin 84 µU/ml nach Injektion von 0,15 IE/kg KG betrug.

Eine Erhöhung der Dosis von Insulin Glulisin führt wie bei allen Insulinen zu einer Verschiebung der Maximalwirkung und Verlängerung der Wirkdauer. Die Bioverfügbarkeit ist unabhängig vom Ort der Injektion: Abdomen, Oberschenkel oder Oberarm. Eine veränderte Wirkung oder Wirkdauer lässt sich bei niereninsuffizienten Patienten nicht nachweisen.

Die **schnelle Bioverfügbarkeit** von Insulin Glulisin erlaubt die Gabe unmittelbar vor oder nach der Mahlzeit ohne Einhaltung eines Spritz-Ess-Abstands wie bei klassischem Humaninsulin. Dies wurde eindrucksvoll in einer Studie an Typ-1-Diabetikern von Garg (28) gezeigt: Insulin Glulisin, das 0 bis 15 min vor dem Essen gespritzt wurde, führt zu einem Blutglukoseverlauf ähnlich dem von Humaninsulin, welches 30 bis 45 min vor der Mahlzeit injiziert wurde, wobei es gleichzeitig unter Glulisin zu einer signifikant stärkeren Senkung der HbA$_{1c}$-Konzentration um 0,26 % und unter Humaninsulin um nur 0,13 % kam. Die Gabe von Insulin Glulisin 15 min nach der Mahlzeit führt immer noch zu einer vergleichbaren HbA$_{1c}$-Senkung wie Humaninsulin mit einem Spritz-Ess-Abstand von 30-45 Minuten vor der Mahlzeit injiziert.

Insulin Glulisin behält seine **schnelle Wirkung** auch bei **adipösen Probanden** bei. Es ist bekannt, dass bei dicker Unterhautfettgewebsschicht die Resorption von Humaninsulin verzögert ist. Je höher der BMI, desto langsamer die Resorption. Dies gilt für Bauch- und Oberschenkelregion.

In allen BMI-Klassen, auch bei **hohem BMI** (30-40 kg/m²) (29) wirkt **Insulin Glulisin schnell, auch schneller** im Vergleich zu Insulin Lispro und Humaninsulin. Möglicherweise ist dies darauf zurückzuführen, dass Insulin Glulisin als einziges schnell-wirksames Insulin kein Zink enthält. In der klinischen Anwendung bei adipösen Typ-2-Diabetikern (durchschnittlicher BMI 34,5 kg/m²) wurde der HbA_{1c}-Wert nach 26 Behandlungswochen im Vergleich zu Humaninsulin signifikant stärker in der mit Insulin Glulisin behandelten Gruppe gesenkt, nämlich um 0,46 % (Humaninsulingruppe um 0,3 %). Auch Nüchtern- und postprandiale Blutzuckerkonzentrationen lagen unter Glulisin niedriger (31). Die Unterscheide zwischen den kurz wirksamen Analoginsulinen sind zwar statistisch signifikant, auf der anderen Seite handelt es sich klinisch nur um einen kleinen Unterschied, von dem bis dato unklar ist, ob dies langfristig auch eine Relevanz besitzt. **Aufgrund des nur geringen Unterschiedes können in der klinischen Routine kurz-wirkende Insulinanaloga gegeneinander ausgetauscht werden.**

Bei Typ-1-Diabetikern (durchschnittlicher BMI 25 kg/m^2) zeigten sich keine Unterschiede zwischen Lispro und Insulin Glulisin hinsichtlich HbA_{1c}-Senkung und Hypoglykämierate (32). Beide Insulinanaloga waren in diesem Fall gleichwertig. Allerdings erreichte Insulin Glulisin in der Kombination mit Insulin Glargin dieses Ziel am Ende der Studie mit einer signifikant geringeren Gesamtinsulindosis.

Insulin Glulisin ist auch für die Anwendung mittels **Insulinpumpe** zugelassen. In einer Studie, in der die Sicherheit und Wirksamkeit in der Pumpentherapie im Vergleich zu Insulin Aspart und Lispro untersucht wurde, zeigte sich bei gleicher metabolischer Wirkung eine um 50 % geringere Katheter-Okklusionsrate unter Insulin Glulisin (33).

Humaninsulin und **Insulin Glulisin** sind formal auf **molarer Basis äquipotent.** Daher kann eine Umstellung von Humaninsulin auf Insulin Glulisin im Dosis-Verhältnis 1:1 erfolgen. Bei gut eingestellten Patienten empfiehlt sich aufgrund der klinischen Erfahrung eine Umstellung mit niedriger Dosierung (ca. 10-15 % weniger), um Hypoglykämien zu vermeiden.

■ Kurz-wirkende Insulinanaloga in besonderen klinischen Situationen

▶ Pumpentherapie

Die Vorteile der kurz-wirkenden Insulinanaloga Lispro, Aspart und Glulisin zeigen sich auch bei der subkutanen Applikation mittels Insulinpumpe. **Schnellere Wirksamkeit des Bolus** und **niedrigere postprandiale Blutzuckeranstiege.** Weiterhin ist eine **differenziertere, genauere Feinabstimmung der Basalrate** möglich.

Allerdings muss bei einem **technischen Pumpendefekt** wegen der kürzeren Insulinwirkdauer **eher** mit der Entwicklung einer **Ketoazidose** gerechnet werden.

▶ Kinder und Jugendliche

Auf die **Möglichkeit der Injektion nach dem Essen** wurde bereits hingewiesen. Diese nicht zu unterschätzende Möglichkeit reduziert die Emotionen, die zwischen Eltern und Kind entstehen können, wenn vor der Mahlzeit injiziert wurde, und dann von dem Kind auch eine definitive Menge an Kohlenhydraten gegessen werden muss, um Hypoglykämien zu vermeiden. Auch der Wegfall des Spritz-Ess-Abstandes ist in dieser Altersgruppe noch hilfreicher als beim erwachsenen Typ-1-Diabetiker.

▶ Schwangerschaft

Wie bei allen neu eingeführten Pharmaka, und insbesondere modifizierten Proteinen, war **Schwangerschaft zunächst eine Kontraindikation** zur Anwendung der Insulinanaloga. Tierversuche mit den drei schnell- und zwei lang-wirkenden Analoga haben keine negativen Ergebnisse im Hinblick auf Schädigungen der Föten erbracht. Von der Anwendung lang-wirkender Insulinanaloga bei Schwangeren ist zum gegenwärtigen Zeitpunkt noch abzusehen. Ist eine Schwangerschaft geplant, sollte auf NPH-lnsulin als Basalinsulin umgestellt werden.

Anders ist dies bei den kurz-wirkenden Insulinanaloga. Therapeutisch sind diese für Schwangere von besonderem Vorteil, da, sowohl bei Patientinnen mit Typ-1-Diabetes, ganz besonders aber bei Gestationsdiabetikerinnen, der postprandiale Glukoseanstieg unter schnell-wirkenden Insulinanaloga geringer ist.

Für Insulin Lispro und Aspart liegen mittlerweile viele Beobachtungen und z.T. randomisierte Studien bei Patientinnen mit Gestationsdiabetes bzw. Typ-1-Diabetes, vor, welche keine negativen Auswirkungen auf Mutter und Fötus, bzw. Kind registriert haben.

Eine **generelle Freigabe zur Anwendung von kurz-wirkenden Insulinanaloga bei Schwangeren liegt aktuell nur für Insulin Aspart vor.** Für Insulin Lispro, dem am längsten auf dem Markt befindlichen kurz-wirkenden Analogon, ist jedoch im Beipackzettel konstatiert, dass sich in den bis jetzt gesammelten Erfahrungen *"...keine Schäden für die Gesundheit des Fötus/Neugeborenen gezeigt haben"* (☞ auch Kap. 10. "Diabetes und Schwangerschaft").

Bei den lang-wirkenden Insulinanaloga liegt erstmals eine aktuelle Metaanalyse für Insulin Glargin vor (35). Die Metaanalyse beschäftigt sich mit dem fetalen Outcome unter einer Insulintherapie mit Insulin Glargin oder NPH-Insulin während der Schwangerschaft. Die überprüften Kriterien waren die Rate der Makrosomien, neonatale Hypoglykämien, notwendige neonatale Intensiv-Überwachungen, Geburtstraumata, kongenitale Anomalien, Frühgeburtlichkeit, perinatale Mortalität und Hyperbilirubinämie. Insgesamt 8 Studien mit insgesamt 702 Frauen wurden in die Metaanalyse aufgenommen (Glargin n=331, NPH n=371). Es zeigten sich keine Hinweise für ein ungünstigeres Outcome unter der Therapie mit Insulin Glargin.

Auch wenn diese Daten darauf hindeuten, dass unter Insulin Glargin keine Probleme zu erwarten sind, haben die lang-wirkenden Insulinanaloga zunächst weiterhin keine Zulassung für eine Therapie bei Schwangeren.

Generell empfiehlt sich, die Datenlage mit der Schwangeren zu besprechen und den jeweiligen Einsatz mit Analoga abzuwägen.

▶ **Fixe Kombinationen von schnell-wirkenden Insulinanaloga und NPH-Insulin**

Seit längerem existieren neben fixen Kombinationen von Normalinsulin und NPH-Insulin auch fixe Kombinationen von schnell-wirkenden Analoga und NPH-Insulin in unterschiedlichen Mischungsverhältnissen, d.h. entweder 25 %, 30 % oder 50 % kurz-wirkendes Analoginsulin in Kombination mit entsprechend 75 %, 70 % oder 50 % NPH-Insulin (Humalog Mix 25®, Liprolog Mix 25® bzw. Humalog Mix 50® und Novo Mix 30®). Um die initiale schnelle Analogwirkung zu gewährleisten, war es erforderlich, das Analogon nicht nur als freie Substanz, sondern auch an den Protaminkomplex gebunden herzustellen, so dass bei diesen Kombinationsanaloga der pp-Blutglukoseanstieg durch die schnelle Verfügbarkeit des freien Analogons reduziert ist und durch den Analogon/Protamin-Komplex die weitere Stoffwechselwirkung über den Tag, bzw. die Nacht erhalten bleibt. Besonders bei **übergewichtigen** und **insulinresistenten Typ-1- und Typ-2-Diabetikern** mit **hohem Insulinbedarf** unter konventioneller The-

rapie kann eine Umstellung von Mischinsulin mit Normalinsulin auf ein Mischinsulin mit kurzwirkendem Analogon nicht nur eine Verbesserung der Stoffwechsellage, insbesondere postprandial, sondern auch eine leichte Verminderung der Gesamtinsulinmenge herbeiführen.

5.3.4.3.2. Lang-wirkende Insulinanaloga

Die Erfordernisse an ein optimiertes Basalinsulin sind zunächst der Ersatz des fehlenden Basalinsulins über die 24 Stunden des Tages, was eine ausreichende Suppression der Glukoneogenese der Leber morgens mit normnahen Nüchternblutglukosewerten beeinhaltet, insgesamt die Gluko- und Lipotoxizität reduziert und auch während der postprandialen Stoffwechselsituation und zwischen den Mahlzeiten, zu Zeiten von Nahrungskarenz, optimale Bedingungen im Intermediärstoffwechsel schafft. Idealerweise sollte es zu keinem Wirkzeitpunkt eine verstärkte metabolische Eigenwirkung aufweisen.

▶ **Insulin Glargin**

Die Schwierigkeit, mit dem klassischen Basalinsulinen (NPH) eine konstante Basalrate über 24 Stunden des Tages zu generieren, wurde bereits diskutiert.

Die Herstellung eines Langzeitinsulins ohne eigenes Wirkmaximum gelang wieder mittels gentechnologischer Veränderungen am Insulinmolekül: An das C-terminale Ende der B-Kette (Threonin) wurden 2 Argininmoleküle gekoppelt und die Aminosäure Asparagin in Position A21 durch Glycin ersetzt. Durch die Veränderungen an der B- und A-Kette verschiebt sich der **isoelektrische Punkt des Moleküls** (36). Insulin Glargin liegt in **leicht saurem Milieu (ph 4,0) als klare Lösung** vor, die nach Injektion in das neutrale, subkutane Fettgewebe (37,38) neutralisiert wird, wodurch Insulin Glargin zu amorphen Mikrokristallen präzipitiert. Von diesen Präzipitaten diffundieren die Analogon-Hexamere konstant über ca. 24 Stunden ab und zerfallen dabei in Di- und Monomere (39, 40).

Die **Gewährleistung** eines solchen **konstanten Basalspiegels** veränderte die gesamte Denkweise und die Therapiemöglichkeiten der Basalinsulinsubstitution im Rahmen der ICT bei Typ-1- und Typ-2-Diabetikern und der Kombinationstherapie OAD-Basalinsulin bei Typ-2-Diabetikern. Im Vergleich zu NPH-Insulin wurde eine deutliche Überlegenheit von Insulin Glargin in Bezug auf eine **geringere Hypoglykämierate (41)** und vereinzelt auch **niedrigere HbA$_{1c}$-Konzentrationen (42) gezeigt, die mehr Sicherheit** in dem **niedrigen Blutzuckerbereich zwischen 80 und 120 mg/dl** für Patient und Arzt bieten.

■ Insulinanpassungen

Viele Studien mit Insulin Glargin wurden nach dem *"Treatment to Target"*-Prinzip, d.h. der **zielwertbezogenen Blutzuckereinstellung,** durchgeführt. Dieser therapeutische Ansatz wurde erstmalig von der finnischen Diabetologin Yki-Järvinen et al. 1999 (43) beschrieben und beinhaltet die Anpassung der nächtlichen (*Bedtime*, 22.00 Uhr) Basalinsulindosis an die Nüchternblutzuckermessungen der vorangegangenen 3 (bis 6) Tage.

Wenn an drei konsekutiven Tagen der Nüchtern-Blutzuckerspiegel einen bestimmten Wert über-, oder unterschreitet, findet eine Anpassung der injizierten Basalinsulindosis statt.

Diese Algorithmen der Insulinsubstitution werden im Rahmen der zielwertbezogenen Insulineinstellung, typischerweise bei Patienten mit Typ-2-Diabetes in der Basal unterstützten Therapie (BOT) angewandt:

- Beginn mit 8-10 IE* NPH-Insulin oder Insulin Glargin, Insulin Detemir, gefolgt von einer Dosisanpassung alle 2-5 Tage, im ambulanten Bereich häufig wöchentliche Anpassung.

Bei hohen Werten Beginn mit 10-16 IE.

Tägliche Nüchternblutglukosekontrolle ohne schwere Hypoglykämien oder Glukosewerte <72 mg/dl (*<4,0 mmol/l*)	Erhöhung der Insulindosis (IE/Tag)
<100 mg/dl (*<5,5 mmol/l*)	0
100-120 mg/dl (*7,8-8,9 mmol/l*)	2
120-140 mg/dl (*7,8-8,9 mmol/l*)	4
140-180 mg/dl (*7,8-8,9 mmol/l*)	6
>180 mg/dl (*>10 mmol/l*)	8

Die **Anpassungen der Insulindosis** kann ggf. auch durch den **Patienten erfolgen,** der die Dosisänderung strukturiert nach **vorgegebenem Algorithmus** vornimmt. Die Vorteile dieses Vorgehens liegen auf der Hand: Nicht erst im Rahmen eines Arztbesuches wird durch diesen die Änderung der Insulindosierung vorgenommen, der **Zielwert**

wird permanent überprüft und durch den **Patienten** auch **zwischen den Arztbesuchen mittels Dosisanpassung gehalten.** Durch die Tatsache, dass bei Insulin Glargin nachts, ähnlich auch bei Insulin Detemir und anders als bei NPH-Insulin, kein Insulinkonzentrationsmaximum vorliegt, ist die **Hypoglykämiegefahr deutlich reduziert** und es können mit größerer Sicherheit tatsächlich normnahe Nüchtern-Blutglukosekonzentrationen realisiert werden.

Eindrucksvoll wurde dies in verschiedenen Meta-analysen (41, 44), u.a. mit einer Reduktion der nächtlichen Hypoglykämien um ca. 40 % durch Insulin Glargin oder Insulin Detemir, im Vergleich zu NPH-Behandlung bei Typ-2-Diabetikern gezeigt. Bei gleicher Hypoglykämieanzahl kann man rechnerisch z.B. von einem 0,87 % niedrigeren HbA$_{1c}$-Wert unter Insulin Glargin ausgehen.

Durch die nahezu konstante Freisetzung von Glargin-Molekülen ist der Insulininjektionszeitpunkt von Insulin Glargin sekundär geworden. Insulin Glargin kann morgens, abends und zur Nacht (22.00 Uhr, als *Bedtime*-Insulingabe) appliziert werden, wobei beim individuellen Patienten dann immer der gleiche Injektionszeitpunkt angewendet werden sollte. Dies gilt für Typ-1- und Typ-2-Diabetiker. Insulin Detemir kann in der ICT oder BOT neben der *Bedtime*-Insulingabe alternativ auch am Abend gegeben werden.

Bei Typ-1-Diabetikern konnte in mehreren Studien gezeigt werden, dass Insulin Glargin (in der Regel mit einer Dosis) ebenso effektiv in Bezug auf seine metabolische Aktivität im Vergleich zu NPH-Insulin ist, aber eine deutlich niedrigere Hypoglykämierate aufweist (45-47). In einer 1-Jahres-Studie zu Glargin vs. NPH konnte gezeigt werden, dass, bis auf eine Messung um 3:00 Uhr morgens, die Blutzuckerwerte unter Glargin niedriger waren als die unter NPH, wodurch ein mittlerer Blutzuckerwert von 137±2 mg/dl (7,6 ± 0,11 mmol/l) unter Glargin vs. 146 ± 4 mg/dl (8,1 ± 0,22 mmol/l) unter NPH erreicht wurde (p<0,05). Der HbA$_{1c}$-Ausgangswert von 7,1 ± 0,1 % änderte sich in der NPH-Gruppe nicht, während er innerhalb von vier Monaten in der Glargin-Gruppe auf 6,7 ± 0,1 % (p<0,05) sank. Gleichzeitig traten signifikant weniger nächtliche Hypoglykämien unter Glargin vs. NPH auf (1,2 ± 0,2 vs. 3,2 ± 0,3 Episoden pro Patient pro Monat; p<0,05). Alle Ergebnisse waren für Insulin Glargin signifikant besser. Eine überzeugende Studie in Bezug auf das neue Basalinsulin Insulin Glargin bei Typ-1-Diabetikern. Vergleichbare Daten hinsichtlich Effektivität und Sicherheit liegen auch für Insulin Detemir vor (48, 49).

Dies gilt auch für die **Anwendung bei Kindern**, bei welchen die Variabilität der Nüchternglukosewerte in der Regel hoch ist und die eine hohe Rate an Hypoglykämien aufweisen (50, 51).

Insulin **Glargin** ist zum gegenwärtigen Zeitpunkt **zur Behandlung von Typ-1- und Typ-2-Diabetikern** in **Kombination mit schnell-wirkenden Insulinen, bzw. Insulinanaloga** oder **oralen Antidiabetika** zugelassen. **Kinder können ab dem Alter von 6 Jahren** mit **Insulin Glargin** behandelt werden. Bei Jüngeren Kindern darf Insulin Glargin nur unter strenger medizinischer Aufsicht angewendet werden, in Studien ist nur die Verabreichung am Abend in Studien geprüft). Die Anwendung von Insulin Detemir unterliegt bei Kindern den gleichen Zulassungsvoraussetzungen wie Insulin Glargin.

Bei Typ-2-Diabetes gibt es mittlerweile eine ganze Reihe von Studien, welche die Überlegenheit dieses Insulinanalogons über NPH-Insulin beweisen (42, 52). In der "klassischen" *Treatment-to-Target*-Studie für Typ-2-Diabetiker wurde gezeigt, dass mit der Kombination von OAD sowohl mit Insulin Glargin als auch mit NPH-Insulin nach der *Treatment-to-Target*-Vorgabe bei beiden Insulinen HbA$_{1c}$-Werte unter 7 % realisiert werden konnten (6,96 % vs. 6,97 %). Die Anzahl der nächtlichen Hypoglykämien unter Insulin Glargin lag jedoch signifikant (p<0,002) niedriger (532 vs. 886) (52, 53).

Die **Patienten** empfinden unter **lang-wirkenden Insulinanaloga mehr Sicherheit**. Die Nachteile der erforderlichen Re-Suspension bei NPH-Insulin mit der Folge erheblicher intra- und interindividueller Schwankungen sind bei dem klaren Insulinformulierungen eliminiert. Auch hier ist die **Wirkungsberechenbarkeit einer Dosis** für den Patienten aufgrund geringerer Schwankungen im Vergleich zu NPH **deutlich erhöht**.

Im Vergleich mit NPH-behandelten Typ-1-Patienten und einer Gruppe von Typ-1-Diabetikern, welche mit Insulinpumpen therapiert wurden, verhalten sich die Glargin-Patienten ähnlich den Pumpenpatienten. Beide Gruppen weisen im Vergleich zu der NPH-Gruppe einen signifikant geringeren intra-Patienten-Variations-Koeffizienten auf (54). Bei vergleichbaren HbA$_{1c}$-Werten und Hypoglykämieraten zeigt sich unter der Pumpentherapie jedoch eine geringere Glukosevariabilität mit signifikant weniger Hyperglykämien und ein geringerer Insulinbedarf (55, 56).

Eine Dosis-Akkumulation von Insulin Glargin findet auch nach mehrtägiger Gabe nicht statt (57). Das Ergebnis dieser Studie wird durch die klinischen Erfahrungen bestätigt.

▶ **Insulin Detemir**

Insulin **Detemir** ist ein lang-wirkendes lnsulinanalogon, welches in **Position B29 der B-Kette mit einer C14-Fettsäure (Myristinsäure)** verbunden ist (58). Die Aminosäure Threonin in Position B30 ist abgetrennt.

Nach Injektion in das neutrale subkutane Fettgewebe summiert sich die Verzögerungswirkung von Insulin Detemir aus 3 Prinzipien (59):

• Auf der Ebene des subkutanen Depots über eine erhöhte Hexamerstabilität,
• eine erhöhte Hexamer-Hexamer-Interaktion und
• Bindung der Fettsäure an Albumin.

An Albumin gebunden findet der Transport von Insulin Detemir dann im Plasma zu den Organen statt: Albuminbindung noch im interstitiellen Gewebe, dann Assoziation an den Insulinrezeptor der entsprechenden Zielzellen, Ablösung des Albuminkomplexes und Interaktion mit dem Insulinrezeptor. Eine Beeinflussung dieses Vorgangs durch Schwankungen der Albuminkonzentration oder Interaktionen mit Pharmaka, die auch an Albumin binden, konnte ausgeschlossen werden.

Insulin Detemir verhält sich am Insulinrezeptor anders als Humaninsulin. Die Insulinrezeptoraffinität beträgt im Vergleich zu Humaninsulin nur 18 bis 45 % (60,61), die Ab-Dissoziationsrate vom Rezeptor ist etwa doppelt so schnell, daraus resultiert insgesamt eine im **Vergleich zu Humaninsulin nur 25 %ige metabolische Wirksamkeit** (62).

Aus diesem Grunde ist auf molarer Basis im Vergleich zu Humaninsulin und allen anderen derzeit klinisch angewandten Insulinen eine **4-fach höhere Konzentration von Insulin Detemir** erforderlich, um eine gleiche biologische Wirkung zu erzielen, d.h., l ml Detemir enthält 2.400 nmol/1 im Vergleich zu 600 nmol/1 Humaninsulin in l ml. Somit ist der Nachteil geringerer Wirksamkeit um den Preis höherer Detemir-Konzentration in der Insulinflasche, bzw. bei jeder Insulininjektion, ausgeglichen.

Nach subkutaner Gabe ergibt sich eine **Wirkdauer von 16-20 Stunden** mit einem **Wirkmaximum nach 10-14 Stunden**. Bei **Typ-1-Diabetikern** muss Insulin Detemir somit in der Regel 2 × injiziert werden (63, 64), bei Patienten mit Typ-2-Diabetes wird Detemir in der BOT in der Regel nur einmal injiziert, wenngleich in einem *Head-to-Head*-Vergleich zur Erreichung einer vergleichbaren HbA$_{1c}$-Effektivität annähernd 50 % der Teilnehmer ebenfalls 2 × tgl. Insulin Detemir verabreicht wurde (65). Zum gegenwärtigen Zeitpunkt ist Insulin Detemir als Basalinsulin in Kombination mit oralen Antidiabetika oder prandialem Insulin, bzw. Insulinanalogongabe bei Typ-1- und Typ-2-Diabetikern zugelassen.

Insulin Detemir weist im **Vergleich zu NPH- und Insulin Glargin** eine **geringere individuelle Variabilität** auf (57, 66).

Bei den veröffentlichten Therapiestudien erhielten Typ-1-Diabetiker Insulin Detemir vor dem Frühstück und als *Bedtime*(22.00 Uhr)-Insulin (67). Gemessen am HbA$_{1c}$-Wert, dem NBZ bzw. einem 9-Punkte-Tagesprofil, waren die mit Insulin Detemir behandelten Patienten ähnlich oder besser im Vergleich zu den NPH-therapierten Patienten. Hermansen et al. (68), berichtet über niedrigere HbA$_{1c}$-Spiegel im Vergleich zur NPH-Gruppe. Das **Hypoglykämierisiko** am Tag und besonders in der Nacht war mit **Insulin Detemir niedriger**. Bei **Typ-2-Diabetikern** fiel besonders die **geringere Gewichtszunahme** unter Insulin Detemir auf (69).

■ Sicherheitsaspekte bei Anwendung von Insulinanaloga

Insulin weist neben seiner blutzuckersenkenden Eigenschaft selbst eine schwache, mitogene (wachstumsfördernde) Aktivität auf. Dies ist aus In-vitro-Studien bekannt und kann über eine erhöhte DNA-Syntheserate, bzw. vermehrte Zellteilung belegt werden. Die mitogene Aktivität von Humaninsulin wird über den Insulinrezeptor und besonders den IGF-1-Rezeptor vermittelt. Mitte der 90er Jahre musste die Entwicklung des schnellwirkenden Insulinanalogons Asp B10 wegen der

Induktion von Mammatumoren gestoppt werden. Grund dafür waren seine höhere Affinität zum Insulinrezeptor und die langsamere Dissoziationskonstante vom Insulinrezeptor.

Zahlreiche in vitro Studien für die sich heute im Handel befindlichen Insulinanaloga haben gezeigt, dass diese sich grundlegend von dem analogen Asp10 unterscheiden und sich am Insulinrezeptor ähnlich verhalten wie Humaninsulin.

Was die Bindung an den Insulinrezeptoren anbelangt, so findet sich mit Insulin Glargin im Vergleich zu Humaninsulin eine etwas geringere Affinität, während die Dissoziationsrate vom Insulinrezeptor sogar erhöht ist.

In einer Studie von Kurtzhals et al. (60) an Osteosarkomzellen zeigte Insulin Glargin im Vergleich zu Humaninsulin eine 6- bis 8-fach erhöhte IGF-Rezeptoraffinität und erhöhtes, mitogenes Potential. Osteosarkomzellen zeichnen sich jedoch durch eine massiv erhöhte IGF-1-Rezeptorzahl im Vergleich zu den Insulinrezeptoren aus. Eine Ableitung dieser Befunde auf den Menschen ist nicht statthaft, da sich menschliche Zellen anders verhalten und auch die Konzentrationsbereiche um den Faktor 1000 unterschiedlich waren. Zu diesem Sachverhalt liegen ausführliche Stellungnahmen der Deutschen Diabetes Gesellschaft und mehrerer Forschergruppen vor (70, 71).

In Bezug auf Veränderungen am Auge zeigte sich in einer von vier Phase-3-Studien bei Typ-2-Diabetikern in den USA eine gesteigerte Retinopathie-Progression. Eine internationale Expertengruppe konnte keinen Zusammenhang zur Insulin-Glargin-Medikation feststellen. Aufgrund der Frage nach Einflüssen auf die Retinopathieprogression wurde dann die bis heute einzig verfügbare prospektiv randomisierte Langzeitstudie mit Insulin Glargin durchgeführt, die über insgesamt 5 Jahre lief (72). Bei der Frage, ob Insulin Glargin zu verstärkter- und verfrühter Ausbildung einer diabetischen Retinopathie führen würde, ergaben sich keinerlei Hinweise. Wenngleich die Studie nicht für die Frage nach Krebsentwicklung gepowert war, ergaben sich keinerlei Hinweise auf einen Zusammenhang zwischen Insulin Glargin und einer erhöhten Krebsrate. Im Vergleich zu Humaninsulin zeigte sich Insulin Glargin unauffällig.

Im Jahr 2009 erschienen vier Originalpublikationen in Form von Registerstudien (73-76) die den

Zusammenhang zwischen Neoplasierate und der Anwendung von u.a. Insulin Glargin überprüft hatten. Ausgelöst wurden die Analysen durch die Arbeit von Hemkens et al. (73), der zwar zunächst eine niedrigere Krebsrate unter Insulin Glargin festgestellt hatte, nach Adjustierung/Hochrechnung auf höhere Insulin-Dosierungen ergab sich jedoch dann eine höhere Krebsrate unter Insulin Glargin im Vergleich zu Humaninsulin. In allen anderen daraufhin durchgeführten Registerstudien konnte dies nicht bestätigt werden. Die Studie von Hemkens et al. hatte zudem erhebliche Schwächen, so war es z.B. nicht möglich die einzelnen Patienten nach Typ-1-Diabetes bzw. Typ-2-Diabetes zu trennen, so dass in der Kontrollgruppe im Vergleich zur Verum-Gruppe, die ausschließlich Insulin Glargin erhalten hatte, Patienten mit Typ-1-Diabetes aufgenommen worden waren. Weiterhin betrug die Beobachtungsdauer lediglich 18 Monate und es war nicht möglich das Register nach dem BMI zu adjustieren. Dies waren neben weiterer Probleme bei der statistischen Analyse (77, 78) die Gründe, weshalb nationale und internationale Fachkommissionen aktuell keinen konkreten Hinweis für einen Zusammenhang einer erhöhten Inzidenz an Krebserkrankungen bei Insulin Glargin behandelten Patienten sehen. Zwischenzeitlich wurden alle randomisiert prospektiven Studien mit Insulin Glargin in einer Metaanalyse auf diese Fragestellung hin untersucht, ohne dass es Auffälligkeiten gegeben hätte (79).

Mittlerweile verwenden weltweit deutlich mehr als 1 Mio. Diabetespatienten Insulin Glargin, in Deutschland seit über 10 Jahren. Wenngleich vieles gegen einen solchen Zusammenhang spricht, bedarf es weiterer Analysen, idealerweise randomisierter prospektiver Studien. 2013/2014 werden die Ergebnisse einer Langzeitstudie über eine durchschnittliche Therapiedauer von 5-7 Jahren mit Insulin Glargin zu kardiovaskulären Endpunkten mit über 10.000 Patienten erwartet. Eine Zwischenanalyse in dieser Studie hatte keinen Hinweis für einen Zusammenhang zwischen Krebsinzidenz und Insulin Glargin ergeben.

5.3.4.4. Insulinanaloga im deutschen Gesundheitssystem

Seit Jahren besteht eine Diskussion zwischen KV, Kostenträgern und Ärzten bezüglich der Kostenübernahme neuer, innovativer Medikamente, welche in der Regel teurer sind. Es besteht die Forderung nach evidenzbasierten Outcome- bzw. Endpunkt-Studien. Solche Endpunkt-Studien liegen zum gegenwärtigen Zeitpunkt nur in kleinem Umfang für die kurz-wirkenden und die langwirkenden Insulinanaloga vor.

2004 wurde im Zuge der Umsetzung des GKV-Modernisierungsgesetzes das **Institut für Qualität und Wirtschaftlichkeit im Gesundheitswesen (IQWiG)** geschaffen, um die Qualität der Patientenversorgung in Deutschland zu verbessern. Aufgaben des IQWiGs sind unter anderem die evidenzbasierte Bewertung des aktuellen medizinischen Wissensstandes zu diagnostischen und therapeutischen Verfahren.

Die vom Institut festgelegten Prozeduren und Mindeststandards für in ihrer Bewertungen zu berücksichtigenden Studien führten dazu, dass nahezu alle vorliegenden Studien zu Insulinanaloga bei der Bewertung dieser Insuline nicht berücksichtigt wurden. 2006 kam dann das IQWIG zur Feststellung, dass keine überzeugenden Belege für eine Überlegenheit kurz-wirkender Insulinanaloga gegenüber Humaninsulin bei der Behandlung des Typ-2-Diabetes mellitus vorliegen. 2010 folgte eine ähnliche Aussage für lang-wirkende Insulinanaloga. Der G-BA hatte daraufhin jeweils beschlossen, dass die kurz- und lang-wirkenden Insulinanaloga nicht verordnet werden können, solange die Behandlung teurer ist als mit Humaninsulin. Mittlerweile existieren Rabatt- und Mehrwertverträge der Pharmahersteller mit fast allen Krankenkassen, so dass der Einsatz von Insulinanaloga aktuell fast ohne Einschränkungen möglich ist, sowohl für Patienten mit Typ-1- wie auch Typ-2-Diabetes.

Im Gegensatz zu anderen Europäischen Ländern mit ähnlichen Institutionen wie z.B. dem NICE *(National Institute for Health and Clinical Excellence)* in Großbritannien, die die Vorteile von Insulinanaloga als gegeben ansehen, führte dies zunächst zu einem deutlichen Rückgang des Anteils an Analoginsulinen. Während in vielen EU-Ländern der Anteil z.T. bei über 90 % liegt, beträgt er in Deutschland aktuell nur ca. 50 % am Gesamtinsulinmarkt.

5.3.5. Mischinsuline

Mischinsuline sind **vorgefertigte Mischungen aus Normal- bzw. kurz-wirkenden Insulinanaloga und NPH-Insulin**. Der Normal- bzw. kurz-wirkende Insulinanalogon-Anteil in diesen festen Mischungen liegt je nach Präparation zwischen 15 und 50 %.

Abhängig von der Menge des Normalinsulin-Anteils setzt die Wirkung nach 30-45 Minuten ein, bzw. bei Verwendung von kurz-wirkenden Insulinanaloga bereits nach 10-15 Minuten. Die Wirkmaxima richten sich nach dem jeweiligen prozentualen Anteil von Normal- bzw. NPH-Insulin. Die Wirkdauer von Mischinsulinen ist kürzer als bei gleicher Gesamtdosis des NPH-Insulins. Mischinsuline werden vorwiegend bei Patienten angewendet, die nur ein- oder zweimal am Tag Insulin injizieren und die Dosierung in der Regel nicht verändern (sog. konventionelle Insulintherapie, CT).

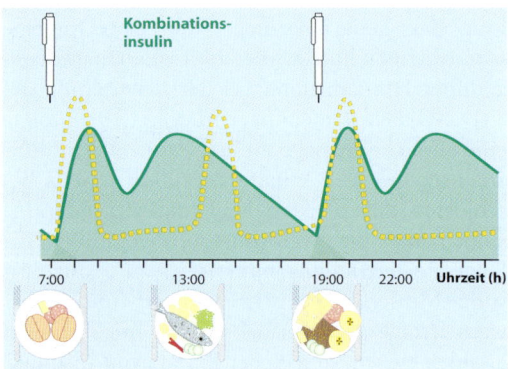

Abb. 5.4: Beispiel einer konventionellen Insulintherapie (CT). Gelbe gestrichelte Linie = physiologische Insulinspiegel.

5.4. Insulinkonzentration, Applikationshilfen, Injektionsareale und Injektionstechnik

■ Insulinkonzentration

Insulin ist in Deutschland in unterschiedlicher Konzentration erhältlich: nur noch ganz selten findet man die **U40-Insuline, die 40 IE Insulin/ml** enthalten, nahezu ausschließlich werden **U100-Insuline** vertrieben, die dementsprechend **100 IE Insulin/ml** enthalten.

U40-Insuline dürfen nur mit den konventionellen U40-Insulinspritzen injiziert werden. Für U100-

Insuline müssen U100-Insulinspritzen verwendet werden, oder die entsprechenden Insulinpatronen in den dazugehörigen Insulinpens.

> Wird versehentlich U100-Insulin mit einer U40-Insulinspritze aufgezogen und injiziert, erhält der Patient eine 2,5-mal so hohe Insulinmenge und ist im höchsten Grade hypoglykämiegefährdet! Unter klinischen Bedingungen lassen sich in Bezug auf Wirkkinetik und Wirkdauer keine wesentlichen Unterschiede zwischen U40- und U100-Insulinen feststellen.

Bei Patienten, die große Insulinmengen injizieren, ist es von Vorteil, ein U100-Insulin zu verwenden, da dann das zu injizierende Volumen im Vergleich zu U40-Insulin 2,5-mal geringer ist.

Im Rahmen der europäischen Harmonisierung ist auch in Deutschland eine Marktumstellung von U40- auf ausschließlich U100-Insuline vorgesehen.

■ Applikationshilfen, Insulin-Pens

Formal sind Insulinspritzen oder Pen-Nadeln "Einmalartikel" können aber in der Praxis "mehrfach" verwendet werden, d.h. z.B. 1 Nadel/Tag.

Insulin-Pens erleichtern die Insulininjektion und erlauben eine gleich gute Einstellungsqualität wie bei der Anwendung von Insulinspritzen. Die Patientenzufriedenheit und ihre Flexibilität sind höher [☞ Leitlinien!].

In den Pen-Ampullen können sich bei Temperaturschwankungen Luftblasen bilden, die vor weiteren Injektionen durch Ausdrücken entfernt werden müssen. Da die Geschwindigkeit der Insulinabgabe bei Pens langsamer als bei Spritzen ist, können Luftblasen bei einer Injektionsdauer von 5 Sekunden die abgegebene Insulinmenge reduzieren. Um Unterdosierungen zu vermeiden, sollte die Injektionsdauer, d.h. die "Wartezeit" nach durchdrücken des Pens bis zum Herausziehen aus der der Haut generell 10 Sekunden betragen (80) [☞ Leitlinien!].

Die Verwendung von Insulinpens ist für die Patienten eine große Erleichterung, da der Vorgang des Insulinaufziehens entfällt. Der Pen kann auch leichter als ein konventionelles Insulin-Spritz-Besteck transportiert bzw. getragen werden. Unabdingbar ist eine genaue Einweisung des Patienten in die technische Handhabung des Pens. Dies gilt besonders für ältere Patienten, bei welchen sowohl Handhabung des Pens als auch der Pen selbst in regelmäßigen Abständen überprüft werden sollte.

Patienten mit Typ-1-Diabetes sollten bei Neumanifestation neben der Pen-Schulung ebenfalls eine Ersteinweisung auf Spritzen erfolgen, um bei einem technischen Pen-Defekt jederzeit die Therapie mit Spritzen weiterführen zu können (80).

Besonders wichtig in Bezug auf eine reproduzierbare gleichmäßige NPH-Wirkung ist das **ausreichende Mischen** der Suspension von NPH-Insulin vor der Injektion. Bei Verwendung von NPH-Insulinen sollte der Pen 10-20-mal vor der Injektion um 180° gedreht, bzw. geschwenkt (nicht geschüttelt) werden, um ein vollständiges Durchmischen der Suspension zu erzielen (81).

Für Patienten mit Schwierigkeiten beim Aufziehen des Insulins und solchen, die nicht mit dem wieder verwendbaren Insulin-Pen zurechtkommen, gibt es sog. **Einmal-Pens** (z.B. Flex Pen, Kwikpen, SoloStar, Opti Set System). Die Ergonomie und Handhabung dieser Geräte ist noch einfacher.

■ Injektionsareale und Injektionsnadeln

Als Injektionsareale eignen sich
• Abdomen
• Hüftregion
• Oberschenkelregion (Außenseite)
und bei Injektion durch Dritte mit Einschränkung auch die
• Oberarmregion (cave i.m. Injektion bei Patienten mit wenig Unterhautfettgewebe).

Aufgrund der unterschiedlichen Kapillarisierung des subkutanen Fettgewebes findet beim ruhenden Körper die **schnellste und gleichmäßigste Insulinfreisetzung aus der Abdominalregion** statt, hier sollten das kurz-wirkende Insulin und das morgendliche NPH-Verzögerungsinsulin injiziert werden. Die Absorption aus der **Oberschenkelre-**

gion ist etwas langsamer, weshalb hier das **Verzögerungsinsulin (NPH-Insulin) für die Nacht** injiziert werden sollte. **Zu beachten ist, dass bei körperlicher Aktivität, insbesondere beim Laufen oder Joggen eine stärkere Durchblutung und dadurch eine schnellere Insulinfreisetzung und -wirkung erfolgen kann.**

Für Kinder oder Erwachsenen mit wenig subkutanem Fettgewebe stehen mittlerweile speziell kurze Nadeln (4 mm Länge) zur Verfügung.

Bei den neueren Insulinanaloga hat sich die Bedeutung des Injektionsortes relativiert, da die Freisetzungskinetiken nicht so deutlich unterschiedlich sind.

Bzgl. der Pen-Nadellänge belegen neuere Untersuchungen, dass bei Erwachsenen die üblicherweise verwendeten 8 mm Nadeln durch kürzere Nadeln ausgetauscht werden können (81). Inwieweit die Verwendung kürzerer Nadeln auch insbesondere bei adipösen **Patienten** mit dicker abdomineller Fettschicht, die bisher Nadeln von bis zu 12 mm Länge verwendet hatten, ausreichend wirksam ist, muss in Studien noch überprüft werden.

Die **Oberarmregion** eignet sich nur dann zur Insulininjektion, wenn ausreichend subkutanes Fettgewebe vorhanden ist, da sonst die Gefahr einer intramuskulären Applikation mit wesentlich schnellerer Insulinwirkung droht. Unproblematisch ist die Injektion durch Dritte, da diese eine Hautfalte bilden können. Üblicherweise wird daher von der Injektion in den Oberarm abgeraten.

■ Insulininjektion

Bei der Insulininjektion bildet der Patient korrekterweise eine Hautfalte, hebt diese etwas von der darunterliegenden Muskulatur ab und injiziert das Insulin in einem Winkel zwischen 45-90° mittels konventioneller Insulinspritze oder Insulinpen in das subkutane Fettgewebe. Bei sehr kurzen **Pen-Nadeln sollte** senkrecht, d.h. im 90°-Winkel injiziert werden. Ausnahmen können Kinder bilden. Bei den sehr kurzen Nadeln kann bei ausreichend subkutanem Fettgewebe auf eine Hautfalte verzichtet werden.

Bei **Pen-Gebrauch** ist es wichtig, dass die Nadel nach der Insulininjektion noch ca. **10 Sekunden im Unterhautfettgewebe verweilt,** damit die gesamte Dosis korrekt aufgenommen werden kann.

Mit jedem Patienten sollte der korrekte Vorgang der Insulininjektion, der auch das vorangehende Mischen trüber Insuline beinhaltet, eingeübt werden. Dies gilt besonders für ältere Patienten, aber auch für solche, die zwar schon seit vielen Jahren Insulin injizieren, aber noch nie professionell in Insulinhandhabung und Injektionstechnik unterwiesen oder geschult wurden.

Bei unklaren Stoffwechselschwankungen muss immer die Möglichkeit nicht korrekter Injektionen überprüft werden! Darüber hinaus sollte sich der betreuende Arzt auch bei den langzeitgeführten Patienten in bestimmten Abständen die **Injektionsareale ansehen,** da bei chronischem Insulingebrauch und/oder nicht korrekter Injektionstechnik **Lipodystrophien** im Sinne von Hyper- oder Hypotrophien des subkutanen Fettgewebes entstehen können. Dies ist eine sehr häufige Komplikation insbesondere bei langjähriger Diabetesdauer und nicht selten Mitursache für insuffiziente Blutzuckereinstellung. [☞ Leitlinien!].

Diese Veränderungen lassen sich besonders häufig bei Patienten nachweisen, die immer in das gleiche, eng umschriebene Hautareal (z.B. 5-10 cm² des Abdomens) injizieren. Der Patient empfindet die Injektion in ein solches Areal als weniger schmerzhaft. In solchen Bezirken kann der subkutane Bindegewebsanteil stark erhöht sein, Kapillarisierung und Durchblutung sind dadurch vermindert. Die Insulinfreisetzung ist dadurch nicht mehr entsprechend der injizierten Insulinart kalkulierbar. Dies ist eine häufige Ursache für schwankende Blutglukosekonzentrationen. **Das Aussparen bzw. der Wechsel dieser Injektionsareale verbessert die Blutzuckereinstellung und macht die Insulinwirkung für den Patienten wieder berechenbar.**

Fazit für die Praxis:

- Insulinneueinstellungen können auf Humaninsulin erfolgen, zunehmend häufiger wird jedoch bereits bei Erkrankungsbeginn, spätestens jedoch bei Problemen auf Insulinanaloga eingestellt. Es werden in der Regel nur noch U100-Insuline verwendet.
- Eine gründliche Einweisung auf die Pen-Handhabung, Spritztechnik und Injektionsareale sowie Blutzuckerselbstkontrolle hat stattzufinden und muss in definierten Abständen überprüft werden.

5.5. Strategien der Insulinsubstitution

5.5.1. Indikation für Insulin

Die wichtigsten **Indikationen zur Insulintherapie** sind:

- **Typ-1-Diabetes:** in allen Phasen der Erkrankung
- **LADA** *(Latent Autoimmune Diabetes of the Adult)* – Verspätet manifestierter Typ-1-Diabetes, meist jenseits des 40. Lebensjahres mit Autoimmun-Phänomenen
- **Gestationsdiabetes:** frühzeitig, um Blutzuckerkonzentrationen über 120 mg/dl im Tagesverlauf zu vermeiden
- **Typ-2-Diabetes:**
  - **Schlanke** Patienten mit **Ketoseneigung**
  - **Patienten mit unzureichender Stoffwechseleinstellung unter Ernährungstherapie und oralen Antidiabetika**
  - Patienten mit oraler Medikation und **temporärer Entgleisung durch Infektionen**, insbesondere Medikation (z.B. **Kortison**), andere Erkrankungen mit Erhöhung der Insulinresistenz (z.B. Tumore), bzw. **prä-, peri- und postoperativ**
  - Patienten mit akutem Myokardinfarkt und Blutzuckerentgleisung
- **Sekundäre Diabetesformen (Typ-3-Diabetes, fakultativ):**
  - Pankreaserkrankungen (akute und chronische Pankreatitiden, Pankreaskarzinom)
  - Zustand nach Pankreatitis
  - Zustand nach Pankreatektomie

- Patienten mit
  - Hämochromatose
  - fortgeschrittener Leberzirrhose
  - zunehmender Niereninsuffizienz und dadurch Zunahme der Kontraindikation oraler Antidiabetika (Typ-2-Diabetiker)
  - endokrinen Erkrankungen wie Akromegalie, Morbus Cushing, Hyperthyreose u.a.

5.5.2. Klinische Anwendung von Insulin

Vorbedingung für die Anwendung von Insulin ist eine entsprechend strukturierte **Schulung.** Die Inhalte dieser Schulung dürfen nicht nur die Technik der Insulin-Injektion umfassen, sondern müssen (je nach Fähigkeiten des Diabetikers) auch die Wissensvermittlung in Bezug auf Dosisfindung- und Dosisanpassung, eine entsprechende Lebensführung und die Blutzuckerselbstkontrolle beinhalten (2).

Der Patient muss weiterhin zur Selbsttherapie ausgebildet werden, mit dem Ziel, eigene therapeutische Entscheidungen treffen zu können *(empowerment)* (2) [☞ **Leitlinien!**].

Es ist bekannt, dass eine möglichst genaue Imitation der physiologischen Insulinsekretionsdynamik und -kinetik des Stoffwechselgesunden die besten Stoffwechselergebnisse beim Diabetiker erreichen lässt. Diese Imitation gelingt am besten mit der intensivierten Insulintherapie (ICT), bzw. Insulinpumpentherapie.

Die **DCCT-Studie** *(Diabetes Control and Complication Trial)* und deren Folgebeobachtung, die **EDIC** *(Epidemiology of Diabetes Interventions and Complications Study)* haben gezeigt, dass im Vergleich zur konventionellen Therapie bei erfolgreichem Umsetzen der intensivierten Insulintherapie, d.h., mit Erzielen eines guten HbA$_{1c}$-Wertes (unter 7,0 %), die mikro- und makrovaskulären Komplikationen des Diabetes teilweise verhindert, beziehungsweise deutlich reduziert und ihre Ausbildung verzögert werden können. Deshalb muss die ICT-Therapieform und als Alternative die Insulinpumpentherapie als **Goldstandard bei allen Typ-1-Diabetikern** angestrebt werden (83-89).

Das Therapieziel sind Blutzuckerkonzentrationen im Tagesverlauf zwischen 80 und 140-180 mg/dl. Strengere Kriterien werden bei schwangeren Diabetikerinnen angelegt. Hier sind Blutzuckerkonzentrationen im Tagesverlauf zwischen 70 und 120 mg/dl gefordert.

Vorsicht in Bezug auf das Therapieziel von Blutzuckerkonzentrationen zwischen 80 und 180 mg/dl ist bei **Patienten mit eingeschränkter Hypoglykämiewahrnehmung** sowie bei Patienten mit fortgeschrittener **diabetischer Retinopathie**, schwerer **koronarer Herzerkrankung, Arteriosklerose, Hypertonie** und bei **multimorbiden** Patienten, geboten. Hier sollte der untere Blutzucker-Zielbereich von 100-120 mg/dl im Tagesverlauf nicht unterschritten werden. Die durchschnittlich empfohlenen Blutzuckerwerte entsprechen einem HbA$_{1c}$ von unter 7 %. In Ausnahmen kann aufgrund oben genannter Ursachen geringfügig nach oben abgewichen werden.

Fazit für die Praxis:

Der mit dem Arzt zu besprechende, individuelle Einstellungsbereich muss für den Patienten ein realisierbares Therapieziel darstellen. Unrealistisch niedrige Therapieziele sind letztlich kontraproduktiv in Bezug auf Motivation und Mitarbeit des Patienten und können für ihn ein nicht unerhebliches Therapierisiko darstellen.

5.5.3. Intensivierte Insulintherapie

5.5.3.1. Definition

Intensivierte Insulintherapie mit mahlzeiten-bezogener Insulindosierung bei Typ-1-Diabetikern ist definiert als:

- getrennte Anwendung von Normal- und Basalinsulin bzw. kurz- und lang-wirkenden Insulinanaloga (☞ Abb. 5.5), wobei Humaninsulin, bzw. kurz-wirkende Insulinanaloga, sowohl als präprandiales Insulin zur Mahlzeitenverstoffwechselung, als auch als Korrekturinsulin verwendet wird.
- eine nach klinischen Gesichtspunkten Blutglukose orientierte Stoffwechseleinstellung unter Vermeidung von Hypo- und Hyperglykämien über den gesamten Tagesverlauf mit
  - niedrigen Blutzuckerkonzentrationen vor und zwischen den Mahlzeiten und geringen Blutzuckeranstiegen postprandial sowie
  - langfristig einer optimalen Langzeiteinstellung zur Vermeidung von Folgeerkrankungen

NPH-Insulin als Basalinsulin wird in der Regel 2-4-mal am Tag, die lang-wirkenden Insulinanaloga Insulin Detemir üblicherweise 2-mal am Tag und Insulin Glargin 1-mal am Tag, injiziert, um die Stoffwechselerfordernisse des Intermediärstoffwechsels im Nüchternzustand, zwischen den Mahlzeiten und in der Nacht abzudecken. Davon getrennt erfolgt die Blutglukose- und Kohlenhydrat-adaptierte Gabe von kurz-wirkendem Insulin oder kurz-wirkenden Insulinanaloga zu den Mahlzeiten und zur Korrektur erhöhter Blutzuckerwerte [☞ Leitlinien!].

Da Blutglukosekorrektur und Insulindosierung durch den Patienten erfolgen, erfordert diese Therapieform nicht nur ein erhebliches theoretisches Wissen, sondern auch die Fähigkeit, auf der Basis von eigener Erfahrung und regelmäßiger Selbstkontrolle dieses Wissen im Alltag praktisch umzusetzen. Nach 2-3 Jahren sollte bei den Typ-1-Diabetikern eine Nachbewertung sowohl zur Festigung des Wissens auch an den zum eigenen *Empowerment* erfolgen.

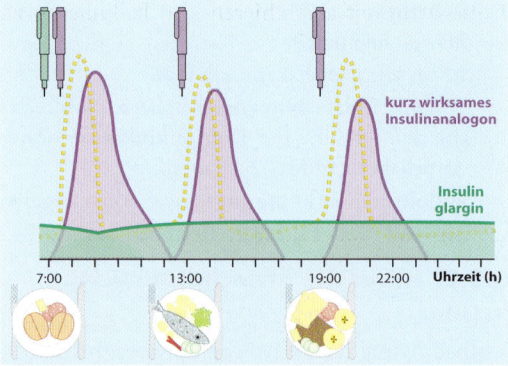

Abb. 5.5: Beispiel einer ICT mit Insulinanaloga (kurz-wirkendes Insulinanalogon zu den Mahlzeiten, Insulin Glargin morgens injiziert). Gelbe gestrichelte Linie = physiologische Insulinspiegel.

5.5.3.2. Algorithmen der Insulinsubstitution

Wie bereits angemerkt, orientiert sich die Insulinsubstitution des Diabetikers an der Insulinsekretion des Stoffwechselgesunden. Davon abgeleitete Regeln (**Algorithmen**) müssen an den Patienten individuell adaptiert werden.

Die Schwierigkeiten bei der Umsetzung der intensivierten Insulintherapie ergeben sich aus der Tatsache, dass der beim Nicht-Diabetiker dynamische Vorgang der Insulinsekretion beim Typ-1-Diabetiker von der starren Absorptionskinetik, der Wirkdauer der injizierten Insuline sowie anderen äußeren Einflüssen determiniert wird. Modifikationen sind durch

- Änderungen der Insulinart
- Dosisvariation des Insulins
- Änderungen des Spritz-Ess-Abstandes (auch bei der Anwendung von kurz-wirkenden Insulin-Analoga!)
- Kohlenhydratvariation und
- Kalorienrestriktion und
- körperliche Aktivität

möglich.

Weiterhin ist zu bedenken, dass sich die Höhe des aktuellen Blutzuckerspiegels aus retrospektiven Elementen wie der vorangegangenen Insulindosierung, körperlicher Aktivität und aufgenommener Nahrung zusammensetzt, die auch prospektiv bei der aktuellen Insulindosierung bedacht werden müssen.

Diese Fähigkeit abstrahieren und kalkulieren zu können ist nicht jedem Menschen gegeben und macht für einige Patienten die Insulinberechnung schwierig. Dadurch schränkt sich der Kreis der Patienten ein, der für diese intensivierte Therapieform in Frage kommt.

Die Wirkung von 1 IE **Normalinsulin** ist in **Abhängigkeit von der Tageszeit** unterschiedlich. Pro **Broteinheit/Kohlenhydrateinheit (1 BE/KE = 10-12 g Kohlenhydrate = ca. 40 kcal Glukose)** ist in der Regel **morgens** der Bedarf **am höchsten, mittags** am **niedrigsten** und **abends höher als mittags.**

Nicht nur zur Kohlenhydratverstoffwechslung wird Insulin benötigt, auch für **reine Eiweißmahlzeiten bzw. Mahlzeiten mit sehr hohem Eiweißanteil hat sich gezeigt, dass eine Berücksichtigung des Eiweißanteils durch** eine geringe Menge an Insulin ein günstiger Effekt auf das Blutzuckerprofil nachweisbar ist (☞ Tab. 5.3).

Mittlerer prandialer Insulinbedarf	
Morgens	ca. 1,0-3,0 IE/BE
Mittags	ca. 0,5-1,5 IE/BE
Abends	ca. 1,0-2,0 IE/BE
Ausschließlich eiweiß-haltige Mahlzeiten	ca. 0,3 IE/50 kcal (210 kJ) Eiweiß

Tab. 5.3: Unterschiedlicher prandialer Insulinbedarf zu verschiedenen Tageszeiten.

Entsprechend der Absorptionskinetik von kurzwirkendem Insulin ist je nach Höhe des Blutzuckers ein **Spritz-Ess-Abstand von 0-30 Minuten** vor der Mahlzeit einzuhalten, um eine optimale Harmonisierung des postprandialen Blutzuckeranstiegs und der ansteigenden Insulinkonzentration aus dem subkutanen Depot zu gewährleisten (☞ Tab. 5.4).

Spritz-Ess-Abstand	
Normal-insulin	15-30 min • In Abhängigkeit von dem gemessenen Blutzuckerausgangswert, ggf. auch länger bei präprandial deutlich erhöhten Blutglukose-konzentrationen
Kurz-wirkende Insulin-analoga	0 (-15) min • Länger nur, wenn die präprandiale Blutglukosekonzentration deutlich erhöht ist. • Ein "negativer" Spritz-Ess-Abstand sollte eingehalten werden bei niedrigen, präprandialen Blutglukosewerten, spätestens bei <80 mg/dl, d.h. die Injektion soll erst während oder nach der Mahlzeit erfolgen, um die Wahrscheinlichkeit postprandialer Hypoglykämien zu minimieren

Tab. 5.4: Spritz-Ess-Abstand.

Bei gleicher Insulindosis muss der Spritz-Ess-Abstand bei niedrigen präprandialen Blutzuckerkonzentrationen kürzer, hier kann es erforderlich sein, erst nach der Mahlzeit zu injizieren, bei höheren präprandialen Blutzuckerkonzentrationen länger ausfallen und/oder durch Dosiserhöhung ("Korrekturinsulin") kompensiert werden.

Grundsätzlich gilt auch für schnell- und kurzwirkende Insulinanaloga das Prinzip, den präprandialen Blutzuckerwert durch Modifikation zu beeinflussen. Wegen der schnelleren und dann höheren Verfügbarkeit der Analoga besteht bei normalen Ausgangswerten nicht die Notwendigkeit nach der Injektion mit dem Beginn der Mahlzeit zu warten. Das Problem Spritz-Ess-Abstand ist deutlich entschärft. Die generelle Aussage, ein Spritz-Ess-Abstand bei kurz-wirkenden Analoga sei nicht erforderlich, ist jedoch irreführend und falsch.

Blutzuckerschwankungen beim Diabetiker entstehen nicht nur durch die Ingestion von Kohlenhydraten, sie können durch Einflüsse des Berufs- und Alltagslebens, Stress, körperliche Aktivität, Krankheit, Medikamente, Lücken in der zeitlichen Insulinverfügbarkeit des Basalinsulins, fehlerhafte Insulininjektionen sowie durch überschießende Insulinwirkung begründet sein. Das führt dazu, dass Normalinsulin bzw. kurz-wirkende Insulinanaloga nicht nur als prandiale Insuline zu den Mahlzeiten eingesetzt werden, sie können auch als **Korrekturinsuline** bei erhöhten Blutzuckerwerten vor und zwischen den Mahlzeiten erforderlich sein. Im Mittel kann davon ausgegangen werden, dass bei ausgeglichener Stoffwechsellage **eine Einheit Normalinsulin** den **Blutzucker um ca. 40 mg/dl (20-80 mg/dl) senkt (sog. "Korrekturfaktor")**. Dieser Korrekturfaktor wird bestimmt durch die individuelle Insulinempfindlichkeit. Bei stark erhöhten Werten und z.B. ketotischer Stoffwechsellage ist dieser Wert sehr viel geringer, d.h. 1 IE wird den Blutzucker nur um 0-20 mg/dl senken [☞ Leitlinien!]. In dieser Ausnahme-Situation kann die i.m. Injektion hilfreich sein, da auf Grund der dichteren Kapillarisierung des Muskelgewebes die Insulinwirkung schneller und stärker einsetzt.

Bei sehr kurzdauernden Blutglukosespitzen kann eine voreilige Korrektur mit Insulin die Blutglukoselabilität verstärken. Daher sollte die Schulung immer auch die Wirkdauer des Insulins beinhalten und klar gemacht werden, dass eine zu frühe Korrektur postprandial erhöhter Blutglukosekonzentrationen aufgrund der dann vorliegenden "Insulinüberlappung" häufig zu Hypoglykämien führen kann. Bei Normalinsulin kann erst nach 4 und bei kurz-wirkenden Analoginsulinen nach 3 Stunden unproblematisch korrigiert werden. Empfohlen wird in der Regel, 4 bzw. 3 Stunden Insulinwirkdauer abzuwarten, bevor eine Korrektur erfolgt. Wird dennoch in dieser Zeitspanne korrigiert, muss die Korrekturdosis sehr vorsichtig gewählt werden (z.B. nur 50 % der sonst üblichen Dosis).

> Nachts ist die Insulinsensitivität erhöht, weshalb Normalinsulininjektionen zur Korrektur in den Abendstunden und während der Nacht besonders zurückhaltend gehandhabt werden sollen, der Zielblutzucker, auf den der Diabetiker korrigieren soll wird häufig höher gewählt, als am Tag (z.B. 150 mg/dl statt 120 mg/dl).

Nicht nur bei hohen Blutzuckerkonzentrationen muss der Patient adäquat reagieren, auch bei niedrigen bzw. erniedrigten Blutzuckerkonzentrationen ist ein sofortiges Handeln durch den Patienten erforderlich. Die kontrollierte Aufnahme von Kohlenhydraten ist in der Situation der sinkenden Blutzuckerkonzentration bzw. in der Hypoglykämie erforderlich.

Bei ausgeglichener Stoffwechsellage **hebt eine Broteinheit (BE) beim Typ-1-Diabetiker** den Blutzuckerspiegel im Mittel um ca. **40 mg/dl** (20-60 mg/dl) an (☞ Tab. 5.5). Bei niedrigen Blutzuckerwerten, wenn der Blutzuckerspiegel noch im Sinken ist oder der Abfall gerade gestoppt wurde, resultiert aus einer BE nur ein geringerer Blutzuckeranstieg, während bei höheren bzw. bei bereits ansteigenden Blutzuckerwerten ein deutlich höherer Anstieg (60-80 mg/dl) erfolgen kann.

Korrekturfaktoren	
Eine IE Normal/ Analoginsulin senkt den Blutzucker um	ca. 20-80 (40) mg/dl [1,1-3,2 (2,2) mmol/l]
Eine BE hebt den Blutzucker um	ca. 20-60 (40) mg/dl [1,1-3,3 (2,2) mmol/l]

Tab. 5.5: Korrekturfaktoren zur Beeinflussung der Blutzuckerkonzentration ("40er-Regel") [☞ Leitlinien!].

Die kontrollierte Aufnahme von Kohlenhydraten ist in der Situation der Hypoglykämie deshalb so schwierig, weil trotz wieder normalisierter Blutzuckerspiegel noch zerebraler "Hypoglykämie bedingter Hunger" bestehen kann. Dies ist auch der Grund für die manchmal überschießende Kohlenhydrataufnahme durch die Patienten nach einer Hypoglykämie. So können neben einer stattfindenden Gegenregulation (endogener Glukose-Substratfluss aus der Leber, ausgelöst durch Ausschüttung kontrainsulinärer Hormone) auch die manchmal zu viel aufgenommenen Kohlehydrate für stark erhöhte Blutglukosewerte nach einer Hypoglykämie verantwortlich sein.

Mit einer kontinuierlichen Glukosemessung lässt sich anhand der Steilheit des Glukoseanstiegs nach der Hypoglykämie zwischen einer durch endogenen Substratfluss bedingten oder durch exogene Kohlehydrataufnahme bedingten Blutglukoseanstieg differenzieren.

Die präprandialen Blutzuckerkonzentrationen werden vor allem durch die vorangegangene Basalinsulininjektion und je nach angewendetem Injektionsschema auch durch Normalinsulin, bzw. kurz-wirkendes Analogon determiniert. Wirkungsüberlagerungen beider Insuline können zu Hypoglykämien zwischen den Mahlzeiten führen. Dies ist insbesondere **bei der Korrektur** erhöhter BZ-Werte relevant. Hier muss grundsätzlich die letzte Injektion kurz-wirkenden Insulins mitberücksichtigt werden. Für Normalinsulin gilt mindestens die 4-h-Regel, für kurz-wirkende Analoginsuline mindestens die 3-h-Regel. Diese besagen, dass erst nach der jeweiligen Zeitspanne eine Korrektur in üblicher Insulindosis erfolgen sollte, da ansonsten durch Insulinüberlappung ein erhöhtes Hypoglyämierisiko induziert werden kann. Der angestrebte präprandiale Blutzuckerbereich sollte idealerweise zwischen 80 und 120 mg/dl liegen. Demgegenüber sollte der Zielwert, also der Wert auf den das Korrekturinsulin berechnet wird, nicht zu niedrig gewählt werden, z.B. tagsüber bei 120 mg/dl, um ausreichend Sicherheitsabstand zur Hypoglykämiegrenze aufzuweisen.

Die **präprandiale Normalinsulin- bzw. kurzwirkende Insulinanaloga-Substitution** sollte so bemessen sein, dass die Blutzuckerspiegel 60 Minuten nach dem Essen unter 180 mg/dl und 120 Minuten nach der Mahlzeit unter 140 mg/dl liegen (☞ Tab. 5.6).

Blutglukosezielwerte		
Präprandial		80-120 mg/dl (4,4-6,7 mmol/l)
Postprandial	60 min	<180 mg/dl (<10 mmol/l)
	120 min	<140 mg/dl (<7,8 mmol/l)
Vor dem Zubettgehen		110-130 mg/dl (6,1-7,2 mmol/l)

Tab. 5.6: Blutglukosezielwerte.

Die **Funktion des Basalinsulins** leitet sich aus der kontinuierlichen "basalen" Insulinsekretion des Stoffwechselgesunden über den Tag und während der Nacht ab, um Stoffwechselwege, Enzyme und das Zusammenspiel der stoffwechselaktiven Hormone so zu bahnen, sodass sich eine ausgeglichene Intermediärstoffwechsellage ausbildet (☞ Tab. 5.7).

Durchschnittlicher basaler Insulinbedarf
• 0,2-0,5 IE/kg KG
• 0,3-1,2 IE/h

Tab. 5.7: Bedarf an Basalinsulin [☞ **Leitlinien!**].

Die **notwendige Basalinsulinmenge – besonders nachts** – wird darüber hinaus von der Resistenz- bzw. Sensitivitätslage der Glukose sensiblen Organe (besonders Muskulatur und Leber) bestimmt. Diese werden durch die Stoffwechseleinstellung selbst, d.h., der Höhe der mittleren Blutglukosekonzentration (**Glukosetoxizität**), das **Körpergewicht**, die **körperliche Aktivität** sowie zusätzliche Faktoren, wie z.B. beim Typ-2-Diabetiker, erhöhte **Serum-Triglyzeridkonzentrationen**, oder dem Vorliegen einer Fettleber beeinflusst.

Aufgrund der charakteristischen Wirkkinetik der NPH-Insuline, die ein Wirkmaximum nach ca. 4-6 Stunden aufweisen, gelingt es nicht immer, mit einer zweimaligen NPH-Insulininjektion den Basisstoffwechsel entsprechend optimal einzustellen. Es ist dann erforderlich, **NPH-Insulin drei-, in seltenen Fällen bis zu viermal in niedrigerer Einzeldosierung zu injizieren**. Die niedrigere Einzeldosis hat den Vorteil, dass die Absorptionsschwankungen und Wirkmaxima geringer sind und sich daraus eine stabilere Stoffwechselbasis ergibt. Dieses Vorgehen wird heutzutage jedoch kaum mehr praktiziert, da durch die lang-wirkenden Insulinanaloga eine sicherere (weniger Hypoglykämien), z.T. effektivere (besserer HbA$_{1c}$) und vor allem für den Diabetiker praktikablere Therapieoption zur Verfügung steht (93).

Besonders die **frühen Morgenstunden** können für die Basalinsulinwirkung und -verfügbarkeit problematisch sein, da in diesem Zeitrahmen aufgrund der zirkardianen Hormonrhythmik Wachstumshormonwirkung sowie Cortisol-, aber auch die Katecholaminkonzentration erhöht sind. Dies erhöht die Insulinresistenzlage (*Dawn*-Phänomen, **Morgendämmerungs-Phänomen**) und kann dazu führen, dass NPH-Insulin nicht mehr kräftig genug bis in die frühen Morgenstunden zwischen 4.00 und 7.00 Uhr wirkt.

Um die daraus resultierenden, erhöhten Blutzuckernüchternwerte zu vermindern, wird **NPH-Insulin abends** als *Bedtime*-Insulin (gegen 22.00) **injiziert.** Bei dann immer noch nicht ausreichend langer Wirkung kann der Versuch der Dosiserhöhung unternommen werden. Allerdings ist der Patient dann durch nächtliche Hypoglykämien überwiegend im Zeitraum zwischen 2.00 und 4.00 gefährdet, bzw. sollte die Dosis nur solange gesteigert werden, wie der BZ-Wert gegen 03.00 Uhr über 100 mg/dl (5,6 mmol/l) liegt.

Eine echte Alternative zu NPH-Insulin als Basalinsulin, auch für das Problem *Dawn*-Phänomen, stellen die neuen Insulinanaloga Insulin Glargin (Lantus®) und Insulin Detemir (Levemir®) dar. Aufgrund der flacheren Wirkkurve über eine Gesamtdauer von 24 (Insulin Glargin) bzw. 16-20 Stunden (Insulin Detemir) ist bei Injektion um 22.00 Uhr eine gute Beeinflussung der morgendlichen Stoffwechsellage und der Nüchternblutglukose im Vergleich zu NPH-Insulin signifikant geringerer Hypoglykämiegefahr gegeben.

Anders als Insulin Glargin mit der ca. 24 stündigen Wirkdauer weist das Insulinanalogon Detemir eine ca. 16-20 stündige Wirkdauer auf. Es muss deshalb beim Typ-1-Diabetiker in der Regel 2-mal injiziert werden.

Ähnlich der erhöhten Resistenzlage in den frühen Morgenstunden (Dawn-Phänomen) findet sich am **späten Nachmittag/frühen Abend** eine **Phase erhöhter physiologischer Insulinresistenz.** Diese wird als *Dusk*-Phänomen (**Abenddämmerungs-Phänomen**) bezeichnet.

> Die Effektivität der basalen Insulindosierung und die Häufigkeit der Basalinsulininjektionen über den Tag lässt sich mit fraktionierten Fastentesten bzw. Mahlzeiten-Auslassversuchen überprüfen. Solche Tests sollten nur bei ausgeglichener Stoffwechsellage, d.h., normalen Nüchtern- bzw. präprandialen Blutzuckerwerten durchgeführt werden [☞ Leitlinien!].

Beim **Frühstückauslassversuch** wird morgens nur die entsprechende Basalinsulinmenge für den Tag injiziert. Das Frühstück wird ebenso wie das präprandiale Insulin weggelassen. Stündlich, bis zum Mittagessen, werden die Blutzuckerwerte überprüft. Idealerweise sollten die Blutzuckerkonzen-trationen auf Grund des stimmigen Basalinsulins konstant bleiben.

Beim **Mittagessenauslassversuch** werden die Mittagsmahlzeit und die präprandiale Injektion weggelassen. Morgens wird die übliche kurz-wirkende Insulindosis und Basalinsulininjektion vor dem Frühstück injiziert. Mittags, falls bereits praktiziert, die zweite Basalinjektion verabreicht. Anschließend wird in einstündigen Abständen der Blutzucker bis zum Abendessen kontrolliert.

Je nach Blutzuckerverlauf wird die Dosis des Basalinsulins morgens, bzw. mittags angepasst, bzw. mittags eine weitere Basalinjektion eingeführt, um die Zeit bis zum Abendessen abzudecken.

> Bei Betrachtung der Gesamtinsulin-Tagesdosis hat sich als wichtige Richtschnur ausgeglichener Einstellung ein Normalinsulin-/Basalinsulinverhältnis von etwa 50:50 % bewährt [☞ Leitlinien!].

Bei idealer Einstellung, d.h. idealer Insulin-Blutzucker-Relation mittels intensivierter Insulintherapie, ist der Typ-1-Diabetiker geringeren Restriktionen bzgl. Diät und Mahlzeitenfolge ausgesetzt und kann eine diabetesunabhängigere Gestaltung seines Tagesablaufs vornehmen.

Betont werden muss jedoch nochmals ausdrücklich die Notwendigkeit der Blutzuckerselbstkontrolle, auf welcher die Berechnung der Insulindosierung basiert. Je freier der Lebensstil sein soll, umso häufigere Blutzuckerselbstkontrollen und Anpassungen der Insulindosis sind erforderlich!

> Ohne entsprechende Blutzuckerselbstmessung ist eine intensivierte Insulintherapie nicht möglich!

Leider sieht die Realität der Typ-1-Diabetikerbetreuung nicht selten anders aus. Die o.a. Behandlungsziele und Stoffwechseleinstellungen erweisen sich bei vielen Patienten als unrealistisch, da viele Ärzte und Patienten mit dem differenzierten Umgang von Insulin nicht ausreichend vertraut sind. Die Behandlung durch einen Diabetologen ist bei Patienten mit Typ-1-Diabetes dringend zu empfehlen.

5.5.3.3. Grundschemata der intensivierten Insulintherapie

Abb. 5.6 zeigt die unterschiedlichen Kombinationen von Normalinsulin bzw. kurz-wirkenden Insulinanaloga und Basalinsulin und lang-wirkender Insulinanaloga im Rahmen der intensivierten Insulintherapie.

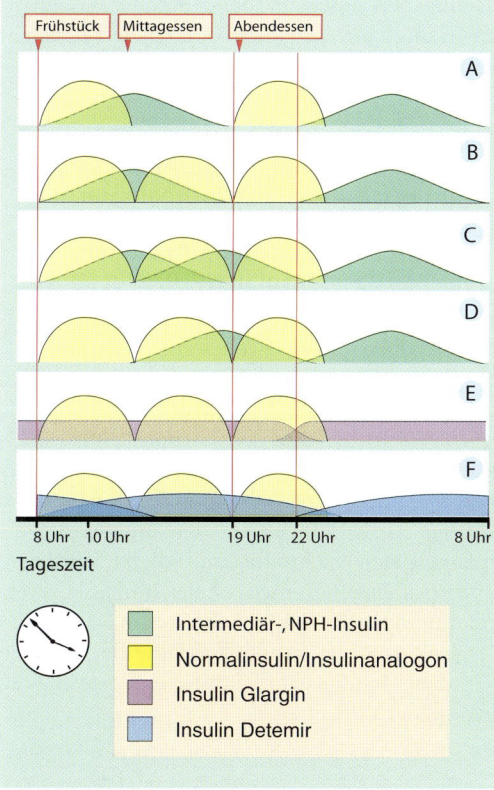

Abb. 5.6: Grundschemata der Insulinsubstitution bei intensivierter Insulintherapie. Weitere Einzelheiten ☞ nachfolgende Erläuterungen.

▪ A)
Morgens: Normal- und Basal-Insulin (NPH), abends: Normal-Insulin/Analogon, nachts: Basal-Insulin (NPH), (N+B/-/N/B)

Bei diesem Insulinregime werden morgens Normal- (alternativ jeweils ein kurz-wirkendes Analoginsulin) und Basalinsulin vor dem Frühstück injiziert, vor dem Abendessen Normalinsulin und zur Nacht wiederum Basalinsulin. In der Regel gelingt es damit, den Blutzuckeranstieg nach dem Frühstück ausreichend abzudecken. Das "kleine" Mittagessen wird auf der morgens verabreichten NPH-Insulinmenge "gegessen". Durch die Aufteilung der Abendspritze in die Injektion von Normalinsulin vor dem Abendessen und von Basalinsulin vor dem Zubettgehen werden im Vergleich zur zweimaligen Injektion eines Mischinsulins eine "physiologische" Kohlenhydratverstoffwechselung des Abendessens und die bessere Insulinisierung während Nacht erreicht.

Das Erreichen niedriger Nüchternblutglukosekonzentrationen kann aufgrund der Kinetik des NPH-Insulins schwierig sein, da bereits bei auch nur geringer Überdosierung des NPH-Insulins vor der Nacht Hypoglykämien häufig zwischen 2 Uhr und 4 Uhr morgens auftreten können. Alternativ ist das Umsetzen von NPH-Insulin auf ein langwirkendes Insulinanalogon mit weniger Hypoglykämien verbunden.

Ein **sensibler Zeitraum** dieses Regimes ist der **späte Vormittag**, da es zu Wirküberschneidungen des abklingenden Normal- und des ansteigenden NPH-Insulins mit der Folge einer Hypoglykämie kommen kann. In der Regel erfordert die morgendliche Normalinsulingabe auch die Einnahme eines zweiten Frühstücks, d.h. einer Zwischenmahlzeit. Bei Hypoglykämieneigung bzw. sollte nicht regelmäßig eine Zwischenmahlzeit gegessen werden, ist die Umstellung auf ein kurz-wirkendes

Insulinanalogon zu empfehlen. Die Wahl eines kurz-wirkenden Analoginsulins ist insbesondere auch bei der Tendenz zu erhöhten postprandialen Werten empfehlenswert.

Oft gelingt es nur auf Kosten einer hohen morgendlichen Basalinsulingabe, das Mittagessen und die Nachmittagsmahlzeit abzudecken. Dann ist es besser mittags zusätzlich präprandial ein kurz-wirkendes Insulin zu injizieren.

■ B)
Morgens: Normal-/Analogon und Basal-Insulin (NPH),
mittags: Normal-Insulin/Analogon,
abends: Normal-Insulin/Analogon,
nachts: Basal-Insulin (NPH), (N+B/N/N/B)

Dieses Regime ist eine Erweiterung des vorangegangenen Insulinregimes, wobei die zusätzliche Normalinsulingabe vor dem Mittagessen hinzukommt. Dadurch werden alle Hauptmahlzeiten mit Normalinsulin abgedeckt. Bei Patienten, die körperlich schwer arbeiten und sowohl kohlenhydratreiche als auch kalorienreiche Mahlzeiten zu sich nehmen, ergibt sich in der Regel die Notwendigkeit dieser zusätzlichen Normalinsulingabe, da das Mittagessen aufgrund der erforderlichen Menge nicht allein mit dem morgendlichen Basalinsulin (NPH-Insulin) abgedeckt werden kann.

Diese Insulinverteilung eignet sich auch besonders für erstmanifestierte Typ-1-Diabetiker, welche mit diesem Regime den Zusammenhang zwischen Nahrungsaufnahme und Normal-Insulinbedarf, aber auch die Notwendigkeit der basalen Insulinsubstitution gut nachvollziehen können.

■ C)
Morgens: Normal-Insulin/Analogon und Basal-Insulin (NPH),
mittags: Normal-Insulin/Analogon und Basal-Insulin (NPH),
abends: Normal-Insulin/Analogon,
nachts: Basal-Insulin (NPH), (N+B/N+B/N/B)

Diese Insulinfolge unterscheidet sich von der vorangegangenen durch die mittägliche zusätzliche Gabe von Basalinsulin, die eine eventuell entstehende Insulinlücke am späten Nachmittag, bzw. vor dem Abendessen verhindern soll. Wichtig ist es dabei, die Basalinsulindosierungen möglichst niedrig zu halten, um Überlappungen mit den Normalinsulininjektionen und dadurch Hypoglykämien zu vermeiden. Auch die Normalinsu-

lindosierungen müssen aus diesem Grunde vorsichtig gehandhabt werden. Wenn das **Abendessen relativ spät am Tag eingenommen wird** und das mittägliche Basalinsulin nicht ausreichend lang in den Abend wirkt, kann die mittägliche **Basalinsulingabe in den Nachmittag verschoben werden**.

> Das Regime erfordert vom Patienten eine umfangreiche Schulung, die ihn befähigt, die Wirkungen der jeweiligen Insulininjektionen hinsichtlich Dauer und maximaler Wirkung voneinander differenzieren zu können, damit es nicht zu unvorhergesehener Addition von Insulinwirkungen und daraus resultierenden Hypoglykämien kommt.

Es eignet sich vor allem für **Patienten mit sehr unregelmäßigem Tagesablauf,** sowohl, was die Möglichkeit der Mahlzeitenaufnahme, Verschiebung und das Weglassen von Mahlzeiten, aber auch von Insulingaben anbelangt. Bei stimmiger Basalinsulinwirkung kann der Patient differenziert zu jedem Zeitpunkt auf die jeweiligen Erfordernisse reagieren.

■ D)
Morgens: Normal-Insulin/Analogon,
mittags: Normal-Insulin/Analogon und Basal-Insulin (NPH),
abends : Normal-Insulin/Analogon,
nachts: Basal-Insulin (NPH), (N/N+B/N/B)

Für Patienten, die vormittäglich häufig Hypoglykämien haben und ein zweites Frühstück aus Zeitgründen nicht eingenommen wird, bietet es sich an, die morgendliche Basalinjektion auf den Mittag zu verschieben und den Vormittag nur mit einem Normalinsulin bzw. Analoginsulin abzudecken. Die mittägliche Gabe eines Basalinsulins hat günstige Auswirkungen auf den Blutglukoseverlauf am späten Nachmittag und Abend. Wird kein Frühstück eingenommen, ist der Blutglukoseverlauf unter Insulin Glargin oder Insulin Detemir im Vergleich zu NPH-Insulin aufgrund der längeren Wirkdauer häufig signifikant besser spätestens ab dem späten Vormittag.

■ **E)**
Morgens: Normal-Insulin/Analogon,
mittags: Normal-Insulin/Analogon,
abends: Normal-Insulin/Analogon,
nachts: Glargin (N/N/N/G)

Anstelle von NPH-Insulin als nächtlichem Basal-insulin wird bei dieser Kombination das lang-wirkende Insulinanalogon Glargin angewendet. Es weist eine über 24 Stunden wirksame Basalinsulin-substitution auf. Dadurch ist, mit wenigen Aus-nahmen, die Einmalinjektion möglich. Auf dieser Basis können Mahlzeiten verschoben oder ausge-lassen werden. Die Anzahl der Hypoglykämien im Tagesverlauf, besonders aber während der Nacht ist reduziert. Mittlerweile wird die Variante mit In-sulin Glargin am häufigsten angewandt. Mit Insu-lin Glargin wären anstatt der Gabe vor dem zu Bett gehen aufgrund des Wirkprofils über ca. 24 Stun-den auch andere alternative Injektionszeitpunkte, z.B. einmalig morgens wählbar.

■ **F)**
morgens: Normal/Analogon, Detemir
mittags: Normal/Analogon,
abends: Normal/Analogon,
nachts: Detemir (N+D/N/N/D)

Bei diesem Regime wird das lang-wirkende Insuli-nanalogon Detemir, welches beim Typ-1-Diabe-tiker 2-mal injiziert werden muss, mit Normalin-sulin oder einem kurz-wirkenden Insulinanalogon kombiniert. Insulin Detemir kann morgens bzw. mittags oder abends bzw. vor dem zu Bett gehen injiziert werden. Sehr selten ist es notwendig Insu-lin Detemir morgens/mittags/spät zu spritzen.

Fazit für die Praxis:

Das gewählte Insulinregime muss zu dem Pa-tienten und seinem Tagesablauf passen. Er muss es verstehen und damit arbeiten können. Eine Therapie mit Insulinanaloga anstatt mit Hu-maninsulin sollte grundsätzlich begründet wer-den (z.B. Hypoglykämien durch Überlappun-gen mit Basalinsulin).

5.5.4. Die Anwendung von schnell-wirkenden Insulinanaloga

Auf die unterschiedlichen pharmakokinetischen Eigenschaften der **Insulinanaloga** Insulin Lispro, Insulin Aspart und Insulin Glulisin wurde bereits

eingegangen (☞ Kap. 5.3.4.) Die klinischen Vor-teile lassen sich wie folgt zusammenfassen:

- Modifikation des Spritz-Ess-Abstandes
- Wegfallen von Zwischenmahlzeiten
- Tendenziell geringere Hypoglykämierate, be-sonders Vormittags, aber auch nachts
- leichtere, unkompliziertere Handhabung im privaten und beruflichen Alltag

[☞ Leitlinien!]

Ein **Nachteil** der kürzeren Wirkdauer ist, dass **bei Zwischenmahlzeiten, so denn welche eingenom-men werden, in der Regel eine zusätzliche Insulin-injektion** erforderlich werden kann, wenn die Zwi-schenmahlzeit – zeitlich gesehen – zu weit nach der vorangegangenen Hauptmahlzeit liegt, oder einen hohen Kohlenhydrat- und Kaloriengehalt auf-weist.

Vorteilhaft für die kurz-wirkenden Analoginsuline ist die **frühere Möglichkeit der Nachkorrektur aufgrund der kürzeren Wirkdauer** (☞ Tab. 5.2).

Die Anwendung der kurz-wirkenden Insulinana-loga kann analog bei der intensivierten Insulinthe-rapie beschriebenen Normalinsulinanwendungen erfolgen. Bei allen Therapieschemata ist aber sehr sorgfältig auf eine stimmige Basalinsulinsubstitu-tion zu achten. Für den Patienten sind die kurz-wirkenden Insulinanaloga besser kalkulierbar und aufgrund des fehlenden oder verkürzten Spritz-Ess-Abstandes besser in den privaten und berufli-chen Alltag zu integrieren.

Bei ausgeglichenen präprandialen Blutzucker-konzentrationen entfällt der Spritz-Ess-Ab-stand, bei erhöhten präprandialen Blutzucker-werten sollte je nach Ausgangswert 15-30 Minu-ten mit der Mahlzeit gewartet werden. Bezüg-lich des Spritz-Ess-Abstandes ist festzustellen, dass bei niedrigen präprandialen Ausgangswer-ten kurz-wirkende Insulinanaloga während oder nach der Mahlzeit injiziert werden müssen, da es sonst – aufgrund ihres schnellen Wirkein-satzes – zu Hypoglykämien während oder un-mittelbar nach dem Essen kommen kann.

Die Injektion nach der Mahlzeit oder aufgeteilt in 2 Fraktionen kann bei sehr fettreichen Lebensmit-teln wegen des langsameren Blutglukoseanstiegs erforderlich sein. Das gleiche gilt für Patienten mit Gastroparese, die Indikation für kurz-wirkende

Analoga ist bei dieser Patientengruppe mit Zurückhaltung zu stellen.

Zu bedenken ist weiterhin, dass kurz-wirkende Insulinanaloga im Vergleich zu Normalinsulin weniger zur basalen Insulinbereitstellung beitragen. Bei Umstellung von Normalinsulin auf kurz-wirkende Insulinanaloga ist es daher notwendig, die Anzahl der Basalinsulininjektionen zu kontrollieren und bei Patienten, die nur 2 × NPH-Insulin injizieren, falls erforderlich, zu erhöhen. Nicht selten sind dann **drei Basalinsulingaben** von NPH-Insulin (morgens, mittags/nachmittags, zur Nacht) erforderlich. Anders ist dies bei der Kombination mit Insulin Glargin, hier ist in der Regel weiterhin nur eine Injektion erforderlich. Bei Verwendung von Insulin Detemir sind 2 Injektionen erforderlich.

> Die Vorzüge der Therapie und die Verbesserung der Stoffwechseleinstellung durch kurz-wirkenden Insulinanaloga hängen ganz entscheidend auch von Art und Qualität der Basalinsulinsubstitution ab.

Unterschiede im Vergleich zu Normalinsulin bei der hormonellen Gegenregulation oder bei der Hypoglykämiewahrnehmung sind bis jetzt nicht bekannt geworden (94).

Bei **Umstellung von Normalinsulin auf kurz-wirkende Insulinanaloga** sollte, obwohl die Wirkstärke beider Insuline bei gleicher Dosis gleich ist, während der ersten Tage die **Dosierung der kurz-wirkenden Insulinanaloga um ca. 10 % reduziert** werden. Dies erfolgt primär zur Minimierung der Hypoglykämiewahrscheinlichkeit. Durch engmaschige Blutzuckermessungen, vor allem auch postprandial, sollte der Patient die unterschiedliche Wirkcharakteristik des neuen Insulins in Bezug auf Spritz-Ess-Abstand, Wirkmaximum und Wirkdauer sowie Korrektureigenschaften erlernen.

5.5.5. Die Anwendung der lang-wirkenden Insulinanaloga Glargin und Detemir

Die Einführung von Insulin Glargin hat für viele Patienten eine Erleichterung der Insulintherapie erbracht. Besonders Patienten mit **nächtlichen Hypoglykämien** und *Dawn*-Phänomen, aber auch mit **Hypoglykämien am Tag** profitieren durch den Wegfall eines ausgeprägten Wirkmaximums davon. Vorteilhaft ist weiterhin das Erfordernis, nur

einmal am Tag zu injizieren, sowie die im Vergleich zu NPH-Insulin **geringere Absorptionsvarianz, die mit genauerem, prospektivem Abschätzen der Wirkung einhergeht**.

Bei der Umstellung von (2 ×) NPH-Insulin auf Insulin Glargin sollte zunächst die Gesamt-Basalinsulinmenge für Insulin Glargin um ca. 10-20 % reduziert werden. In der Regel gleicht sich bei nicht überinsulinisierten Patienten die Dosis von Insulin Glargin an die vorherige NPH-Gesamtinsulinmenge an. Die Dosis von Insulin Glargin richtet sich nach der Höhe des Nüchternblutglukosespiegels sowie nach dem Glukoseverlauf von vor dem zu Bett gehen bis zum Morgen.

Verschiedene Studien, sowohl für Typ-1- wie auch für Typ-2-Diabetes, ergeben keine Unterschiede in Bezug auf den Zeitpunkt der Injektion von Insulin Glargin morgens, mittags oder als *Bedtime*-Insulin auf die Stoffwechseleinstellung. Bei morgendlicher Injektion vor dem Frühstück fanden sich in der präprandialen Gabe mit Insulin Lispro sogar signifikant weniger nächtliche Hypoglykämien. Etwas **schwieriger** ist die Insulindosisanpassung bei **sportlichen Aktivitäten** mit dem Analogon **Glargin** zu handhaben, mit dem Insulin Detemir aufgrund der 2-maligen Gabe ist es häufig einfacher als mit Insulin Glargin und oft besser als mit NPH-Insulin zu handhaben. Kurzfristige körperliche Aktivitäten werden über das in zeitlicher Beziehung stehende kurz-wirkende Insulin(-analoga) und Diät ("Sport-BE") geregelt werden, länger dauernde sportliche Aktivitäten, wie z.B. Ski- oder Wanderurlaube erfordern dann evtl. zusätzlich die Reduktion der zu injizierenden Menge von Insulin Detemir und Glargin.

Manchmal (bei ca. 10 % der Patienten) kann es erforderlich sein, Insulin Glargin 2 × am Tag injizieren zu müssen, da die Wirkung nicht über 24 Stunden anhält (91). Dies gilt insbesondere für Patienten, die nur geringe Dosen von Insulin Glargin benötigen.

Insulin Detemir wird bei Typ-1-Diabetikern in der Regel 2 × am Tag injiziert. Die Studienlage zeigt auch hier niedrigere Nüchternblutzuckerspiegel und eine geringere Hypoglykämiehäufigkeit.

Für Patienten mit Typ-1-Diabetes weisen die kurz und lang-wirkenden Insulinanaloga im Vergleich zu den klassischen Normal- und Basalinsulinen einen höheren Preis auf. Für Patienten mit Typ-2-

Diabetes existieren mittlerweile aufgrund der nicht vorteilhaften Bewertung durch das IQWIG-Institut Rabatt- und Mehrwertverträge zu den verschiedenen Analoga. Langzeitstudien zum Outcome (z.B. Prävention mikroangiopathischer Komplikationen) liegen noch nicht vor. Es stellt sich jedoch die Frage, ob solche Unterschiede überhaupt erwartet werden können. Der klinische Alltag zeigt, dass eine Reihe von Patienten die Umstellung auf Analoga wünschen, weil für sie dadurch das Problem Insulinbehandlung und Insulinanwendung erleichtert wird und sie dadurch eine wesentliche Verbesserung ihrer subjektiven Lebensqualität erzielen.

> **Fazit für die Praxis:**
>
> Die Umstellung eines Typ-1-Diabetikers auf Insulinanaloga kann mit einer Verringerung der Hypoglykämierate, Erleichterungen im Alltag und geringerer "Diabetes-Bürde" einhergehen. Nicht selten kommt es auch zur einer Verbesserung des HbA$_{1c}$-Wertes. Sinnvoll ist in der Regel noch immer eine Begründung für die Anwendung von Insulinanaloga.

5.5.6. Insulinpumpentherapie

Bei einer Reihe von Patienten gelingt es trotz mehrfacher Insulinapplikation im Rahmen der intensivierten Insulintherapie nicht, stabile Stoffwechselverhältnisse herzustellen. In diesen Fällen kann die kontinuierliche, subkutane Insulininfusion (CSII) mittels Insulinpumpenbehandlung eine Verbesserung herbeiführen.

Zwei aktuelle Metaanalysen bestätigen den klinischen Vorteil gegenüber der ICT. Der HbA$_{1c}$ verbessert sich im Durchschnitt um etwas mehr als 0,5 %, die Rate an schweren Hypoglykämien ist unter der CSII auf ein Viertel reduziert (95, 96). Ein **Vorteil** der Insulinpumpentherapie liegt in der Möglichkeit die **Basalrate, wenn gewünscht,** halbstündlich **bis mehrstündig unterschiedlich zu programmieren,** so dass sich ein individuelles **Basalratenprofil** ergibt, welches mit konventionellen Basalinjektionen (NPH, bzw. lang-wirkende Insulinanaloga) nicht möglich ist. Auf der Basis dieser basalen Insulinversorgung, die die Aufgabe besitzt, das Blutzuckerniveau stabil zu halten, sind dann die präprandialen Insulinmengen bzw. Korrekturinsulingaben abrufbar. Dies erleichtert es den Pumpenträgern, Mahlzeiten zu verschieben oder auszulassen.

Im Allgemeinen liegt der Focus der Therapie bei Pumpen noch immer bei der Basalrate. Der Bolus wird, besser gesagt die verschiedenen Möglichkeiten unterschiedlicher Bolusoptionen (☞ Abb. 5.7), werden bis heute noch nicht ausreichend beachtet bzw. genutzt. Wer Bolusoptionen als weiteren Vorteil gegenüber der ICT gewinnbringend in den Alltag integrieren will, benötigt spezielles Wissen im Bereich Ernährung.

Schulungsinhalte sind hier neben der Menge der Kohlehydrate auch der Kohlehydrattyp definiert über den Glykämischen Index. Weitere Faktoren sind insbesondere das Fett und bis heute noch immer unterschätzt, der Eiweißgehalt der Mahlzeit. Glukoplastische Aminosäuren sorgen insbesondere bei Patienten mit großen Eiweißmahlzeiten oder mit der Hauptmahlzeit am Abend häufig für schwer vorhersagbare BZ-Verläufe über die Nacht, oftmals mit erhöhten BZ-Werten nüchtern. Häufig wird dann gerätselt, ob der erhöhte Nüchternwert bedingt ist durch eine nächtliche inapparente Hypoglykämie gefolgt von einer Gegenregulation (Somogyi-Effekt) oder ob es sich ein *Dawn*-Phänomen handelt oder eben um einen Nahrungseffekt mit einer verzögerten Resorption von Kohlehydraten bzw. um den Blutglukose steigernden Effekt glukoplastischer Aminosäuren. Neuere Ansätze definieren hier sog. Fett/Eiweißeinheiten, die ebenfalls mit Insulin abgedeckt werden. Erst die Verfügbarkeit von verschiedenen Bolusoptionen hat hier klinisch einen deutlichen Vorteil gegenüber der ICT gebracht.

Je nach Mahlzeitenzusammensetzung stehen verschiedene Bolusoptionen zur Verfügung. Jede Bolusoption hat ihre Berechtigung abhängig von der gewählten Mahlzeitenzusammensetzung. Der "**Normal- oder Standardbolus**" ist üblich für Mahlzeiten und Snacks mit schnell resorbierbaren Kohlehydraten (bei geringem Fett- oder Eiweißanteil), der "**verzögerter Bolus**" für Mahlzeiten mit wenig bis gar keinen Kohlehydraten und hohem Eiweißanteil, bei Gastroparese oder bei präprandial erniedrigten BZ-Werten. Der sog. "**Kombinations- oder Dualer Bolus**", wurde klassischerweise in der Vergangenheit primär bei fetthaltigen Mahlzeiten eingesetzt wurde. Diese Bolusoption ermöglicht jedoch zudem eine effiziente Abdeckung von

Fett und Eiweiß haltigen Mahlzeiten insbesondere am Abend (seltener auch zum Mittagessen). Ein typischer dualer Bolus für eine fettreiche Mahlzeit am Abend teilt sich in einem Verhältnis von 70 % Normalbolus und 30 % verzögertem Bolus über 2-3 Stunden, muss im Verlauf dann individuell angepasst werden. Je höher der Eiweißanteil an der Mahlzeit liegt, desto höher und länger, d.h. in Einzelfällen bis zu 8 Stunden, wird der verzögerte Anteil des "dualen Bolus" programmiert. Bei hohem Eiweißanteil sollte individuell geprüft werden, ob eine zusätzliche Menge an Insulin berechnet werden muss.

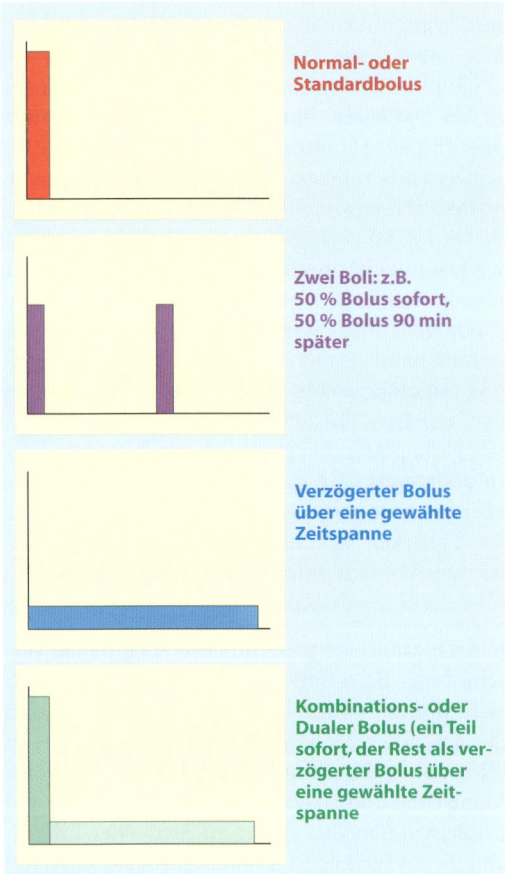

Normal- oder Standardbolus

Zwei Boli: z.B. 50 % Bolus sofort, 50 % Bolus 90 min später

Verzögerter Bolus über eine gewählte Zeitspanne

Kombinations- oder Dualer Bolus (ein Teil sofort, der Rest als verzögerter Bolus über eine gewählte Zeitspanne

Abb. 5.7: Bolusoptionen im Rahmen einer Insulinpumpentherapie.

Die Indikation zur **Insulinpumpentherapie** kann eine Alternative für **Patienten mit** stark schwankender Stoffwechsellage bzw. **häufigen Hypoglykämien, nicht erreichen des Ziel-HbA$_{1c}$** und für

schwangere Patientinnen sein. Auch unregelmäßige Essenszeiten und **Schichtarbeit** sind häufig Anlass, auf Insulinpumpentherapie umzustellen [☞ Leitlinien!]. (97)

> Dem Patienten muss vor Umstellung auf eine Insulinpumpentherapie klargemacht werden, dass sich an der Anzahl der erforderlichen Blutzuckerselbstkontrollen im Vergleich zur konventionellen intensivierten Insulintherapie nichts ändert, dass diese sogar eher häufiger erforderlich sein können. Weiterhin entfällt auch nicht die jeweilige präprandiale Dosisberechnung durch den Patienten. Die Pumpe "handelt" nur im Auftrag!

Erwachsene Patienten, die auf eine Insulinpumpe eingestellt werden wollen, sollten idealerweise vorher mindestens 3-6 Monate eine **intensiviert konventionell Insulintherapie mit Dosisanpassung** durchgeführt haben. Erst, wenn sich diese Therapieform als unbefriedigend erwiesen hat, sollte die Pumpenbehandlung in Erwägung gezogen werden. Im pädiatrischen Bereich ist die Pumpentherapie mehr und mehr auch die Therapie bei Neumanifestation. Die Pumpentherapie wird bei Kindern unter 6 Jahren bereits bei über 50 % der Kinder angewandt, in der Altersklasse über 6 Jahre ist der Anteil bei ca. 30 %, im Erwachsenenalter liegt der Anteil an Pumpenpatienten bei ca. 15-20 %.

Weiterhin sollte eine spezielle **Schulung der technischen Pumpenfunktionen** und möglicher **Komplikationen** stattfinden. Hierzu gibt es mittlerweile auch ein spezifisches Schulungs-Curriculum, das alle relevanten Teilbereiche der Insulinpumpentherapie abhandelt (Subito®).

Insulin Lispro, Insulin Aspart und Insulin Glulisin bieten gegenüber Normalinsulin **Vorteile als Pumpeninsuline.** Dabei kommt, wie bei der konventionellen Injektion, die kürzere und schneller einsetzende Wirkung vorteilhaft zum Tragen. Als Nachteil hat sich gezeigt, dass es bei einem Pumpendefekt schneller zur Entwicklung von Hyperglykämie und Azidose kommt. Analysen haben ergeben, dass insbesondere bei der Ketoazidosevermeidung bzw. Behandlung die Pumpen/Ketoazidoseschulung sowie die Erfahrung des Diabetesteams eine entscheidende Rolle spielt. Neuere Daten zeigen, dass bei kompetenter Betreuung/Schulung die Rate an Ketoazidosen bei Pumpenpatienten nicht höher ist, als unter einer intensivierten Therapie (98).

Insulinpumpenträger müssen **psychische Stabilität** aufweisen sowie ein hohes Maß an **Verantwortungsbewusstsein**, besonders auch in Hinblick auf die notwendigen Selbstkontrollen, besitzen.

> Insulinpumpen sollten nur von Diabeteszentren bzw. Schwerpunktpraxen ausgehändigt werden, die eine 24-Stunden-Ansprechbarkeit für den Patienten gewährleisten können sowie umfangreiche Erfahrung in der Schulung und Betreuung von Insulinpumpenträgern aufweisen [☞ Leitlinien!].

Implantierbare Pumpen müssen weiterhin als experimentelle Therapieform angesehen werden, intensivere Forschung in diesem Bereich wird dann wieder zunehmen, wenn verlässlichere implantierbare Glukosesensoren zur Verfügung stehen werden (99).

> **Fazit für die Praxis:**
> Die Insulinpumpenbehandlung ist dann eine gute Alternative, wenn der Patient unter intensivierter Therapie keine optimale Einstellung erzielen kann.

5.5.7. Sensor-unterstützte Therapie (SUT)/Sensor-unterstützte Insulinpumpentherapie (SUP)

Die Verbindung der Pumpentherapie mit einer kontinuierlichen Sensormessung, d.h. kontinuierlichen Glukosemonitoring (CGM) eröffnet für Arzt, Diabetesberater und insbesondere auch für den Patienten eine neue Dimension des Diabetesmanagements (100).

Zunächst muss kurz auf die verschiedenen Optionen bei der Sensormessung eingegangen werden. Zum einen kann die Sensortechnik als **"diagnostische Maßnahme"** angewendet werden. Dies bedeutet, dass der Patient einen "verblindeten" Sensor trägt, der keine Glukosewerte anzeigt. Dieser wird i.d.R. nach 6-7 Tagen ausgelesen und die dokumentierten Daten zur Therapieoptimierung genutzt. Hauptindikationen sind die Suche nach inapparenten, d.h. vom Patienten nicht wahrgenommenen Hypoglykämien oder unklare Blutzuckerverläufe, z.B. in der Nacht.

Die zweite Option ist die Verwendung des Sensors als **"therapeutische Maßnahme"**, also mit aktuell ablesbaren Glukosewerten, die dem Patienten zur Verfügung stehen und die man aktiv bei Therapieentscheidungen mit ins Kalkül ziehen kann. Tab. 5.8 zeigt die aktuell auf dem Markt befindlichen Sensorsysteme, die mit der Anzeige der Glukosewerte zur Therapieentscheidung mit genutzt werden können.

	Guardian® REAL-Time	Paradigm® VEO	DexCom STSTM®	FreeStyle® Navigator
Stärke der Sensorelektrode	27 Gauge (=0,4 mm)	27 Gauge (=0,4 mm)	~31 Gauge (~0,23 mm)	22 Gauge (=0,7 mm)
Länge der Sensorelektrode	8,75 mm	8,75 mm	13 mm	6 mm
Einstechwinkel	90 Grad	90 Grad	45 Grad	90 Grad
Lebensdauer	6 Tage	6 Tage	7 Tage	5 Tage
Zeit von Sensoranlage bis Messbeginn	2 Stunden	2 Stunden	2 Stunden	1 Stunde
Kalibrierung	2, 8, dann alle 12 h	2, 8, dann alle 12 h	1, 1,5, alle 12 h	1, 2, 10, 24, 72 h
Aktuelle Werte	alle 5 Minuten	alle 5 Minuten	alle 5 Minuten	jede Minute
Displayanzeigen	3, 6, 12, 24 h	3, 6, 12, 24 h	1, 3, 9 h	2, 4, 6, 12, 24 h
Daten-Download	möglich	möglich	möglich	möglich

Tab. 5.8: Eigenschaften der auf dem Markt verfügbaren CGM-Systeme, die aufgrund der Anzeige der aktuellen Glukosewerte als therapeutisches Hilfsmittel eingesetzt werden können (100).

Diese zusätzliche, neue Dimension, die sog. "Glukosedynamik" erweist sich in der Praxis als überaus relevanter Zusatzparameter, der in der praktischen Konsequenz einen erheblichen, insbesondere stabilisierenden Einfluss auf das Glukoseprofil mit sich bringt.

Ob kurzfristig, d.h. einige Tage, zur Optimierung einer bereits bestehenden oder zur Ersteinstellung auf eine Pumpentherapie eingesetzt oder für einen überwiegend dauerhaften Einsatz liegen für die kontinuierliche Glukosemessung mittlerweile umfassende Studien-Daten vor (101-103), die den Benefit für den überwiegenden Teil der Patienten hinsichtlich einer Optimierung der Glykämie (verbesserter HbA$_{1c}$, reduzierte Hypoglykämierate, geringere Glukosevariabilität bei längerer Verweildauer im Glukosezielbereich) belegen. Diese erweiterte Therapieoption wird sich zunehmend als Goldstandard in der Therapie des Typ-1-Diabetes etablieren, wenngleich ein Hauptproblem bei der Verbreitung noch immer die nur in Ausnahmefällen durch die Krankenkassen akzeptierte Kostenübernahme darstellt.

Die Einstellung auf die Sensorunterstützte Pumpentherapie hat als Basis die allgemeinen Prinzipien einer Einstellung auf eine Pumpentherapie, mit den Schwerpunkten Basalrate und Bolus. Hieran gekoppelt werden ein Grundlagenkapitel zum kontinuierlichen Glukosemonitoring (CGM) sowie ein Kapitel zur praktischen Handhabung von CGM im Alltag. Ein solches strukturiertes Vorgehen ist von großer Bedeutung. Das notwendige Verständnis der Patienten, die ja bisher mit der Dimension Glukosedynamik noch nie reell in Kontakt waren, ist Grundlage des zukünftigen Handels. Die Schulung praktischer Handlungsoptionen im Alltag verbessert zudem das Outcome. Für dieses Konzept wurde ein neues Schulungsprogramm konzipiert (ConClusio®) Dieses Schulungskonzept zum innovativen Umgang mit verschiedenen technischen Optionen bei der Pumpentherapie bedeutet für viele Patienten das "High-End-Produkt" des aktuellen therapeutisch machbaren. Hier werden neben relevantem Basiswissen und Spezialwissen zur Pumpentherapie, welches häufig die Grundlage für das Verständnis des Einsatzes der Sensormessung schafft, insbesondere die möglichen therapeutischen Optionen, die sich neu aus den Daten der Sensormessung ergeben geschult. Zusätzlich sind bisher häufig in der Schulung vernachlässigte Teilbereiche, wie das Basalraten- und Bolusmanagement ein wichtiger Schwerpunkt.

Erwähnenswert ist eine seit 2009 verfügbare neue Therapieoption, bei der die Insulinpumpentherapie (Insulinpumpe Medtronic Paradigm VEO®) mit einem Sensor gekoppelt wird und dabei ein programmierter Hypoglykämiealarm, auf den der Patient nicht reagiert, zur Abschaltung der Insulinpumpe für 2 Stunden führt. Dies ist ein erster Schritt hin zu einem *Closed-Loop*-System.

5.5.8. Konventionelle Insulintherapie (CT) – Grundschemata

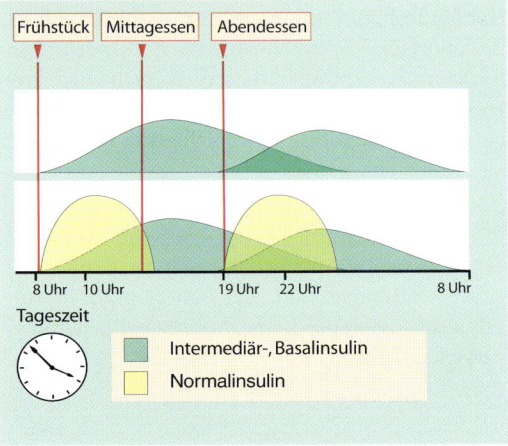

Abb. 5.8: Grundschema der Insulinsubstitution bei konventioneller Insulintherapie.

Diese Therapieform besteht aus einer üblicherweise **zweimaligen Insulininjektion** pro Tag. Sie kommt für Patienten in Frage, die die bei der intensivierten Insulintherapie erforderliche Dosisberechnung und -anpassung sowie häufigere Insulininjektionen nicht durchführen können oder wollen. Dazu zählen ggf. auch ältere Typ-1-Diabetiker, deren therapeutischer Blutglukosezielbereich höher liegt.

Bei der zweimaligen Insulingabe gibt die Absorptionskinetik der Insulinart, in der Regel ein Mischinsulin oder NPH-Insulin, die tageszeitliche Verteilung der erforderlichen Mahlzeiten und die entsprechenden Kohlenhydratmengen vor. Der Tagesablauf ist somit starr und weitgehend von der Absorptionskinetik und dem Wirkprofil des Insulins bestimmt.

■ Zweimalige Insulingabe eines Misch- bzw. Intermediärinsulins

Die zweimalige Insulingabe findet morgens vor dem Frühstück und abends vor dem Abendessen statt.

In der Regel wird morgens wegen der hormonell bedingten Insulinresistenz der höhere Anteil der Gesamtinsulintagesdosis benötigt. Das **Verhältnis der Insulinmenge morgens zu abends** beträgt bei stoffwechselstabilen Patienten etwa **2/3 zu 1/3.**

Entsprechend den Ernährungsgewohnheiten und der Insulinresistenzlage können die **Mischungsverhältnisse** zwischen Normal- und Basalinsulin, z.B. mittels unterschiedlicher Mischinsuline, angepasst werden.

Bei zu hohem Normalinsulinanteil in der Morgenspritze besteht die Gefahr von **vormittäglichen Hypoglykämien**, besonders dann, wenn der Patient zusätzlich körperlich aktiv ist. Dem zweiten Frühstück kommt dann eine besondere Bedeutung zu.

Die **kurzfristigen Steuerungsmöglichkeiten** auf unterschiedliche Blutzuckertageswerte im Rahmen der konventionellen Insulintherapie sind gering. Sie setzen Blutzuckerselbstkontrollen voraus und bestehen in der **Veränderung des Spritz-Ess-Abstandes** oder dem individuellen **freien Mischen von Normal- und Basalinsulinanteil in der Morgen- bzw. Abendspritze sowie der Variation der Kohlenhydratmenge**.

Wie bereits ausgeführt, setzt dies jedoch

- Blutzuckerselbstkontrollen
- die manuelle Fähigkeit
  - Normal- und Basalinsulin individuell zu mischen oder
  - mit zwei verschiedenen Pens bzw. Spritzen zu injizieren sowie
- eine intensive Schulung der Patienten

voraus.

Ist der Patient in der Lage, Blutzuckerselbstkontrollen durchzuführen, so kann er zusätzlich zur **Korrektur erhöhter Werte** geringe Mengen Normalinsulin nach einem **vorgegebenen Schema** zwischen oder zu den Mahlzeiten injizieren.

> Solche Schemata, bei welchen definierten Blutzuckerbereichen bestimmte Insulinmengen zugeordnet werden, sind nicht ungefährlich, da die zusätzlich zu injizierende Insulinmenge nicht nur als Korrekturinsulin, sondern auch im prospektiven Tagesablauf gesehen werden muss.

Bei **hochbetagten und pflegebedürftigen Patienten mit Typ-1-Diabetes in Alten- und Pflegeheimen**, bei **Patienten die von Drittpersonen betreut werden** und bei **Patienten mit kognitiven und intellektuellen Einschränkungen** durch Alter, Krankheit oder Behinderung wird man **höhere Blutzuckermittelwerte im Tagesverlauf** in Kauf nehmen müssen, um durch eine zu straffe Stoffwechseleinstellung gefährlichen Hypoglykämien bei diesem Patientenkollektiv zu vermeiden. Bei diesem geriatrischen Patienten liegt der HbA_{1c}-Zielbereich bei <8 %, d.h. die BZ Werte sollten größtenteils unter 180 mg/dl (<10 mmol/l) liegen.

Zu erwähnen ist ein weiteres, einfaches Therapieregime, die Insulinstrategie BOT plus, bei der zu einem üblicherweise lang-wirkenden Insulinanalogon einmalig ein kurz-wirkendes Insulinanalogon kombiniert wird. Diese Strategie wird zukünftig weiter zunehmen, gehäuft auf Kosten einer klassischen Mischinsulintherapie.

5.6. Welcher Patient eignet sich für welche Therapieform?

Grundsätzlich gilt, dass für jeden Patienten und jede Therapieform Schulungen und Selbstkontrolle vor allem jedoch das Einbinden in den Behandlungsplan Voraussetzung für ein Umsetzen und Gelingen jeglicher Therapieform Voraussetzung sind (2) [☞ Leitlinien!].

Bei der **intensivierten Insulintherapie** mit Dosisanpassung muss der Patient in der Lage sein, die aktuelle Insulindosis für die anstehende Mahlzeit im Verhältnis zu dem Kohlenhydratanteil und der Kalorienmenge zu berechnen und für den weiterer Tagesablauf Wirkdauer und Wirkmaxima der angewandten Insuline harmonisch in Einklang zu bringen. Er sollte auch ein Gespür dafür entwickeln, mit unvorhergesehenen Situationen, die eine Änderung der Insulindosis verlangen, wie z.B. beruflichen und privaten Belastungen oder körperlicher Aktivität, oder Krankheit umgehen zu können.

Patienten, die Schwierigkeiten mit der Dosisberechnung haben und/oder die Zusammenhänge zwischen Insulinwirkung und Kohlenhydratmengen nicht verstehen oder nicht *compliant* sind, sollten zur Verminderung der Selbstgefährdung mit einfacheren Insulinsubstitutionsverfahren therapiert werden, z.B. unter Zuhilfenahme von Dosisanpassungsschemata. Auf die Problematik solcher Schemata wurde hingewiesen. Bei dieser Patientengruppe wird man auch einen HbA$_{1c}$-Wert zwischen 7,5 und 8 % akzeptieren, um das Hypoglykämierisiko zu vermindern.

Auf die von der deutschen Diabetesgesellschaft geforderten metabolischen Zielkriterien für Typ-1-Diabetiker wurde bereits eingegangen. Die Begründungen für diese Zielkriterien ergeben sich aus der DCCT-Studie. Allgemein gilt, dass die Einstellung umso "besser" sein sollte, je jünger der Patient ist.

Die **Insulintherapie des diabetischen Kindes** gestaltet sich aufgrund schwieriger Tagesplanung, hoher Alltagsspontanität, der schwierigeren psychologischen Situation und der erforderlichen Einbeziehung der Eltern oder zumindest eines Elternteils komplizierter. Das Etablieren einer intensivierten Insulintherapie ist schwieriger, auch, weil sich permanent das Problem "Selbstverletzung" durch Blutzuckerselbstkontrolle und die Insulininjektion stellt.

Unabhängig von der Therapieform ist es wichtig, dass jeder Patient an ein Diabetesteam angebunden ist mit dem Ziel der kontinuierlichen professionellen Betreuung und optimalen Langzeiteinstellung.

5.7. Ursachen erhöhter Blutzucker- und HbA$_{1c}$-Werte

Die **Hauptursachen** einer unbefriedigenden **Stoffwechsellage** sind:

- unzureichende Schulung/**lückenhaftes Wissen**
- zu **seltene Blutzuckerselbstkontrollen**
- **Fehler bei der Insulininjektion** (z.B. Injektion in lipatrophische oder lipohypertrophische Bezirke kommt relativ häufig vor. Deshalb: Immer Spritzstellen und Injektionstechnik kontrollieren!)

- **Unfähigkeit**, die **Dosisanpassung** bzw. **Algorithmen anzuwenden**
- **falsches bzw. nicht verstandenes Insulinregime**
- **unzureichende Kenntnisse** und -**umsetzung hinsichtlich der Ernährungsempfehlungen**
- **fehlende Motivation**
- **fehlende Akzeptanz** der Erkrankung
- zusätzliche Erkrankungen und andere **Stressfaktoren** (z.B. Infektionen, Familie, Partnerschaft, Beruf)
- unzureichende ärztliche- und Team-Betreuung
- kulturelle und sprachliche Barrieren bei Migranten

Bei schlechter Stoffwechseleinstellung ist es wichtig, sich einen Überblick über den gesamten Tagesablauf durch Blutzucker-Tagesprofile zu verschaffen. Dies geschieht durch prä- und postprandiale Blutzuckermessungen sowie ein bis zwei nächtliche Blutzuckerkontrollen. Zusätzlich sollte nach "**systematischen Fehlern**" der Insulingabe und -wirkung, wie z.B. dem Auftreten von Hypo- oder Hyperglykämien, immer zum gleichen Tageszeitpunkt, gesucht werden.

Dauerhaft zu hohe Blutzuckerkonzentrationen (Glukosetoxizität) führen zu Insulinresistenz. Bei jüngeren Patienten kann sich eine **mentale Abwehrhaltung** gegenüber der Erkrankung ("Warum gerade ich?", "Null Bock" auf Diabetes) hinzuaddieren. Jugendliche Patienten belastet das "Anderssein" gegenüber gleichaltrigen Freunden und die sich daraus ergebenden Restriktionen besonders im Alltag. Insulininjektionen werden "nach Gefühl" ohne Blutzuckerkontrolle durchgeführt. In dieser Lebensphase ist eine besonders engmaschige intensive und einfühlsame Betreuung erforderlich.

> Als Faustregel kann gelten: Je instabiler sich die Stoffwechsellage darstellt,
> - umso häufiger müssen kurz-wirkendes Insulin/kurz-wirkende Analoga injiziert werden!
> - umso mehr muss auf ein ausgewogenes Verhältnis von basaler und prandialer Insulingabe geachtet werden!
> - umso häufiger muss der Blutzucker kontrolliert werden

5.7.1. Blutzuckerschwankungen im Tagesverlauf

5.7.1.1. Zu hohe Nüchternblutzuckerkonzentrationen

Das Niveau der Nüchternblutglukosekonzentration resultiert aus der Dosis und dem Wirkprofil des abendlichen, bzw. nächtlichen Basalinsulins, der Menge und Zusammensetzung (Kohlehydrat-Fett- und Eiweißgehalt) des Abendessens und der individuellen Ausprägung des *Dawn*-Phänomens.

Zu hohe Blutzuckerwerte sind in der Regel durch **nicht mehr ausreichende Insulinkonzentration und -wirkung** in den Morgenstunden bedingt. Eine Dosiserhöhung vor dem Abendessen bzw. vor der Nacht als Ausgleich ist, bei Verwendung von NPH-Insulin, wegen der Gefahr nächtlicher Hypoglykämien nur begrenzt möglich. Von einem sog. **NPH-Versagen** spricht man, wenn die Differenz zwischen den Blutzuckerwerten um 2.00 Uhr nachts und vor dem Frühstück größer als 50 mg/dl (2,8 mmol/l) ist. Die Umstellung von NPH-Insulin auf Insulin Glargin (Lantus®) oder Insulin Detemir (Levemir®) kann eine Verbesserung bringen. Wichtig ist es, die Dosis des jeweilig neuen Insulins im Vergleich zur NPH-Dosis zunächst um 10-15 % zu reduzieren und dann den Bedarf, in Abhängigkeit vom Nüchternwert langsam anzupassen, und nächtliche Hypoglykämien zu vermeiden. Dies erfordert eine nächtliche Blutzuckerselbstkontrolle zwischen 2.00 Uhr und 4.00 Uhr morgens.

In selteneren Fällen kann bei **zu hoher abendlicher/nächtlicher Basalinsulinmenge eine nicht erkannte Hypoglykämie vorliegen** (gehäuft in der Zeit zwischen 2.00 und 4.00 Uhr) und dann den reaktiv erhöhten hyperglykämischen Wert morgens im Rahmen der hormonellen Gegenregulation bedingen. Die richtige Therapieänderung ist in diesem Fall die Reduktion der Basalinsulindosis vor der Nacht. Komplexe und unklare nächtliche Blutzuckerverläufe sind prädestiniert, eine kontinuierliche Glukosemessung anzustreben, mittlerweile eine Standarddiagnostik in vielen Diabeteszentren bzw. einigen Diabetologischen Schwerpunktpraxen.

Die Einführung von **Insulin Glargin** (Lantus®) hat eine neue Alternative bei NPH-Versagen ergeben. Die vorliegende Studienlage zeigt, dass unter Insulin Glargin im Vergleich zur NPH-Therapie bei gleichen, bzw. niedrigeren Nüchternblutglukosekonzentrationen weniger nächtliche Hypoglykämien induziert werden. Dies gilt auch für Insulin Detemir (Levemir®).

Differenzialdiagnostisch muss als Ursache erhöhter Nüchternblutzuckerwerte auch an die Möglichkeit einer **Magenentleerungsstörung** im Rahmen einer Gastroparese bei autonomer Neuropathie gedacht werden. Die zum Abendessen aufgenommenen Kohlenhydrate werden in diesem Fall über die gesamte Nacht mit Verzögerung freigesetzt, bzw. resorbiert, wodurch ein erhöhter Nüchternwert resultiert. In dieser Situation kann die vorübergehende Gabe eines **Prokinetikums** (Domperidon, Metoclopramid, Erythromycin) hilfreich sein. Diätetisch würde man leicht verdauliche, eher fettarme Speisen zum Abendessen empfehlen, im Fall einer Gastroparese ist Normalinsulin wegen der langsameren Anflutung häufig einem kurz-wirkenden Analoginsulin überlegen.

Diese unterschiedlichen Ursachen unterstreichen die Bedeutung der zumindest gelegentlich notwendigen nächtlichen Blutzuckerselbstkontrolle.

5.7.1.2. Zu niedrige Nüchternblutzuckerkonzentrationen

Zu niedrige Blutzuckerwerte morgens nüchtern sind in der Regel Ausdruck einer **zu hohen Basalinsulindosierung vor der Nacht**. Weiterhin können eine **vergessene Spätmahlzeit, Alkoholgenuss** oder **verstärkte körperliche Aktivität am Vortag** zu niedrigen Blutzuckerwerten am nächsten Morgen führen. Nach sportlichen Aktivitäten sollte deshalb auch an die Verminderung der Basalinsulindosis vor der Nacht gedacht werden. Erfahrung mit der kontinuierlichen Glukosemessung zeigen, dass Nüchternglukosewerte unter 90 mg/dl häufig mit einer erhöhten Rate an nächtlich Hypoglykämien korrelieren, die je nach Schlafphase/Tiefe in bis zu 4 von 5 Fällen von den Patienten "verschlafen" werden. Patienten mit sehr instabilen Blutzuckertagesprofilen, die immer wieder niedrige Nüchternblutzuckerwerte aufweisen, sollten hinsichtlich dem rezidivierenden Auftreten von nächtlichen Hypoglykämien überprüft werden.

5.7.2. Zu hohe Blutzuckerwerte nach dem Frühstück

Die **pp-Werte nach dem Frühstück** werden vom Nüchternblutglukoseausgangswert, der präprandialen Dosis des kurz-wirkenden Insulins, der Insulinfreisetzungskinetik, sowie Art und Menge des aufgenommenen Frühstücks und der Magenentleerungsgeschwindigkeit bestimmt.

Bei zu hohen postprandialen Blutzuckerwerten kann, falls an der Zusammensetzung des Frühstücks nichts geändert werden soll, der präprandiale Spritz-Ess-Abstand verlängert und/oder eine Erhöhung des BE-Faktors (Einheiten pro BE) vorgenommen werden. Von Vorteil ist die Verwendung eines kurz-wirkenden **Insulin-Analogons**.

Bei **schwangeren Patientinnen** ist die Vermeidung von erhöhten pp-Blutglukosewerten besonders wichtig, da sie zu einer vermehrten Insulinausschüttung des Feten führen. Hier hat sich die **Aufteilung der Normalinsulininjektion vor der jeweiligen Mahlzeit** in eine erste Injektion, die etwa 50 % der Normalinsulindosis ausmachen sollte, ca. 60-90 Minuten vor dem Frühstück, und in eine zweite Normalinsulininjektion mit der restlichen Menge ca. 30 Minuten, bzw. unmittelbar vor dem Frühstück, bewährt. Die vorgezogenen Injektionszeiten sowie die Mengenverteilung, wie auch die Kohlenhydratverteilung zwischen erstem und zweitem Frühstück (falls eingenommen), müssen individuell angepasst werden. Alternativ ist die Verwendung von Insulin Aspart (NovoRapid®) als Insulinanalogon zugelassen, was die Kontrolle postprandialer Blutglukosewerte im Vergleich zu Normalinsulin deutlich erleichtert.

5.7.3. Hypoglykämien am Vormittag

Besondere Hypoglykämieneigung besteht am **späten Vormittag bei morgendlicher Injektion von Normal- und NPH-Basalinsulin**, die durch die **Überlappung der noch vorhandenen Menge des Normalinsulins** und die **ansteigenden Konzentration und Wirkung des Basalinsulins** bedingt wird. Kritisch kann das besonders bei unvorhergesehener körperlicher Aktivität oder Weglassen des zweiten Frühstücks sein. In der Regel berücksichtigt die morgendliche NormalInsulindosis sowohl das erste als auch das zweite Frühstück. Wenn die zusätzliche Kohlenhydrataufnahme nicht gewünscht wird, ist die Normalinsulingabe morgens

zu vermindern oder von Normalinsulin auf ein **schnell-wirkendes Insulinanalogon** umzustellen.

Eine weitere Möglichkeit wäre, **die morgendliche Basalinsulingabe vor die Mittagsmahlzeit zu verschieben (N/N+B/N/B)**. Diese Variante hat den Vorteil, dass am Vormittag nur noch der ausklingende Anteil des nächtlichen Basalinsulins und das morgendliche Normalinsulin/kurz-wirkende Analoginsulin wirksam werden. Das vor dem Mittagessen injizierte Basalinsulin wirkt länger in den späten Nachmittag/Abend, daraus resultieren zusätzlich bessere Abendwerte. Ein ähnliches Vorgehen wäre bei der Verwendung von Insulin Detemir zu empfehlen.

Außerdem ist hier die Möglichkeit gegeben, das **erste Frühstück gering zu halten**, wie sich dies, auf Grund des modernen Arbeitsstils, immer mehr durchsetzt.

Weiterhin kann in dieser Situation die **Umstellung von NPH-Insulin auf Insulin Glargin** wegen des fehlenden Konzentrationsmaximums von Insulin Glargin eine Verbesserung der klinischen Situation des Patienten im Alltag mit weniger Hypoglykämien herbeiführen. Dies gilt auch in ähnlichem Maß für Insulin Detemir.

5.7.4. Bedeutung der Mittagswerte

Die **Mittagswerte** werden in der Regel von der Höhe des morgendlichen Normal- und Basalinsulins bestimmt. Die Verstoffwechselung der Mittagsmahlzeit geschieht dann, falls verordnet, durch Anpassung der präprandialen Normalinsulin/kurz-wirkende Analoginsulinmenge, wobei zu bedenken ist, dass die Mittagszeit auch in die Hauptwirkzeit des morgendlich applizierten NPH-Insulins fällt.

Patienten unter Insulin Glargin benötigen nach der Umstellung etwas mehr präprandiales Normalinsulin/kurz-wirkendes Analoginsulin am Mittag, da sich bei diesem Insulin anders als bei NPH-Insulin kein Wirk- und Konzentrationsmaximum zu diesem Zeitpunkt ausbildet.

Patienten unter konventioneller Insulintherapie decken das Mittagessen mit der morgendlichen Basalinsulingabe oder einem Mischinsulin ab. Bei dieser Therapieform ist zu beachten, dass Veränderungen der Mischinsulindosis morgens zu Lasten sowohl des Normal- als auch des Basalinsu-

linanteils gehen, was bei der Bemessung des Frühstücks und des Mittagessens bedacht werden muss.

5.7.5. Der abendliche und nächtliche Blutzucker

Problematisch kann der Zeitraum am **Nachmittag**
bzw. am **späten Nachmittag und frühen Abend**
besonders dann sein, wenn das Abendessen relativ
spät stattfindet. Häufig reichen die morgendliche
Basalinsulinmenge und/oder die mittägliche Normalinsulingabe nicht aus, um eine ausreichende
Beeinflussung der Stoffwechsellage bis in den späten Nachmittag und Abend (19.00 bis 22.00) zu erzielen. Ggf. muss dann über die Verschiebung des
NPH-Insulin von morgens auf Mittags oder die
zusätzliche Einführung einer dritten Basalinsulininjektion mit NPH-Insulin vor dem Mittagessen
oder vor der Nachmittagsmahlzeit zu erwägen. In
der Regel ist dafür nur eine geringe Menge (4-8 IE)
erforderlich. Eine elegante, oftmals gebrauchte
Alternative kann auch hierbei die Umstellung auf
Insulin Glargin mit seiner über 24 Stunden Wirkdauer sein.

Nicht bei allen Patienten, die auf Insulin Glargin
umgestellt wurden, ist die Wirkdauer von 24 h gegeben. Bei einzelnen Patienten kann sie geringer
sein (ca. 10-15 %). Es kann somit auch bei diesem
Insulin in seltenen Fällen erforderlich werden, die
Gesamtdosis in eine morgendliche und nächtliche
22.00-Uhr-Gabe aufzuteilen (50:50), besonders,
wenn die Gesamtmenge gering ist

Die **Normalinsulinmenge vor dem Abendessen**
soll nicht nur den Kohlenhydratanteil abdecken,
sondern auch auf den Zeitraum nach dem Abendessen, bis die Wirkung des *Bedtime*(22.00 Uhr)-
Verzögerungsinsulins einsetzt.

Der 22.00-Nachtwert ist als Einstiegswert in die
Nacht für jeden Typ-1-Diabetiker, besonders aber
für Kinder und Jugendliche sowie alleinstehende
Typ-1-Diabetiker von großer Bedeutung. **Für diesen Zeitpunkt sollten Blutzuckerwerte zwischen
100 und 130 mg/dl angestrebt werden**, um nicht
die Gefahr nächtlicher Hypoglykämien zu erhöhen. Bei Blutzuckerwerten unter 100 mg/dl muss
vor der Nacht entweder eine zusätzliche Kohlenhydrataufnahme erfolgen. Eine Dosisänderung
des nächtlichen Basalinsulins mit konsekutiv kürzerer Wirkdauer und Insulindefizit in den frühen
Morgenstunden ist die ungünstigere Variante.

Auch der Algorithmus der Insulingabe vor dem
Abendessen sollte alternativ überdacht werden.

Vorsicht ist bei zu hohen 22.00-Uhr-Werten **mit
der zusätzlichen Korrektur mit Normalinsulin,
bzw. einem Insulinanalogon** geboten. Der Patient
sollte hier sehr vorsichtig in der Dosiswahl sein, da
wegen der gesteigerten nächtlichen Insulinempfindlichkeit leicht Hypoglykämien induziert werden können. Üblicherweise wird für Patienten mit
Typ-1-Diabetes der für die Korrektur verwendete
Zielwert, auf den korrigiert wird, am späten Abend
erhöht (z.B. 150 mg/dl statt 120 mg/dl).

5.7.6. Exogene und endogene Beein-flussung der Insulinwirkung und der Stoffwechseleinstellung

Massage der Injektionsstelle führt zu Beschleuni-
gung der Insulinresorption. Das Gleiche gilt für
Temperaturerhöhungen, z.B. in der Sauna oder
bei direkter Sonnenbestrahlung.

Körperliche Aktivität kann die Insulinfreisetzung
und -wirkung beschleunigen bzw. verstärken und
auch bei fehlender zusätzlicher Kohlenhydrataufnahme zu Unterzuckerungen führen. Kurzfristige
und kurzdauernde körperliche Aktivitäten lassen
sich am besten mit einigen "**Sport-BEs**" ausglei-
chen, bzw. durch **Reduktion der vorangegangenen
kurz-wirkenden Insulindosis** beeinflussen.

Auch nach **Beendigung der körperlichen Aktivität**
ist Vorsicht geboten, die Insulinsensitivität ist
noch erhöht (Muskelauffülleffekt). Je nach Länge
der vorausgegangenen körperlichen Aktivität
kann notwendig sein, die **Abend-,** bzw. auch
Nachtdosis zu reduzieren, um nachfolgende Hypoglykämien zu vermeiden.

Länger dauernde und sich über Tage wiederholen-
de sportliche Aktivitäten, wie z.B. während eines
Skiurlaubs, können die Reduktion der Insulin-
Tagesdosis um 30-70 % sowohl bei dem prandialen, als auch dem Basalinsulin erforderlich machen, da die Insulinempfindlichkeit durch die körperliche Daueraktivität erhöht wird, der Glukose-
verbrauch gesteigert ist und somit der exogene
Insulinbedarf sinkt.

Bei schlecht eingestellter Stoffwechsellage mit erhöhten Blutzuckerwerten (Blutzuckerkonzentrationen über 250 mg/dl) kann körperliche Aktivität,
insbesondere bei Azeton-positivem Urinbefund
(vorher kontrollieren!) aufgrund eines bestehen-

den relativen Insulinmangels allerdings auch zu einer weiteren Erhöhung des Blutzuckers und Erhöhung der Ketonkörperbildung führen, weshalb grundsätzlich von sportlichen Aktivitäten bei Blutzuckerwerten von über 250 mg/dl abgeraten wird. Blutglukoseerhöhungen können auch bei untrainierten Patienten auftreten, da es dann zu inadäquat hoher Stresshormonausschüttung kommt.

Bei Frauen können **zyklusabhängige Hormonschwankungen** die **Insulinwirkung und den Insulinbedarf** beeinflussen. So besteht prämenstruell häufig ein höherer Insulinbedarf als in der ersten Zyklushälfte. Ähnliches gilt für die Veränderungen der Insulindosis während der **Schwangerschaft**, die in der Frühschwangerschaft (1. Trimenon) eher reduziert werden muss und ab dem zweiten Trimenon wieder zu steigen beginnt. Gegen Ende der Schwangerschaft kann der Insulinbedarf erheblich um das 2-3-Fache zunehmen. Post partum sinkt der Insulinbedarf wieder sehr schnell und deutlich innerhalb der ersten 24 Stunden ab. Bei im Tagesverlauf ständig zu hoher Blutzuckerstoffwechsellage kann eine bestehende Insulinresistenz, bzw. verminderte Insulinwirkung oder Insulinmangel am besten durchbrochen werden, wenn ein ausgewogenes Verhältnis zwischen Normal- und Basalinsulin hergestellt wird (**mindestens 50:50 %**, eher mehr kurz-wirkendes Insulin). In der Regel geht dies mit einer **Erhöhung des Normalinsulinanteils** und der **Normalinsulininjektionsfrequenz** einher.

Einzelne **Kortisongaben**, z. B. bei orthopädischen Problemen erfordern kurzfristige Dosissteigerung bei Normalinsulin oder kurz-wirkenden Analogon um 50-100 %. Länger andauernde Kortisongabe, z.B. im Rahmen von Chemotherapie, erfordern richtige Umstellung des Insulinregiems.

Fieberhafte Erkrankungen können eine Erhöhung der Insulindosis um 30-50 %, in seltenen Fällen auch noch höher erforderlich machen, da die Insulinempfindlichkeit deutlich reduziert ist. Schwierig kann die Insulindosierung bei Zuständen von **Diarrhoen und Erbrechen** sein. Sollte die Nahrungsaufnahme nicht möglich sein, muss wenigstens die Basalinsulinsubstitution beibehalten werden. Solche Zustände erfordert eine frühzeitige klinische Überwachung, ggf. mit i.v.-Flüssigkeitssubstitution.

Bei Patienten, die auf konventionelle Insulintherapie mit einer festen Insulinmischung eingestellt sind, ist der nächste erforderliche Schritt die individuelle Mischung von Basal- und Normalinsulin morgens und das Aufteilen der Abendspritze in die Normalinsulininjektion vor dem Abendessen und die Basalinsulininjektion vor der Nacht. Häufig ist eine Anpassung der Gesamtinsulindosis erforderlich. Dies kann sowohl Erhöhung als auch Verminderung bedeuten.

Fazit für die Praxis:

Bei schwankenden Blutzuckerwerten sollte zuerst anhand der durch Blutzuckerselbstkontrolle gemessenen Werte nach systematisch zu hohen oder zu niedrigen Werten gesucht werden. Danach andere Ursachen ausschließen wie Spritzfehler etc.

Umstellung auf Analoga erwägen. Häufigere Selbstkontrollen, vermehrte Korrekturen hoher Werte.

5.8. Hypoglykämie – Hauptnebenwirkung der Insulintherapie

Als **Hypoglykämien sind Blutzuckerkonzentrationen unter 50 mg/dl** definiert. Während der Nicht-Diabetiker nur selten, z.B. während starker körperlicher Anstrengungen, erniedrigte Blutzuckerkonzentrationen entwickelt, kann dies beim insulinbehandelten Diabetiker auch ohne offensichtliche äußere Ursache erfolgen (☞ auch Kap. 7.). Symptome der Hypoglykämie können jedoch auch bereits bei höheren Blutglukosewerten generiert werden.

Als Ausdruck der zerebralen Unterversorgung mit Glukose können eine Vielfalt von psychischen und neurologischen Symptomen auftreten. Die **typischen adrenergen Symptome** beinhalten Zittern, Tachykardie, Schwitzen, Nervosität, Aggressivität und Hunger. Als **neurogene Symptome** lassen sich Koordinationsstörungen, Verlangsamung in Denken, Handeln und Sprechen, Müdigkeit, zerebrale Krämpfe und im Extremfall Bewusstlosigkeit objektivieren (weitere Systematik ☞ Kap. 7.).

5.8.1. Ursachen und Verlauf der Hypoglykämie

Bei Typ-1-Diabetikern unter Insulintherapie ist die **Hypoglykämie immer Ausdruck von aktuell**

zu starker Insulinwirkung an den insulinsensiblen Organen. Die folgende Übersicht fasst die unterschiedlichen Faktoren, die zu einer Hypoglykämie führen können, zusammen:

- Weglassen von Mahlzeiten
- Zu hohe **Insulindosis**, entweder als Einzeldosis oder als Überlappungseffekt zweier miteinander oder in zu kurzem Abstand nacheinander verabreichten Insulininjektionen
- Körperliche Anstrengung bei unveränderter Insulindosierung mit zu geringer oder zu später Kohlenhydrataufnahme (auch Nachwirkung bis zu 24 Stunden bedenken!)
- **Alkoholkonsum** (Hemmung der Glukoneogenese in der Leber)
- **Gastroparese** (verzögerte Magenentleerung) bei "vorzeitiger" Normalinsulin- bzw. Analogonwirkung, dies kann durch fettreiche Mahlzeiten verstärkt werden
- **Gewichtsabnahme** (DD: Malignom) mit der Folge **einer höheren Insulinsensitivität**
- **Medikamente**, welche zur Verstärkung der Insulinwirkung führen

[☞ **Leitlinien!**]

Nicht selten findet man als Ursachen einer Hypoglykämie zwei oder mehrere Faktoren, wie z.B. zu geringe Kohlenhydrataufnahme und gleichzeitige körperliche Aktivität. Auf die Bedeutung der Blutzuckerselbstkontrolle und Anpassung der Insulindosis muss in diesem Zusammenhang erneut hingewiesen werden.

Die Empfindung für niedrige Blutglukosekonzentrationen kann sich im Laufe des Lebens eines Diabetikers ändern. Die **Hypoglykämiewahrnehmung (Fehlen jeglicher Symptome bei Blutglukosewerten <50 mg/dl)** kann bei Langzeitdiabetikern oder Patienten mit häufigen Hypoglykämien eingeschränkt sein oder fehlen.

Dies ist eine besonders gefährliche Situation, da durch Wegfall der Warnsymptome die Kohlenhydrataufnahme als erforderliche Schutzmaßnahme nicht oder zu spät durch den Patienten erfolgt.

Die Symptome der Hypoglykämie sind durch die **Sekretion der Gegenregulationshormone** bestimmt. Wenn die Sekretion der Gegenregulationshormone Glukagon, Adrenalin, Noradrenalin und Cortisol eingeschränkt ist, wie dies bei Typ-1-Diabetikern mit langer Diabetesdauer der Fall

sein kann, führt dies nicht nur zu einem schnelleren Blutzuckerabfall und verlangsamten Blutzuckerwiederanstieg nach Hypoglykämie, sondern auch zu Einschränkung der Symptomentwicklung im Rahmen der Hypoglykämie.

Insbesondere bei Langzeitdiabetikern kann bereits bei Blutzuckerkonzentrationen zwischen 50 und 70 mg/dl die **intellektuelle Leistungsfähigkeit eingeschränkt** sein und adäquates Reagieren, z.B. im Straßenverkehr oder bei bestimmten Arbeitsabläufen, ist dann nicht mehr gewährleistet. Hypoglykämische Symptome sind umso geringer ausgebildet, je geringer die vorangegangene Blutzuckerabnahmegeschwindigkeit ist.

Stark schwankende Blutzuckerstoffwechsellage und **repetitive Hypoglykämien** führen zu verminderter Glukagon- und Adrenalinantwort und vermindern dadurch auch die Erkennung und Wahrnehmung der Hypoglykämiesymptome (*hypoglycaemia unawareness*).

Bei Patienten mit manifester Hypoglykämiewahrnehmungsstörung kann durch strikte Vermeidung von Hypoglykämien versucht werden, die Symptomerkennung wieder zurückzugewinnen.

> **Deshalb sollten die Blutzuckerwerte bei dieser Patientengruppe nicht unter 100-120 mg/dl liegen.**

5.8.2. Therapie der Hypoglykämie

Jede gemessene und gefühlte Hypoglykämie muss durch Kohlenhydrataufnahme behandelt werden. Optimal sind Traubenzucker, süße Säfte und Softdrinks.

Eine **Gefahr** bei der **Hypoglykämieselbstbehandlung** durch den Patienten liegt darin, dass **zu viele Kohlenhydrate** aufgenommen werden. Aus Panik und Angst vor einer Bewusstlosigkeit werden überschießend zu viele BE's gegessen, da es eine gewisse Zeit dauert, bis der wieder normalisierte Blutzuckerspiegel die Hunger- und Angstsymptome zum Verschwinden bringen.

Weiterhin ist es wichtig, dem Patienten zu erklären, dass bei dann erhöhten Blutzuckerwerten nicht gleich wieder mit zusätzlichen Normalinsulingaben wie üblich korrigiert werden darf. Der Organismus benötigt in dieser Situation etwas Zeit, um die Glykogenreserven wieder zu füllen. Nach 30-60 Minuten sollte erst einmal eine erneute Blutzuckerselbstkontrolle stattfinden und entsprechend dem Ergebnis vorsichtig gehandelt werden.

Die Angehörigen sollten mit der Glukagoninjektion geschult werden, um im Notfall dem bewusstlosen Patienten helfen zu können (GlucaGen® Hypokit).

Patienten, die eine **Hypoglykämiewahrnehmungsstörung** aufweisen, müssen in **definierten Abständen** während des Tages (und der Nacht) **Blutzuckerselbstmessungen** vornehmen, um rechtzeitig niedrige Blutzuckerspiegel zu erkennen und behandeln zu können.

> Die Angst vor Hypoglykämien stellt ein großes Problem bei der Diabetikerbetreuung dar. Die Patienten befürchten, in der Situation der Hypoglykämie die Kontrolle über ihren Körper zu verlieren, sozial auffällig zu werden, Organschäden, besonders Gehirnschäden bei Bewusstlosigkeiten zu erleiden und/oder in der Hypoglykämie zu versterben. Deshalb sollte das Thema Hypoglykämie im Gespräch mit dem Arzt und in den Schulungen mit großer Sensibilität angegangen werden, am besten unter Einbeziehung von Angehörigen.

5.9. Zukunftsaspekte der Diabetologie

Pankreas- und Inselzelltransplantation

Die Transplantation des Gesamtpankreasorgans bzw. isolierter Inselzellen ist zum gegenwärtigen Zeitpunkt die einzige Methode, die bei Typ-1-Diabetikern autoimmunologisch zerstörten B-Zellen zu ersetzen. Sie werden bei urämischen Patienten in Kombination mit einer Nierentransplantation durchgeführt und erfordern eine nachfolgend, **lebenslange immunsuppressive Therapie.**

Die Inselzellen werden über das Pfortadersystem in die Leber eingeschwemmt. Insulinfreiheit nach einem Jahr besteht bei weniger als 50 % der so transplantierten Patienten. Diese Rate mag sich bei zukünftiger nebenwirkungsärmeren Immunsuppression erhöhen lassen (105).

Gentechnologischer Ersatz von insulinsezernierenden Zellen

In Zukunft werden sicher Entwicklungen aus der Gentechnologie abgeleitet werden können. Folgende Verfahren bieten sich an:

- **Züchtung von B-Zellen aus Stammzellen:** Die Verwendung von spezifischen Zellen, in welchen über ein genetisches Steuerelement ein Transkriptionsfaktor reguliert wird, der für die Entstehung von Inselzellen erforderlich ist
- **Induktion von B-Zelldifferenzierung** in lebenden Individuen in vivo: Grundsätzlich scheint die Neogenese von Inseln aus duktalen Vorläuferzellen der Leber und des Pankreas möglich zu sein. Dies ist im Tierversuch bei Mäusen bereits gelungen
- **Zelllinien aus Insulinomen**, die eine Blutglukose gesteuerte Insulinsekretion auslösen: Auch hier liegen Tierversuchsergebnisse vor
- **Gentechnische Insulinexpression in Nicht-Inselzellen**, z.B. Zellen des Hypophysenmittellappens oder der Leber: Auch hier liegen Ergebnisse aus Tierversuchen vor
- Ein weiterer, neuerer, wichtiger Ansatz ist die Behandlung neu manifestierter Diabetiker mit sog. CD3-Antikörpern, die den Immunprozess und damit die Krankheitsprogression verzögert. Werden diese Antikörper mit einem weiteren immunmodulatorisch wirksamen kleinen Molekül kombiniert (Fingolimod), so konnte im Tierversuch bereits eine komplette Heilung erzielt werden.

Insgesamt muss aber festgestellt werden, dass sich diese Verfahren noch in einem frühen experimentellen Stadium befinden. Die Entwicklung auf diesem Gebiet wird man jedoch aufmerksam verfolgen müssen.

5.10. Literatur

1. Wajchenberg BL. Beta-cell failure in diabetes and preservation by clinical treatment. Endocr Rev 2007;28(2): 187-218.

2. (http://www.deutsche-diabetes-gesellschaft.de/redaktion/mitteilungen/leitlinien/Entwurf_Leitlinien.php)

3. American Diabetes Association. Standards of Medical Care in Diabetes - 2011. Diabetes Care 2011;(34):S11-61.

4. Hirsch IB. Insulin analogues. N Engl J Med 2005; 352(2):174-83.

5. Rys P, Pankiewicz O, Lach K, Kwaskowski A, Skrze-kowska-Baran I, Malecki MT. Efficacy and safety comparison of rapid-acting insulin aspart and regular human insulin in the treatment of type 1 and type 2 diabetes mellitus: A systematic review. Diabetes Metab 2011 Feb 16. [Epub ahead of print]

6. Brange J. Galenics of Insulin. The physical-chemical and pharmaceutical aspects of insulin and insulin preparations. Springer, Berlin, 1987

7. Heise T, Nosek L, Rønn BB, Endahl L, Heinemann L, Kapitza C, Draeger E. Lower within-subject variability of insulin detemir in comparison to NPH insulin and insulin glargine in people with type 1 diabetes. Diabetes 2004;53(6):1614-20.

8. Siebenhofer A, Plank J, Berghold A, Jeitler K, Horvath K, Narath M, Gfrerer R, Pieber TR. Short acting insulin analogues versus regular human insulin in patients with diabetes mellitus. Cochrane Database Syst Rev 2006; 19(2):CD003287.

9. Bibra H, Siegmund T, Ceriello A, Volozhyna M, Schumm-Draeger PM. Optimized postprandial glucose control is associated with improved cardiac/vascular function - comparison of three insulin regimens in well-controlled type 2 diabetes. Horm Metab Res 2009; 41(2):109-15.

10. Hohberg C, Forst T, Larbig M, Safinowski M, Diessel S, Hehenwarter S, Weber MM, Schöndorf T, Pfützner A. Effect of insulin glulisine on microvascular blood flow and endothelial function in the postprandial state. Diabetes Care 2008;31(5):1021-5.

11. Anderson JH Jr., RL Brunelle, P Keohane et al.: Mealtime treatment with insulin analog improves postprandial hyperglycemia in patients with non-insulin-dependent diabetes mellitus. Multicenter Insulin Lispro Study Group. Arch Intern Med 1997;157:49-55.

12. Anderson JH Jr., RL Brunelle, VA Koivisto, ME Trautmann, I Vignati, R DiMarchi: Improved mealtime treatment of diabetes mellitus using an insulin analogue. Multicenter Insulin Lispro Study Group. Clin Therap 1997; 19:62-72

13. Anderson JH Jr., RL Brunelle. Reduction of postprandial hyperglycemia and frequency of hypoglycemia in IDDM patients on insulin-analog treatment. Multicenter Insulin Lispro Study Group. Diabetes 1997;46: 265-70.

14. Garg SK, JA Carmain, KC Braddy, JH Anderson, G Vignati, MK Jennings, HP Chae. Pre-meal insulin analogue insulin Lispro vs. Humulin insulin treatment in young subjects with Type 1 diabetes. Diabetic Med 1996; 13:47-52.

15. Bruttomesso D, A Pianta, A Mari, A Valerio, MC Marescotti, A Avogaro, A Tiengo, S Del Prato. Restoration of early rise in plasma insulin levels improves the glucose

tolerance of type 2 diabetic patients. Diabetes 1999; 48:99-105.

16. Davey P, D Grainger, J MacMillan, N Rajan, M Aristides, M Gliksman: Clinical outcomes with insulin lispro compared with human regular insulin: a meta-analysis. Clin Ther 1997;19:656-674.

17. Heinemann L, T Heisse. Klinische Wirkungen und Pharmakodynamik der Insulinanaloga Lispro, Aspart und Glargin. Dtsch Med Wochenschr 2001;126:597-604

18. Kang S, FM Creagh, JR Peters, I Brange, A Holund, DR Owens. Comparison of subcutaneous soluble human insulin and insulin analogues on meal related plasma glucose excursions in type 1 diabetic subjects. Diab Care 1991;14:571-7.

19. Lindholm A, I Mc Ewen, A Rüs: Significantly improved postprandial glycaemic control with the novel rapid-acting insulin aspart. Diabetologia 1998;41:A49

20. Luttermann JA, E Pijpers, PM Netten, LN Jorgensen. Glycemic control in IDDM patients during one day with injection of human insulin or the insulin analogues insulin X14 and insulin X14 (+ZN). In: Berger M, Gries FA, eds. Frontiers in Pharmacology, Stuttgart; Thieme, 1993: 102-9

21. Rys P, Pankiewicz O, Lach K, Kwaskowski A, Skrze-kowska-Baran I, Malecki MT. Efficacy and safety comparison of rapid-acting insulin aspart and regular human insulin in the treatment of type 1 and type 2 diabetes mellitus: A systematic review. Diabetes Metab. 2011 Feb 16. [Epub ahead of print]

22. Home PD, A Lindholm, A Rüs. European Insulin Aspart Study Group. Insulin aspart vs. human insulin in the management of long-term blood glucose control in type 1 diabetes mellitus: a randomized controlled trial. Diabet Med 2000;17:762-70.

23. Home PD, A Lindholm, B Hylleberg, P Round for the UK Insulin Aspart Study Group. Improved glycaemic control with insulin aspart - a multicentre radomized double-blind cross-over trial in type 1 diabetes mellitus. Diabetes Care 1998;21:1909-9.

24. Robinson DM, Wellington K. Insulin glulisine. Drugs 2006;66(6):861-9.

25. Garnock-Jones KP, Plosker GL. Insulin glulisine: a review of its use in the management of diabetes mellitus. Drugs 2009;69(8):1035-57.

26. Horvath K, Bock G, Regittnig W, Bodenlenz M, Wutte A, Plank J, Magnes C, Sinner F, Fürst-Recktenwald S, Theobald K, Pieber TR. Insulin glulisine, insulin lispro and regular human insulin show comparable end-organ metabolic effects: an exploratory study. Diabetes Obes Metab 2008;10(6):484-91.

27. Heise T, Nosek L, Spitzer H, Heinemann L, Niemöller E, Frick AD, Becker RH. Insulin glulisine: a faster on-

set of action compared with insulin lispro. Diabetes Obes Metab 2007;9(5):746-53.

28. Garg SK, J Rosenstock, K Ways. Optimized basal-bolus insulin regimens in type 1 diabetes: Insulin glulisine versus regular human insulin in combination with basal insulin glargine. Endocr Pract 2005;11:11-17.

29. Becker RH, Frick AD, Burger F, Potgieter JH, Scholtz H. Insulin glulisine, a new rapid-acting insulin analogue, displays a rapid time-action profile in obese non-diabetic subjects. Exp Clin Endocrinol Diabetes. 2005; 113(8):435-43

30. Heise T, Nosek L, Spitzer H, Heinemann L, Niemöller E, Frick AD, Becker RH. Insulin glulisine: a faster onset of action compared with insulin lispro. Diabetes Obes Metab 2007;9(5):746-53.

31. Dailey G et al. Insulin Glulisine Provides Improved Glycemic Control in Patients with Type 2 Diabetes. Diabetes Care 2004;7:2363-2368.

32. Dreyer M et al. Efficacy and Safety of Insulin Glulisine and Insulin Lispro, Combined with Insulin Glargine in Patients with Type I Diabetes. Diabetes 2004;53:A123, 520-P.

33. van Bon AC, Bode BW, Sert-Langeron C, Devries JH, Charpentier G. Insulin Glulisine Compared to Insulin Aspart and to Insulin Lispro Administered by Continuous Subcutaneous Insulin Infusion in Patients with Type 1 Diabetes: A Randomized Controlled Trial. Diabetes Technol Ther 2011 Apr 2. [Epub ahead of print]

34. Hod M, Damm P, Kaaja R, Visser GH, Dunne F, Demidova I, Hansen AS, Mersebach H; Insulin Aspart Pregnancy Study Group. Fetal and perinatal outcomes in type 1 diabetes pregnancy: a randomized study comparing insulin aspart with human insulin in 322 subjects. Am J Obstet Gynecol 2008;198(2):186.e1-7.

35. Pollex E, Moretti ME, Koren G, Feig DS. Safety of insulin glargine use in pregnancy: A systematic review and meta-analysis. Annals of Pharmacotherapy 2011;45 (1):9-16.

36. Bähr M, T Kolter, G Seipke, J Eckel. Growth promoting und metabolic activity of the human insulin analogue (Gly A21, Arg 831) insulin (HOE 901) in muscle cells. Eur J Pharmacol 1997;320:259-65.

37. Rosak C. Insulin analogs: structure, properties and therapeutic indication. Part 2. Long-acting insulin analogs. Internist (Berl) 2001;42(12):1692-9.

38. Owens DR, Bolli GB. Beyond the era of NPH insulin - long-acting insulin analogs: chemistry, comparative pharmacology, and clinical application. Diabetes Technol Ther 2008;10(5):333-49.

39. Heinemann L, R Linkeschowa, K Ruve, B Hompesch, A Sedlak, T Heise. Time-action profile of the long acting insulin analog insulin glargine (HOE 901) in compari-

son with those of NPH insulin und placebo. Diabetes Care 2000;23:644-9.

40. Heinemann L, T Heisse. Klinische Wirkungen und Pharmakodynamik der Insulinanaloga Lispro, Aspart und Glargin. Dtsch Med Wochenschr 2001;126:597-604.

41. Rosenstock J, Dailey G, Massi-Benedetti M, Fritsche A, Lin Z, Salzman A. Reduced hypoglycemia risk with insulin glargine: a meta-analysis comparing insulin glargine with human NPH insulin in type 2 diabetes. Diabetes Care 2005;28(4):950-5.

42. Fritsche A, Schweitzer MA, Häring HU; 4001 Study Group. Glimepiride combined with morning insulin glargine, bedtime neutral protamine hagedorn insulin, or bedtime insulin glargine in patients with type 2 diabetes. A randomized, controlled trial. Ann Intern Med 2003;138(12):952-9.

43. Yki-Järvinen H, Ryysyl Nikkiläk, T Tulokas, R Vanamo, M Hikkilä. Comparison of bed time in the regimes in patients with type 2 diabetes. A randomised controlled trial. Am Inter Med 1999;130:389-396.

44. Raslova K. An update on the treatment of type 1 and type 2 diabetes mellitus: focus on insulin detemir, a long-acting human insulin analog. Vasc Health Risk Manag 2010;6:399-410.

45. Ratner IM, IB Hirsch, IL Neifing, SK Garg, TF Mecca, CA Wilson for the US Study Group of insulin glargine in type 1 diabetes: Less hypoglycemia with insulin glargine in intensive insulin therapy for type 1 diabetes. Diab Care 2000;23:639-43.

46. Pieber TR, I Egene-Jolchine, E Derobert for the European study group of HOE 901 in type 1 diabetes: Efficacy and safety of HOE 901 versus NPH insulin in patients with type 1 diabetes. Diabetes Care 2000;23:157-62.

47. Rosenstock J, G Park, J Zimmerman for the US insulin glargine (HOE 901) type 1 diabetes investigator group: Basal insulin glargine (HOE 901) versus NPH insulin in patients with type 1 diabetes on multiple daily insulin regiments. Diab Care 2000;23:1137-42.

48. Vague P, Selam JL, Skeie S, De Leeuw I, Elte JW, Haahr H, Kristensen A, Draeger E. Insulin detemir is associated with more predictable glycemic control and reduced risk of hypoglycemia than NPH insulin in patients with type 1diabetes on a basal-bolus regimen with premeal insulin aspart. Diabetes Care 2003;26(3):590-6.

49. Hermansen K, Madsbad S, Perrild H, Kristensen A, Axelsen M. Comparison of the soluble basal insulin analog insulin detemir with NPH insulin: a randomized open crossover trial in type 1 diabetic subjects on basal-bolus therapy. Diabetes Care 2001;24(2):296-301.

50. Mohn A, S Strang, K Wernicke-Panten, A Lang, J Edge, D Dunger. Nocturnal glucose control and free insulin levels to children with type 1 diabetes by use of the

long-acting insulin HOE 901 as part of a three-injection regimen. Diabetes Care 2000;23:557-559.

51. Schober L, E Schoenle, J.Van Dyk, K Wernicke-Panten. Comperative trial between insulin glargine and NPH insulin in children and adolescents with type 1 diabetes. Diabetes Care 2001;24:2005-2006

52. Riddle MC, J Rosenstock, J Gerich, for the insulin glargine 2002 study investigators: The treat-to-target trial: Randomized addition of glargine or human NPH insulin to oral therapy of type 2 diabetic patients. Diabetes Care 2003;26:3080-86.

53. Rosenstock J, SL Schwartz, CM Clark Jr. et al. Basal insulin therapy in type 2 diabetes; 28 week comparison of insulin glargine (HOE 901) and NPH insulin. Diabetes Care 2001;24:631-6.

54. Lepore M, Pampanelli S, Fanelli C, Porcellati F, Bartocci L, Di Vincenzo A, Cordoni C, Costa E, Brunetti P, Bolli GB. Pharmacokinetics and pharmacodynamicsof subcutaneous injection of long-acting human insulin analog glargine, NPHinsulin, and ultralente human insulin and continuous subcutaneous infusion of insulin lispro. Diabetes 2000;49(12):2142-8.

55. Bruttomesso D, Crazzolara D, Maran A, Costa S, Dal Pos M, Girelli A, Lepore G, Aragona M, Iori E, Valentini U, Del Prato S, Tiengo A, Buhr A, Trevisan R, Baritussio A. In Type 1 diabetic patients with good glycaemic control, blood glucose variability is lower during continuous subcutaneous insulin infusion than during multiple daily injections with insulin glargine. Diabet Med 2008; 25(3):326-32.

56. Lepore G, Dodesini AR, Nosari I, Trevisan R. Effect of continuous subcutaneous insulin infusion vs multiple daily insulin injection with glargine as basal insulin: an open parallel long-term study. Diabetes Nutr Metab 2004;17(2):84-9.

57. Heise T, L Nosek, B Bülmann et al. Lower within-subject variability of insulin detemir in comparison to NPH insulin and insulin glargine in people with type 1 diabetes. Diabetes 2004;53:1614-20.

58. Kurtzhals P, S Havelund, I Johannsen et al. Albumin binding of insulin acylated with fatty acids: characterization of the ligand-protein interaction and correlation between binding affinity and timing of the insulin effect in vivo. Biocem J 1995;312:725-31.

59. Chapman IM, CM Perry. Insulin detemir: A review of its use in the management of type 1 und 2 diabetes mellitus. Adis Drug Evaluation Drugs 2004;64:2577-2595.

60. Kurtzhals P, L Schaffer, A Sorensen et al. Correlations of receptor binding and metabolic and mitogenic potencies of insulin analogs designed for clinical use. Diabetes 2000;49:999-1005.

61. Stidsen C, K Albrechtsen, M Frost et al. Similar binding profiles of insulin detemir and human insulin for insulin receptor isoforms. Diabetes 2004;53:4331.

62. Kurtzhals P. Engineering predictability and protraction in a basal insulin analogue: the pharmacology of insulin detemir. Int J Obes Rel Metab Disord 2004;28:23-8.

63. Brunner GA, C Sendhofer, A Gütte, et al. Pharmacokinetic and pharmacodynamic properties of long acting insulin analogue NN 304 in comparison to NPH insulin in humans. Exp Clin Endocrinol Diabetes 2000;108:100-5

64. Heinemann L, K Sinha, C Weyer et al. Time-action profile of the soluble, fatty acid acylated, long-acting insulin analogue NN 304. Diabet Med 1999;16:332-8.

65. Rosenstock J, Davies M, Home PD, Larsen J, Koenen C, Schernthaner G. A. Randomised, 52-week, treat-to-target trial comparing insulin detemir with insulin glargine when administered as add-on to glucose-lowering drugs in insulin-naïve people with type 2 diabetes. Diabetologia 2008;51(3):408-16.

66. Strange P, J McCill, M Mazzeo. Reduced pharmakokinetic variability of a novel, long-acting insulin analog. Diabetes 1999;48:103.

67. Bott S, Tusek C, Jacobsen LV, Endahl L, Draeger E, Kapitza C, Heise T. Insulin detemir under steady-state conditions: no accumulation and constant metabolic effect over time with twice daily administration in subjects with Type 1 diabetes. Diabet Med 2006;23(5):522-8.

68. Hermansen K, Madsbad S, Perrild H, Kristensen A, Axelsen M. Comparison of the soluble basal insulin analog insulin detemir with NPH insulin: a randomized open crossover trial in type 1 diabetic subjects on basal-bolus therapy. Diabetes Care 2001;24(2):296-301.

69. Haak T, Tiengo A, Draeger E, Suntum M, Waldhäusl W. Lower within-subject variability of fasting blood glucose and reduced weight gain with insulin detemir compared to NPH insulin in patients with type 2 diabetes. Diabetes Obes Metab 2005;7(1):56-64.

70. Schatz, H., H.G. Joost: Stellungnahme zur mitogenen Wirkung von Insulin und Insulinanaloga. Diabetes und Stoffwechsel 2001;10:46.

71. Kellerer, M., H.M. Häring: Impact of cell model characteristics on results and conclusions regarding mitogenic properties. Exp Clin Endocrinol Diabetes 2001;109: 63-64

72. Rosenstock J, Fonseca V, McGill JB, Riddle M, Hallé JP, Hramiak I, Johnston P, Davis M. Similar progression of diabetic retinopathy with insulin glargine and neutral protamine Hagedorn (NPH) insulin in patients with type 2 diabetes: a long-term, randomised, open-label study. Diabetologia 2009;52(9):1778-88.

73. Hemkens LG, Grouven U, Bender R, Günster C, Gutschmidt S, Selke GW, Sawicki PT. Risk of malignancies in patients with diabetes treated with human insulin or insulin analogues: a cohort study. Diabetologia 2009; 52(9):1732-44.

74. Colhoun HM; SDRN Epidemiology Group. Use of insulin glargine and cancer incidence in Scotland: a study from the Scottish Diabetes Research Network Epidemiology Group.Diabetologia 2009;52(9):1755-65.

75. Jonasson JM, Ljung R, Talbäck M, Haglund B, Gudbjörnsdòttir S, Steineck G. Insulin glargine use and short-term incidence of malignancies-a population-based follow-up study in Sweden. Diabetologia 2009; 52(9):1745-54.

76. Currie CJ, Poole CD, Gale EA. The influence of glucose-lowering therapies on cancer risk in type 2 diabetes. Diabetologia 2009;52(9):1766-77.

77. Nagel JM, Mansmann U, Wegscheider K, Röhmel J. Insulin resistance and increased risk for malignant neoplasms: confounding of the data on insulin glargine. Diabetologia 2010;53(1):206-8.

78. Pocock SJ, Smeeth L. Insulin glargine and malignancy: an unwarranted alarm. Lancet 2009;374(9689):511-3.

79. Home PD, Lagarenne P. Combined randomised controlled trial experience of malignancies in studies using insulin glargine. Diabetologia 2009;52(12):2499-506.

80. Dreyer M, M Berger, HJ Lueddeke, M Radaelli, H Schatz, WK Waldhäusl. Therapie der Patienten mit Diabetes mellitus Typ 1 Diabetes und Stoffwechsel 2003; 12:59-73.

81. Jehle M, C Micheler, DR Jehle, D Breitig, BO Boehm. Inadequate suspension of neutral protamin Hagedorn (NPH) insulin in pens. Lancet 1999;354:1604-1607.

82. Hirsch LJ, Gibney MA, Albanese J, Qu S, Kassler-Taub K, Klaff LJ, Bailey TS. Comparative glycemic control, safety and patient ratings for a new 4 mm x 32G insulin pen needle in adults with diabetes. Curr Med Res Opin 2010; 26(6):1531-41.

83. DCCT Research Group: AADE position statement: Diabetes control and Complications Trial (DCCT). Diabetes Educ 1994;20:106

84. DCCT Research Group: Epidemology of severe hypoglycemia in the diabetes control and complications trial. Am J Me. 1991;90:450-459

85. DCCT Research Group: Progression of retinopathy with intensive versus convential treatment in the Diabetes control and complications trial. Research Group. Ophthalmology 1995;102:647-661

86. DCCT Research Group: The effect of intensive treatment od Diabetes on the development and progression of long term complications in insulin-dependent diabetes mellitus. N Engl J Med 1993;329:977-986

87. DCCT-Research group: Diabetes control and complications trial (DCCT): Results of feasibility study. Diab Care 1987;10:1-19.

88. The DCCT Study Group: Implementation of treatment protocols in the Diabetes control and complications trial. Diabetes Care 1995;18:361-376

89. Nathan DM, Cleary PA, Backlund JY, Genuth SM, Lachin JM, Orchard TJ, Raskin P, Zinman B; Diabetes Control and Complications Trial/Epidemiology of Diabetes Interventions and Complications (DCCT/EDIC) Study Research Group. Intensive diabetes treatment and cardiovascular disease in patients with type 1 diabetes. N Engl J Med 2005;353(25):2643-53.

90. Rosak C. Insulinanaloga: Struktur, Eigenschaften und therapeutische Indikationen. Teil 1: Kurzwirkende Insulinanaloga, Internist 2001;42:1523-1535.

91. Rosak C. Insulinanaloga: Struktur, Eigenschaften und therapeutische Indikationen. Teil 2: Langwirkende Insulinanaloga, Internist 2001;42:1692-1699

92. Häring HU, Gallwitz B, Müller-Wieland D, Usadel KH. Diabetologie in Klinik und Praxis: Das Referenzwerk für die alltägliche Praxis. Thieme, Stuttgart, 2011.

93. Rossetti P, Pampanelli S, Fanelli C, Porcellati F, Costa E, Torlone E, Scionti L, Bolli GB. Intensive replacement of basal insulin in patients with type 1 diabetes given rapid-acting insulin analog at mealtime: a 3-month comparison between administration of NPH insulin four times daily and glargine insulin at dinner or bedtime. Diabetes Care 2003;26(5):1490-6.

94. Houtzagers CM, AP Visser, PA Berntzen, H van der Stap, WW van Maarschalkerweerd, RJ Heine et al. Multiple daily insulin injections improve self confidence. Diabet Med 1989;6:512-519

95. Jeitler K, Horvath K, Berghold A, Gratzer TW, Neeser K, Pieber TR, SiebenhoferA. Continuous subcutaneous insulin infusion versus multiple daily insulin injections in patients with diabetes mellitus: systematic review and meta-analysis. Diabetologia 2008;51(6):941-51.

96. Pickup JC, Sutton AJ. Severe hypoglycaemia and glycaemic control in Type 1 diabetes: meta-analysis of multiple daily insulin injections compared with continuous subcutaneous insulin infusion. Diabet Med 2008;25(7): 765-74.

97. T. Siegmund. Aktuelle Aspekte der Insulinpumpentherapie bei Erwachsenen. Der Diabetologe 2009;(4): 265-274.

98. Pickup J, Keen H. Continuous subcutaneous insulin infusion at 25 years: evidence base for the expanding use of insulin pump therapy in type 1 diabetes. Diabetes Care 2002;25(3):593-8.

99. Renard E. Implantable continuous glucose sensors. Curr Diabetes Rev 2008;4(3):169-74.

100. Siegmund T, Kolassa R, Thomas A. Sensor unterstützte Therapie (SUT) und Sensor unterstützte Pumpentherapie (SUP). UNI-MED Science. 1 Auflage 2011.

101. Bergenstal RM, Tamborlane WV, Ahmann A, Buse JB, Dailey G, Davis SN, Joyce C, Peoples T, Perkins BA, Welsh JB, Willi SM, Wood MA. Effectiveness of sensor-augmented insulin-pump therapy in type 1 diabetes. N Engl J Med 2010;363(4):311–320.

101. Battelino T, Phillip M, Bratina N, Nimri R, Oskarsson P, Bolinder J. Effect of continuous glucose monitoring on hypoglycemia in type 1 diabetes. Diabetes Care 2011;34(4):795-800.

102. Ludvigsson J, Hanas R. Continuous subcutaneous glucose monitoring improved metabolic control in pediatric patients with type 1 diabetes: a controlled crossover study. Pediatrics 2003;111(5 Pt 1):933-8.

103. Thomas A. Das kontinuierliche Glucosemonitoring auf dem Weg in die Praxis. Diabetes Congress Report 2007;5:14-19.

104. Langer RM. Islet transplantation: lessons learned since the Edmonton breakthrough. Transplant Proc 2010;42(5):1421-4.

105. Pfeiffer, A.F.H: Perspektiven des biotechnologischen Ersatzes insulinwirkenden Zellen. In. Schatz H. (Hrsg). Diabetologie kompakt, Grundlagen und Praxis. Thieme, 4. Auflage; 2006.

Therapieprinzipien und Therapiestrategien bei der Behandlung von Patienten mit Typ-2-Diabetes

W. Bachmann, B. Gallwitz

6. Therapieprinzipien und Therapiestrategien bei der Behandlung von Patienten mit Typ-2-Diabetes

6.1. Vorbemerkungen zur Pathogenese und therapeutische Konsequenzen

In der Entwicklung des Typ-2-Diabetes sind **Insulinresistenz** mit sekundärer Hyperinsulinämie und **gestörte Insulinsekretion** die wichtigsten pathophysiologischen Faktoren (1-3). Die Mehrzahl der betroffenen Patienten mit Typ-2-Diabetes sind dabei im Rahmen des metabolischen Syndroms zu sehen (4) [☞ Leitlinien!].

> Dies bedeutet, dass auf genetischer Basis und zunehmend dominanten Umwelteinflüssen (Gewichtszunahme, Bewegungsmangel) ein Hochrisikosyndrom für kardiovaskuläre Erkrankungen besteht.

Auf der Basis Insulinresistenz/Hyperinsulinämie liegt bei Typ-2-Diabetes neben der gestörten Glukosetoleranz in individueller Ausprägung ein erhebliches kardiovaskuläres Risikoprofil vor mit

- Übergewicht (Stammfettsucht) mit dominanter itraabdomineller Fettansammlung
- Dyslipoproteinämie
- erhöhtem Blutdruck
- gestörter Fibrinolyse
- gesteigerter Thromboseneigung
- erhöhten Entzündungsmediatoren (z.B. CRP)
- gestörten oxidativen Mechanismen
- endothelialer Dysfunktion sowie
- (Mikro-/Makro-)Albuminurie

Mit Einführung der Inkretin-basierten Therapie rückten die, seit den 1970er Jahren bekannten hormonellen Störungen bei Typ-2-Diabetes, die in der Pathogenese eine Rolle spielen könnten, wieder in den Vordergrund. So sind die beiden Enterohormone GLP-1 und GIP bei Typ-2-Diabetes im Blut erniedrigt. Sie regulieren -glucoseabhängig-die Sekretion von Insulin und Glukagon: Bei pp Blutglucoseanstieg wird auf diesem hormonellen Weg vermehrt Insulin und vermindert Glukagon freigesetzt. Da bei Typ-2-Diabetes möglicherweise eine Sekretionsstörung von GLP-1/GIP vorliegt, können dadurch ein Insulinmangel (relativ in Be-

zug auf die Insulinresistenz) und eine Hyperglucagonämie die Folge sein.

Nach neueren Untersuchungen sind auch **Insulinresistenz** (2, 3, 5-7) **sowie endogene** (8-10) **und exogene Hyperinsulinämie** (8-13) **als eigenständige Risikofaktoren für kardiovaskuläre Erkrankungen** anzusehen. Dies gilt es bei allen Therapieentscheidungen mit einzubeziehen.

In der Gesamtsicht des Typ-2-Diabetes ergibt sich daraus ein sehr **komplexes, heterogenes Krankheitsbild**. Für das Individuum sind jedoch die einzelnen Komponenten durchaus zu beschreiben und damit auch in der Therapie zu berücksichtigen (☞ Kap. 3.). Im medizinischen Alltag ist davon auszugehen, dass mehr als 90 % der mit Typ-2-Diabetes diagnostizierten Patienten in diesem Kontext zu sehen sind. Zur klinischen Manifestation des Typ-2-Diabetes kommt es, wenn – auf der Basis eines genetischen Defektes – eine ausreichend hohe Insulinsekretionssteigerung bei fortschreitender Insulinresistenz nicht mehr möglich ist. Damit kann die Glukosehomöostase nicht mehr aufrecht erhalten werden, da ein (relativer) Insulinmangel entsteht.

> Bei manifestem Typ-2-Diabetes sind immer Insulinresistenz und (relativer) Insulinmangel nachweisbar (2, 3), sie sind deshalb die Ansatzpunkte einer pathophysiologisch begründeten Therapie zu jedem Zeitpunkt im Verlauf des Typ-2-Diabetes (☞ Abb. 6.3).

Die häufigsten manifestationsauslösenden Faktoren sind Übergewicht (5) und verminderte körperliche Aktivität der Betroffenen, die in erheblichem Maße die endogene Insulinresistenz verschlechtern. So lag der BMI bei 30-40jährigen, neu diagnostizierten Diabetespatienten bei 38 kg/m² im Gegensatz zu 29 kg/m² bei über 70-jährigen (14). Dies bedeutet einen Gewichtsunterschied von 25 kg.

In diesem Zusammenhang muss auf die erschreckend rasche Zunahme von übergewichtigen Kindern und Jugendlichen hingewiesen werden. Parallel zum Übergewicht nehmen Bluthochdruck,

Fettstoffwechselstörungen und Typ-2-Diabetes (früher: Altersdiabetes!) in diesen Altersstufen zu. Die Progression des Diabetesverlaufs erscheint ausgeprägter zu sein als bei Manifestation im höheren Alter, dies bezieht sich insbesondere auf den Isulinsekretionsdefekt (11, 18) Damit erweitert sich die "Diabetesepidemie" zunehmend um immer jünger werdende Menschen – mit allen individuellen, gesundheitspolitischen, gesellschaftspolitischen und sozialen Aspekten.

Ganz entscheidend für den Zeitpunkt der Diabetesmanifestation sind aber auch Art und Anzahl gleichzeitig vorliegender kardiovaskulärer Risikofaktoren (15). Je mehr dieser Risikofaktoren bestehen, umso wahrscheinlicher kommt es zur Manifestation des Typ-2-Diabetes. Von den Einzelfaktoren sind – neben der gestörten Glucosetoleranz – erhöhtes PAI-1, erhöhte Triglyzeride, erniedrigtes HDL-Cholesterin und der systolische Bluthochdruck von Bedeutung.

Im Verlauf des Diabetes, und auch altersbedingt, nimmt die Insulinresistenz über die Jahre geringgradig zu, während sich die Insulinsekretion, individuell unterschiedlich rasch, vermindert (1, 7). Neben dem primären, genetischen Defekt (führt zu Verlust von β-Zellen und dem physiologischen Insulinsekretionsmuster) wird die Insulinsekretion sekundär negativ beeinflusst durch die Höhe der Konzentrationen des Blutzuckers (Glukosetoxizität), des Insulins (endo-und exogene Hyperinsulinämie) (16) und der Blutfette (Lipotoxizität). Dies führt über Jahre und Jahrzehnte zur Progression der Erkrankung, die bestimmt wird von der kontinuierlich nachlassenden Insulinproduktion ohne abrupte Verschlechterungen (1, 17), was aufgrund der Insulinresistenz zu einem relativen Insulinmangel führt.

Übergewicht – Metabolisches Syndrom – Typ-2-Diabetes – kardiovaskuläre Erkrankungen sind als zeitlich versetzte Stadien der gleichen Krankheitsursache (Insulinresistenz?) anzusehen. Je frühzeitiger die Lawine zu rollen beginnt (Adipositas bei Kindern/Jugendlichen), umso frühzeitiger erreicht sie ihr Ziel (kardiovaskuläre Erkrankungen im jungen Erwachsenenalter (19)).

Für die **Therapieentscheidungen** beim einzelnen Patienten ist es unerlässlich, diese pathophysiologischen Faktoren sowie den aktuellen Stand des individuellen Krankheitsbildes und den bisheri-

gen Verlauf mit einzubeziehen. So führen **Gewichtsreduktion und körperliche Aktivität bei übergewichtigen Patienten zu jedem Zeitpunkt des Krankheitsverlaufs zur Verbesserung der Insulinsensitivität** mit nachfolgender Erholung der endogenen Insulinsekretion (☞ Kap. 4.). Alle therapeutischen Maßnahmen, die die Insulinresistenz/Hyperinsulinämie positiv beeinflussen, führen zu einer kardiovaskulären Risikominderung. Diese langfristige Therapiechance ist heute durch die Möglichkeiten einer medikamentösen Differentialtherapie gegeben (☞ Abb. 6.3): Ein Teilaspekt bei der Therapieentscheidung ist, eine vorbestehende (endogene) oder eine therapeutische (exogene) Hyperinsulinämie zu reduzieren oder zu verhindern (16, 20), um damit die Progression der Stoffwechselverschlechterung und der Folgeerkrankungen zu verlangsamen.

> Dementsprechend muss es ständiges therapeutisches Ziel sein, alle Möglichkeiten auszuschöpfen, um in erster Linie die Insulinsensitivität zu erhöhen und erst dann – falls nach Verbesserung der Insulinsensitivität noch erforderlich – das Insulinsekretionsdefizit auszugleichen.

Deshalb müssen für den einzelnen Patienten alle uns zur Verfügung stehenden nicht-medikamentösen wie medikamentösen Behandlungsmöglichkeiten differenzialtherapeutisch genützt werden (☞ Abb. 6.3). Letzteres bedeutet den frühzeitigen Einsatz oraler Antidiabetika (Leitlinie DDG) unterschiedlicher therapeutischer Wirkmechanismen und, bereits in niedriger Dosierung, deren Kombinationen sowie die rechtzeitige Gabe von Insulin um schon geringe Insulindefizite auszugleichen.

> Der individuelle Behandlungsverlauf ist somit mehr durch additive Therapiemaßnahmen als durch -umstellungen gekennzeichnet.

Die Komplexität der heterogenen Erkrankung Typ-2-Diabetes im Metabolischen Syndrom verbietet die Annahme einer allgemeingültigen Therapie bzw. Therapiesequenz für alle Patienten (Leitlinie DDG). Um das hohe kardiovaskuläre Risiko zu mindern, ist die konsequente Behandlung aller Risikofaktoren notwendig. Damit können sowohl makro- als auch mikrovaskuläre Komplikationen um ca. 50 % reduziert werden (21, 22).

Kriterium	Ziel
Gewicht (bei übergewichtigen Patienten)	• im 1. Jahr: Reduktion um 5-10 % des Körpergewichts
Blutdruck	• <130-135/85 mmHg • bei Albuminurie (sofern tolerierbar) <120/80 mmHg
Cholesterin	• <180 mg/dl bzw. • <4,7 mmol/l
LDL-Cholesterin	• <100 mg/dl (2,59 mmol/l) • <70 mg/dl (1,81 mmol/l) bei KHK
HDL-Cholesterin	• >40 mg/dl (1,04 mmol/l) m. • >50 mg/dl (1,30 mmol/l) w.
Triglyzeride	• <150 mg/dl bzw. • <1,7 mmol/l

Wichtig für die Praxis:

- Typ-2-Diabetes ist keine eigenständige Erkrankung, sondern Teil eines kardiovaskulären Hochrisikosyndroms.
- Deshalb reicht die Behandlung der Hyperglykämie nicht aus, um kardiovaskuläre Folgeerkrankungen zu vermindern oder zu vermeiden.
- Alle Risikofaktoren müssen gleichzeitig und gleichrangig konsequent behandelt werden.
- Bei übergewichtigen Patienten sind fettreduzierte Ernährung, Gewichtsreduktion und vermehrte körperliche Aktivität Basis einer lebenslangen Behandlung.

6.2. Einstellungskriterien

Entsprechend der Komplexität des klinischen Bildes bei Typ-2-Diabetes ist es **unzureichend, sich allein mit einer Verbesserung der diabetischen Stoffwechsellage zu begnügen.** Da sich die einzelnen Komponenten des Metabolischen Syndroms wie Dyslipoproteinämie, Hochdruck oder Übergewicht gegenseitig und insbesondere bezüglich der diabetischen Stoffwechsellage und der Ausbildung von kardiovaskulären Folgeerkrankungen negativ beeinflussen, gilt es, die therapeutischen Möglichkeiten der einzelnen Faktoren gegeneinander abzuwägen und in Einklang zu bringen. Trotz individueller Unterschiedlichkeiten sollten die in Tab. 6.1 angegebenen Zielwerte angestrebt werden.

Tab. 6.1: Zielkriterien für Körpergewicht, Blutdruck und Blutlipide bei Typ-2-Diabetes (11) [☞ **Leitlinien!**]. m= bei Männern; w= bei Frauen.

Der **wichtigste Kontrollparameter** der diabetischen Stoffwechsellage ist das **HbA$_{1c}$.** Nüchtern- und postprandiale Blutzucker sowie Blutzuckertagesprofile sind zur Erkennung von aktuellen Stoffwechselentgleisungen und deren Therapieentscheidungen zusätzlich erforderlich.

Für die Mehrzahl der Typ-2-Diabetiker muss heute die Forderung nach einer normoglykämischen Stoffwechseleinstellung "von Anfang an" gestellt werden.
Nach den Leitlinien der DDG (23) und der Nationalen Versorgungs-Leitlinien (24) ist für alle Patienten ein HbA$_{1c}$ <6,5 % anzustreben. Eine über den aktuellen therapeutischen Stand hinausgehende medikamentöse Intervention soll ab einem HbA$_{1c}$ von >7 % erfolgen [☞ Leitlinien!].

Dies bedeutet für die tägliche Praxis eine rechtzeitige und zielgerichtete Therapie des Blutzuckers.

Als Zielwerte für die Blutzuckereinstellung gelten:
- nüchtern 80-120 mg/dl (4,4-6,5 mmol/l)
- postprandial <140 mg/dl (7,8 mmol/l).

Dieses therapeutische Ziel wird auch nicht durch die Ergebnisse neuster Studien (25-27) erschüttert, verlangt jedoch mehr differenzierte Aufmerksamkeit. In diesen drei großen Studien wurde durch intensive Behandlung – mit einem HbA_{1c}-Ziel von <6,0-6,5 % – keine Reduzierung der kardiovaskulären Morbidität/Mortalität im Vergleich zur jeweiligen Standardtherapie (HbA_{1c} 7,0-7,9 %) erreicht. Bei ACCORD fand sich sogar eine erhöhte Gesamt- wie KHK-Mortalität. Als Ergebnis für den Therapiealltag ergibt sich daraus, dass hohe Insulindosen, Hypoglykämien, starke Gewichtszunahme und Polypragmasie im Rahmen einer intensiven HbA_{1c}-Absenkung als hohe kardiovaskuläre Risiken anzusehen sind .Dies gilt insbesondere für Patienten mit vorbestehender KHK-Erkrankung und/oder hohem kardiovaskulärem Risiko (mehrere zusätzliche Risikofaktoren vorliegend) und gleichzeitigem Einsatz von mehreren oralen Antidiabetika (3-5) mit und ohne Insulin (28).

In Subanalysen ließen sich Patienten mit hohem kardiovaskulären Risiko folgendermaßen beschreiben: ältere Menschen mit langer Diabetesdauer, schlechtem (Ausgangs-)HbA_{1c} und vorbestehenden kardiovaskulären Erkrankungen. Dementsprechend sollte bei diesen Patienten ein HbA_{1c}-Zielwert von 7,0-7,5 % angestrebt werden, wenn keine Hypoglykämiegefährdung besteht (d.h. keine Sulfonylharnstoffe, Glimide oder Insulin). Hingegen soll bei jungen Patienten mit kurzer Diabetesdauer eine strenge Blutzuckerkontrolle mit HbA_{1c}-Werten von <7 %, wenn möglich <6,5 % erfolgen.

Bei älteren Patienten sind schwere Hypoglykämien darüber hinaus mitverantwortlich für die Ausprägung einer Demenz (29), deshalb hier besondere Vorsicht bei der Verordnung von Sulfonylharnstoffen und Insulin.

Auch für **Bluthochdruck, Fettstoffwechselstörung und Übergewicht gilt die Forderung nach Normalisierung** (☞ Tab. 6.1). Dabei ist zu beachten, dass Verbesserungen dieser Faktoren die diabetische Stoffwechselsituation positiv beeinflussen können, so dass eine Verminderung der medikamentösen antidiabetischen Therapie notwendig werden kann.

Wichtig für die Praxis:

- Das Ziel "Normoglykämie" mit einem HbA_{1c} <6,5 % ist bei allen Patienten mit Typ-2-Diabetes anzustreben. Dabei sind die täglichen Blutzuckerschwankungen zu minimieren (Kontrolle von pp-Blutglukose!).
- Jedoch: Bei zu aggressiver Therapie (v.a. durch hohe Insulindosen + Glitazone) besteht für Patienten mit
  - langer Diabetesdauer (v.a. bei weniger guten Langzeiteinstellung)
  - lange bestehender Insulintherapie und
  - vorbestehender KHK

ein höheres Gesamt-/KHK-Mortalitätsrisiko als bei einer eher vorsichtigeren Einstellung mit einem HbA_{1c} von 7-7,5 %. Hypoglykämien und Gewichtzunahme sind dabei wohl mitentscheidende Faktoren.

- Eine Polypragmasie mit oralen Antidiabetika (mit und ohne Insulin) ist zu vermeiden.
  - Sinnvolle Kombinationen mit 2 (bis 3) oralen Antidiabetika sind ausreichend
  - Bei Kombinationen mit Insulin sollte man sich auf 1-2 orale Antidiabetika beschränken. Die Insulindosis ist dabei so niedrig wie möglich zu halten.
- Neben der Verbesserung der diabetischen Stoffwechsellage unter Beachtung von Insulinresistenz/Hyerinsulinämie, müssen alle anderen kardiovaskulären Risikofatoren gleichberechtigt und konsequent behandelt werden (20, 21).

6.3. Evidenzbasierte Diabetes-Leitlinien

"Zunehmende Prävalenz und Inzidenz des Typ-2-Diabetes sowie eine zu große Variationsbreite in der Versorgungsqualität verlangen verstärkt Bemühungen um die Optimierung der Diabetiker-Versorgung". Dies steht in der Einführung der "Nationalen Versorgungs-Leitlinie Diabetes mellitus Typ 2". Die "große Variationsbreite" trifft insbesondere auch für die medikamentöse Therapie zu. Diese soll mitverantwortlich sein für zu hohe Medikamentenkosten, die in keiner Beziehung zur Qualität der Versorgung stünden. Eine mögliche Ursache dafür sind erhebliche Unsicherheit und, sicherlich auch, gelegentlich Unwissen bezüglich der "richtigen" Diabetestherapie innerhalb der

Ärzteschaft. Dies wird mitverursacht durch, zum Teil stark unterschiedliche, therapeutische Vorstellungen zwischen den Diabetesschulen ("Meinungsbildner") und eine teils sehr aggressive Einflussnahme der pharmazeutischen Industrie. Deshalb sind klar strukturierte Therapieleitlinien für die Behandlung des Typ-2-Diabetes dringend erforderlich.

Die hier aufgeführten Leitlinien begründen ihre Aussagen auf wissenschaftliche, evidenzbelegte Sachverhalte. Bezogen auf die Therapie des Typ-2-Diabetes nehmen die Ergebnisse der UKPDS (United Kingdom Prospectiv Diabetes Study) und anderer wichtiger prospektiver kontrollierte Studien eine zentrale Bedeutung ein. Während die nationale Versorgungs-Leitlinie der Deutschen Ärzteschaft und die Leitlinien der Deutschen Diabetesgesellschaft **Empfehlungen** dieser Institutionen für die Behandlung des Typ-2-Diabetes sind, handelt es sich bei dem Disease Management Programm um eine **Rechtsverordnung**, die seit dem 01.07.2002 in Kraft ist. Ziele des Disease Management Programms sind: Verbesserte Versorgung der Patienten mit Typ-2-Diabetes, vermehrte Verantwortlichkeit des Patienten und Kosteneinsparungen. Letzteres soll durch die Verknüpfung mit dem Risikostrukturausgleich erreicht werden. Dies bedeutet einen finanziellen Anreiz für die Krankenkasse mit dem Bestreben, dass sich möglichst viele ihrer Versicherten in das Disease Management Programm einschreiben.

6.3.1. Nationale Versorgungs-Leitlinien Diabetes mellitus Typ 2

☞ (24)

Diese Leitlinie wurde als Konsens der Mehrheit der deutschen Ärzteschaft erarbeitet. Sie wurde auf der Basis der im Jahre 2002 erstellten Praxis-Leitlinien der Deutschen Diabetesgesellschaft (DDG) entwickelt. Eine Neuauflage wurde im März 2013 publiziert und wenige Wochen später wieder zurückgezogen. Da die alte nationale Versorgungsleitlinie aus dem Jahr 2002 nicht mehr dem neuen Kenntnisstand der evidenzbasierten Leitlinien entspricht und neuere Studienergebnisse und Behandlungsformen dort nicht berücksichtigt sind, wird auf diese Leitlinie hier nicht im Detail eingegangen.

Hervorzuheben ist jedoch, dass neben der Basistherapie des Diabetes mit Schulung, Ernährungstherapie, Gewichtsreduktion und Bewegung insbesondere die häufig zusätzlich vorhandenen Risiken, wie Fettstoffwechselstörung, arterielle Hypertonie, Rauchen und Adipositas entsprechend ihrer Wertigkeit mit zu erfassen und zu behandeln sind.

Wichtig für die Praxis:
• Die Nationalen Versorgungs-Leitlinien Diabetes mellitus Typ 2 sind erheblich zu korrigieren. • Für das praktische Vorgehen sind derzeit ausschließlich die evidenzbasierte Leitlinien der DDG zu empfehlen.

6.3.2. Evidenzbasierte Leitlinie der Deutschen Diabetesgesellschaft

☞ (23)

Unter dem Eindruck neuer, teils kontroverser, die bisherige Lehrmeinung hinterfragender Studienergebnisse (2, 25-27) sowie der Einführung neuer Medikamente wurden die Leitlinien der DDG 2008 erheblich überarbeitet und neu gestaltet (☞ Abb. 6.1). Sie lehnen sich an die zwischenzeitlich erneut überarbeiteten gemeinsamen Empfehlungen der amerikanischen und europäischen Diabetesgesellschaften an (31). Dies gilt insbesondere für eine noch intensivere Individualisierung der medikamentösen Therapie, was seit der 1. Auflage dieses Kapitels versucht wurde.

• Festgehalten wurde an einem Ziel-HbA_{1c} von <6,5 %. Dieser Wert sollte innerhalb von 3-6 Monaten unterschritten werden.

• Eine der entscheidenden Neueinführungen ist der Einsatz eines oralen Antidiabetikums, vorzugsweise Metformin, mit Beginn der Diabetestherapie zusammen mit den nicht-medikamentösen Maßnahmen Ernährungs- und Bewegungstherapie auf der Basis einer strukturierten Schulung.

• Wird darunter das Therapieziel von HbA_{1c} <6,5 % nach 3-6 Monaten nicht erreicht, entscheidet nun die Höhe des aktuellen HbA_{1c} über das weitere Vorgehen: Bei einem HbA_{1c} von >7,5 % wird die Zugabe eines Insulins empfohlen, was zumindest bei deutlich übergewichtigen Patienten problematisch erscheint. Bei diesen Patienten führt die Gabe von Insulin nahezu regelhaft zu weiterer Gewichtszunahme. Um den angestrebten HbA_{1c}-Zielwert zu erreichen, sind meist schon primär hohe und dann weiter

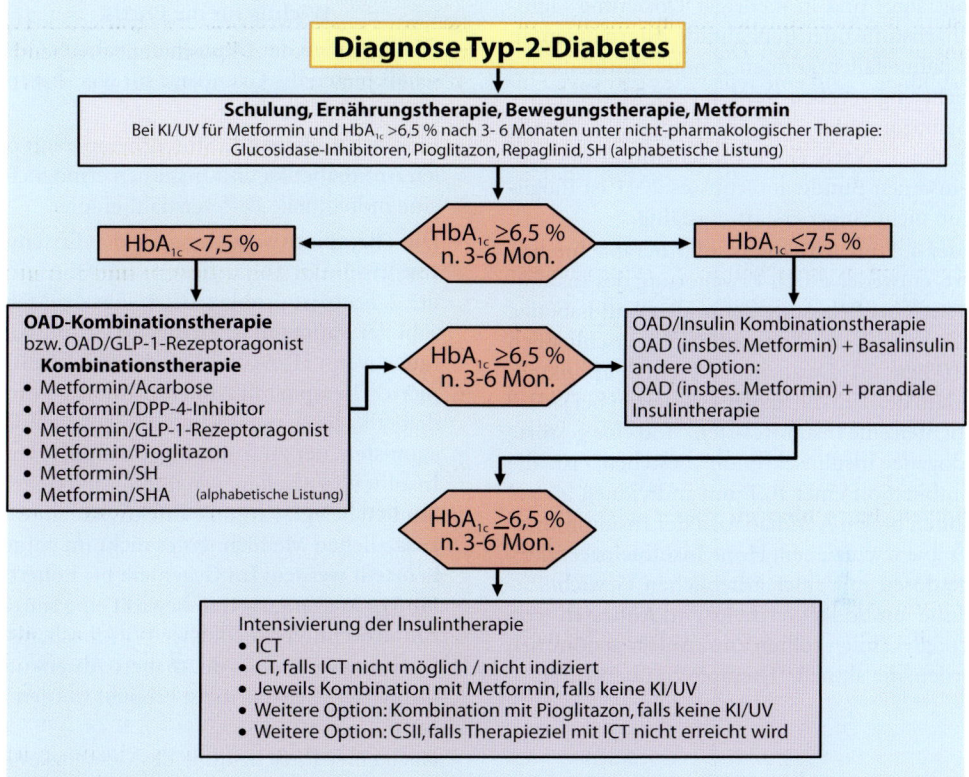

Abb. 6.1: Flussschema der Therapie des Typ-2-Diabetes der Deutschen Diabetes Gesellschaft.
OAD = orale Antidiabetika, **SH** = Sulfonylharnstoff, **SHA** = Sulfonylharnstoffanaloga, **ICT** = intensivierte konventionelle Insulintherapie, **CT** = konventionelle Insulintherapie, **KI** = Kontraindikation, **UV** = Unverträglichkeit.

ansteigende Insulindosen erforderlich (Risikozunahme). Bei einem HbA$_{1c}$ von >6,5 % und <7,5 % wird hingegen in der zweiten Therapiestufe die Zugabe eines zweiten oralen Antidiabetikums bzw. eines GLP-1-Rezeptoragonisten (Exenatid oder Liraglutid) empfohlen. Die Auswahl des 2. Medikaments erfordert eine individuell ausgerichtete, differenzierte Abwägung der zur Verfügung stehenden Medikamente, z.B sollte bei einem übergewichtigen Patienten vorzugsweise eine nicht zu einer weiteren Gewichtszunahme führenden Substanz, wie Acarbose oder eine inkretinbasierte Therapie ausgewählt werden. Bei der Notwendigkeit von "mehr" endogenem Insulin sind DPP-4-Inhibitoren einem Sulfonylharnstoff oder Glinid – auch in niedriger Dosierung – vorzuziehen. Auf das möglicherweise erhöhte kardiovaskuläre Risiko der Kombination Metformin/Glibenclamid wird nochmals ausdrücklich hingewiesen.

Die Kombinationen von 3 oralen Antidiabetika oder 2 oralen Antidiabetika mit GLP-1-Rezeptoragonisten sollten wohlbegründete Ausnahmen bleiben.

• Bei Nicht-Erreichen des HbA$_{1c}$-Zieles kommt in der nächsten Stufe für alle Patienten Insulin zum Einsatz, und zwar in Kombination mit oralen Antidiabetika. Bevorzugt soll Metformin in der Therapie verbleiben. Die Auswahl des Insulinpräparates wird bestimmt durch den Blutzuckerverlauf während des Tages: bei erhöhtem Nüchternblutzucker ist vorzugsweise ein Basalinsulin am Vorabend (üblicherweise zur *"bedtime"*), bei erhöhten pp-Blutzuckern oder im Tagesverlauf erhöhten präprandialen Werten ist ein kurz-wirkendes Insulin vor den entsprechenden Mahlzeiten zu injizieren. Falls die Gabe von Metformin nicht möglich ist (Kontraindikationen, Verträglichkeit) sind Pioglitazon (zu beachten: seit 2011 nicht mehr erstat-

tungsfähig) und in niedriger Dosierung Sulfonylharnstoffe oder Repaglinide Alternativen. In
Ausnahmefällen können 2 orale Antidiabetika
gleichzeitig gegeben werden (z.B. Metformin +
Pioglitazon oder eine insulinotrop wirkende
Substanz). Nach einer Entscheidung des Gemeinsamen Bundesausschusses 2011 ist Pioglitazon nicht länger erstattungsfähig.

- In der 4. Stufe wird die Insulintherapie intensiviert, entweder durch Erweiterung des Insulin-
schemas bei Belassung der oralen Antidiabetika
oder durch Umstellung auf ICT (einschließlich
CSII) bzw. CT. Da auch zu diesem Zeitpunkt im
Verlauf des Typ-2-Diabetes weiterhin bei jedem
Patienten eine Insulinresistenz und eine gestörte
endogene Insulinsekretion bestehen, ist die
Kombination einer ICT mit individuell ausgewählten oralen Antidiabetika der Insulinmonotherapie vorzuziehen. Hohe Insulineinzel oder -
tagesdosen mit einer erheblichen Gewichtszunahme und/oder vermehrtem Auftreten von
Hypoglykämien sollten zum Anlass genommen
werden, die aktuelle Therapie zu überprüfen.

Wichtig für die Praxis:

- Die Leitlinien der Deutschen Diabetes Gesellschaft bieten die Grundlage für die Therapie
des Typ-2-Diabetes.

- Eine sich aufbauende Stufentherapie mit oralen Antidiabetika und Insulinen ermöglicht
eine individuelle Differenzialtherapie.

- Die Therapieentscheidung für den Ersteinsatz
von Insulin in Abhängigkeit vom HbA_{1c} in
der 2. Stufe ist problematisch. Für die Mehrzahl der Patienten ist zu diesem Zeitpunkt
(auch wenn HbA_{1c} >7,5 % ist) eine kombinierte Therapie mit 2 oder (3) oralen Antidiabetika, evtl. mit einem GLP-1-Rezeptor-
agonisten, der zu frühzeitigen Erstgabe von
Insulin vorzuziehen: wie durch zahlreiche
Studien belegt, kann die Effektivität eines
zusätzlichen Medikamentes nicht im voraus
beurteilt werden. Im Gegenteil: bei höheren
HbA_{1c}-Ausgangswerten bewirkt eine sinnvolle
Addition unterschiedlicher Wirkmechanismen eine wesentlich deutlichere Absenkung,
sodass der Zielwert meist erreicht werden
kann.

- Nach einer Entscheidung des Gemeinsamen
Bundesausschusses 2011 ist Pioglitazon nicht
länger erstattungsfähig.

- Die Warnung vor der Kombination Metfor-
min/Glibenclamid ist aufgrund der neuen
Datenlage noch immer nicht hinfällig. Glibenclamid sollte grundsätzlich nur niedrig
dosiert eingesetzt werden.

- In Stufe 4 sollte die Kombination von kurz-
wirkendem Insulin mit Metformin und auch
anderen oralen Antidiabetika – als "intensivierte Kombinationstherapie" – gegenüber
der Insulinmonotherapie mehr betont werden.

6.3.2.1. Praxisempfehlungen DDG/DDGIM von 2013

(☞ 23a)

Die im März 2013 publizierte "Nationale Versor-
gungsleitline-Therapie des Typ-2-Diabetes" war
ab der 2. Therapiestufe in 2 Varianten aufgeteilt
worden. Die von der DEGAM/AkdÄ vertretene
Therapiesequenz hatte sich sehr an dem Disease
Management Programm (☞ Kap. 6.3.3.) orientiert
und wurde wenige Wochen später wieder zurück-

gezogen. Die zweite Variante, von der DDG/DGIM vertreten, wurde aufrechterhalten. Sie ist eine Weiterentwicklung der "evidenzbasierten Leitlinie der DDG" von 2008. Folgende Veränderungen wurden durchgeführt (☞ Abb. 6.2):

- Vor der Therapiestufe 1 werden die wesentlichen kardiovaskulären Risikofaktoren benannt, die viele Menschen mit Typ-2-Diabetes betreffen. Wichtig ist eine konsequente, zielgerichtete Therapie aller dieser Risikofaktoren.

Therapiestufe 1
- Betonung der nicht-medikamentösen Behandlung, auf Metformin wird wieder verzichtet.
Therapiestufe 2
- Zugabe von Metformin, wenn nicht verordenbar: alternative Gabe von allen anderen derzeit verfügbaren Medikamenten, ausschließlich GLP-1 Rezeptoragonisten, jedoch mit Insulin (als Monotherapie!?) und SGLT-2 Inhibitor Dapagliflozin (Erfahrungswerte?) behandelbar.
Therapiestufe 3
- Pharmaka-Zweifachkombinationen mit allen zur Verfügung stehenden Medikamenten.
- Mehr als 2 Medikamente sollten nur in gut begründeten Ausnahmefällen verordnet werden.
Therapiestufe 4
- Insulintherapie als ICT oder Kombinationstherapie, bevorzugt mit Metformin.
Kombinationen
- Insulintherapie ist in allen Therapiestufen "zumindest initial" angezeigt.
- Sulfonylharnstoffe werden insgesamt kritisch bewertet, eingeschränkt auch Glinide, da bessere Alternativen mit den Inkretin-basierten Medikamenten zur Verfügung stehen.
- Der SGLT-2 Inhibitor Dapagliflozin kann in allen 3 medikamentösen Therapiestufen alternativ eingestezt werden; es sollte vor einer breiten Anwendung mehr Erfahrung vorhanden sein, die Zulassungsstudien reichen für diese umfassenden Einsatzmöglichkeiten nicht aus!

6.3.3. Disease Management Programm

☞ (30)

Die Vorgaben des Disease Management Programmes für die medikamentöse Behandlung des Typ-2-Diabetes stützen sich nahezu ausschließlich auf die Ergebnisse der UKPDS. Als die wesentlichen Schritte in der Behandlung des Typ-2-Diabetes innerhalb des Disease Management Programmes sind festzuhalten:

- Nicht-medikamentöse Therapie mit Ernährungsbehandlung und Bewegung als Basis.
- Bei unzureichenden Stoffwechselergebnissen unter nicht-medikamentöser Therapie sind
  - bei übergewichtigen Patienten Metformin unter Beachtung der Kontraindikationen und
  - bei normalgewichtigen Patienten Glibenclamid unter Beachtung einer vorbestehenden kardiovaskulären Erkrankung primär einzusetzen.
- Bei Ausschluss des Patienten wegen Kontraindikationen bei Metformin bzw. Vorliegen einer koronaren Herzerkrankung bei normalgewichtigen Patienten soll, wie bei Nicht-Erreichen des Therapieziels unter diesen Medikamenten, auf Insulinbehandlung übergegangen werden.
- Unter Insulintherapie wird eine konventionelle Insulintherapie mit Mischinsulin verstanden.
- Wird das Therapieziel mit dieser konventionellen Insulintherapie nicht erreicht, so ist der Patient zum Facharzt zu überweisen.
- Als primäres Therapieziel wird ein HbA_{1c}-Wert von <8 % angestrebt. Bei jüngeren Patienten kann, ähnlich wie bei Typ-1-Diabetes, ein besserer HbA_{1c} als Ziel angestrebt werden.
- Für alle anderen Medikamente, die nach der Planung der UKPDS (Mitte der 1970er Jahre) auf den Markt kamen, liegen nach Ansicht der Autoren bislang keine ausreichende Evidenzen vor. Dies betrifft die α-Glucosidase-Hemmer, neuere Sulfonylharnstoffe (Glimepirid), Glinide, Pioglitazon, DPP-4-Inhibitoren, GLP-1-Rezeptoragonisten, SGLT-2-Inhibitoren und Insulinanaloga.

Die Ausrichtung der Pharmakotherapie auf den Stand der UKPDS-Studie und das Negieren der medikamentösen Weiterentwicklung ist nicht mehr Stand der heutigen medikamentösen Möglichkeiten. So kann die Gabe von Glibenclamid be-

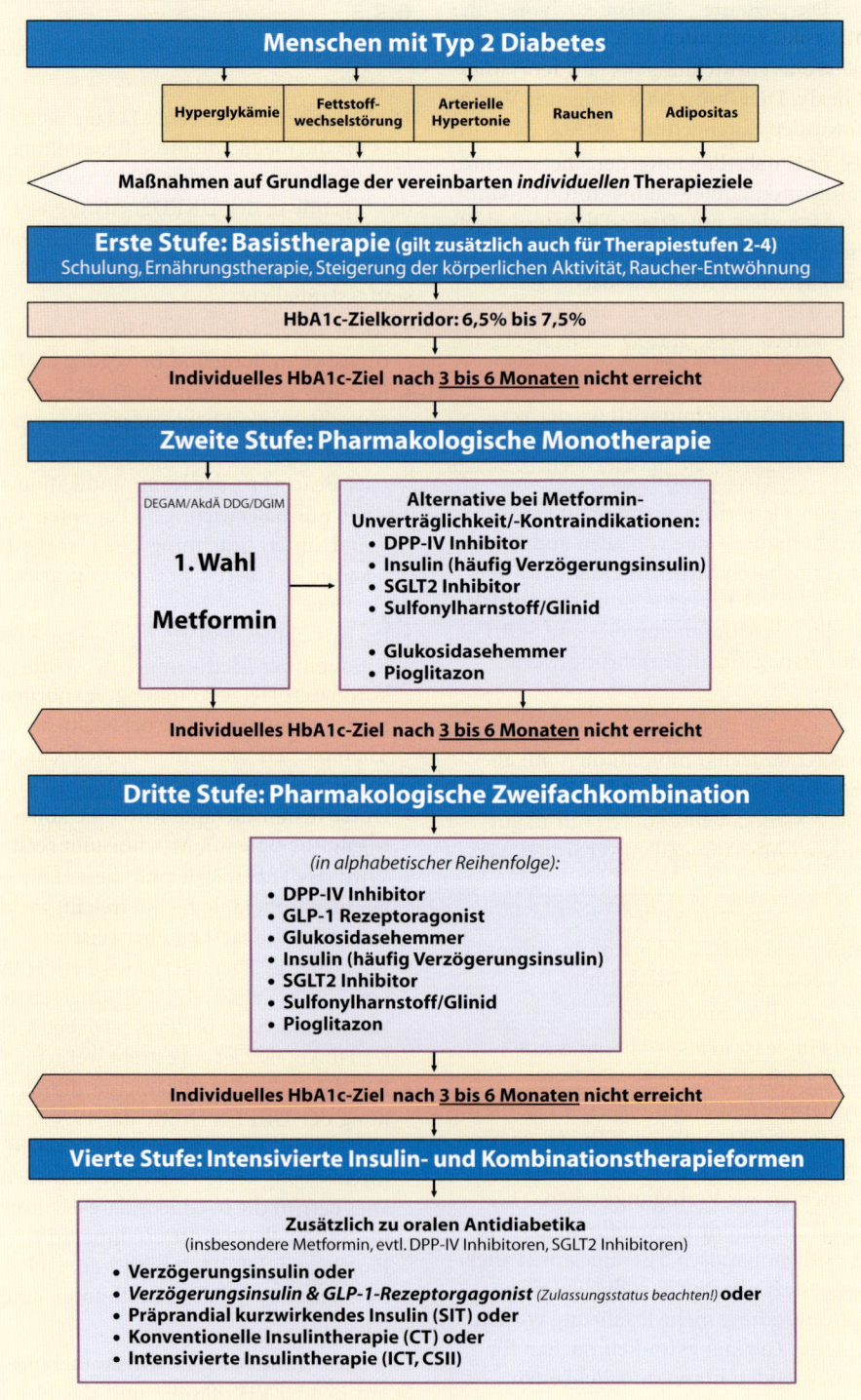

Abb. 6.2: Praxisempfehlungen DDG/DDGIM von 2013 (modif.)

sonders bei älteren Patienten mit einem hohen Hypoglykämierisiko verbunden sein (28). Hier spielt sicher auch die fast immer vorhandene Einschränkung der Nierenfunktion eine Rolle.

Metformin als alleinige nicht-insulinotrope Substanz ist nicht für alle Patienten geeignet und verträglich. Es gibt eine Reihe von Kontraindikationen. Auch hier wäre es notwendig Alternativen aufzuzeigen, die durch neuere Substanzen wie Glimepirid, Glinide, α-Glucosidaseinhibitoren, Pioglitazon, DPP-4-Inhibitoren und GLP-1-Rezeptoragonisten gegeben sind. Das entsprechende Vorgehen ist in den Leitlinien (☞ Abb. 6.1) dargestellt.

Auch die Festlegung der Insulintherapieform auf konventionelle Therapieschemata wird vielen Typ-2-Diabetikern mit dem Ziel "Normoglykämie" nicht gerecht.

Da es sich bei den Disease Management Programmen um Rechtsverordnungen handelt, müssen Modifikationen folgen, damit eine breite Akzeptanz gewährleistet wird. Nur so können diese Programme auf Dauer zu einer Verbesserung der Stoffwechseleinstellung und vor allem zu einer Verminderung der Folgeerkrankungen führen.

Eine Anpassung erfolgte seit 2004 nicht, sodass das DMP heute seinen eigenen Anspruch "Behandlung nach den aktuellen Stand der medizinischen Wissenschaft unter Berücksichtigung von evidenzbasierten Leitlinien" nicht mehr genügt. Bis heute ist nicht geklärt, ob mit dem DMP eine Verbesserung der Versorgung der Patienten mit Typ-2-Diabetes erreicht wurde. Dies ist aber die Entscheidunsgrundlage dafür, ob das ursprüngliche Konzept weiter verfolgt werden soll. Bei Fortführung des DMP Typ-2-Diabetes bedarf es einer eingehenden Analyse aller bisherigen Ergebnisse und eine Überarbeitung mit Bezug zu den Leitlinien der DDG.

In der augenblicklichen Situation mit den dem Wissensstand angepassten Leitlinien der DDG (2013) (23a) und insbesondere des Positionspapiers der ADA/EASD (31a) einerseits und "veralteten" DMP und NVL andererseits sind bei Therapieentscheidungen in der Praxis erhebliche Konfliktsituationen bei Arzt, Patient und Kostenträger vorprogrammiert.

Wichtig für die Praxis:

- Die Therapiesequenz, wie sie im Disease Management Programm vorgegeben wird, entspricht nicht dem heutigen Wissen und den Möglichkeiten:
- Weder Kombinationen oraler Antidiabetika noch dieser mit Insulin sind erwähnt.
- Für die Praxis bleibt als Orientierung für die medikamentöse Ersttherapie die Verwendung von Metformin bei Übergewichtigen und von Glibenclamid bei normalgewichtigen Patienten. Dem kann man nur eingeschränkt folgen.
- Einfache Therapieregime mit dem eindeutigen Ziel die Medikamentenkosten niedrig zu halten, auch wenn dadurch den Patienten bessere Möglichkeiten vorenthalten bleiben, sind wenig hilfreich für individuelle Therapieentscheidungen, lassen aber auch bezweifeln, ob das eigentliche Ziel erreicht werden soll.

6.4. Medikamentöse Therapie des Typ-2-Diabetes unter Berücksichtigung der Leitlinien der DDG

6.4.1. Differenzialtherapie mit oralen Antidiabetika

Nach den neuen Leitlinien aller führenden Diabetesgesellschaften, einschließlich der DDG von 2008 (23) (☞ Kap. 6.3.2.1), soll Metformin mit Beginn der Therapie – also gleichzeitig mit Ernährungs- und Bewegungstherapie – eingesetzt werden. Durch normnahe Einstellung "von Anfang an" kann der Progression der Erkrankung (18) und der Entwicklung von kardiovaskulären Folgeerkrankungen vorgebeugt werden (13) [☞ Leitlinien!].

Unabhängig vom veränderten medikamentösen Vorgehen wird die Basistherapie mit Schulung, Ernährungstherapie, Gewichtsreduktion und Bewegung in allen Leitlinien (23, 24, 30, 31, 31a) als Erst- und lebenslang einzuhaltende Behandlung betont.

Im Einzelfall ist die sog. Blutzucker-senkende Potenz, gemessen am HbA_{1c}-Abfall in Studien, ein wenig hilfreicher Entscheidungsmaßstab. Sehr viel wichtiger sind die individuellen Gegebenheiten (Gewicht, Lebensalter, bisheriger Therapieverlauf) und Möglichkeiten (Schulungsfähigkeit, körperli-

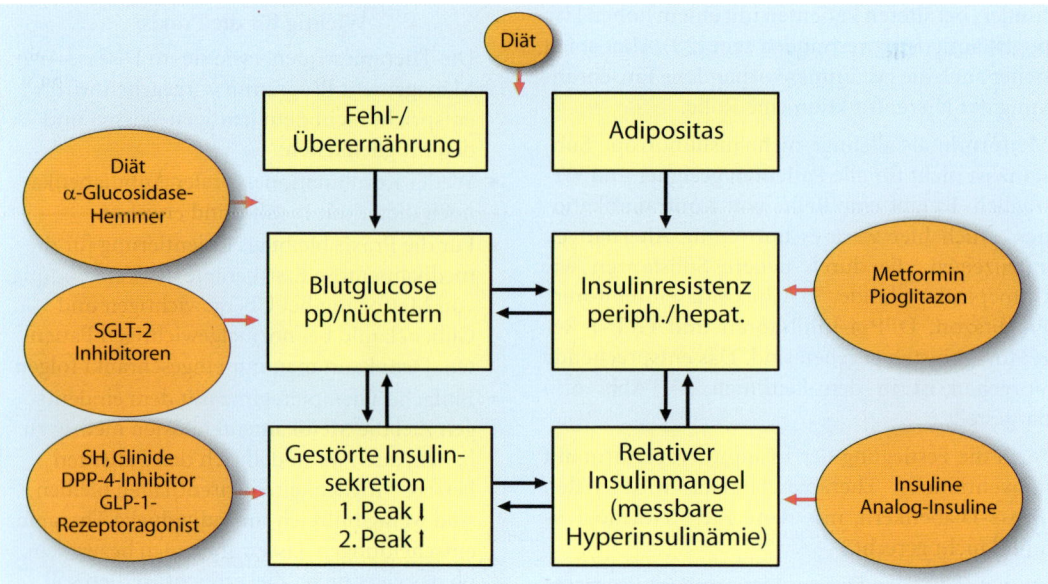

Abb. 6.3:   Differentialtherapeutische Möglichkeiten in Bezug zu pathophysiologischen Faktoren bei Typ-2-Diabetes.

che Aktivität, Ernährunsumstellung) des Patienten neben objektiven differenzialtherapeutischen Kriterien zum Einsatz der verschiedenen Substanzgruppen.

An oralen Antidiabetika stehen acht Substanzen bzw. Substanzgruppen zur Verfügung. Dies sind:
- Nicht-insulinotrope Substanzen
  - α-Glucosidase-Hemmer
  - Metformin
  - Pioglitazon
  - SGLT-2-Inhibitor
- Insulinotrope Substanzen
  - Sulfonylharnstoffe
  - Glinide
    - Repaglinide (Benzoesäurederivat)
    - Nateglinide (D-Phenylalanin-Derivat)
  - DPP-4-Inhibitoren

Die differenzialtherapeutischen medikamentösen Möglichkeiten in Bezug zu pathophysiologischen Faktoren bei Typ-2-Diabetes sind in ☞ Abb. 6.3 dargestellt. Bei Insulin-resistenten Patienten (nahezu alle Typ-2-Diabetiker) ist es wichtig, unter den Aspekten der kardiovaskulären Risikominderung, solche Medikamente bevorzugt einzusetzen, die sowohl eine gute Blutzuckerabsenkung ermög-

lichen als auch eine Verbesserung der Insulinsensitivität (32).

In die differenzialtherapeutischen Entscheidungen sind folgende Überlegungen einzubeziehen:
- Mechanismus der Blutglukose-Senkung
- Effektivität der Blutglukose-Senkung
  - überwiegend auf Nüchternblutzucker
  - überwiegend auf pp Blutzucker
- Nebenwirkungen/Kontraindikationen
- Auswirkungen auf die Insulinkonzentration im Blut und die Insulinresistenz der Organe (Skelettmuskel, Leber, Fettgewebe)
- Einfluss auf weitere Risikofaktoren des Metabolischen Syndroms (Blutdruck, Fettstoffwechsel, Gewicht), damit auch auf eine (möglicherweise) unterschiedlich hohe Beeinflussung des kardiovaskulären Risikos (33)

(☞ Tab. 6.2).

6.4.1.1. Monotherapie mit oralen Antidiabetika

6.4.1.1.1. Metformin

Seit Ende der 70er Jahre steht in Deutschland nur noch Metformin (Glucophage®, Generika) als einziges Biguanid-Präparat zur Verfügung. Buformin und Phenformin wurden damals – als Folge von

	Red. Kost	Körperliche Aktivität	Insulin	Sulfonylharnstoffe/Glinide	Metformin	α-Glukosidasehemmer	DPP-4-Hemmer	GLP-1-Rezeptoragonisten	Pioglitazon	SGLT-2-Inhibitor
Insulinresistenz/Hyperinsulinämie	+	+	−	−	+	0/+	0/+	0/+	+	0/+
Fettstoffwechsel	+	+	0/+	0/+	+	+	0/+	0/+	+/0	0
Hochdruck	+	0/+	0/-	0/-	0/+	0/+	0	+	0	+
Übergewicht	+	0	−		+	+	0	+	-	0/+
Proinsulin	(+)	(+)	+	-	0	0	(+)	(+)	+	0

Tab. 6.2: Auswirkungen einer blutzuckersenkenden Behandlung auf zusätzliche Risikofaktoren bei Typ-2-Diabetes ("Metabolisches Syndrom"). + Günstige Beeinflussung; − negative Beeinflussung; 0 kein Effekt.

vermehrt beobachteten Laktatazidosen – aus dem Handel genommen [☞ Leitlinien!].

Metformin erlebt seit 1998 eine Renaissance – nicht zuletzt aufgrund der positiven Ergebnisse der UKPDS-Studie mit reduzierter Mortalität bei übergewichten Patienten unter diesem Medikament. Hinzu kamen eine Reihe von neuen Studien, die das Wirkprinzip für die Therapie des Typ-2-Diabetes zunehmend aufwerteten, auch bei kardiovaskulären Risikopatienten (39-42).

■ Wirkmechanismus

Metformin verbessert die Insulinsensitivität der Organe (43). Dies führt

- in der **Leber** zu einer **Hemmung der Glukoneogen**ese und der Glykogenolyse
- in der Skelettmuskulatur zu einer vermehrten Glukoseaufnahme sowie
- in Fettgeweben (v.a. abdominal) zu einer Hemmung der Lipolyse. Die damit verbundene verminderte Freisetzung von Freien Fettsäuren ist einer der entscheidenden Effekte, die eine verminderte Glukoseabgabe in der Leber bewirken.
- Der früher beschriebene hemmende Effekt auf die Glukoseresorption im Darm scheint klinisch von untergeordneter Bedeutung zu sein.

■ Nebenwirkungen

Gastrointestinale Beschwerden wie Übelkeit, Erbrechen, Diarrhoen und abdominelle Schmerzen. Bei Nicht-Beachtung der Kontraindikationen Gefahr der **Laktatazidosen** (50 % tödlicher Verlauf), die allerdings unter Metformin nur äußerst selten auftreten (44). Bei ersten Symptomen von Nebenwirkungen, meist gastrointestinale, sofort Absetzen des Präparates.

■ Arzneimittelwechselwirkungen

Keine.

■ Klinischer Einsatz

Als Monotherapie und in Kombination mit allen anderen zur Verfügung stehenden oralen Antidiabetika und Insulin. Bevorzugt bei allen Patienten als Ersttherapie in Kombination mit Veränderungen des Lebensstils (Ernährung, körperliche Aktivität) unabhängig vom aktuellen Körpergewicht (45) [☞ Leitlinien!].

Im Verlauf der UKPDS (United Kingdom Prospective Diabetes Study) wurden bei übergewichten Patienten unter einer Monotherapie mit Metformin – im Vergleich zu Sulfonylharnstoff und Insulin – bei gleicher Blutglukoseabsenkung eine verminderte Mortalität durch kardiovaskuläre und mikroangiopathische Folgeerkrankungen festgestellt (45).

Bei Kombination von Metformin mit den verwendeten Sulfonylharnstoffpräparaten (Glibenclamid, Chlorpropamid) erhöhte sich in dieser Studie das Mortalitätsrisiko hingegen deutlich. Seitdem wird diese Kombination kontrovers diskutiert. Bei kritischer Würdigung der Literatur kommt man zu der Schlussfolgerung, dass letztlich nur bei der Kombination von Metformin mit Glibenclamid ein möglicherweise erhöhtes Mortalitätsrisiko besteht. Für die Praxis bleibt festzuhalten, dass in diesem Zusammenhang die Sulfonylharnstoffe differenziert zu betrachten sind, worauf auch in den Leitlinien hingewiesen wird. Bei Patienten mit einer KHK oder hohem kardiovaskulärem Risiko sollte die Kombination Metformin/Glibenclamid vermieden werden. Auch bei den anderen Sulfonylharnstoffpräparaten sollte die Kombination mit Metformin in bezug auf ,das individuelle kardiovaskuläre Risiko immer kritisch hinterfragt werden (46, 47).

Im aktuellen Disease Management Programm wird die Kombination von Metformin mit anderen oralen Antidiabetika nicht erwähnt. Nach Versagen der Monotherapie ist auf eine Insulintherapie überzugehen (30).

> **Metformin als medikamentöse Ersttherapie** bei
> - allen Patienten ab Diagnosestellung
> - Ausnahmen: wenn Kontraindikationen vorliegen

■ Dosierung

Beginn mit 500 mg oder 850 mg, rascher Übergang auf zweimalige tägliche Gabe. Optimale Dauerdosierung bei 2 × 850 mg bis 2 × 1.000 mg . Zur Erzielung der Maximalwirkung sollte Metformin zweimal pro Tag verabreicht werden. Eine 3. Tablette erübrigt sich in der Regel, da die Nebenwirkungsrate deutlich zunimmt, ohne die Stoffwechselwirkung wesentlich zu steigern.

Einnahme zu den Mahlzeiten.

■ Tablettenstärke

- 500 mg
- 850 mg
- 1.000 mg

■ Kontraindikationen

- **Nierenfunktionseinschränkung mit einem Kreatinin >1,2 mg/dl bzw. Kreatininclearance <60ml/min/1,73m^2** (Cave: Auch bei "normalem" Kreatinin kann bei betagten Patienten eine Nierenfunktionsstörung vorliegen.).

- Alle Situationen, die mit Sauerstoffmangel einhergehen und/oder zu einer Organischämie führen können, wie akute und chronische Lungenerkrankungen, Zustand nach Herzinfarkt, dekompensierte Herzinsuffizienz, chronische Lebererkrankungen, höheres Alter.

- Patienten unter einer Reduktionskost mit einer Gesamtkalorienmenge von <1.000 kcal/d.

- 24 Stunden vor Angiographien mit jodhaltigen Kontrastmittelgaben sowie vor jeder Operation soll Metformin abgesetzt werden (s. Fachinformation). Da Metformin jedoch eine kurze biologische Halbwertszeit besitzt, ist bei Notfallinterventionen und beim Absetzen von Metformin am Abend vor dem geplanten Eingriff nicht mit Komplikationen durch Metformin zu rechnen.

> **Wichtig für die Praxis:**
> - Metformin ist heute als Basismedikament bei allen Patienten mit Typ-2-Diabetes anzusehen. Es soll ab Diagnosestellung verordnet werden
> - Kontraindikationen sind strikt zu beachten (v.a. Niereninsuffizienz: Kreatinin >1,2 mg/dl, eGFR <50 ml/min/1,73 m^2)
> - Absetzen vor Operationen und Kontrastmittelgabe
> - Optimale Dosierung 2 × 850 mg bis 2 × 1.000 mg
> - Bei älteren Patienten (>70. LJ) regelmäßige Kreatinin-Kontrollen
> - Bei Patienten mit hohem kardiovaskulären Risiko sollte die Kombination mit Glibenclamid vermieden werden, andere Sulfonylharnstoffe können (in niedriger Dosis) mit Metformin kombiniert werden.

6.4.1.1.2. α-Glucosidase-Hemmer

Es stehen die beiden in Deutschland zugelassenen Präparate Acarbose (Glucobay®) und Miglitol (Diastabol®) zur Verfügung. Da die Mehrzahl der klinischen Studien mit Acarbose durchgeführt wurden und mit diesem Präparat auch eine sehr viel größere klinische Erfahrung vorliegt, beziehen sich die heutigen Kenntnisse überwiegend auf diese Substanz. Soweit bekannt, unterscheidet sich Miglitol, bezogen auf seine Stoffwechselwirkung, nicht wesentlich [☞ Leitlinien!].

■ Wirkmechanismus (34, 35)

- Die Kohlenhydratverdauung im oberen Dünndarm erfolgt durch die enzymatische Abspaltung (α-Glucosidasen) von Monosacchariden aus Oligo- oder Polysacchariden. Durch **kompetitive Hemmung dieser Enzyme** durch Acarbose bzw. Miglitol wird die **Glukoseaufnahme in das Blut verzögert und vermindert**. Als Ergebnis wird der unmittelbare postprandiale Blutzuckeranstieg reduziert, die Kohlenhydrataufnahme in das Blut über die Zeit verlängert:

- Durch nachfolgend vermehrtes Auftreten von niedermolekularen Kohlenhydraten im Ileum wird dort das Enterohormon Glucagon-likepeptide 1 (GLP-1) sezerniert, das im Pankreas die glukoseabhängige Insulinsekretion stimuliert.

- Verbesserung der Insulinsensitivität der Organe, möglicherweise sekundär als Folge der Blutzuckersenkung und niedrigerer Insulinplasmakonzentrationen

Die nicht im Dünndarm resorbierten und dadurch vermehrt im Dickdarm anfallenden Kohlenhydrate werden bakteriell lysiert, wobei Gase und kurzkettige Fettsäuren entstehen, die von der Colonschleimhaut resorbiert werden. Ein Energieverlust der aufgenommenen Kohlenhydrate erfolgt durch diese Medikamente somit nicht.

Während Acarbose nahezu vollständig im Darm verbleibt und über die Faeces ausgeschieden wird, wird Miglitol überwiegend resorbiert. Eine Metabolisierung erfolgt im Organismus nicht. Miglitol wird unverändert über die Nieren ausgeschieden, zusätzliche Wirkungen an den inneren Organen sind bislang nicht beschrieben.

Auch über einen längeren Anwendungszeitraum bleibt die blutzuckersenkende Wirkung unverändert erhalten.

■ Nebenwirkungen

Schwere Nebenwirkungen sind nicht bekannt. Von Bedeutung sind **gastrointestinale Beschwerden** wie Meteorismus, Flatulenz, Diarrhoen und selten abdominale Schmerzen. Ursache dafür sind Gase, die bei der bakteriellen Lyse der Kohlenhydrate im Colon anfallen. Die Nebenwirkungsrate kann durch niedrig dosierten Therapiebeginn (25-50 mg) und langsame Dosissteigerung deutlich vermindert werden.

■ Arzneimittelwechselwirkungen

Nicht bekannt.

■ Klinischer Einsatz

Als Monotherapie und in Kombination mit Metformin, Sulfonylharnstoffen/Repaglinide, Insulin. Unter den Aspekten der Bedeutung des postprandialen Blutzuckers als Risikofaktor für kardiovaskuläre Erkrankung (36, 37) – auch bei Patienten mit gestörter Glukosetoleranz (38) – erscheint eine frühzeitige Monotherapie mit α-Glucosidase-Hemmern sinnvoll. Gleiches gilt auch für eine frühe Kombination mit Metformin bei übergewichtigen Patienten. Diese Optionen bestehen auch in den Leitlinien (☞ Abb. 6.1, 6.2, 6.3) nicht jedoch im aktuellen Disease Management Programm (30) [☞ Leitlinien!].

Aufgrund der Ergebnisse der STOP-NIDDM- (38) und MeRIA-Studien (37) muss die Wertigkeit der Acarbose in der Therapie des Typ-2-Diabetes erneut überdacht werden. In der STOP-NIDDM-Studie wurde bei Patienten mit gestörter Glukosetoleranz eine signifikante Absenkung kardiovaskulärer Ereignisse, insbesondere des akuten Herzinfarktes beobachtet (☞ Kap.8., Tab. 8.6). Die aufgrund dieser Ergebnisse durchgeführte Metaanalyse von 7 plazebokontrollierten Acarbosestudien bei Typ-2-Diabetes (37) erbrachte eine 35 %ige relative Risikoreduktion aller kardiovaskulären Ereignisse (kardiovaskulärer Tod, Infarkte, Angina pectoris, Herzinsuffizienz, Eingriffe zur Revaskularisation, periphere arterielle Durchblutungsstörungen, Schlaganfälle). Das relative Risiko eines Herzinfarktes wurde sogar um 64 % reduziert. Neben der Verbesserung des Glukosestoffwechsels wurden die weiteren kardiovaskulären Risikofaktoren Übergewicht, Triglyzeride und systolischer Blutdruck ebenfalls signifikant gesenkt.

> **Acarbose als medikamentöse Ersttherapie** bei:
> - Patienten mit fehlender oder nur milder Symptomatik, wenn Metformin nicht gegeben werden kann.
> - Blutzucker nüchtern <150 mg/dl, pp <250 mg/dl
> - starkem pp-Blutzuckeranstieg (>60 mg/ dl)

■ Dosierung

Beginn in niedriger Dosis (25-50 mg) mit langsamer Steigerung über Wochen. Maximale Dosis 3 ×

100 mg, die in der Regel nicht erforderlich ist. Zudem bringt eine Dosissteigerung über 2 × 100 mg wenig zusätzliche Effektivität. Die Tabletteneinnahme erfolgt unmittelbar vor Beginn der Mahlzeiten. Üblicherweise sollte die Therapie mit dem Frühstück begonnen werden. Hypoglykämien können bei Monotherapie nicht auftreten, bei Kombination mit Sulfonylharnstoffen/Repaglinide oder Insulin muss der Patient auf die Gefahr von Hypoglykämien hingewiesen werden, die ausschließlich mit Traubenzucker zu behandeln sind (aufgrund des Wirkmechanismus werden die üblichen Disaccharide nicht rasch genug resorbiert).

■ Tablettenstärke

- 50 mg
- 100 mg

■ Kontraindikationen

Konsumierende Erkrankungen, chronisch-entzündliche Darmerkrankungen, "Magen-Darm-Anfälligkeiten", schwere Niereninsuffizienz (Kreatininclearance <25 ml/min).

> **Wichtig für die Praxis:**
> - α-Glucosidase-Hemmer sind bevorzugt als Erst- oder Kombinationsmedikament bei Patienten mit starkem pp-Blutzuckeranstieg anzusehen
>   - Der kardiovaskuläre Risikofaktor pp-Blutzucker wird gezielt vermindert, ohne dass die Insulinkonzentration im Blut erhöht wird
> - Einschleichende Dosierung zur Minderung der Nebenwirkung erforderlich
> - In Kombination mit insulinotropen oralen Antidiabetika oder Insulin muss bei Hypoglykämien Traubenzucker eingenommen werden

6.4.1.1.3. Pioglitazon

Aus dieser Substanzgruppe der Thiazolidindione ist

- Pioglitazon (Actos®)

in vielen Ländern, einschließlich Deutschland, zugelassen [☞ Leitlinien!]. Nach einer Entscheidung des Gemeinsamen Bundesausschusses 2011 ist Pioglitazon nicht länger erstattungsfähig.

Rosiglitazon wurde wegen einer Erhöhung des kardiovaskulären Risikos in Europa vom Markt genommen, in den U.S.A. ist es unter äußerst strengen Auflagen in besonderen Fällen noch zugelassen.

■ Wirkmechanismus

Thiazolidindione werden als **Insulinsensitizer** bezeichnet, da sie die Insulinwirkung an den peripheren Organen, insbesondere am Fettgewebe, der Muskulatur und der Leber, verbessern und somit zu einer Einsparung von endogenem oder exogenem Insulin führen (48-50). Auf molekularer Ebene ist die Bindung an den **PPARγ-Rezeptor** (Peroxisome Proliferator Activated Receptor) der entscheidende Mechanismus. Durch Aktivierung dieses Zellkernrezeptors werden vielfältige Reaktionen ausgelöst, die unmittelbar die Insulinsensitivität erhöhen. So wird über eine **Transkription von insulinempfindlichen Genen** z.B. die **Expression von Glukosetransportmolekülen** gefördert, wodurch eine vermehrte Glukoseaufnahme in die Zelle erfolgt. Die erhöhte Insulinempfindlichkeit des Organismus wird auch ausgedrückt durch eine verminderte Glukoseabgabe der Leber (**Hemmung der Glukoneogenese**) sowie den **Abfall der freien Fettsäuren** und der Insulinkonzentrationen im Blut.

Im Fettgewebe bewirken diese Substanzen einen Anstieg von jungen, insulinsensitiven Zellen (Gewichtszunahme!) und eine gesteigerte Apoptose alter, insulinresistenter Fettzellen. Durch die Reduktion alter Fettzellen, insbesondere des intraabdominellen Fettes, wird darüber hinaus deren endokrine Sekretion von TNFα und Leptin vermindert und die von Adiponectin gesteigert, wodurch die Insulinresistenz des Gesamtorganismus (v.a. Skelettmuskel) zusätzlich abnimmt.

> Damit greifen diese Substanzen möglicherweise in einen in der Pathogenese des Typ-2-Diabetes entscheidenden Mechanismus ein. Voraussetzung der Wirksamkeit ist die Anwesenheit von Insulin.
> Darauf weisen auch die zahlreichen pleiotropen Effekte hin mit positiver Beeinflussung vieler Facetten des Hochrisikosyndroms (☞ Kap. 6.1.).

Allerdings kann die Vielfalt der durch Thiazolidindione auslösbaren Effekte noch nicht ausreichend erfasst und erklärt werden. Darüber hinaus sind unterschiedliche Wirkungen der verschiedenen

Substanzen (z.B. auf den Fettstoffwechsel) zu beachten. In Deutschland ist nur noch Pioglitazon aus der Substanzklasse der Thiazolidindione zugelassen.

■ Nebenwirkungen

Pioglitazon führt zu einer geringen, dosisabhängigen **Gewichtszunahme**, zu vermehrtem Auftreten von **peripheren Ödemen** (bei bis zu 8 % aller Patienten) und nahezu regelhaft zu einer geringen **Abnahme von Hämoglobin/Hämatokrit**. Letztere werden erklärt durch eine Zunahme des Plasmavolumens; die Abnahme von Hb/Hk wären demnach Folge einer Hämodilution, wodurch auch die Auslösung bzw. Verschlechterung einer Herzinsuffizienz erklärt werden kann. Nach 8-12 Wochen stellt sich meist eine stabile Situation ein, Anämien sind nicht zu befürchten.

Unter Pioglitazon fand sich – zumindest bei Hochrisikopatienten (51) – eine Reduktion des Gesamtrisikos (Sekundäre Studienendpunkte: Myokardinfarkt, Schlaganfall, Tod), ferner liegen positive Berichte in der Beeinflussung der Intima-Media-Dicke der Carotiden vor.

Unter Pioglitazon wurde in Langzeitstudien ein erhöhtes Frakturrisiko vor allem für Frauen beobachtet, wohl bedingt durch eine deutliche Abnahme der Knochendichte (54, 55). Neue Daten weisen auf ein erhöhtes Risiko für Blasenkarzinome hin (55a).

Aufgrund hepatotoxischen Nebenwirkungen von Troglitazon (das inzwischen in allen Staaten, in denen es zugelassen war, wieder vom Markt genommen wurde) wurde in den klinischen Studien der Präparate Rosi- und Pioglitazon gerade diesem Aspekt erhöhte Aufmerksamkeit zugewandt. Bislang konnte kein erhöhtes Leberrisiko für diese beiden Substanzen erkannt werden. Rosiglitazon wurde wegen seiner Erhöhung des kardiovaskulären Risikos in Europa vom Markt genommen.

■ Arzneimittelwechselwirkungen

Trotz sehr hoher Plasmaeiweißbindung (99 %) sind bislang keine klinisch relevanten Arzneimittelinteraktionen bekannt. Dies gilt insbesondere für die bei Typ-2-Diabetes häufig angewandten oralen Antidiabetika (Sulfonylharnstoff, Metformin) und Statine. Allerdings wurden aufgrund theoretischer Überlegungen (wesentlicher Abbau über CYP 3A4) und in-vitro-Untersuchungen

(z.B. Ketoconazol) mögliche Arzneimittelwechselwirkungen für Pioglitazon beschrieben.

■ Klinischer Einsatz

Bei Nicht-Verträglichkeit oder Kontraindikationen gegen Metformin kann Pioglitazon in Monotherapie eingesetzt werden. In einer Vergleichsstudie gegen Metformin und Glibenclamid konnte unter Glitazonen in Monotherapie über einen längeren Zeitraum als mit den beiden Vergleichssubstanzen eine ausreichende Blutzuckereinstellung erreicht werden (42). Des weiteren kann Pioglitazon in Kombination mit Metformin, Sulfonylharnstoffen und DPP-4-Inhibitoren gegeben werden. Pioglitazon kann auch zusammen mit Insulin verabreicht werden. Dieses Vorgehen wird auch in den Leitlinien empfohlen (23, 24) [☞ Leitlinien!].

Im aktuellen Disease Management Programm ist Pioglitazon nicht berücksichtigt (30). Bei Patienten mit 2-3-facher Transaminasenerhöhung sowie bei chronischem Alkoholabusus sollte Pioglitazon nicht verabreicht werden. Liegen bei Therapiebeginn normale Transaminasen vor, so sollen diese im ersten Halbjahr 2-monatlich, anschließend 2 ×/ Jahr kontrolliert werden.

■ Dosierungen

* Pioglitazon (Actos®): 15-45 mg

Der Therapiebeginn sollte mit einer mittleren Dosis erfolgen, die Effektivität der Wirkung kann erst nach 4-8 Wochen ausreichend beurteilt werden.

■ Tablettenstärke

Pioglitazon:

* 15 mg
* 30 mg
* 45 mg

■ Kontraindikationen

Lebererkrankungen, Alkoholkrankheit, konsumierende Krankheiten, Herzinsuffizienz (NYHA I-IV) sowie bei Patienten mit zurzeit aktivem oder Blasenkarzinom in der Vorgeschichte und bei nicht abgeklärter Makrohämaturie.

Wichtig für die Praxis:

- Pioglitazon führt nicht nur zu einer Blutzuckersenkung, sondern auch zu einer Verminderung einer endogenen Hyperinsulinämie, dadurch Verbesserung der Insulinsensitivität, wodurch das kardiovaskuläre Risiko der Patienten auf verschiedenen Ebenen positiv beeinflusst wird.
- Die Kontraindikationen sind strikt zu beachten.
- Nach einer Entscheidung des Gemeinsamen Bundesausschusses 2011 ist Pioglitazon nicht länger erstattungsfähig.

6.4.1.1.4. Sulfonylharnstoffe

Von den 7 zugelassenen Sulfonylharnstoffpräparaten (☞ Tab. 6.3) sind in Deutschland nur Glibenclamid und Glimepirid von praktischer Bedeutung [☞ Leitlinien!]. Die über eine kürzere Insulinfreisetzung wirkenden Präparate

- Glipizid und
- Tolbutamid

sind ebenso wie das über Leber/Darm eliminierte

- Gliquidon

zu Unrecht nur wenig eingesetzt. Durch die kurzwirkende Insulinfreisetzung zu den Mahlzeiten ist die Hypoglykämiegefahr vermindert. Darüber hinaus wird das Insulin bedarfsgerechter freigesetzt als bei lang-wirkenden Substanzen. Eine Zwischenstellung nimmt Glimepirid ein, das sowohl eine lange Wirkdauer als auch eine rasche, kurzfristige Insulinfreisetzung zu den Mahlzeiten aufweist. Gliquidon kann auch bei niereninsuffizienten Patienten eingesetzt werden, da es überwiegend über Leber/Darm ausgeschieden wird. Alle anderen Sulfonylharnstoffe sollten bei höhergradiger Niereninsuffizienz (Kreatinin >2 mg/dl) nicht angewandt werden. Innerhalb der Sulfonylharnstoffgruppe kann somit eine sinnvolle Differenzialtherapie durchgeführt werden (57).

■ Wirkmechanismus

Die **Hauptwirkung** aller Sulfonylharnstoffpräparate ist die **Stimulation der glukoseinduzierten Insulinproduktion und -sekretion** in den β-Zellen der Langerhans'schen Inseln. Dies geschieht durch Bindung an einen spezifischen Sulfonylharnstoffrezeptor, wodurch es zu einem Verschluss ATP-abhängiger Kaliumkanäle und zur Öffnung spannungsabhängiger Calciumkanäle der Zellmembran kommt. Darüber hinaus besitzen alle Sulfonylharnstoffe wahrscheinlich auch eine periphere, sog. extrapankreatische Wirkung im Sinne einer Verbesserung der Insulinwirkung. Sie ist aber für die blutzuckersenkende Wirkung der meisten Prä-

Chem. Kurzbezeichnung	Warenname	Tablettenstärke	Angegebene Dosierung	Charakteristiken
Tolbutamid	z.B. Rastinon®, Artosin®	0,5 g/l g	0,5-3,0 g	rasche, kurze Insulinfreisetzung
Glibenclamid	Euglucon® N (zahlreiche Generika)	1,75/3,5 mg	1,75-10,5 mg	verzögerte, lang anhaltende Insulinfreisetzung
Glibornurid	Glutril®, Gluborid®	25 mg	12,5-75 mg	verzögerte, lang anhaltende Insulinfreisetzung
Gliquidon	Glurenorm®	30 mg	15-120 mg	verzögerte, lang anhaltende Insulinfreisetzung
Gliclazid	Diamicron®	80 mg	40-240 mg	verzögerte, lang anhaltende Insulinfreisetzung
Glipizid	Glibenese®	5 mg	2,5-15 mg	rasche, kurz anhaltende Insulinfreisetzung
Glimepirid	Amaryl®	1, 2 und 3 mg	0,5-3 mg	lang anhaltende Wirkdauer, rasche Insulinfreisetzung, periphere Wirkung betont

Tab. 6.3: Übersicht über die Sulfonylharnstoffpräparate zur Therapie des Typ-2-Diabetes. In Deutschland sind nur Glibenclamid und Glimepirid von praktischer Bedeutung.

parate klinisch unbedeutend. Bei Glimepirid scheint dies jedoch ein zu berücksichtigender Faktor zu sein, was, im Vergleich zu anderen Präparaten, durch deutlich niedrigere Insulinkonzentrationen im Blut – bei gleicher Effektivität auf den Blutzucker – angenommen werden kann. Dieses Präparat zeichnet sich darüber hinaus sowohl durch eine lange Wirkdauer (Einmalgabe) als auch durch eine sehr kurzfristige glukoseabhängige Insulinfreisetzung zu den Mahlzeiten aus.

■ Nebenwirkungen

Neben seltenen allergischen Reaktionen sowie Leberenzymerhöhungen ist bei den Sulfonylharnstoffen besonders die **Gefahr der Hypoglykämie** von Bedeutung (58). Dies gilt für alle Sulfonylharnstoffpräparate. Hypoglykämien sind jedoch vor allem bei **Glibenclamid** aufgrund seiner starken blutzuckersenkenden Potenz und seiner langen Wirkdauer zu beachten. Insbesondere bei multimorbiden, älteren Patienten sollte Glibenclamid deshalb heute nicht mehr angewendet werden, die Dauertherapie bedarf der engen regelmäßigen Kontrolle. Unter Glimepirid kann, bei gleich guten Stoffwechselergebnissen, das Hypoglykämie-Risiko deutlich gesenkt werden. Im Rahmen der UKPDS (angewandt wurden Glibenclamid und Chlorpropamid) konnten zwei immer wieder zitierte angebliche Nebenwirkungen der Sulfonylharnstoffe widerlegt werden. Zum einen konnte über einen Verlauf von 6 Jahren gezeigt werden, dass **Sulfonylharnstoffe nicht zu einer Erschöpfung der Insulinproduktion der β-Zellen führen**, sondern im Gegenteil, dass unter Sulfonylharnstoffen die Insulinproduktion über den gesamten Studienzeitraum auf einem höheren Niveau als unter anderen Medikamenten erfolgte (15). Zweitens konnte über einem Zeitraum von mehr als 10 Jahren **kein erhöhtes kardiovaskuläres Risiko** und v.a. **keine erhöhte kardiovaskuläre Mortalität unter Sulfonylharnstoffen** beobachtet werden (59). Trotz allem bleibt dieses Thema in der Diskussion, eine längst überfällige Langzeitstudie soll-2019!-für Klarheit sorgen (CAROLINA-Studie).

■ Arzneimittelwechselwirkungen

Die blutzuckersenkende Wirkung der Sulfonylharnstoffe kann durch die gleichzeitige Gabe von nichtsteroidalen Antirheumatika, Salicylate, Sulfonamide, Cumarine, Propenizid, MAO-Hemmer und Betablocker verstärkt werden.

■ Klinischer Einsatz

In Kombination mit α-Glucosidase-Hemmern, Metformin, Pioglitazon, DPP-4-Inhibitoren, SGLT-2-Inhibitoren und Insulin sowie bei Kontraindikationen oder Unverträglichkeit bezüglich Metformin auch in Monotherapie. Im Disease Management Programm werden Sulfonylharnstoffe ausschließlich bei normalgewichtigen Patienten in der Monotherapie empfohlen. Nach den Leitlinien kann bei Versagen der Sulfonylharnstoff-Monotherapie mit α-Glucosidase-Hemmern, Metformin oder Pioglitazon kombiniert werden (☞ Abb. 6.1) [☞ Leitlinien!].

Das Ausmaß der blutzuckersenkenden Wirkung hängt von der Potenz der Stimulation von Insulinproduktion und -sekretion der einzelnen Substanzen ab, sie bewirken somit immer eine (endogene) Hyperinsulinämie, die sowohl als eigenständiger kardiovaskulärer Risikofaktor (8) als auch als mögliche Ursache für die Progression des Typ-2-Diabetes angesehen wird (16). Da unter maximaler Stimulierung der β-Zellen neben Insulin auch atherogene Vorstufen der Insulinsynthese (v.a. Proinsulin) vermehrt sezerniert werden, sollten Sulfonylharnstoffe nur in niedrigen und mittleren Dosen eingesetzt werden.

- Als medikamentöse Ersttherapie , wenn Metformin nicht gegeben werden kann, bei
  - normal- bis gering übergewichtigen Patienten mit einem BMI <25 kg/m² (zu beachten: in dieser Patientengruppe, v. a. zwischen 35. und 45. Lebensjahr, befinden sich relativ viele, sich spät manifestierende Typ-1-Diabetiker, sog. LADA)
  - Zurückhaltung bei hohem Körpergewicht mit BMI >30 kg/m²!
- bevorzugte Präparate: Glimepirid, Glibenclamid
- bei Niereninsuffizienz: Gliquidon

■ Dosierung

Beginn der Therapie mit ½ handelsüblichen Tablette, je nach Stoffwechselwirkung langsame Steigerung. Die maximal empfohlenen Dosierungen sollten nicht ausgereizt werden. Die Erstgabe erfolgt zum Frühstück, bei höherer Dosierung Verteilung auf 2 Mahlzeiten. Nur bei Glimepirid wird die Gesamttagesdosis immer morgens gegeben.

Statt eine maximale Dosierung auszureizen, sollte frühzeitig auf eine Kombination mit anderen oralen Antidiabetika übergegangen werden.

■ Tablettenstärke

☞ Tab. 6.4.

■ Kontraindikationen

Patienten mit schweren konsumierenden Erkrankungen, fortgeschrittener Niereninsuffizienz (Ausnahme Gliquidon) oder Leberinsuffizienz, Allergien gegen Sulfonylharnstoffe und bei Z.n. Pankreatektomie.

Wichtig für die Praxis:
• Sulfonylharnstoffe sind eine Therapiealternative bei normalgewichtigen Typ-2-Diabetespatienten, wenn Metformin nicht verabreicht werden kann • Unter Glibenclamid, das in den beiden "veralteten" Leitlinien empfohlen wird, besteht die höchste Hypoglykämie-Gefährdung. Unter diesem Aspekt ist Glimepirid vorzuziehen • Bei sehr alten Patienten und leicht- bis mittelgradiger Niereninsuffizienz: Gliquidon • Auf niedrige oder mittlere Dosierungen beschränken

6.4.1.1.5. Glinide

Repaglinide (Benzoesäurederivate)

Repaglinide (NovoNorm®) ist als erstes Benzoesäurepräparat seit Ende 1998 auf dem Markt (60-62) [☞ Leitlinien!].

■ Wirkmechanismus

Über einen spezifischen Rezeptor (entsprechend dem der Sulfonylharnstoffe) an der β-Zelle der Langerhans'schen Insel führt Repaglinide zur **Insulinstimulation. Die Insulinfreisetzung erfolgt rascher als bei den meisten Sulfonylharnstoffen in Abhängigkeit von der Glukosekonzentration** im Blut. Dadurch wird die erste Phase der Insulinsekretion (0-30 Min.) verbessert, die in der Pathogenese und Progression des Typ-2-Diabetes von Bedeutung ist (63). Aufgrund der kurzen Wirkdauer ist das Präparat vor jeder großen Mahlzeit einzunehmen.

■ Nebenwirkungen

Außer Hypoglykämien sind keine schweren Nebenwirkungen beobachtet worden. Hypoglykämien treten in der Regel zwei bis vier Stunden nach den Mahlzeiten auf. Nächtliche Hypoglykämien sind äußerst selten. Die Hypoglykämieinzidenz ist niedriger als bei den "klassischen" Sulfonylharnstoffpräparaten. Bei älteren Patienten und bei Niereninsuffizienz ist das Hypoglykämie-Risiko nicht höher.

Wirkstoff	Warenname	Tablettenstärke	Dosierung
Sitagliptin	Januvia®, Xelevia®	100 mg, 50 mg, 25 mg	1 × 1
Vildagliptin	Galvus®, Jalra®	50 mg	1 × 1
Saxaglitpin	Onglyza®	5 mg; 2,5 mg	1 × 1
Saxaglitpin + Metformin	Komboglyze® 2,5/850	2,5 mg Saxaglitpin + 850 mg Metformin	2 × 1
Saxaglitpin + Metformin	Komboglyze® 2,5/1000	2,5 mg Saxaglitpin + 1000 mg Metformin	2 × 1
Sitagliptin + Metformin	Janumet®, Velmetia® 50/850	50 mg Sitagliptin + 850 mg Metformin	2 × 1
Sitagliptin + Metformin	Janumet®, Velmetia® 50/1000	50 mg Sitagliptin + 1000 mg Metformin	2 × 1
Vildagliptin + Metformin	Eucreas®, Icandra® 50/850	50 mg Sitagliptin + 850 mg Metformin	2 × 1
Vildagliptin + Metformin	Eucreas®, Icandra® 50/1000	50 mg Sitagliptin + 1000 mg Metformin	2 × 1

Tab. 6.4: DPP-4-Hemmer, Präparate in Monosubstanz und in Fixkombination mit Metformin.

■ Arzneimittelwechselwirkungen

In-vitro-Untersuchungen weisen darauf hin, dass bei gleichzeitiger Gabe von Antimykotika (Ketoconazol, Miconazol) sowie des Antibiotikum Erythromycin die blutzuckersenkende Wirkung von Repaglinide verstärkt werden könnte. Eine Abschwächung der blutzuckersenkenden Wirkung kann durch Rifampizin, Barbiturate oder Carbamazepine erfolgen.

■ Klinischer Einsatz

Als Monotherapie und in Kombination mit Metformin. In den Nationalen Versorgungs-Leitlinien wird Repaglinide als "weitere Option" neben Glibenclamid und Metformin als Monotherapie aufgeführt (☞ Abb. 6.1). In den Leitlinien der DDG besteht lediglich für die Kombination mit Metformin eine Indikation (23), beim Disease Management Programm werden Glinide nicht erwähnt (30) [☞ Leitlinien!].

Repaglinide als medikamentöse Ersttherapie möglich bei:

• allen Patienten mit noch wenig ausgeprägter Stoffwechselentgleisung:
  - Nüchternblutzucker: <150 mg/dl
  - pp <250 mg/dl
• bevorzugt bei starkem pp-Blutzuckeranstieg um >60 mg/dl
• Zurückhaltung bei hohem Körpergwicht mit BMI >30 kg/m²!

■ Dosierung

Bei Ersttherapie 0,5 mg pro Mahlzeit. Bei Therapiewechsel von anderen oralen Antidiabetika beginnend mit 1-2 mg pro Mahlzeit. Maximaldosis 4 mg bei bis zu 4 Mahlzeiten. Einzunehmen mit Beginn der Mahlzeit.

■ Tablettenstärke

• 0,5 mg
• 1 mg
• 2 mg

■ Kontraindikationen

Schwere Lebererkrankungen, Z.n. Pankreatektomie sowie in Kombination mit Gemfibrozil (oder anderen Substanzen, die durch CYP2C8 metabolisiert werden).

Wichtig für die Praxis:
• Hypoglykämien sind seltener als bei den Sulfonylharnstoffen, insbesondere auch bei Niereninsuffizienz • Medikamenteneinnahme zu den Mahlzeiten (bis zu 4 ×/Tag) • Einschleichend beginnen, maximale Dosis nicht ausreizen, frühzeitig mit Metformin kombinieren.

Nateglinide (D-Phenylalaninderivate)

Nateglinide (Starlix®) ist ein Aminosäurederivat, das im Mai 2001 in Europa für die Therapie des Typ-2-Diabetes in Kombination mit Metformin zugelassen wurde [☞ Leitlinien!].

■ Wirkmechanismus

Ähnlich den anderen insulinotropen Substanzen verstärkt Nateglinide die postprandiale glukosestimulierte Insulinfreisetzung durch Bindung an den "Sulfonylharnstoff-Rezeptor" der β-Zellen des Pankreas (64). Nachfolgend werden die K^+-ATP-Kanäle der Plasmamembran gehemmt und der Ca^{++}-Einstrom in der β-Zelle gesteigert. Die Insulinfreisetzung erfolgt rascher und kürzer als bei den anderen insulinotropen Medikamenten, wodurch das Ausmaß der Hyperinsulinämie zwischen den Mahlzeiten vermindert ist (65).

■ Nebenwirkungen

Da die Insulinfreisetzung relativ kurzfristig postprandial erfolgt, sind Hypoglykämien selten und in der Regel auf 2-4 Stunden nach den Mahlzeiten begrenzt. Selten können Leberenzymerhöhungen und allergische Reaktionen auftreten.

■ Arzneimittelwechselwirkungen

Keine bekannt.

■ Klinischer Einsatz

In Kombination mit Metformin bei allen Patienten mit Typ-2-Diabetes (66). Damit sehr positiver Stoffwechseleffekt durch Beeinflussung der Insulinresistenz (Metformin) und des pp-Insulindefizits (Nateglinide). Bislang noch keine Zulassung in Monotherapie, für Kombinationen mit anderen oralen Antidiabetika oder mit Insulin. Dies gilt für beide Leitlinien, im aktuellen Disease Management Programm sind die Glinide nicht aufgeführt (30) [☞ Leitlinien!].

■ **Dosierung**

Zu den großen Mahlzeiten 1 Tablette zu 60 bzw. 120 mg.

■ **Tablettenstärke**

- 60 mg
- 120 mg

■ **Kontraindikationen**

- Schwere Lebererkrankungen, Z.n. Pankreatektomie

Wichtig für die Praxis:
• Nateglinide nur für die Kombination mit Metformin bisher zugelassen. Dabei gute additive Blutzuckersenkung möglich • Hypoglykämien selten • Einschleichend dosieren, Beginn mit 60 mg zum Frühstück

6.4.1.2. Kombinationen oraler Antidiabetika

Um der Progression des Typ-2-Diabetes entgegen zu wirken, ist eines der wesentlichen Ergebnisse der UKPDS , dass zum Erhalt bzw. zum Erreichen des Therapieziels HbA_{1c} <7 % bei der Mehrzahl der Patienten eine frühzeitige orale Kombination erforderlich ist. So wurde bei 50 % der Patienten bereits nach 3 Jahren und bei mehr als 75 % nach 9 Jahren ein zweites Präparat eingesetzt (67) [☞ Leitlinien!].

Aufgrund unterschiedlicher Wirkmechanismen sind

- Sulfonylharnstoffe/Glinide
- Metformin
- α-Glucosidase-Hemmern
- Pioglitazon
- DPP-4-Inhibitoren und
- SGLT-2-Inhibitoren

theoretisch miteinander kombinierbar. Bei den Zulassungen für die einzelnen Medikamente wurden diese jedoch – teils erheblich – eingeschränkt.

Kombinationen von oralen Antidiabetika werden heute frühzeitig begonnen, meist vor Erreichen der jeweiligen Maximaldosis des Einzelpräparates (dies gilt v.a. für insulinotrope Medikamente), wenn das Therapieziel noch nicht erreicht wurde. Dieses Vorgehen bewährt sich bei allen Typ-2-Diabetikern, insbesondere bei älteren Patienten

(Gesamtmedikation beachten, ☞ auch Kap. 6.4.1.3. und 6.5.). In der Regel beschränkt man sich auf zwei Substanzen, die **gleichzeitige Verabreichung von drei Medikamenten sollte die Ausnahme bleiben** [☞ Leitlinien!].

6.4.1.2.1. Kombinationen, die bei der Ersttherapie mit Metformin von klinischer Bedeutung sind

■ **Metformin plus Sulfonylharnstoff/Glinide**

Die Kombination Metformin mit einem Sulfonylharnstoff-Präparat ist durch ein Subergebnis der UKPDS in Kritik geraten. Bei oberflächlicher Betrachtung der Ergebnisse wurde der Schluss gezogen, dass unter dieser Kombination die Mortalität gegenüber der Monotherapie erhöht sei. Da in der nachfolgenden Literatur diese Frage noch nicht endgültig geklärt wurde, ist für die Praxis festzuhalten: Ein erhöhtes kardiovaskuläres Risiko besteht – wenn überhaupt – für die Kombination Metformin/Glibenclamid. Um jedes Risiko für den individuellen Patienten zu vermeiden, ist es deshalb ratsam in dieser Situation auf einen anderen Sulfonylharnstoff oder ein Glinid bzw. einen DPP4-Inhibitor auszuweichen [☞ Leitlinien!].

Diese Kombinationen sind dann effektiv einzusetzen, wenn bei mäßig bis stark übergewichtigen Patienten trotz 2 × 850 mg/2 × 1.000 mg Metformin das Stoffwechselziel nicht erreicht wird. Kombiniert wird vorzugsweise mit einem kurz-wirkenden Sulfonylharnstoff oder Glimepirid bzw. einem Glinid in niedriger Dosis.

Je übergewichtiger ein Patient ist, um so niedriger sollte die Dosis des insulinotropen Kombinationspartners gehalten werden.

Dies gilt insbesondere für Glibenclamid-Präparate. Bei wenig übergewichtigen Patienten kann in begründeten Ausnahmefällen die Sulfonylharnstoffdosis bis auf 2 Tabletten bzw. 3 mg Glimepirid gesteigert werden. Bei Verwendung von Repaglinide kann bis auf 3 × 4 mg, bei Nateglinide auf 3 × 120 mg erhöht werden. Die Dosisanhebung der Sulfonylharnstoff/Glinide sollte jedoch höchstens in vierwöchigen Abständen erfolgen. Durch Zugabe von Sulfonylharnstoffen/Gliniden ist der Patient hypoglykämiegefährdet. Entsprechende Schulung und Aufklärung des Patienten ist notwendig.

Mit dieser Indikation in beiden Leitlinien aufgeführt (23, 24), keine Berücksichtigung beim Disease Management Programm (30) [☞ Leitlinien!].

■ Metformin plus α-Glucosidaseinhibitoren

Die Zugabe eines α-Glucosidaseinhibitors zu einer Metformintherapie (2 × 850 mg/2 × 1.000 mg) empfiehlt sich bei noch **deutlich übergewichtigen Patienten** sowie Patienten mit einem überhöhten postprandialen Blutzuckeranstieg. Beginn der α-Glucosidasetherapie in niedriger Dosierung (25 bis 50 mg), Steigerung um jeweils 50 mg in Wochenabständen. Gastrointestinale Nebenwirkungen können bei Zugabe von α-Glucosidaseinhibitoren zu Metformin häufiger auftreten als bei umgekehrtem Vorgehen.

■ Metformin plus Pioglitazon

Bei hypoglykämiegefährdeten Patienten ist die Zugabe von Pioglitzaon zur Metformin-Behandlung bei stark übergewichtigen Patienten die Therapie der Wahl. Beide Medikamente reduzieren ausschließlich die Insulinresistenz, Beginn mit 30 mg Pioglitazon [☞ Leitlinien!]. Bei guter Verträglichkeit und effektiver Stoffwechselverbesserung, kann auf das Kombinationspräparat (15 mg Pioglitazon+850 mg Metformin) übergegangen werden (Competect®).

■ Metformin plus DPP-4-Inhibitoren ☞ Kap. 6.4.2.1.

■ Metformin plus SGLT-2-Inhibitoren ☞ Kap. 6.4.3.4.

Wichtig für die Praxis:

- Bei dominant erhöhten pp-Blutzuckern ist erster Kombinationspartner ein α-Glucosidase-Hemmer
- Bei Unverträglichkeit und Kontraindikationen von α-Glucosidase-Hemmern ist, insbesondere bei übergewichtigen Patienten, ein DPP-4-Inhibitor der zu bevorzugende Kombinationspartner.
- Nach Gewichtsreduktion oder bei primär schlanken Patienten ist mit einer insulinotropen Ergänzungstherapie zu kombinieren: kurz-wirkende Sulfonylharnstoffe, Glinide oder DPP-4-Inhibitoren.

6.4.1.2.2. Kombinationen, die bei der Ersttherapie mit α-Glucosidase-Hemmer von klinischer Bedeutung sind

■ α-Glucosidase-Hemmer plus Metformin

Bei guter klinischer Verträglichkeit kann vor der zusätzlichen Gabe von Metformin die Maximaldosis von 3 × 100 mg eines α-Glucosidase-Hemmers angestrebt werden. Bei gastrointestinalen Beschwerden empfiehlt sich die Reduktion auf eine verträgliche Dosis vor Zugabe von Metformin. Eine klare Indikation dieser Kombination besteht bei **deutlich übergewichtigen Patienten** (Body-Mass-Index >30 kg/m²). Beginn der Metformintherapie mit einmal 500 bzw. 850 mg. Bei guter Verträglichkeit steigern auf die Regeldosis 2 × 850 mg/2 × 1.000 mg. Zu beachten bleiben gastrointestinale Nebenwirkungen, die allerdings selten sind, wenn der α-Glucosidase-Hemmer vorher gut vertragen wurde [☞ Leitlinien!].

■ α-Glucosidase-Hemmer plus Sulfonylharnstoff/Repaglinide

Bevorzugt bei Patienten, bei denen sich Metformin verbietet und mit maximal verträglicher Dosierung des α-Glucosidase-Hemmers keine ausreichende Stoffwechseleinstellung erreicht wird. Zugabe eines vorzugsweise **länger-wirkenden Sulfonylharnstoffs** wie z.B. Glimepirid oder Glibenclamid in niedriger Dosierung. Bei gleichzeitiger Gabe kurz-wirkender Sulfonylharnstoffe oder Repaglinide ist die Gefahr der Hypoglykämie unmittelbar nach den Mahlzeiten durch zeitliche Wirk-Addition erhöht. Deshalb ist diese Kombination eher nicht zu empfehlen. Die Sulfonylharnstoffdosis sollte mit 3,5 mg Glibenclamid oder 2 mg Glimepirid niedrig gehalten werden [☞ Leitlinien!].

Immer wenn Sulfonylharnstoffe eingesetzt werden, können **Hypoglykämien** auftreten. Der Patient ist entsprechend zu schulen. Er ist darüber hinaus zu informieren, dass bei Hypoglykämien die orale Zufuhr von Traubenzucker erforderlich ist, da aufgrund des Wirkmechanismus der α-Glucosidaseinhibitoren Di- oder Oligosaccharide nicht schnell genug resorbiert werden können.

Wichtig für die Praxis:

- Die Kombination mit Metformin bei vorbestehender α-Glucosidase-Hemmer-Therapie empfiehlt sich bei Übergewichtigen mit erhöhtem Nüchternblutzucker. Dosis des Metformin langsam bis 2 × 850 mg/2 × 1.000 mg steigern
- Die Zugabe eines Sulfonylharnstoffs/Repaglinide nur bei schlanken Patienten. Auch hier einschleichende Dosierung, Hypoglykämie-Gefährdung (Traubenzucker!)

6.4.1.2.3. Kombinationen, die bei der Ersttherapie mit Sulfonylharnstoff/Repaglinide von klinischer Bedeutung sind

■ Sulfonylharnstoff/Repaglinide plus Metformin

Da mit Sulfonylharnstoff oder Repaglinide eine Ersttherapie in der Regel nur bei schlanken und wenig übergewichtigen Patienten (Body-Mass-Index <25 kg/m²) erfolgen sollte, ist eine nachfolgende Kombination mit Metformin die Ausnahme. Diese macht jedoch Sinn, wenn aufgrund des bisherigen klinischen Verlaufs eine **ausgeprägte Insulinresistenz** unterstellt werden kann (früher deutlich übergewichtig, oder Gewichtszunahme unter der bisherigen Sulfonylharnstoff-Behandlung, oder Nachlassen einer über Jahre erfolgreichen Sulfonylharnstoff-Therapie). Die Metformindosis sollte 2 × 850 mg betragen, in Ausnahmefällen und guter Verträglichkeit 2 × 1.000 mg. Durch die damit verbundene Stoffwechselverbesserung können nun **Hypoglykämien** auftreten. Dies ist mit dem Patienten zu besprechen. Bei deutlicher Stoffwechselverbesserung ist die Sulfonylharnstoffdosis zu reduzieren [☞ Leitlinien!].

■ Sulfonylharnstoff/Repaglinide plus α-Glucosidaseinhibitoren

Bei schlanken oder im Therapieverlauf übergewichtig gewordenen Patienten mit noch relativ guten Nüchternblutzuckern (<150 mg/dl) und **überhöhtem Anstieg der postprandialen Blutzuckerspiegel** (auf >200 mg/dl) sollte bereits bei niedriger Sulfonylharnstoff-Dosierung Acarbose/Miglitol hinzugegeben werden. Auch hier ist die einschleichende Dosierung erforderlich und eine wöchentliche Steigerung, entsprechend dem Stoffwechseleffekt, bis maximal 3 × 100 mg, möglich. Die Aufklärung der Patienten über das mögliche Auftreten

von **Hypoglykämien**, die nur mit Traubenzucker zu behandeln sind, ist wichtig [☞ Leitlinien!].

Aufgrund des zeitlichen Zusammentreffens des Maximums der blutzuckersenkenden Wirkung durch α-Glucosidaseinhibitoren und Repaglinide sollte diese Kombination nur in Ausnahmefällen verwendet werden. Hier besteht die erhöhte Gefahr einer Hypoglykämie unmittelbar nach den Mahlzeiten.

■ Sulfonylharnstoff/Repaglinide plus Pioglitazon

Die Zugabe von Pioglitazon zur bestehenden Sulfonylharnstofftherapie empfiehlt sich bei Patienten, die unter Sulfonylharnstoffen an Gewicht zugenommen haben bei gleichzeitig unzureichender Stoffwechseleinstellung (Problem: weitere Gewichtszunahme!). Bei Stoffwechselverbesserung zuerst Reduktion des Sulfonylharnstoffes auf mittlere oder niedrige Dosis. Pioglitazon wird in einer Stärke von 30-45 mg hinzugegeben.

Diese Kombination ist nur statthaft, wenn Metformin dem Patienten nicht verabreicht werden kann [☞ Leitlinien!].

Wichtig für die Praxis:

- Bei Gewichtszunahme unter einer Sulfonylharnstoff/Repaglinide-Behandlung Zugabe von Metformin und evtl. Dosisreduktion des Sulfonylsharnstoffs/Repaglinide.
- Bei Kontraindikationen für Metformin unter den gleichen Aspekten Zugabe von Pioglitazon (Gewichtszunahme!).
- Bei schlanken Patienten und dominantem pp-Blutzuckeranstieg Zugabe eines α-Glucosidase-Hemmers. Beachtung von Hypoglykämien (Traubenzucker!).
- Die Zugabe eines DPP-4-Inhibitors macht aufgrund der Wirkmechanismen beider Substanzguppen wenig Sinn.
- Bei guter Stoffwechselbesserung nach Zugabe des 2. Medikaments bevorzugt Sulfonylharnstoff/Repaglinide reduzieren.

6.4.2. Inkretinbasierte Therapieformen

In den letzten Jahren wurde die Physiologie des Inkretinhormons Glucagon-Like Peptide-1 (GLP-1) als Grundlage für zwei völlig neuartige Substanzklassen für die Behandlung des Typ-2-Diabetes entwickelt: die GLP-1-Mimetika (GLP-1-Rezeptor-Agonisten oder Inkretin-Mimetika) und die Dipeptidylpeptidase-IV(DPP-4)-Hemmer (68). GLP-1 und GIP (Glucose-dependent Insulinotropic Polypeptide) werden physiologischerweise nach Nahrungsaufnahme aus endokrinen Zellen der Dünndarmmukosa sezerniert. Sie sind für den Inkretineffekt verantwortlich, der die unterschiedliche Insulinantwort nach oraler und intravenöser Glukosegabe beschreibt. Nach oraler Glukosegabe ist die Insulinantwort aufgrund der Wirkung von GLP-1 und GIP stärker ausgeprägt als nach einer intravenösen Gabe von Glukose mit isoglykämischen Blutzuckerverläufen wie nach oraler Glukose. Beim Gesunden sind GIP und GLP-1 für ca. 60-70 % der Insulinantwort postprandial verantwortlich. Bei Patienten mit Typ-2-Diabetes ist die Inkretinwirkung von GLP-1 und GIP aus bisher nicht völlig geklärten Gründen eingeschränkt. Diese lässt sich aber durch eine pharmakologische Erhöhung der GLP-1-Konzentrationen normalisieren, so dass dann wieder eine adäquate Insulinantwort unter Hyperglykämiebedingungen hergestellt ist.

GLP-1 stimuliert glukoseabhängig nur unter Hyperglykämiebedingungen die Insulinsekretion der β-Zellen und hemmt in identischer glukoseabhängiger Weise die Glukagonsekretion der α-Zellen der pankreatischen Inseln. Durch die postprandiale Stimulation der Insulinsekretion und Hemmung der Glukagonsekretion wird die glukosekonzentration normalisiert. Bei Hypoglykämie wird die Gegenregulation durch Glukagon nicht gestört und auch die Insulinsekretion nicht stimuliert. Daher kann GLP-1 keine Hypoglykämien auslösen (68).

Außerdem wurden weitere langfristige Wirkungen auf die β-Zelle unter tierexperimentellen Bedingungen und an isolierten humanen Inseln beobachtet: Die Insulinsynthese wird durch GLP-1 stimuliert, die β-Zellfunktion wird verbessert und die β-Zellmasse vermehrt.

GLP-1 ist auch als Neurotransmitter im Zentralnervensystem vorhanden und stimuliert das Sättigungsgefühl. Im Gastrointestinaltrakt verlangsamt GLP-1 die Motilität, vor allem die Magenentleerung. Diese Wirkungen erklären, dass Therapien mit GLP-1-Mimetika langfristig zu einer Gewichtsabnahme führen.

GLP-1-Gabe führt darüber hinaus zu einer Verbesserung kardiovaskulärer Parameter mit Reduktion des systolischen Blutdrucks, im Tiermodell zu günstigen Effekten bei kardialer Ischämie und zu positiver Beeinflussung bei Herzinsuffizienz. Ferner konnte ein positiver Einfluss auf den Lipidstoffwechsel nachgewiesen werden (69, 70).

GLP-1 wird in vivo durch das ubiquitär vorkommende Enzym Dipeptidyl-Peptidase IV (DPP-4) innerhalb weniger Minuten gespalten (68). Aus diesem Grund ist GLP-1 selbst für die Therapie des Typ-2-Diabetes schlecht geeignet, da es kontinuierlich subcutan infundiert werden müsste. Um dennoch die Physiologie von GLP-1 für die Therapie nutzen zu können, stehen zwei Möglichkeiten jetzt zur Verfügung (68):

- die Dipeptidylpeptidase-IV(DPP-4)-Hemmer als oral wirksame Substanzen
- die GLP-1-Rezeptoragonisten als Substanzen zur subkutanen Injektion

Für beide Substanzklassen sind erste Präparate zugelassen, zahlreiche weitere sind in der Entwicklung.

6.4.2.1. DPP-4-Inhibitoren

Die derzeit verfügbaren Präparate sind Sitagliptin (Januvia®, Xelevia®), Vildagliptin (Galvus®, Jalra®) und Saxagliptin (Onglyza®). Linagliptin (Trajenta®) ist als 4. Präparat einer innovativen Medikamentengruppe von der EMA und der FDA zugelassen, jedoch in Deutschland aufgrund einer sachfremden, völlig unverständlichen Entscheidung nach dem Arzneimittelneuordnungsgesetzes (AMNOG) derzeit nicht verfügbar. Alle 3 auf dem deutschen Markt verfügbaren Gliptine sind zugelassen in Kombination mit Metformin, Sulfonylharnstoffen, Pioglitazon und Insulin sowie in Monotherapie, wenn Metformin nicht gegeben werden kann. Für die 3 Gliptine gibt es Fixdosen-Kombinationspräparate mit Metformin (Sitagliptin und Metformin: Janumet®, Velmetia®; Vildaglitpin und Metformin: Eucreas®, Icandra®, Saxagliptin und Metformin: Komboglyze®). Weitere DPP-4- Inhibitoren befinden sich in klinischer Prüfung, u.a. Alogliptin (Fa. Takeda).

■ Wirkmechanismus

DPP-4-Hemmer sind oral wirksam und hemmen bei einmal oder zweimal täglicher Gabe die DPP-4 effektiv zu >80 %. DPP-4 ist ein ubiquitäres Enzym, das Peptidhormone mit der Aminosäure Alanin oder Prolin in der N-terminalen Position 2 als Substrate bevorzugt. Diese Peptide werden zwischen der 2. und 3. N-terminalen Aminosäure durch die DPP-4 gespalten. GLP-1 ist ein Substrat mit sehr hoher Affinität zur DPP-4, aber auch GIP und andere Peptide wurden zumindest in vitro als Substrate der DPP-4 identifiziert. DPP-4-Inhibitoren bewirken postprandial eine Erhöhung der endogenen GLP-1- und GIP-Konzentrationen auf das ca. 2-3-fache der physiologischen Spiegel. Hierdurch wird glukoseabhängig die Insulinsekretion stimuliert und die Glukagonsekretion gehemmt. DPP-4-Hemmer können daher selbst keine Hypoglykämien auslösen. Langzeitstudienergebnisse mit harten Endpunkten zu den DPP-4-Inhibitoren liegen derzeit noch nicht vor. Derartige Studien zu kardiovaskulären Endpunkten und zum Nachweis einer positiven Beeinflussung der Progression des Typ-2-Diabetes werden derzeit durchgeführt.

■ Nebenwirkungen

Von den DPP-4-Inhibitoren ist bisher kein charakteristisches Nebenwirkungsmuster bekannt. Allerdings ist die DPP-4 ein ubiquitäres Enzym, das zusätzlich als CD-26-Rezeptor auf T-Lymphozyten exprimiert wird. Außerdem hat die DPP-4 zahlreiche andere regulatorischen Peptide außer GLP-1 und GIP als Substrate. Deswegen bleibt abzuwarten, ob die Hemmung der DPP-4 langfristig keine unerwünschten Effekte hat. Langzeitstudien sollten diese Fragen klären. Die häufigsten beobachteten Nebenwirkungen sind unspezifisch wie Kopf-, Hals und Gelenkschmerzen, Nasopharyngitis, Atemwegs- oder Harnwegsinfektionen und sehr selten Hautveränderungen (72). Eine Metaanalyse zur Sicherheit und Verträglichkeit von Sitagliptin zeigte keine signifikant erhöhten spezifischen Nebenwirkungen (73). Vildagliptin ist gut verträglich, die häufigsten Nebenwirkungen sind unspezifisch (Erkältungssymptome, Kopfschmerz, Schwindel, vereinzelt Transaminasenerhöhung bei Therapiebeginn).

■ Arzneimittelwechselwirkungen

Die zugelassenen DPP-4-Inhibitoren haben in vivo keinen Einfluss auf die Pharmakokinetik von Metformin, Glibenclamid, Simvastatin, Pioglitazon, Warfarin oder oralen Kontrazeptiva. Sie haben keinen Einfluss auf CYP450-Isoenzyme und daher wenig Arzneimittelinteraktionen. Auch bestehen in vivo keine bekannten Wechselwirkungen mit Substraten von CYP3A4, CYP2C8, CYP2C9 und organischen Kationentransportern (Organic Cationic Transporter, OCT).

■ Klinischer Einsatz

Die DPP-4-Inhibitoren sind in Deutschland zur oralen Kombinationstherapie zugelassen und bei Patienten einsetzbar, deren Stoffwechsel trotz Lebensstilintervention und Metformintherapie nur unzureichend eingestellt ist (23). Eine Therapie mit DPP-4-Inhibitoren ist besonders dann zu erwägen, wenn als Therapieziel eine Hypoglykämievermeidung (z.B. Faktoren der Berufstätigkeit, Begleiterkrankungen, Patientensicherheit) oder die Kontrolle des Körpergewichts mit im Vordergrund steht und eine Therapie mit Injektionen nicht in Frage kommt. Als Monotherapie besteht Zulassung bei Patienten mit Metforminunverträglichkeit. DPP-4-Inhibitoren sind Sulfonylharnstoffen in der Kombination mit Metformin in der Verbesserung glykämischer Parameter nicht unterlegen, haben aber die Vorteile der fehlenden Hypoglykämiegefährdung und der Gewichtsneutralität (74). Es ist aus diesen genannten Gründen denkbar, dass in Zukunft bei Vorliegen günstiger Studienergebnisse aus Langzeitstudien DPP-4-Inhibitoren die Sulfonylharnstoffe als Medikamente mit insulinsekretagogischer Wirkung ablösen könnten. Im klinischen Alltag scheint sich diese Erkenntnis schon zunehmend durchzusetzten, wie eine Registerstudie aus 306 Praxen in Deutschland belegt (74a).

■ Dosierung

Sitagliptin	einmal täglich 100 mg
Vildagliptin	zweimal täglich 50 mg
Saxagliptin	einmal täglich 5 mg

Die Einnahme kann unabhängig von den Mahlzeiten erfolgen. Bei leichter Niereninsuffizienz (Kreatinin Clearance ≥ 50 ml/min/1,73m^2) ist keine Dosisanpassung notwendig, bei mäßiger und schwerer Niereninsuffizienz muss eine Dosisreduktion erfolgen (☞ Tab. 6.5). Bei terminaler Niereninsuffizienz und Dialyse sind DPP-4-Inhibitoren nicht zu empfehlen. Sitagliptin kann bei leichter bis mäßiger Leberfunktionsstörung in der Standarddosis von 100 mg/Tag verabreicht werden.

	Mäßige NI (CrCl ≥ 30 ml bis < 50 ml)	Schwere NI (CrCl ≥ 15 ml bis 30 ml)
Sitagliptin	50 mg/Tag	25 mg/Tag
Vildagliptin	50 mg/Tag	50 mg/Tag
Saxagliptin	2,5 mg/Tag	2,5 mg/Tag

Tab. 6.5: Dosierung der DPP-4-Inhibitoren bei Niereninsuffizienz. NI=Niereninsuffizienz; CrCl=Kreatinin Clearance.

■ Tablettenstärke

☞ Tab. 6.4.

■ Kontraindikationen

DPP-4-Inhibitoren sind kontraindiziert bei Typ-1-Diabetes und bei diabetischer Ketoazidose, in der Schwangerschaft und Stillzeit. Aufgrund fehlender Daten: Dialysepflichtigkeit, schwere Leberinsuffizienz, Patienten im Alter von unter 18 Jahren.

Vildagliptin: Patienten mit Leberfunktionsstörung und Patienten mit Anstieg der Transaminasen ALT und AST bereits vor der Behandlung auf mehr als das 3-fache der Normobergrenze. Kontrollen vor und während der Behandlung mit Vildaglitpin sind erforderlich.

Wichtig für die Praxis:

- DPP-4-Inhibitoren sind zugelassen für die Behandlung des Typ-2-Diabetes bei nicht ausreichender Stoffwechselkontrolle unter Metformintherapie oder in der Kombination mit einem Sulfonylharnstoff, Pioglitazon oder Insulin. DPP-4-Inhibitoren haben die Zulassung zur Monotherapie nur bei Unverträglichkeit von Metformin (☞ Tab. 6.6).
- Vorteile sind die einmal bis zweimal (Vildagliptin) tägliche Gabe einer Standarddosis, das fehlende eigene Hypoglykämierisiko und die Gewichtsneutralität.
- Nachteile sind die Tagestherapiekosten und die derzeit noch fehlenden Langzeitdaten.

6.4.2.2. GLP-1-Rezeptoragonisten

Bei den GLP-1-Rezeptoragonisten werden die in der chemischen Struktur dem humanen Inktretinhormon GLP-1 sehr ähnlichen GLP-1-Analoga (Liraglutide) von den sogenannten Inkretinmimetika (Exenatid, Lixisenatid) unterschieden.

Inkretinmimetika unterscheiden sich in der Aminosäurestruktur von humanem GLP-1. Die erste Substanz, die als Inkretinmimetikum identifiziert wurde, war Exendin-4-, ein Peptid aus der Speicheldrüse der Krustenechse Heloderma suspectum. Exenatid (Byetta®) entspricht dem natürlich vorkommenden Peptid. Exenatid (Byetta®) ist seit 2007, Liraglutide (Victoza®) seit 2009 (77-79) und Exenatid QW (Bydureon®) seit 2011 zur Behandlung des Typ-2-Diabetes in Kombination mit Metformin und/ oder Sulfonylharnstoffen bei Patien-

	Monotherapie (wenn Metformin nicht möglich)	Kombination mit Metformin	Kombination mit Sulfonylharnstoffen	Kombination mit Basalinsulin
Sitagliptin	+	+	+	+
Vildagliptin	+	+	+	+
Saxagliptin	0	+	+	+
Exenatid	0	+	+	+
Exenatid QW	0	+	+	0
Liraglutid	0	+	+	+ (nur Insulin detemir)
Lixisenatid	0	+	+	+
Alle DPP-4-Inhibitoren sind auch mit Pioglitazon kombinierbar, für Sita-, Vildagliptin und Exenatid ist auch eine Kombination mit 2 oralen Antidiabetika möglich.				

Tab. 6.6: Indikationen von DPP-4-Inhibitoren und GLP-1-Rezeptoragonisten.

ten, die die Behandlungsziele so nicht erreichen können, zugelassen. Seit kurzem sind Exenatid (Byetta®) und Liraglutid (Victoza®) auch in Kombination mit Insulin möglich: Exenatid mit allen zur Verfügung stehenden Basalinsulinen und langwirkenden Insulinanaloga, Liraglutide nur mit Insulin detemir.

Anfang 2013 wurde ein weiterer GLP1-rezeptoragonist zugelassen: Lisixenatid (Lyxumia®). Die Anwendungsbreite entspricht der von Exenatid als Kombination mit den genannten oralen Antidiabetika und Basalinsulinen.

Exenatid QW hat in einem umfangreichen Studienprogramm im direkten Vergleich zu herkömmlichen Exenatid, Sitagliptin, Pioglitazon und Insulin glardin, jeweils als zusätzliche Behandlung zu Metformin, Vorteile gezeigt. Gegenüber Liraglutid konnte Nicht-Unterlegenheit nicht gezeigt werden (76a).

■ Wirkmechanismus

GLP-1-Rezeptoragonisten führen nach subkutaner Gabe zu einer ca. 5-10-fachen Steigerung der Plasmakonzentration von GLP-1-Rezeptorliganden über mehrere Stunden und stimulieren so den GLP-1-Rezeptor. Die hauptsächlichen gewünschten pharmakologischen Wirkungen sind die glukoseabhängige Stimulation der Insulinsekretion und ebenfalls glukosebhängigen Hemmung der Glukagonsekretion. Ferner haben die GLP-1-Rezeptoragonisten eine zentralnervöse Wirkung und stimulieren im Hypothalamus das Sättigungsgefühl. Die Magenentleerung wird verlangsamt und trägt so zur Sättigung, aber auch zur verlangsamten Resorption von Glukose bei, s.o. (68).

In letzter Zeit wurden auch zunehmend günstige Wirkungen auf das kardiovaskuläre System beschrieben (z.B. Blutdrucksenkung, Verbesserung der LV-Funktion) (70). In Tiermodellen führt die Gabe von GLP-1-Rezeptoragonisten zu einer Zunahme der β-Zellmasse (68). Ob diese potentiell die Krankheitsprogression des Typ-2-Diabetes beeinflussende Wirkung auch beim Menschen eine Rolle spielt, ist derzeit nicht abschließend geklärt.

■ Nebenwirkungen

Die hauptsächlichen Nebenwirkungen der GLP-1-Rezeptoragonisten sind gastrointestinaler Natur. Durch die Verlangsamung der Magenentleerung wird zu Beginn der Therapie häufig Völlegefühl und leichte bis mittelschwere Übelkeit beobachtet, die bei ca. 20-40 % der Patienten auftritt und nach Tagen oder Wochen der Behandlung meist verschwindet. Diese Nebenwirkung ist dosisabhängig, aus diesem Grund wird auch eine einschleichende Dosistitration bei Therapiebeginn empfohlen.

Übelkeit war mit 2 - 6,4 % der häufigste Grund, die Teilnahme an klinischen Studien mit Exenatid abzubrechen (80). Bei ca. 40 % der mit Exenatid behandelten Patienten werden Antikörper gegen das Peptid nachgewiesen, bei Exenatid QW war die Rate leicht höher. Diese haben zumindest in einem Zeitraum von 3 Jahren keinen Effekt auf die glykämische Kontrolle oder die Rate der Nebenwirkungen. Insgesamt unterscheiden sich Exenatid QW und Lixisenatid im Nebenwirkungsspektrum wenig von Exenatid.

Seit Zulassung von Exenatid wurden vereinzelt Fälle von akuten Pankreatitiden beobachtet. Insgesamt ist jedoch die Inzidenz der Pankreatitiden sehr gering und entspricht eher der ohnehin erhöhten Auftretenswahrscheinlichkeit bei adipösen Patienten mit Typ-2-Diabetes. Diese Patienten haben u.a. aufgrund der häufigeren Inzidenz und Prävalenz von Gallensteinen und Hypertriglyzerdämie ein erhöhtes Pankreatitisrisiko. Ein pathophysiologischer Mechanismus, der eine Erklärung für die akuten Pankreatitiden unter Exenatid-Behandlung bietet, ist zudem nicht bekannt.

Sehr selten kann es bei der Gabe von GLP-1-Rezeptoragonisten zu lokalen Reaktionen an der Einstichstelle kommen. Andere Nebenwirkungen sind unspezifisch und sehr selten.

Die gastrointestinalen Nebenwirkungen von Liraglutid sind weniger stark ausgeprägt als die von Exenatid, wie eine direkte Vergleichsstudie zeigen konnte. Auch Antikörperbildung kommt in geringerem Ausmaß (<8 %) vor, da es sich bei Liraglutid um ein humanes GLP-1-Analog handelt, wohingegen Exenatid nur 53 % Sequenzhomologie mit dem humanen Molekül aufweist (81, 82).

■ Arzneimittelwechselwirkungen

Da GLP-1-Rezeptorantagonisten, im Besonderen Exenatid und Lixisenatid die Magenentleerungsgeschwindigkeit verlangsamen, kann Absorptionsausmaß und -geschwindigkeit oraler Medikamente verringert sein. Dies ist besonders bei Medikamenten mit geringer therapeutischer Breite oder solchen, die enge klinische Überwachung erfordern, bedeutsam. Diese Medikamente (auch Kontrazeptiva oder Antibiotika) sollten daher mindestens 1 h vor Gabe des GLP-1-Rezeptoragonisten gegeben werden. Bei Gabe von Kumarinderivaten, Vitamin-K-Antagonisten oder Warfarin sollten bei Therapiebeginn und bei Dosisänderungen der GLP-1-Rezeptoragonisten die entsprechenden Gerinnungsparameter kontrolliert werden.

■ Klinischer Einsatz

Exenatid ist seit 2007 zur Behandlung des Typ-2-Diabetes in Kombination mit Metformin und/oder Sulfonylharnstoffen sowie Basalinsulin bei Patienten, die die Behandlungsziele so nicht erreichen können, zugelassen. Es wird zweimal täglich subkutan gespritzt. Das erste humane GLP-1-Analogon Liraglutid für die einmal tägliche Gabe ist seit 2009, das einmal wöchenlich zu injizierende Exenatid QW ist seit 2011 und seit 2013 das einmal täglich zu injizierende Lixisenatid in vergleichbarer Indikation zugelassen. Exenatid QW jedoch nicht in Kombination mit Insulin.

Exenatid hat eine biologische Halbwertszeit von 60-90 Minuten (83). Nach subkutaner Injektion beim Menschen werden pharmakologisch wirksame Konzentrationen für einen Zeitraum von 4-6 Stunden erreicht. Ähnlich sind Plasmahalbwertszeit und Wirkdauer von Lixisenatid.

Bei Patienten mit Typ-2-Diabetes, die unter einer oralen Therapie mit Metformin und/oder Sulfonylharnstoffen nicht ausreichend gut behandelt waren, wurde der HbA_{1c}-Wert mit Exenatid im Vergleich zu Plazebo um ca. 1% dauerhaft gesenkt. Vergleichsstudien mit Insulin bei Patienten mit ähnlichen Charakteristika zeigen, dass Exenatid die Glykämielage hinsichtlich der HbA_{1c}-Senkung und der Nüchtern-Plasmaglukose gleichermaßen (−1,1 %) verbessert (69, 80, 84).

Exenatid-Therapie führte zu einer signifikanten Gewichtsreduktion von 1,5-3 kg nach 30 Wochen. Bei Vergleichsstudien mit Insulin betrug der Unterschied in der Gewichtsentwicklung ungefähr 4 bis 5 kg in 30 Wochen; hier nahmen die insulinbehandelten Patienten zu, die mit Exenatid behandelten Patienten um ca. 2 kg ab (85). Vergleichbare Daten liegen auch für das ebenfalls kurzwirksame Lixisenatid vor.

Exenatid QW zeigt im direkten Vergleich mit dem herkömmlichen Exenatid eine etwas ausgeprägtere Wirkung sowohl auf HbA_{1c}- als auch auf Körpergewichtsabsenkung (76a). Bei der Verordnung von Exenatid QW muss beachtet werden, dass sich ein wirksamer Medikamentenspiegel erst über 4-6 Wochen aufbaut. In dieser Zeit kann es bei Absetzen der Vormedikation zu einer Stoffwechselverschlechterung kommen.

Die Stoffwechselveränderungen unter einer Therapie mit Liraglutid sind ähnlich, wobei in einem direkten Vergleich der beiden GLP-1-Rezeptoragonisten Liraglutid dem Exenatid gegenüber in puncto HbA_{1c}-Senkung und Senkung der Nüchternglukose überlegen war (81). Im direkten Vergleich von Liraglutid mit Exenatid QW zeigte sich hingegen kein Unterschied. Schwere Hypoglykämien traten unter Behandlung mit GLP-1-Rezeptoragonisten nur auf, wenn als Begleitbehandlung ein Sulfonylharnstoff gegeben wurde. Aus diesen Gründen wird empfohlen, die Sulfonylharnstoff-Dosis bei Behandlung mit GLP-1-Rezeptoragonisten nach Stoffwechselverbesserung zu reduzieren.

Bei Patienten unter einer Kombination von Basalinsulin und oralen Antidiabetika kann bei unzureichender Stoffwechseleinstellung zusätzlich Exenatid, Lixisenatid oder Liraglutid gegeben werden. Nach erster Datenlage scheint dies ein effektiverer Weg zu sein als eine Intensivierung der Insulintherapie zur ICT (97b,c). Trotz guter Absenkung des HbA_{1c}, traten Hypoglykämien seltener auf, eine weitere Gewichtszunahme erfolgte nicht. Die oralen Kombinationspartner sollten auf ein Medikament reduziert werden (vorzugsweise Metformin). Wenn erforderlich, kann auch die Insulindosis abgesenkt werden. Die beiden kurzwirkenden GLP-1-Rezeptoragonisten Exenatid und Lixisenatid sind aufgrund der stärkeren Absenkung des pp Blutzuckers offenbar für diese Kombination besonders gut geeignet. Zu einer vorbestehenden Kombination mit Liraglutid kann nur das Insulin detemir gegeben werden (☞ Tab. 6.6).

Langzeit-Studien zu kardiovaskulären Endpunkten und zum Nachweis einer positiven Beeinflussung der Progression des Typ-2-Diabetes werden mit GLP-1-Rezeptoragonisten durchgeführt.

Wirkstoff	Handelsname	Dosierung	BZ-Beeinflussung
Exenatid	Byetta®	5 µg → 10 µg 2 × 1/Tag	V.a. postprandial
Lixisenatid	Lyxumia®	10 µg → 20 µg 1 ×/Tag	V.a. postprandial
Liraglutid	Victoza®	0,6 mg - 1,2 mg -(1,8 mg) 1 ×/Tag	V.a. Nüchtern(basale)glucose
Exenatid QW	Bydureon®	2 mg 1 ×/Woche	V.a. Nüchtern(basale)glucose

Tab. 6.7: Dosierung der GLP-1-Rezeptoragonisten.

■ Dosierung (☞ Tab. 6.7)

Exenatid: Beginn der Therapie mit 2 x 5 µg Exenatid subkutan morgens vor dem Frühstück und abends vor der Abendmahlzeit. Bei guter Verträglichkeit Dosistitration auf 2 . 10 µg nach 4 Wochen. Bei leichter Einschränkung der Nierenfunktion (Kreatinin-Clearance 50-80 ml/min) ist keine Dosisanpassung erforderlich. Bei mäßiger Einschränkung der Nierenfunktion (Kreatinin- Clearance 30-50 ml/min) sollte eine Dosissteigerung von 2 x 5 µg Exenatid auf 2 x 10 µg konservativ erfolgen.

Exenatid QW(Bydureon): 2 mg einmal wöchentlich subcutan. Übriges ☞ Exenatid.

Liraglutid: Beginn der Therapie mit 1 x 0,6 mg subkutan, Dosissteigerung nach einer Woche auf 1,2 mg. Mit letzterer Dosis ist die Standarddosis erreicht, eine Dosiseskalation bei vermindertem Ansprechen auf 1,8 mg ist möglich. Bei leichter Einschränkung der Nierenfunktion (Kreatinin-Clearance 50-80 ml/min) ist keine Dosisanpassung erforderlich.

Lixisenatid: Therapiebeginn mit 1x10 mg Lixisenatid subcutan morgens vor dem Frühstück. Nach 4 Wochen bei guter Verträglichkeit Erhöhung auf 1 x 20 mg. Bei leichter Nierenfunktionseinschränkung ist keine Dosisanpassung erforderlich, bei mittelschwerer/schwerer/terminaler Niereninsuffizienz wird Lixisenatid nicht empfohlen.

■ Darreichungsformen

Exenatid: Zwei Fertigpens mit jeweils 60 Einzeldosen für die Dosierung mit 5 µg respektive 10 µg sind erhältlich. Die Konzentration von Exenatid beträgt (0,25 mg Exenatid pro ml).

Liraglutid: Fertigpen mit einstellbarer Dosierung auf 0,6/1,2 oder 1,8 mg. Der Pen enthält 3 ml Liraglutid in Lösung für 30 Dosierungen von 0,6 mg, 15 Dosen von 1,2 mg oder 10 Dosen von 1,8 mg.

Exenatid QW: 2 mg Trockensubstanz und Lösungsmittel zur Anfertigung einer Suspensionslösung zur wöchentlichen Gabe.

Lixisenatid: 10 mg und 20 mg in Injektionslösung.

■ Kontraindikationen

GLP-1-Rezeptoragonisten sind kontraindiziert bei Typ-1-Diabetes, diabetischer Ketoazidose, Schwangerschaft und Stillzeit sowie bei Unverträglichkeit oder allergischen Reaktionen. Bei Niereninsuffizienz mit einer Kreatininclearance < 60 ml/min werden GLP-Rezeptoragonisten nicht empfohlen. Dies gilt auch für eine chronische Leberinsuffizienz.

Wichtig für die Praxis:

- GLP-1-Rezeptoragonisten sind zugelassen für die Behandlung des Typ-2-Diabetes bei nicht ausreichender Stoffwechselkontrolle unter Metformintherapie und/oder Sulfonylharnstofftherapie. Die zu erwartende zusätzliche HbA$_{1c}$-Senkung beträgt ca. 1,0 %-1,5 %.
- Für die Kombination mit einem Basalinsulin sind Exenatid, Liraglutid und Lixisenatid zugelassen. Diese Kombination scheint einer ICT deutlich überlegen zu sein, insbesondere bei übergewichtigen Patienten.
- Vorteile sind die Gabe einer Standarddosis, das fehlende eigene Hypoglykämierisiko und der mögliche Gewichtsverlust. Letztere beiden Vorteile sind im Vergleich zu einer Insulintherapie besonders günstig.
- Nachteile sind die Tagestherapiekosten und die derzeit noch fehlenden Langzeitdaten. Die hohen Tagestherapiekosten können durch eine Ersparnis bei sonst notwendigen Blutzuckerselbstkontrollen zum Teil wettgemacht werden.
- Bei Patienten, bei denen aufgrund beruflicher oder anderer Faktoren Hypoglykämievermeidung und/oder eine weitere Gewichtszunahme ein wichtiges Therapieziel sind, sollte eine Therapie mit GLP-1-Rezeptoragonisten erwogen werden. Dies trifft auch für Patienten zu, bei denen eine Insulindosisanpassung bei Einleitung einer Insulintherapie in Kombination mit oralen Antidiabetika schwer zu implementieren ist.

6.4.3. Hemmung des Sodium-Glukose-Cotransporters 2 (SGLT-2)

Seit Dezember 2012 ist mit Dapagliflozin der erste SGLT-2 Hemmer für die Therapie des Typ-2-Diabetes auf dem Markt. Eine Reihe weiterer Präparate werden in den nächsten Jahren folgen (u.a. Canagliflozin, Ipragliflozin, Empagliflozin).

6.4.3.1. Wirkmechanismus

Die Nieren leisten einen erheblichen Beitrag zur Aufrechterhaltung der Glukosehomöostase durch:

- Glukoseverbrauch
- Glukoseneubildung
- und Glukoserückresorption aus dem Primärharn (143).

Während die Nieren ca. 20 % der vom Körper aufgenommenen Glukose selbst verbrauchen, werden im Nüchternzustand ca. 25 % der Glukoseneuproduktion erbracht, pp steigt dieser Anteil auf ca. 60 %. Die Rückresorption der Glukose aus dem Primärharn erfolgt im proximalen Tubulus der Nieren:

Ca. 90 % der rückresorbierten Glukose werden durch den insulinunabhängigen SGLT-2, die restlichen 10 % durch den etwas distaler im Tubulus lokalisierten SGLT-I resorbiert.

So wird bei Gesunden nahezu keine Glukose im Harn ausgeschieden. Durch SGLT-1 und SGLT-2 wird die Glukose in die Tubuluszelle transportiert, der Weitertransport ins Intestinum bzw. Blut erfolgt durch den transmembranösen Glukose (GLUT)-Transporter (144). Erst bei hohen Konzentrationen von Glukose im Blut (>180 mg/dl) wird die maximale Resorptionskapazität der Nierentubuli erreicht und Glukose wird nun über den Harn ausgeschieden.

Bei Diabetes (chronischer Hyperglykämie) ist die Zahl der SGLT-2 aufgrund der erhöhten Glukosurie hochreguliert (fast ausschließlich in den Epithelzellen des proximalen Nierentubulus), so dass trotz Hyperglykämie die tubuläre Rückresorption von Glukose gesteigert ist (145). Die funktionelle Nierenschwelle für Glukose wird dadurch bei Diabetes angehoben: die Hyperglykämie wird bei Diabetikern aufrechterhalten, was durch eine bis zu 300 % erhöhten renalen Glukoneogenese noch verstärkt wird.

Der Pathomechanismus der gesteigerten Glukoserückresorption aus dem Primärharn bei Typ-2-Diabetes ist der Therapieansatz, wobei durch Hemmung der SGLT-2 (146) vermehrt Glukose über den Harn ausgeschieden wird. Dapagliflozin hemmt selektiv und reversibel den SGLT-2 in den proximalen Tubuli der Nieren: Glukose und Natrium (im Verhältnis 1:2) werden vermehrt im Harn ausgeschieden. Ca. 50-80 g Glukose/Tag verliert der Patient dadurch. Sowohl Nüchtern- als auch pp-Blutglukose werden um 30-50 mg/dl vermindert, nachfolgend das HbAlc um 0,5 - 0,9 % (147, 148). Die Nierenschwelle für Glukose wird abgesenkt und auf niedrigerem Niveau reguliert. Entsprechend nimmt die Zahl der SGLT-2 wieder ab. Durch Verminderung der Glukosetoxizität werden sekundär sowohl die Insulinkonzentration im Blut als auch die Insulinresistenz des Organismus reduziert. Hypoglykämien können aufgrund des Wirkungsmechanismus nicht auftreten.

Durch die Kopplung an die Natriumausscheidung sowie die erhöhte osmotische Diurese (Glukose) treten ein geringer Flüssigkeitsverlust und eine leichte Absenkung des Blutdrucks (ca. 4,5/2,1 mmHg) auf. Kalorien- und Flüssigkeitsverlust führen in den ersten Therapiewochen zu einer Gewichtsabnahme von ca. 2-3 kg, die im weiteren Verlauf der Therapie erhalten bleibt (147-149).

Die Wirkung von Dapagliflozin hängt neben der Blutglukosekonzentration auch von der Nierenfunktion ab. Mit abnehmender Nierenfunktion nimmt die Glukosurie ab, so dass bereits bei moderater Niereninsuffizienz (GFR <60 ml/min/1,73 m^2) die Blutglukose senkende Wirkung unzureichend ist. Für die schwere Niereninsuffizienz liegen keine Untersuchungen vor, da kein Effekt zu erwarten ist.

6.4.3.2. Nebenwirkungen

Die unter Dapagliflozin vermehrt auftretenden Nebenwirkungen sind im Zusammenhang mit der erhöhten Glukosurie zu sehen und betreffen nahezu ausschließlich den Urogenitaltrakt. Genitalinfekte sind bei Männern zu 2,7 % (Placebo 0,3 %), bei Frauen zu 6,9 % (Placebo 1,5 %) in den Zulassungsstudien beobachtet worden. Harnwegsinfekte traten nur bei Frauen mit 7,7 % (Placebo 6,6 %) vermehrt auf. Die Mehrzahl der Infekte war leicht bis mittelgradig.

Pyelonephritiden und eine Beeinflussung der Nierenfunktion wie auch der Albuminurie wurden bislang nicht vermehrt beschrieben. Trotzdem sollte bei Patienten mit einer Harnabflussstörung (Prostatahypertrophie) oder Harninkontinenz die Verordnung von Dapagliflozin zurückhaltend sein.

Ein vermehrtes Auftreten von Krebserkrankungen konnte bislang nicht festgestellt werden. Die Situation diesbezüglich erscheint aber noch unklar, so dass ein erhöhtes Krebsrisiko noch nicht sicher auszuschließen ist.

6.4.3.3. Arzneimittelwechselwirkungen

Direkte Wechselwirkungen mit gleichzeitig eingenommenen Medikamenten sind aufgrund von Metabolismus und Elimination von Dapagliflozin nicht zu erwarten. Es ist jedoch darauf zu achten, dass die Wirkung von Schleifen - und Thiaziddiuretika verstärkt werden kann.

6.4.3.4. Klinischer Einsatz

Dapagliflozin (Forxiga®) wurde für die Behandlung des Typ-2-Diabetes als Monotherapie, wenn Metformin nicht gegeben werden kann und in Kombination mit Metformin, Sulfonylharnstoffen (Glimepirid), Pioglitazon oder Insulin zugelassen (149, 150).

Die einheitliche Dosis beträgt 10 mg, einmal am Tag - auch unabhängig von den Mahlzeiten- einzunehmen. Eine Dosisanpassung ist somit nicht erforderlich. Allerdings wird bei schwerer Leberfunktionsstörung eine Eingangsdosis von 5 mg empfohlen, die bei guter Verträglichkeit auf 10 mg erhöht werden kann. Bei leichter Niereninsuffizienz (GFR >60 ml/min/1,73m^2) ist keine Dosisbeschränkung notwendig - eine enge Kontrolle der Nierenfunktion jedoch erforderlich. Die Wirksamkeit von Dapagliflozin tritt bereits mit der ersten Tabletteneinnahme ein.

Hypoglykämien können aufgrund des Wirkmechanismus nicht auftreten. Bei zusätzlicher Gabe zu einer bestehenden Insulin- oder Glimepiridtherapie können sich durch deren Wirkung natürliche Hypoglykämien ereignen. Nötigenfalls ist eine Dosisreduktion dieser Medikamente erforderlich.

Zu beachten ist auch ein vermehrter Flüssigkeitsverlust bei Patienten, die aufgrund einer Hypertonie oder Herzinsuffizienz (Leberinsuffizienz) mit Diuretika behandelt werden. Dies gilt im Besonderen für ältere Patienten (Kontraindikation >75 Jahre!) bei denen trotz "normalem" Serumkreatinin eine eingeschränkte Nierenfunktion vorliegen kann, oder bei einer gleichzeitigen Verordnung von Medikamenten, die die Nierenfunktion beeinträchtigen können (z.B. NSAR).

Wie bei jeder Neueinführung eines Medikaments müssen auch bei Verordnung von Dapagliflozin Indikation und Betreuung des Patienten besonders kritisch erfolgen.

■ Dosierung

10 mg als einheitliche Dosis von Beginn der Therapie. Lediglich bei chronischer Leberfunktionsstörung Beginn mit 5 mg, bei guter Verträglichkeit Steigerung auf 10 mg.

■ Tablettenstärke

5 mg und 10 mg Filmtablette

■ Kontraindikationen

- Lebensalter >75 Jahre
- Kinder und Jugendliche < 18 Jahren
- Schwangerschaft und Stillzeit
- Moderate (GFR <60ml/min/1,73m^2) und schwere Niereninsuffizienz
- Typ-I-Diabetes und ketoazidotische Stoffwechselentgleisung

Wichtig für die Praxis

- Bei Diabetes mellitus ist sowohl die Glukoneogenese der Nieren als auch die Glukoserückresorption aus dem Primärharn gesteigert.
- Dadurch wird die Glukosehomöostase auf einem hyperglykämischen Niveau reguliert und stabilisiert.
- Die Wirksamkeit von Dapagliflozin setzt eine ausreichende Nierenfunktion und eine Hyperglykämie voraus.
- Einheitliche Tagesdosis 10 mg, einmal am Tag, unabhängig von den Mahlzeiten einzunehmen.
- Hypoglykämien bei *add on* -Therapie zu Glimepirid (Sulfonylharnstofl) und/oder Insulin möglich.
- Nachteil: hoher Preis

6.4.4. Insulinbehandlung des Typ-2-Diabetes

Sowohl über den richtigen Zeitpunkt im Erkrankungsverlauf als auch über die Art und Weise der Insulintherapie bei Typ-2-Diabetes sind die Meinungen unterschiedlich. Dies ist verursacht durch die Heterogenität des Typ-2-Diabetes, wodurch im Einzelfall eine eindeutige Diagnosestellung schwierig sein kann. Bei Festlegung auf die Diagnose "Typ-2-Diabetes", die auch durch den Verlauf zunehmend gesichert werden kann, darf jedoch unterstellt werden, dass bei jedem Patienten mit Typ-2-Diabetes die beiden wesentlichen pathophysiologischen Faktoren Insulinresistenz mit sekundärer Hyperinsulinämie und gestörte bzw. verminderte Insulinsekretion mit relativem Insulinmangel bestehen. Eine zunehmende Verschlechterung der Insulinproduktion über Jahre und Jahrzehnte scheint für den progressiven Verlauf des Typ-2-Diabetes verantwortlich zu sein. Therapeutische Konsequenz daraus ist, die medikamentöse Therapie kontinuierlich und additiv anzupassen. Dies gilt auch für den Beginn einer Insulintherapie.

Wichtig für die Praxis:

Sprunghafte Veränderungen von einem Therapiekonzept zum anderen sollten grundsätzlich bei der medikamentösen Therapie des Typ-2-Diabetes vermieden werden. Dies gilt insbesondere auch für die Notwendigkeit einer Insulintherapie.

6.4.4.1. Indikation zur Insulintherapie

Wenn durch nicht-medikamentöse Maßnahmen und orale Antidiabetika das individuell definierte Therapieziel nicht mehr erreicht werden kann, muss **frühzeitig** mit der Insulinbehandlung begonnen werden. Dies ist der Zeitpunkt des sog. **Sekundärversagens** (historisch bedingt bezogen auf eine Sulfonylharnstofftherapie) [☞ Leitlinien!].

Das Therapieziel wird zum einen definiert durch den HbA$_{1c}$-Wert als Parameter für die Langzeiteinstellung und zum anderen durch Nüchtern- und postprandiale Blutzuckerwerte. Letztere entscheiden über die Auswahl des Insulins bzw. des einzuschlagenden Therapiekonzepts.

Da die Mehrzahl der Typ-2-Diabetiker übergewichtig ist, haben die Bemühungen um **Gewichtsreduktion durch Ernährungsumstellung und körperlich aktivierende Maßnahmen höchste Priorität** (86). Deshalb darf eine Insulintherapie erst dann begonnen werden, wenn mit einer erfolgreichen Differenzialtherapie mit oralen Antidiabetika – vorzugsweise unter Einbeziehung nicht-insulinotropen Substanzen – das Therapieziel nicht mehr erreicht wird.

Eine Insulintherapie als Erstmedikation bei einem klassischen übergewichtigen Typ-2-Diabetiker, noch dazu in jungen Jahren, erhöht über eine meist regelhafte Gewichtszunahme und negative Einflüsse auf Fettstoffwechsel und Blutdruck das kardiovaskuläre Risiko gerade dieser Patientengruppe.

In einer sehr umfangreichen Studie-mit mehr als 12.000 Patienten- zur frühen Insulintherapie (86a), wurde dies nochmals bestätigt. Im Studienverlauf über 6 Jahre konnte weder ein Vorteil, aber auch kein gravierender Nachteil zur Standardtherapie [☞ Leitlinien!] gefunden werden. Die Schlussfolgerung der Autoren war, dass die Ergebnisse dieser Untersuchung keine Argumente für eine Korrektur der frühen Hyperglykämiebehandlung erbrachte.

Allerdings darf eine notwendige Insulintherapie auch nicht verzögert werden.

Es gibt keine Belege dafür, dass eine Insulintherapie vor Eintritt des "Sekundärversagens" den oralen Antidiabetika überlegen ist. Dies gilt sowohl für die aktuelle Stoffwechseleinstellung als auch für die Verhinderung von Folgeerkrankungen (86a). Auch bei sorgfältiger Führung der Patienten sind Hypoglykämien und Gewichtszunahme nicht zu vermeiden. Im Gegenteil: eine zu frühzeitige und zu hoch dosierte Insulintherapie muss aufgrund der Datenlage als zusätzliches Risiko sowohl für mikro- als auch für makrovaskuläre Folgeerkrankungen angesehen werden (☞ Kap. 3., 12., 13.). Es gibt auch Hinweise dafür, dass eine enge Verbindung zwischen Insulinresistenz/Hyperinsulinämie (hochdosierte Insulingabe?) und Tumorentstehung besteht (87-89). Dies gilt sowohl für endogen (Adipositas) als auch exogen (Insulintherapie) bedingte Hyperinsulinämie. Bei Insulintherapie scheint eine Abhängigkeit von der Dosis als auch der Dauer der Behandlung zu bestehen.

Eine wesentliche Forderung zum Therapieverhalten bei Typ-2-Diabetes muss es deshalb sein, dass rechtzeitig, aber in möglichst niedriger Dosis, im "Sekundärversagen" Insulin zum Einsatz kommt. Auch dieses Vorgehen wurde im Verlauf der UKPDS als erforderlich zum Erhalt einer guten Stoffwechseleinstellung praktisch belegt (67).

Für Patienten bedeutet der Beginn der Insulintherapie eine Intensivierung der zielgerichteten Schulung und Durchführung einer regelmäßigen Blutzucker-Selbstkontrolle. Abhängig vom Umfang der Insulinbehandlung sind Selbstkontrollen zwischen 1 × und 4 × pro Tag notwendig.

Der Beginn der Insulintherapie (im Sekundärversagen) ist nicht nur für den Patienten eine einschneidende Veränderung der Diabetestherapie. Für den Arzt sind erneut schwierige differenzialtherapeutische Überlegungen anzustellen:

- Auch zum Zeitpunkt des Sekundärversagens besteht kein absoluter (Unterschied zu Typ-1-Diabetes!), sondern ein **relativer Insulinmangel**, der durch das Ausmaß der individuellen Insulinresistenz bestimmt wird.

- Der relative Insulinmangel bezieht sich zum einen auf die Gesamtkapazität der Insulinproduktion und zum anderen auf ein Defizit während der ersten Phase nach der Mahlzeit (während der ersten 30 Minuten nach oraler Glukoseaufnahme).

- Die Kunst der "richtigen" Insulintherapie besteht darin, den Blutzucker optimal zu senken, ohne die Insulinkonzentration im Blut durch exogene Insulinzufuhr zu stark anzuheben.

- Es gilt eine "unnötige" Hyperinsulinämie mit zusätzlicher individeller Risikozunahme (Hypoglykämie, Gewichtzunahme, kardiovaskuläre Folgeerkrankungen, Demenz, Tumore) zu vermeiden. Die Gefahr der Überinsulinisierung besteht v.a. bei deutlich übergewichtigen Patienten und einer zu einseitigen Therapiezielausrichtung auf "Normoglykämie" (90, 91).

- Nüchtern- und postprandiale Blutzuckerwerte bestimmen die Auswahl des Insulins. Erhöhte Nüchternblutzucker sind Folge eines basalen Insulindefizits während der zweiten Nachthälfte und am frühen Morgen. Dadurch kommt es zu einer gesteigerten hepatischen Glukoneogenese mit hohen Nüchternblutzuckern, aber auch zu einer fortbestehenden Glukoseproduktion in der Leber nach dem Frühstück trotz oraler Glukoseaufnahme (bei gleichzeitig bestehender Hyperglugagonämie!). In dieser Situation ist der erste Ansatz einer Insulintherapie die Gabe eines lang-wirkenden Insulins zur Nacht mit dem Ziel einer ausreichenden Wirkung am Morgen.

- Bei ausreichend guten Nüchternblutzuckern und erhöhten postprandialen Blutzuckerwerten besteht ein Defizit der prandialen Insulinsekretion. Um dieses auszugleichen, beginnt die Insulintherapie mit einem kurz-wirkenden Insulin vor dem Frühstück. Damit wird sowohl die oral aufgenommene Glukose rascher verwertet, als auch die Glukoneogenese in der Leber unterdrückt. Insbesondere in den letzten Jahren wurde dem postprandialen Blutzucker eine erhöhte Aufmerksamkeit geschenkt, nachdem dieser als eigenständiger kardiovaskulärer Risikofaktor definiert werden konnte (92).

- Der Gesamtinsulinbedarf wird letztlich bestimmt durch das Ausmaß der hepatischen (→ Unterdrückung der Glukoneogenese) und peripheren (→ Aufnahme der Glukose in die Zellen, vor allem Skelettmuskulatur) Insulinresistenz. Diese ist klinisch nur schwer abschätzbar. Grob gilt: Je übergewichtiger der Patient, um so höher die Insulinresistenz. Davon gibt es allerdings auch Ausnahmen.

- Bei jeder Form der Insulintherapie besteht die Gefahr der Gewichtszunahme. Gewichtszunahme bedeutet Zunahme der Insulinresistenz und als Folge davon wieder Zunahme des Insulinbedarfes. Gewichtszunahme unter Insulintherapie heißt in der Regel Überinsulinisierung!

- Bei gleichzeitiger Verbesserung der Insulinsensitivität durch nicht-insulinotrope orale Antidiabetika (Metformin, α-Glucosidase-Hemmer, Pioglitazon, DPP-4-Inhibitoren, GLP-1-Rezeptoragonisten und SGLT-2-Inhibitoren) kann die erforderliche Insulindosis niedrig gehalten werden.

- In seltenen Fällen, wenn durch Antikörpernachweis kein Typ-1-Diabetes belegt werden kann, ist die Differenzialdiagnose zwischen Typ-1- und Typ-2-Diabetes primär nicht oder nur schwer möglich. Diagnostische Schwierigkeiten können dabei insbesondere bei zwei Gruppen von Patienten auftreten (☞ Abb. 6.4):
  - Patienten mittleren Alters (35. bis 55. Lebensjahr), schlank (um Normalgewicht, BMI < 25) mit milder oder fehlender Hyperglykämie-Symptomatik.
  - Patienten jüngeren bis mittleren Alters (20. bis 35. Lebensjahr), übergewichtig (BMI > 25) mit "klassischer" Hyperglykämie-Symptomatik (u.a. Gewichtsabnahme in den letzten Wochen bis Monaten ohne ersichtlichen Grund), meist Azeton-positiver Urinbefund.

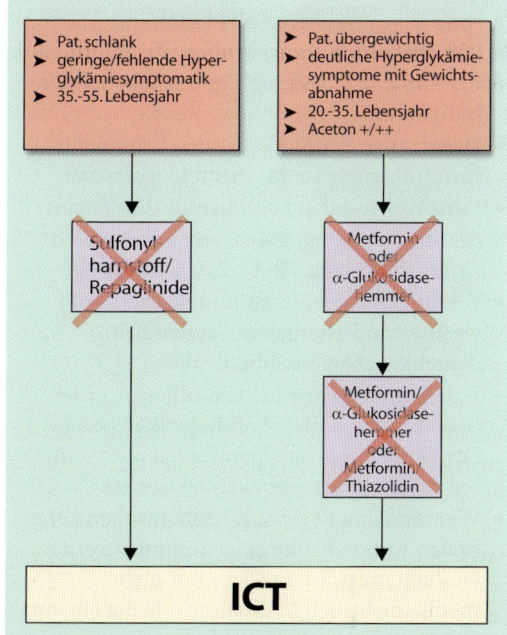

Abb. 6.4: Therapeutisches Vorgehen bei "pathophysiologisch unklaren" Patienten.

In beiden über Abb. 6.4 genannten Gruppen sollte bei unzureichenden Therapieergebnissen unter oralen Antidiabetika bereits nach wenigen Wochen/Monaten auf eine ICT umgestellt werden. Bei diesen Patienten liegt mit großer Wahrscheinlichkeit ein Typ-1-Diabetes oder eine andere insulinbedürftige Diabetesform vor, so dass die Erstdiagnose "Annahme eines Typ-2-Diabetes" rasch revidiert werden muss.

Bei Verdacht auf eine Diabetesform des Erwachsenenalters (LADA) mit autoimmuner Ätiologie kann durch immunologische Messungen (Tyrosinphosphatase IA-2, Insulin- und GAD-Antikörper) die Diagnose gesichert werden.

Wichtig für die Praxis:

- Für eine Insulintherapie als medikamentöse Ersttherapie gibt es bei Typ-2-Diabetes keine Indikation.
- Der richtige Zeitpunkt für den Beginn der Insulintherapie ist das "Sekundärversagen".
- Entsprechend den Leitlinien ist das "Sekundärversagen" eingetreten, wenn mit oralen Antidiabetika das HbA$_{1c}$ 7,5 % übersteigt.
- Bei kurzer Therapiezeit und rascher Stoffwechselentgleisung unter oralen Antidiabetika: Diagnose überdenken ($\rightarrow$ Typ 1?).
- Eine vorübergehende Insulintherpie unter Absetzen der oralen Antidiabetika kann bei Durchführung von Operationen oder schweren Erkrankungen notwendig werden.
- Während einer Schwangerschaft sollen keine oralen Antidiabetika eingenommen werden. Deshalb muss, wenn allein mit nicht-medikamentösen Maßnahmen keine Normoglykämie erreicht werden kann, eine konsequente Insulinbehandlung durchgeführt werden (☞ Kap. 10.)

6.4.4.2. Zugabe von Insulin zur vorbestehenden Therapie mit oralen Antidiabetika

Es besteht heute weitgehende Einigkeit, dass für die große Mehrzahl der Patienten mit "insulinbedürftigem" Typ-2-Diabetes der Einstieg in die Insulintherapie in einer additiven Insulingabe – in Ergänzung zur vorbestehenden oralen Medikation – besteht [☞ Leitlinien!] (31a). In zahlreichen vergleichenden Studien und Metaanalysen, die sich überwiegend auf Kombinationen mit Sulfonylharnstoffen beziehen, hat sich gezeigt, dass die Kombinationstherapien der konventionellen Insulintherapie überlegen sind (93-97). Dank neuer Erkenntnisse zur Pathophysiologie des Typ-2-Diabetes und einer Renaissance des Metformins sowie der Erweiterung der Palette der oralen Antidiabetika, hat sich auf der Basis kombinierter Therapien mit oralen Antidiabetika die additive Insulingabe zunehmend durchgesetzt. Zusätzliche Ergänzungen und Verbesserungen dieses Therapiekonzepts wurden durch Einführung der kurz- wie lang-wirkenden Insulinanaloga erzielt.

Als **Entscheidungskriterien für die Auswahl des Insulinpräparates** gelten:

- Umfang und Zusammensetzung der oralen Vormedikation
- Körpergewicht (Ausmaß des Übergewichtes, Normalgewicht)
- Blutzuckertagesprofil (Nüchternblutzucker/postprandialer Blutzucker)
- Insulintherapie durch Patienten selbständig möglich oder Hilfe erforderlich

Für das praktische Vorgehen bezüglich des **weiteren Einsatzes der oralen Antidiabetika** ergeben sich dabei folgende Überlegungen:

Meist besteht zum Zeitpunkt der Insulinbedürftigkeit eine orale Zweier- oder Dreierkombination. Bei Zugabe von Insulin ist eine Reduktion auf ein oder zwei Medikamente theoretisch sinnvoll und praktisch notwendig. Bei Verwendung von zwei Präparaten sollte darauf geachtet werden, dass die Wirkmechanismen sich ergänzen (☞ Kap. 6.4.1. "Differenzialtherapie mit oralen Antidiabetika").

Die nicht-insulinotrop wirkenden Substanzen Metformin, Pioglitazon und α-Glucosidase-Hemmer sollten bei deutlich übergewichtigen Patienten (Insulinresistenz!) bevorzugt in der Therapie mit zusätzlichem Insulin verbleiben:

- bei hohen Nüchternblutzuckern insbesondere Metformin, wenn nicht möglich: Pioglitazon
- bei hohen postprandialen Blutzuckerwerten vor allem α-Glucosidase-Hemmer

Die insulinotrop wirkenden Substanzgruppen Sulfonylharnstoffe und Glinide können, bevorzugt bei schlanken Patienten, weiter in der Therapie verbleiben. Damit wird sowohl für die basale (vor allem Sulfonylharnstoffe) als auch für die prandiale (Glinide, auch Glimepirid) Insulinversorgung die endogene Insulinproduktion genützt. Gegenüber Sulfonylharnstoffen/Gliniden scheinen die Inkretin-basierten Medikamente die besseren Kombinationspartner mit Insulin zu sein (97a-b, 128a)

Als **Vorteile** einer nach pathophysiologischen Gesichtspunkten ausgewählten **Kombinationstherapie oraler Antidiabetika mit Insulin** gelten (94-96):

- meist bessere Stoffwechseleinstellung
- geringere Gewichtszunahme
- weniger Hypoglykämien

- erhebliche Einsparung des zu injizierenden Insulins

- einfacheres, verständliches Therapiekonzept für den Patienten

- Kosteneinsparung im Vergleich zur Insulinmonotherapie

6.4.4.2.1. Zugabe eines lang-wirkenden Insulins

Das Prinzip der nächtlichen Basalinsulingabe in Kombination mit oralen Antidiabetika (Sulfonylharnstoffe) hat sich international etabliert, obwohl im Vergleich zur morgendlichen Insulingabe keine Unterschiede bezüglich Stoffwechseleinstellung, Insulindosen oder Gewichtszunahme beschrieben sind (98-100). Bei Verwendung des lang-wirkenden Insulinanalogons Glargin scheint die morgendliche Gabe sogar eine bessere Stoffwechseleinstellung zu ermöglichen als die abendliche (101) [☞ Leitlinien!].

Bei hohem Nüchternblutzucker wird durch die Wahl eines lang-wirkenden Basalinsulins zur Nacht (Injektionszeit meist um 22.00 Uhr) die frühmorgendliche Glukoseproduktion in der Leber unterdrückt (102). Dabei muss darauf geachtet werden, dass genügend Insulinwirkung bis in den Vormittag hinein vorhanden ist. Dies gelingt mit den herkömmlichen NPH-Basal-Insulinen in der Regel nur mit sehr hohen Dosen, was zu einer problematischen Hyperinsulinämie (mit der Gefahr der nächtlichen Hypoglykämie) führt. Einen Fortschritt erbrachte die Einführung der beiden lang-wirkenden Insulinanaloga Glargin und Detemir, die eine Basalinsulinversorgung bis zu 24 Stunden gewährleisten (☞ Kap. 5.). Doch auch hier ist darauf zu achten, dass bei alleiniger Konzentration auf den Nüchternblutzucker die Insulindosis nicht zu rasch gesteigert wird. Nur dann gelingt es, die Vorteile dieser beiden Analoginsuline in der Kombination mit oralen Antidiabetika zu nutzen: seltenere Hypoglykämien, insbesondere nachts, und geringere Gewichtszunahme (103, 104).

Diese sogenannte "bedtime"-Insulingabe in Kombination mit der vorbestehenden oralen Medikation, wird in beiden Leitlinien (23, 24) empfohlen. Das Disease Management Programm kennt Kombinationen von oralen Antidiabetika mit Insulin nicht (30).

■ Durchführung

Der Beginn erfolgt mit 6-8 Einheiten Basalinsulin oder 8-10 Einheiten der Insulinanaloga Glargin (Lantus®) oder Detemir (Levemir®). Eine Dosissteigerung erfolgt in höchstens wöchentlichen Abständen um 2 Einheiten. Bei mehr als 20 Einheiten kann die zusätzliche Gabe eines kurzwirkenden Insulins zum Frühstück erfolgen.

■ Beurteilung

In der Praxis kommt es häufig zu raschen Dosissteigerungen mit letztendlich sehr hohen nächtlichen Insulindosen. Unter NPH-Insulin besteht die Gefahr der Hypoglykämien in der zweiten Nachthälfte (105). Aus pathophysiologischen Gesichtspunkten (Hyperinsulinämie und Gewichtszunahme als Risikofaktoren für Atherosklerose) ist eine hohe Insulindosis äußerst problematisch, in der Literatur werden mittlere Insulindosen bis 60 Einheiten beschrieben (106).

6.4.4.2.2. Zugabe eines kurz-wirkenden Insulins zu den Mahlzeiten

Bei **Dominanz des postprandialen Blutzuckers**, insbesondere nach dem Frühstück, sollte mit einem kurz-wirkenden Insulin (Normal-, Lispro-, Aspart-, Glulisine-Insulin) der Einstieg in die Insulintherapie begonnen werden (107). Je schlanker der Patient, um so niedriger muss die Insulindosis gewählt werden.

In den Leitlinien wird diese Kombination bevorzugt mit Metformin aufgeführt, wenn die Metformin-Monotherapie bei übergewichtigen Patienten "versagt" (HbA_{1c}>7,5 %).

■ Durchführung

Beginn mit 4 bis maximal 8 Einheiten als Erstdosis vor dem Frühstück. Langsame Steigerung um 2 Einheiten in Abständen von ca. einer Woche. Bei guten Stoffwechselergebnissen am Vormittag und noch unzureichenden am Nachmittag oder zur Nacht kann und muss das Kurzinsulin bei ähnlichem Vorgehen auch vor dem Mittagessen bzw. vor dem Abendessen injiziert werden. Ob bei den kurz-wirkenden Insulinanaloga ein Spritz-Ess-Abstand erforderlich ist, muss individuell "probiert" werden. Keinesfalls darf, aufgrund der Werbeaussagen der Industrie, gerade bei Typ-2-Diabetikern nicht von vorne herein darauf verzichtet werden.

■ Beurteilung

Obwohl (unter pathophysiologischen Gesichtspunkten: Stoffwechselentgleisung beginnt meist postprandial!) für die Mehrzahl der Patienten mit diesem Vorgehen der bestmögliche Einstieg in eine rechtzeitige Insulinsubstitution besteht, ist bei relativ vielen Patienten im Laufe der Zeit die Notwendigkeit zur Insulingabe auch vor dem Mittag und/oder Abendessen erforderlich. Bei Akzeptanz durch den Patienten ist diese "intensivierte Kombinationstherapie" jeder anderen Insulintherapie vorzuziehen (108, 108a). Bei mehrmaliger prandialer Insulingabe ist jedoch auf die Gewichtsentwicklung, v.a. durch zu rasche Dosissteigerung, besonders zu achten (104, 109). Die kürzer wirkenden Insulinanaloga sind aufgrund der raschen Beeinflussung des postprandialen Blutzuckeranstiegs möglicherweise dem Normalinsulin überlegen.

Wichtig für die Praxis:

- Die additive Gabe eines Insulins bei Stoffwechselverschlechterung unter kombinierter Therapie mit oralen Antidiabetika (Sekundärversagen) ist sowohl unter pathophysiologischen wie praktischen Gesichtspunkten der richtige Zeitpunkt für den Beginn der Insulinbehandlung.
- Bei erhöhtem pp-Blutzucker Beginn mit kurz-wirkendem Insulin (4-6 E), bei erhöhtem Nüchtern-Blutzucker mit lang-wirkendem Insulin (6-8 E).

6.4.4.2.3. Zugabe eines Mischinsulins morgens/abends

Die Verwendung eines **Mischinsulins** vor dem Frühstück und – falls erforderlich – vor dem Abendessen wird heute nur noch selten angewandt, obwohl mit diesem Therapieansatz die Kombinationstherapie primär erarbeitet wurde (110) und auch neuere Untersuchungen deren Effektivität im Vergleich zur "intensivierten" Kombinationstherapie und zu Kombinationen mit dem lang-wirkenden Insulinanalogon Glargin (90, 104) belegen. Die Entscheidung für dieses Konzept ist ein guter Kompromiss zwischen den beiden anderen Kombinationsmöglichkeiten (lang- bzw. kurz-wirkendes Insulin), es bietet mehr Vor- als Nachteile dieser Alternativen. Es vereint ein einfaches Therapieprinzip mit guten, stabilen Stoffwechselergebnissen, wodurch insbe-

sondere ältere, auch pflegebedürfige Patienten, von einer rechtzeitigen Insulingabe profitiern können.

■ Durchführung

Beginn mit 4-8 Einheiten eines Mischinsulins (Anteil kurz-wirkenden Insulins meist 20-30 %, möglicherweise effektiver bei der Mehrzahl der Patienten: 50 %) vor dem Frühstück, Dosissteigerung um 2 Einheiten in ca. Wochenabständen. Falls während des Tages eine ausreichend gute Einstellung damit möglich ist, jedoch der Nüchternblutzucker noch zu hoch erscheint, sollte mit einer zweiten Injektion vor dem Abendessen begonnen werden. Auch hier Beginn mit 4 Einheiten, jedoch langsamere Steigerung.

■ Beurteilung

Durch die Injektion von Mischinsulinen wird in der Regel zuviel Basalinsulin verabreicht. Bei älteren, insbesondere auch schlanken Patienten, ist dies jedoch eine sehr gute Alternative zur konventionellen Insulintherapie.

Wichtig für die Praxis:

- Die Zugabe eines Mischinsulins zur vorbestehenden oralen Medikation sollte primär dann angewandt werden, wenn die beiden anderen Konzepte (kurz- oder lang-wirkende Insuline) nicht eingesetzt werden können.
- Meist liegen soziale Indikationen zugrunde, wenn eine strenge Stoffwechseleinstellung nicht erforderlich scheint.
- Bevorzugt betagte Patienten mit niedrigem Körpergewicht. Beginn mit 4-6 E Insulin.

6.4.4.2.4. Schlussbemerkungen zur Kombinationsbehandlung orale Antidiabetika/Insulin

> Bei allen Formen der Kombinationstherapie von oralen Antidiabetika mit Insulin ist zu beachten:
> - Insulin soll nur dort substituiert werden, wo es fehlt.
> - Deshalb muss die Wahl der Insulinzubereitung (lang- oder kurz-wirkend, Mischinsulin) bei der Erstanwendung nach individuellen Bedürfnissen sehr sorgfältig erfolgen. Es gibt keine Überlegenheit eines der 3 Therapieschemata, das für alle Patienten als "erste" Wahl gelten kann (108a, 111). Alle 3 Vorgehensweisen können für das Individuum Vor- aber auch Nachteile haben.
> - Die optimale Wirkung der oralen Antidiabetika ist nur durch niedrige Insulindosen zu erhalten.

Metformin beeinflusst vor allem die hepatische Glukoseproduktion. Bei gleichzeitiger Metformintherapie genügen schon kleinste Insulindosen, um die hepatische Glukoneogenese zu unterdrücken. Hohe Insulindosen bewirken selbst Insulinresistenz!

Pioglitazon ist eine sinnvolle Alternative bei übergewichtigen Patienten, wenn Metformin nicht gegeben werden kann, da es neben der hepatischen Insulinresistenz insbesondere die der Skelettmuskulatur reduziert.

Sulfonylharnstoffe und **Glinide** verbessern die endogene Insulinsekretion in Abhängigkeit zur Glukosekonzentration. Dies gilt insbesondere für den postprandialen Blutzuckeranstieg. Hohe Insulinkonzentrationen erhöhen nicht nur die Insulinresistenz, sie hemmen auch die endogene Insulinsekretion. Deshalb machen diese Kombinationen nur Sinn, wenn die exogene Insulindosis sehr niedrig gehalten werden kann.

DPP-4-Inhibitoren und insbesondere kurzwirkende Inkretin-mimetika (Analoga) bieten gegenüber Sulfonylharnstoffen/Gliniden wesentliche Vorteile: weniger Hypoglykämien, keine oder nur geringe Gewichtszunahme.

Die Wirkung der α-**Glucosidase-Hemmer** wird durch Insulingabe nicht beeinträchtigt. α-Glucosidase-Hemmer vermindern den postprandialen Glukoseanstieg aus der Nahrung durch nicht-insulinotrope Wirkung. Diese Substanzen beeinflussen sowohl Glukosetoxizität als auch Hyperinsulinämie positiv. Über die Zeit entsteht kein Wirkverlust.

> Zusammengefasst haben Therapieregime mit Kombinationen von oralen Antidiabetika mit Insulin gegenüber einer Insulinmonotherapie bei Typ-2-Diabetes folgende Vorteile:
> - Die Chance zu einer früh(recht-)zeitigen Insulintherapie bei "gerade entgleisender" Stoffwechselsituation, da eine Injektion leichter akzeptiert wird, als die Aussicht auf eine Therapieumstellung mit mehrmals täglichen Insulininjektionen.
> - Geringere Alltagsbeeinträchtigung und für ältere Patienten – die von Dritten abhängig sind – besseres Therapiemanagement, da die Insulininjektion in der Regel nur einmal täglich notwendig wird.
> - Meist bessere Stoffwechseleinstellung mit ausgeglichenem Blutzuckerprofil und Verminderung der Hypoglykämiegefahr.
> - Blutzuckerselbstkontrollen meist nur einmal pro Tag erforderlich.
> - Geringere Gewichtszunahme.
> - Durch niedrige Insulindosen und mittlere Dosierung der oralen Antidiabetika sind die Kosten der Therapie geringer als bei den möglichen Therapiealternativen (konventionelle Insulintherapie, intensivierte Insulintherapie, orale Kombinationen).
> - Durch geringeren Gewichtsanstieg und Verhinderung einer exogenen Hyperinsulinämie mit negativer Beeinflussung des Fettstoffwechsels und des Blutdrucks sowie einer meist besseren Stoffwechseleinstellung kann eine Verminderung des kardiovaskulären Risikos von Typ-2-Diabetikern angenommen werden.

6.4.4.3. Insulinmonotherapie bei Typ-2-Diabetes

Bei vorbestehender Insulinresistenz muss nahezu jede Insulintherapie mit dem Ziel einer guten, normnahen Stoffwechseleinstellung mit relativ hohen Insulindosen (bis > 80 E/Tag) durchgeführt werden (91, 106). Je mehr Insulin injiziert wird, um so größer ist dessen Beitrag, die vorbestehende endogene Hyperinsulinämie und damit auch die Insulinresistenz des Gesamtorganismus additiv zu verstärken.

Obwohl noch immer die Wertigkeit der Hyperinsulinämie als Risikofaktor für kardiovaskuläre Folgeerkrankungen unterschiedlich diskutiert wird (3, 5), nehmen die Argumente stetig zu, dass Hyperinsulinämie – insbesondere auch im Zusammenhang mit der exogenen Insulintherapie (12, 13, 112-115) – als eigenständiger Risikofaktor für kardiovaskuläre Erkrankungen anzusehen ist. Gleiches gilt für mikrovaskuläre Folgeerkrankungen (116). Deshalb muss auch bei der Insulinmonotherapie darauf geachtet werden, die Dosis so niedrig wie möglich zu halten. Ziel muss auch hier sein, mit möglichst niedriger Insulindosis eine optimale Stoffwechseleinstellung zu erreichen. Die nahezu zwangsläufige Gewichtszunahme unter einer Insulintherapie – v.a. bei bereits (!) übergewichtigen Patienten – heißt immer Überinsulinisierung.

In den Leitlinien der DDG (☞ Kap. 6.3.) wird Insulinmonotherapie erst zum Ende der Therapiesequenz als Alternative zur intensivierten Kombinationstherapie orale Antidiabetika/Insulin angegeben. Das Disease Management Programm (30) kennt lediglich die Insulinmonotherapie als alleinige Therapieform nach "Versagen" der Monotherapien mit Metformin bzw. Glibenclamid.

6.4.4.3.1. Konventionelle Insulintherapie

Sie besteht in einer **ein- oder zweimaligen Injektion eines humanen Mischinsulins**, wobei meist vorgegebene Mischungen (20-30 % Normal-/70-80 % NPH-Insulin) verwandt werden. Da relativ viele Patienten in der täglichen Routine den notwendigen Spritz-Ess-Abstand nicht einhalten wollen oder können, ist die Verwendung von fixen Mischungen von kurz-wirkenden Insulin-Analoga mit den entsprechenden NPH-Produkten möglicherweise von Vorteil. Diese Mischungen haben sich in der Beeinflussung des postprandialen Blutzuckers den Humaninsulin-NPH-Mischungen als überlegen gezeigt (117) [☞ Leitlinien!]. Im Einzelfall sollten jedoch gelegeniche postprandiale Blutzucker-Kontrollen durchgeführt werden.

■ Durchführung

Das Insulin wird in der Regel vor dem Frühstück und/oder vor dem Abendessen injiziert. Dabei sollte ein **Spritz-Ess-Abstand** von wenigstens **30, besser 45 (60) Minuten** eingehalten werden, da bei Typ-2-Diabetikern das Insulin, neben der verzögerten Wirkung aufgrund der Insulinresistenz, aus den subkutanen Depots langsamer resorbiert wird als bei Typ-1-Diabetikern.

Auch für den Beginn einer konventionellen Insulintherapie gilt, dass möglichst mit niedrigen Insulindosen begonnen wird und die Dosissteigerung langsam erfolgt. Als mittlere Startdosen kommen eine Insulinmenge von 16 Einheiten morgens und – wenn nötig – zusätzlich 4-6 Einheiten abends in Frage.

Trotz aller Einschränkung bezüglich der Effektivität dieser Therapie sollte auch hier das individuelle Therapieziel (HbA$_{1c}$ <6,5 %, bei älteren Patienten zumindest <7,5 %) nicht aus den Augen verloren werden. Bei unzureichendem Therapieerfolg gibt es keine Dosisbegrenzungen nach oben. Die notwendigen Steigerungen sollten jedoch immer langsam (wöchentlich) und in kleinen Schritten (4-6 E) durchgeführt werden. Bei hohen Dosen ist immer zu hinterfragen, ob nicht unbemerkte Hypoglykämien – insbesondere auch nächtliche – übersehen werden. Aufgrund des hohen Basalinsulin-Anteils müssen Zwischenmahlzeiten zur Vermeidung von Hypoglykämien eingehalten werden.

■ Beurteilung

Die konventionelle Insulintherapie ist noch immer eine zu häufige Form der Insulinbehandlung bei Typ-2-Diabetes. Dies ist weniger begründet durch pathophysiologische Gesichtspunkte oder Effektivitätskriterien (99, 106), sondern wohl allein traditionell. Sie führt meist nicht zum erwünschten Therapieziel. Sie wird jedoch im aktuellen Disease Management Programm unter Verwendung von Humaninsulinen als primäre Insulinmonotherapie vorgeschrieben (30).

Eine konventionelle Insulintherapie ist nur dann anzuwenden, wenn sich besser begründbare Kombinationen aus Insulin und oralen Antidiabetika oder eine intensivierte Insulintherapie nicht durchführen lassen.

Diese Kriterien erfüllen meist nur **ältere**, von täglicher **Pflege durch Dritte abhängige Patienten**, bei denen auch die Insulininjektionen von diesen durchgeführt werden müssen. Therapieziel bei diesen Patienten ist weniger eine gute Stoffwechseleinstellung zur Verhinderung von Folgeerkrankungen, sondern vielmehr eine **Reduzierung der Hyperglykämie-Symptomatik**. Dazu gehört auch eine gelegentlich imponierende Verbesserung der zerebralen Leistungsfähigkeit älterer Patienten durch nur wenige Einheiten Insulin. Zu beachten ist allerdings, dass gerade diese häufig pflegebedürftigen, multimorbiden Patienten durch Hypoglykämien mehr gefährdet sind als durch "milde" Hyperglykämien (zerebrale Schädigungen) (58, 118).

> Die konventionelle Insulintherapie ist die Therapie der Wahl bei hochbetagten, eher schlanken, älteren Typ-2-Diabetikern – unabhängig, wie lange der Diabetes besteht und ob früher im Leben ein Übergewicht bestanden hatte. Sie erfordert allerdings eine regelmäßige Blutzuckerselbstkontrolle (1-2 mal/Tag) durch den Patienten oder betreuendes Personal.

> **Wichtig für die Praxis:**
> - Das Therapieziel "Vermeidung von Folgeerkrankungen" durch "normnahe" Blutzuckereinstellung ist durch die konventionelle Insulintherapie nur selten erreichbar.
> - Bei hochbetagten schlanken Patienten gelingt eine akzeptable Einstellung allerdings relativ häufig, noch dazu in niedrigen Insulindosen (morgens 12-16 E, abends 4-8 E). Dadurch auch geringe Hypoglykämiegefährdung.
> - Soziale Indikation.

6.4.4.3.2. Intensivierte konventionelle Insulintherapie

Unter einer intensivierten Insulintherapie versteht man heute die **intensivierte konventionelle Insulinbehandlung mit 3 oder mehr täglichen Injektionen** oder die Behandlung mit einer **Insulinpumpe**. Bei Typ-2-Diabetes besteht nur im Ausnahmefall, z.B. während einer Schwangerschaft, eine Indikation für die Pumpentherapie [☞ Leitlinien!].

Auch für die intensivierte konventionelle Insulintherapie mit 3 oder 4 täglichen Injektionen gilt,

dass meist nur mit hohen Insulindosen, die im Verlauf nahezu regelhaft weiter erhöht werden müssen, ein normoglykämisches Therapieziel erreicht werden kann (91, 99, 106). Bei dem – theoretisch sinnvollen – Versuch, mit niedriger Dosis auf Dauer auszukommen, ergibt sich kein Vorteil gegenüber der konventionellen Insulintherapie (100, 119, 120) oder der kombinierten Behandlung Insulin/orale Antidiabetika (100, 102).

In den Leitlinien (☞ Abb. 6.2, 6.4) wird die Indikation zur intensivierten konventionellen Insulintherapie (ICT) als Alternative zur konventionellen Insulintherapie und zur Kombination orale Antidiabetika/Insulin erst zum Ende der Therapiesequenz gesehen. Im aktuellen Disease Management Programm wird ICT offenbar dem "Facharzt" vorbehalten (30).

Die am häufigsten angewandten Therapieschemata einer intensivierten Insulintherapie bei Typ-2-Diabetes sind in Tab. 6.8 aufgeführt.

	Regime 1	Regime 2
Nüchtern	Normal-Insulin	Kurz-wirkende Insulinanaloga
Mittags	Normal-Insulin	Kurz-wirkende Insulinanaloga
Abends	Normal-Insulin	Kurz-wirkende Insulinanaloga
Nachts	NPH-(Basal)-Insulin oder langwirkende Insulinanaloga	NPH-Insulin oder lang-wirkende Insulinanaloga

Tab. 6.8: Therapieschemata einer intensivierten konventionellen Insulintherapie bei Typ-2-Diabetes.

■ Durchführung

Bei frühem Beginn einer intensivierten Insulintherapie wird die alleinige Injektion von kurz-wirkenden Normal- oder Analoginsulin zu den Mahlzeiten als erfolgreicher Einstieg empfohlen (121, 122). Bei der Mehrzahl der Patienten muss jedoch relativ frühzeitig eine Basalinsulingabe zur Nacht hinzugefügt werden, um den Nüchternblutzucker im gewünschten Zielbereich zu halten. Eine Blutzuckerselbstmessung sollte vor jeder Injektion erfolgen.

Bei Übergang von einer **konventionellen Insulintherapie** mit 2 auf 4 Injektionen pro Tag sollte die erste Normalinsulindosis vor dem Abendessen verabreicht werden. Am gleichen Abend erfolgt die erste Gabe des Basalinsulins vor dem Schlafengehen. Ab dem nächsten Morgen fährt man mit Normalinsulin-Injektionen vor den jeweiligen großen Mahlzeiten fort. Damit sind die 4 Injektionen/Tag etabliert. Durch Dosisanpassung erfolgt nun die Stoffwechseleinstellung.

■ Beurteilung

Der **Übergang auf eine intensivierte konventionelle Insulintherapie** erfolgt meist bei unzureichenden Stoffwechselergebnissen unter einer konventionellen Insulintherapie, einer Kombinationstherapie orale Antidiabetika plus Insulin und bei allen schwangeren Typ-2-Diabetikerinnen, die mit alleinigen diätetischen Maßnahmen die für sie geltenden, strengen Einstellungskriterien nicht erreichen.

Bei der Entscheidung für eine Insulinmonotherapie sollte heute – mit Ausnahme älterer, pflegeabhängiger Menschen – immer die intensivierte konventionelle Insulintherapie angewandt werden. Dabei gelten dann die gleichen Kriterien wie für Typ-1-Diabetiker (☞ Kap. 5.5.3.). Für die Patienten bringt sie im Vergleich zur konventionellen Insulintherapie erhöhte Flexibilität im Alltag. Problematisch ist jedoch die Notwendigkeit, die Insulindosis über die Zeit ständig anzuheben, um das Therapieziel zu erreichen oder zu halten (91, 99, 106). In der Praxis führt deshalb häufig die zu hohe Insulindosis oder die meist drastische Gewichtszunahme (106) zur Resignation. Dies führt dann – nahezu zwangsläufig – zu unzureichender Stoffwechseleinstellung bei hohen Dosen und deutlichem Übergewicht. Deshalb muss man, insbesondere unter pathogenetischer Sicht, die Insulinmonotherapie generell kritisch hinterfragen. Es mehren sich die Erfahrungen, bei der Notwendigkeit einer Insulintherapie auf orale Antidiabetika, insbesondere Metformin (123, 124), grundsätzlich nicht zu verzichten. Bei niedrigen Insulindosen, die in Kombination mit oralen Antidiabetika leichter einzuhalten sind, ist in der Regel die Stoffwechseleinstellung auf Dauer besser möglich (97, 104, 108).

> **Wichtig für die Praxis:**
> - In Anlehnung an die Behandlung des Typ-1-Diabetes wird die intensivierte Insulintherapie bei Typ 2 als "Goldstandard" nicht selten dargestellt. Dem liegt ein grobes Missverständnis der Pathophysiologie des Typ-2-Diabetes zugrunde!
> - Eine Kombination mit oralen Antidiabetika auch bei intensivierten Insulinschemata ist der alleinigen Insulintherapie nahezu regelhaft überlegen.

6.4.4.3.3. Insulinpumpentherapie

Die Indikation zur Insulinpumpenbehandlung besteht bei Typ-2-Diabetes nicht, da in der Regel davon auszugehen ist, dass bei diesen Patienten lebenslang eine ausreichende endogene Basalinsulinproduktion besteht. Trotzdem wird sie in den Leitlinien (23, 24) als eine mögliche Form der intensivierten Insulintherapie im Sekundärversagen erwähnt. Eine Ausnahme bilden jedoch schwangere Patientinnen, bei denen durch einen sehr hohen Insulinbedarf, insbesondere in den frühen Morgenstunden mit Auswirkungen auf den Nüchternblutzucker, auch die intensivierte konventionelle Insulintherapie mit nächtlicher NPH-Gabe das Stoffwechselziel nicht erreichen lässt. Während der Zeit der Schwangerschaft steht – allein unter kindlichen Aspekten – die normnahe Blutzuckereinstellung ganz im Vordergrund. Theoretische Überlegungen zur Hyperinsulinämie spielen dabei keine Rolle.

6.4.4.3.4. Versagen der Insulintherapie

Trotz aller Bemühungen um eine optimale Stoffwechseleinstellung gibt es nicht wenige Patienten, die unter einer Insulinmonotherapie nur unzureichend einstellbar sind. Als Therapieversager müssen Patienten mit

- starker Gewichtszunahme
- hohen Insulindosen (>100 E) und
- unzureichender Stoffwechseleinstellung

angesehen werden.

Folgende Therapieversuche sind in dieser Situation möglich:

- **Zugabe eines oralen Antidiabetikums**, wobei der Zielansatz eine Verminderung der Insulinresistenz und Reduktion der hohen Insulindosen sein muss. Deshalb sind nicht-insulinotrope

Substanzen wie Metformin (2 × 850 mg oder 2 × 1.000 mg), Pioglitazon (30-45 mg) oder α-Glucosidase-Hemmer (einschleichende Dosierung bis maximal 2 × 100 mg) erste Wahl. Dabei kommen Metformin (65a, 69a) und Pioglitazon primär bei hohem Nüchternblutzucker (125-127) und Glucosidase-Hemmer (128) primär bei hohem postprandialen Blutzucker zum Einsatz. Alle 3 Medikamente können zu einer deutlichen Stoffwechselverbesserung führen bei gleichzeitiger Reduktion der Insulindosis. Während nach Zugabe on Metformin oder α-Glucosidase-Hemmern eine Gewichtsreduktion meist möglich ist, besteht bei Pioglitazon eher die Gefahr der weiteren Gewichtszunahme (123).

Sehr effektiv kann auch die Zugabe eines insulinotropen oralen Antidiabetikums sein. Um deren optimale Wirkung zu erzielen, muss jedoch sofort und in den ersten Wochen kontinuierlich die Insulindosis reduziert werden (110). Von den Sulfonylharnstoffen hat sich besonders Glimepirid wegen seiner zusätzlichen extrapankreatischen, Insulinresistenz-vermindernden Wirkung und seiner "bedarfsgerechten" Insulinfreisetzung bewährt (Dosis 2-3 mg morgens). Glinide sind dann erste Wahl, wenn insbesondere hohe postprandiale Blutzuckerwerte vorliegen. Vorteilhaft ist die nur kurzzeitige endogene Insulinausschüttung dieser Substanzen, womit insbesondere zwischen den Mahlzeiten die Hyperinsulinämie niedrig gehalten wird (Repaglinide 120 mg/Mahlzeit, Nateglinide 2 mg/Mahlzeit).

Seit kurzem ist auch die Zugabe der DPP-4-Inhibitoren und des SGLT-2-Inhibitors Dapagliflozin zur Insulintherapie möglich. Gegenüber Sulfonylharnstoffen/Gliniden ist bei gleichem Vorgehen die Hypoglykämiegefährdung geringer. Ein Therapieversuch ist bei allen Patienten mit "Versagen der Insulintherapie" gerechtfertigt (97b, 128a).

- **Absetzen von Insulin und Beginn mit einer oralen Kombination** aus Sulfonylharnstoff/Glinid/DPP-4-Inhibitor und Metformin oder eines α-Glucosidaseinhibitors oder eines Thiazolidindions
- Dosissteigerung (evtl. unter Einsatz der s.c.-Insulinpumpe) bis das angestrebte Therapieziel erreicht wird, dann Dosisreduktion unter Erhalt der Stoffwechselgüte

- Intravenöse Insulingabe als Dauerinfusion und i.v. Bolusgaben zu den Mahlzeiten. Wenn das angestrebte Blutzuckerprofil erreicht ist, kann wieder auf die intensivierte Insulintherapie umgestellt werden
- Absetzen von Insulin und Beginn einer Kombination eines GLP-1-Mimetikums/-analogons mit einem oder zwei oralen Antidiabetika, vorzugsweise Metformin, evtl. zusammen mit Glimepirid oder Acarbose oder SGLT-2-Inhibitoren.

> Alle diese Therapieversuche sollten unter stationären Bedingungen in einer Klinik mit diabetologischem Sachverstand erfolgen.

Hier kann im Vorfeld auch der Versuch einer kurzfristigen Stoffwechselverbesserung durch **ärztlich überwachte körperliche Aktivierung** und/oder durch Einlegen von **Obst-/Reis-/Hafertagen** unternommen werden.

> **Wichtig für die Praxis:**
> - Eine Insulinmonotherapie ist bei Typ-2-Diabetes problematisch, insbesondere bei übergewichtigen Patienten.
> - In der Regel gelingt es nicht, sowohl Blutzucker als auch Insulindosis niedrig zu halten.
> - Eine individuelle Kombination von Insulin mit oralen Antidiabetika/GLP-1-Analoga ist meist ein besserer Kompromiss – dieser erspart Umwege und frustrane Versuche mit hohen Insulindosen.
> - Risikobehaftete Therapieansätze gehören in das Krankenhaus.

6.4.5. Blutzuckerselbstkontrolle

Wie bei der intensivierten Insulintherapie des Typ-1-Diabetes erfordert diese Therapieform auch bei Typ-2-Diabetes eine **regelmäßige Blutzuckerselbstkontrolle** und die **Notwendigkeit der Insulindosisanpassung**. Deshalb sind dafür in der Regel nur **jüngere und gut schulbare Patienten geeignet**.

Aber auch allen anderen Patienten mit einer Insulintherapie, ob nun in Kombination mit oralen Antidiabetika oder unter konventioneller Insulintherapie, sollte die Möglichkeit der Blutzuckerselbstkontrolle gegeben werden. Da gerade ältere

Patienten bei der Nahrungsaufnahme erheblichen Tagesschwankungen unterliegen, muss auch bei ihnen unter Mithilfe des Pflegepersonals eine Schulung der Insulindosisanpassung durchgeführt werden. Die Blutzuckerselbstkontrolle gibt zudem Sicherheit in der Therapie, motiviert die Patienten bezüglich ihrer diätetischen Bemühungen um eine gute Stoffwechseleinstellung und lässt eine Hypoglykämiegefährdung frühzeitig erkennen.

Demgegenüber werden häufig die hohen Kosten der Blutzucker-Selbstkontrolle ins Feld geführt. Dies muss natürlich bei der Entscheidung für eine Blutzucker-Selbstkontrolle mit einbezogen werden. Für die Mehrzahl der Typ-2-Diabetiker sind vernünftige Kompromisse sinnvoll, in dem man sich, je nach Therapie, für punktuelle oder zeitlich begrenzte Messungen entscheidet. Bei Insulintherapie gilt als grober Massstab: Pro Injektion eine Blutzucker-Selbstkontrolle! [☞ Leitlinien!] Bei nicht mit Insulin behandelten Patienten werden Blutzucker-Selbstmessungen nur in Ausnahmefällen von den gesetzlichen Krankenkassen übernommen.

6.4.6. Stoffwechselbeeinflussung einer Therapie mit oralen Antidiabetika durch zusätzliche Medikation

Für alle oralen Antidiabetika, insbesondere Sulfonylharnstoffe und Glinide, gilt: Bei gleichzeitiger Gabe von Medikamenten, die selbst eine blutzuckersenkende Wirkung besitzen oder die Sulfonylharnstoffe aus der Plasmaeiweißbindung verdrängen, wird die Gefahr für eine Hypoglykämie erhöht. Solche Substanzen sind:

- Nichtsteroidale Antirheumatika
- Salicylate
- Sulfonamide
- Cumarine
- Propenizid
- Monoaminooxidasehemmer und
- Betablocker

Umgekehrt können alle Substanzen, die den Kohlenhydratstoffwechsel verschlechtern, auch die Wirkung von oralen Antidiabetika vermindern. Solche Substanzen sind:

- Corticoide
- Diuretika
- Phenothiazine

- Schilddrüsenhormonpräparate
- Oestrogene
- orale Kontrazeptiva
- Phenytoin
- Nikotinsäurepräparate
- Sympatikomimetika
- Calciumblocker und
- Isoniazid

Wichtig für die Praxis:

- Das An- oder Absetzen oben genannter Medikamente bei einer Therapie mit oralen Antidiabetika erfordert sorgfältige Stoffwechselkontrollen in kurzen Abständen, da rasche hyper- und hypoglykämische Entgleisungen auftreten können.

6.5. Der multimorbide Typ-2-Diabetiker

Der Typ-2-Diabetes ist zum einen eine Wohlstandskrankheit mit einer engen Beziehung zu überhöhtem Körpergewicht und körperlicher Passivität und zum anderen eine Alterserkrankung, da die Insulinsekretion natürlicherweise im Alter ab- und die Insulinresistenz zunimmt.

Bei der Behandlung multimorbider älterer Patienten muss zum einen die Gesamtzahl aller notwendigen Medikamente und zum anderen die veränderte Pharmakokinetik vieler Medikamente in die therapeutischen Überlegungen einbezogen werden.

Darüber hinaus gilt es insbesondere auch auf Wechselwirkungen verschiedener Medikamente zu achten. Wie bei vielen anderen Erkrankungen älterer Patienten hat sich auch die medikamentöse Therapie des Diabetes auf das Notwendige zu beschränken, um die aktuelle Lebensqualität zu erhalten. Dabei gilt es vorrangig, Symptome der Hyperglykämie zu verhindern, wie körperliche Müdigkeit, Polyurie oder zerebrale Beeinträchtigungen. Vor allem bei **schlanken Patienten mit "zerebralem Hyperglykämiesyndrom" ist die konventionelle Insulintherapie die Behandlung der Wahl** mit zum Teil erstaunlich guten Ergebnissen. Durch diese konventionelle Insulintherapie können eine Reihe von Medikamenten, wie sie zum Beispiel in Kombinationstherapieformen notwendig sind, eingespart und subjektive Beeinträchtigungen, wie sie bei der intensivierten Insulintherapie auftreten, verhindert werden. Nachteilig, damit in der Praxis sehr zu beachten, ist eine erhöhte Sturzneigung (unerkannte Hypoglykämien?, Rhythmusstörungen?) älterer Patienten unter Insulintherapie und guter Stoffwechseleinstellung im Vergleich zu oralen Antidiabetika (129).

> Entscheidend ist das Wohlbefinden des Patienten. Dies verlangt soviel Therapie wie nötig, aber nicht eine theoretisch mögliche Maximaltherapie, die sich womöglich an unrealistischen Zielen orientiert.

6.6. Gewichtsreduzierende Maßnahmen

6.6.1. Therapie mit gewichtsreduzierenden Wirkstoffen

Nach Empfehlungen der "Deutschen Adipositas-Gesellschaft" sollen **Antiadiposita nur nach ausreichend langen nicht-medikamentösen Therapieversuchen** (mehr als 12 Wochen) eingesetzt werden. Sie dürfen jedoch nicht ohne begleitende Maßnahmen, wie Einhaltung einer Reduktionskost und regelmäßiger körperlicher Bewegung, verordnet werden. Dies gilt auch für übergewichtige Typ-2-Diabetiker ab einem Body-Mass-Index größer 30 kg/m², obwohl diese Patienten ein erhöhtes kardiovaskuläres Risiko besitzen. Bei Typ-2-Diabetes führt die Gewichtsreduktion meist zu einer Verbesserung der diabetischen Stoffwechsellage (durch Verminderung der Insulinresistenz) und der Fettstoffwechselsituation (Absenkung der Triglyzeride, Erhöhung des HDL-Cholesterins). Dies hat eine deutliche kardiovaskuläre Risikoreduktion bei Typ-2-Diabetikern zur Folge, so dass jede Gewichtsminderung – auch mit Hilfe zusätzlicher Medikamente – als kausaler Therapieansatz gerade bei diesen Patienten anzusehen ist (86). Darüber hinaus wurde für Orlistat bewiesen, dass es in Kombination mit Metformin – neben einer guten Gewichtsreduktion – zu einer deutlichen Verbesserung der Stoffwechseleinstellung führen kann (130) mit gleichzeitiger Reduktion des kardiovaskulären Risikoprofils (132). Sowohl in den Leitlinien als auch im Disease Management Programm wird Orlistat nicht erwähnt. Die Kosten für dieses Medikament werden bislang nicht von den Krankenkassen übernommen.

6.6.1.1. Orlistat

Orlistat (Xenical®) ist das erste Präparat aus der Gruppe der Lipasehemmer, das bei therapieresistenter Fettsucht eingesetzt wird (133).

■ **Wirkmechanismus**

Diese Substanz hemmt die intestinalen Lipasen, wodurch die Resorption des Nahrungsfettes um bis zu 30 % reduziert wird. Durch Hemmung der Fettresorption wird die Gewichtsreduktion erleichtert. Dies führt auch zur Verbesserung der meist bei Übergewicht bestehenden Dyslipoproteinämie. Die Substanz wird selbst nicht resorbiert und wird unverändert im Stuhl ausgeschieden.

■ **Nebenwirkungen**

Gastrointestinale Nebenwirkungen, insbesondere zu Beginn der Behandlung. Diese sind:

- Flatulenz
- fettige und vermehrte Stühle
- vermehrt Stuhlgang
- in manchen Fällen Stuhlinkontinenz

Ob die verminderte Resorption von fettlöslichen Vitaminen auf Dauer negative Auswirkungen hat, ist bislang noch nicht beurteilbar.

■ **Arzneimittelwechselwirkungen**

Nicht bekannt.

■ **Klinischer Einsatz**

Bei **extremer, bislang therapieresistenter Adipositas** (Body-Mass-Index >30 kg/m²) zur Erzielung von Gewichtsreduktion. Als Monotherapie zusammen mit Reduktionskost auch in Kombination mit Sulfonylharnstoff oder Insulin. Die Effektivität – auch in Bezug einer Kosten/Nutzen-Analyse – wurde in einer Langzeituntersuchung belegt (134).

■ **Dosierung**

3 × 120 mg zu den Mahlzeiten.

■ **Tablettenstärke**

- 120 mg

■ **Kontraindikationen**

Body-Mass-Index <30 kg/m²

6.6.2. Operative Maßnahmen zur Gewichtsreduktion

Aufgrund der guten Ergebnisse der Adipositas-chirurgie haben sich spezialisierte Zentren auch der operativen Therapie bei stark übergewichtigen Patienten mit Typ-2-Diabetes zugewandt (136-138). Grundsätzlich wird zwischen passageerhaltenden Operationsverfahren und Bypass-Operationen unterschieden. Zur ersten Gruppe zählt das Magenband und die "gastric sleeve"-Operation, bei der ein größerer Teil des Magens im Bereich der großen Kurvatur reseziert wird, Die Magenbandoperation ist grundsätzlich reversibel, die "gastric sleeve"-Operation nicht. Bei den Operationen, die nicht rückgängig zu machen sind, ist eine Bypass-Operation mit distaler Gastrojejunostomie unter Umgehung des Duodenums und eines Großteil der Dünndarmpassage das am häufigsten verwandte Verfahren.

Die Anlage eines Magenbands hat sich als sehr effektiv und komplikationsarm erwiesen. Bei stark übergewichtigen, jungen Patienten, bei denen alle Versuche der Gewichtsreduktion fehlschlugen und sich eine akzeptable Stoffwechseleinstellung nicht erreichen lässt (☞ Kap. 6.4.3.3.4.), kann die Anlage eines adjustierbaren Magenbands eine effektive Therapiemaßnahme sein. Dies belegen Metaanalysen mit Diabetesremissionsraten bis zu 77 % und einer Verbesserung der Diabeteseinstellung bis 85 % (139, 140). In einer kürzlich publizierten Studie (141) konnte innerhalb von 2 Jahren durch eine erhebliche Gewichtsabnahme von 20,7 % bei 73 % der Patienten eine Remission des Diabetes erzielt werden, gleichzeitig eine Verminderung weiterer Risikofaktoren (Hypertonie, Hyperlipidämie, Bauchumfang). Mit der Vergleichstherapie (Lebensstilintervention mit niedrigkalorischer, fettreduzierter und faserreicher Ernährung – Anleitung zu vermehrter körperlicher Aktivität – antidiabetische und gewichtsreduzierende Medikamente) konnte eine Gewichtsreduktion von 1,7 % und eine Diabetesremission bei 13 % der Patienten erreicht werden. Langzeitergebnisse von >10 Jahren für die bariatrischen Verfahren fehlen derzeit, insbesondere gibt es leider noch keine ausreichenden Studiendaten, die prospektiv die unterschiedlichen Operationsverfahren miteinander verglichen haben. Auch ist derzeit nicht klar, welche Patientencharakteristika welches Verfahren

am günstigsten erscheinen lassen. Bei den Bypass-Verfahren sind als Langzeitkomplikationen aufgrund der Malabsorption Knochenstoffwechseldefekte, Mangel an Vitamin B_{12} und fettlöslichen Vitaminen sowie bakterieller Überbesiedelung der blinden Schlineg bekannt. Indiaktionsstellung zur Operation, Operation selbst und postoperative Betreuung sollte jedoch durch ein erfahrenes interdisziplinäres Team, einschließlich eines Diabetologen, erfolgen. In Deutschland stehen die Kostenträger der Adipositaschirurgie noch sehr kritisch gegenüber. Die interdisziplinäre S3-Leitlinie soll mit praktischen Entscheidungshilfen zur Qualitätssicherung beitragen (142).

6.7. Literatur

1. Kahn SE. The relative contributions of insulin resistance and beta-cell dysfunction to the pathophysiology of type 2 diabetes. Diabetologia 46: 3-19, 2003.

2. DeFronzo RA. From the Triumvirate to the Ominous Octet: A New Paradigm for the Treatment of Type 2 Diabetes Mellitus. Diabetes 58: 773-795, 2009

3. Gungor N, Bacha F, Saad R, Janosky J. et al. Youth Type 2 Diabetes. Diabetes Care 28: 638-644, 2005

4. Reaven GM. Role of insulin resistance in human disease. Diabetes 37: 1595-1607, 1988

5. American Diabetes Association: Consensus Development Conference on Insulin Resistance. Diabetes Care 21: 310-314, 1998

6. Kunsisto J, Lempiäinen P, Mykkänen L, Laakso L. Insulin resistance Syndrome predicts coronary heart disease events in every type 2 diabetic men. Diabetes Care 24, 1629-1633, 2001.

7. Bonora E, Formentini G, Calcaterra F, Lombardi S et al. HOMA-Estimated Insulin Resistance Is an Independent Predictor of Cardiovascular Disease in Type 2 Diabetic Subjects. Diabetes Care 25 : 1135-1141, 2002

8. Hirai FE, Moss SE, Klein B, Klein R. Relationship of Glycemic Control, Exogenous Insulin, and C-Peptide Levels to Ischemic Heart Disease Mortality Over a 16-Year Period in People With Older-Onset Diabetes. Diabetes Care 31: 493-497, 2008

9. The DECODE Insulin Study Group: Plasma insulin and cardiovascular mortality in non-diabetic European men and women: a meta-analysis of data from eleven prospective studies. Diabetologia 47: 1245-1256, 2004.

10. Pyörala M, Miettinen H, Laaks M, Pyörala K. Plasma Insulin an all-cause cardiovascular, and noncardiovascular Mortality. Diabetes Care 23, 1097-1102, 2000.

11. ADA, Diabetes Care 35: 11-63, 2012.

12. Smooke S, Horwich TB, Fonarow GC. Insulin-treated diabetes is associated with a marked increase in mortality in patients with advanced heart failure. Am Heart J 149: 168-174, 2005.

13. Anselmino M, Öhrvik J, Malmberg K et al. Glucose lowering treatment in patients with coronary artery disease is prognostically important not only in established but also in newly detected diabetes mellitus: a report from the Euro Heart Survey on Diabetes and the Heart. Eur Heart J 29: 177-184, 2008.t

14. Hillier TA, Pedula KL. Characteristics of an adult population with newly diagnosed type 2 diabetes. Diabetes Care 24: 1522-1527, 2001.

15. D'Agostino, R. B. J., et al.: Cardiovaskular Disease Risk Factors Predict the Development of Typ 2 Diabetes; Diabetes Care 27: 2234-2240, 2004.

16. Aston-Mourney K, Proietto J, Morahan G, Andrikopoulos S. Too much of a good thing: why is it bad to stimulate the beta cell to secrete insulin. Diabetologia 51: 540-545, 2008

17. U.K. Prospective Diabetes Study 16 - Overview of 6 years' therapy of type II diabetes: A progressive disease. Diabetes 44: 1249-1258, 1995

18.Pani, L.N., Nathan, D.M., Grant, R.W. : Clinical predictors of disease progression and medication initiation in untreated patients with type 2 diabetes and A1c less than 7 %; Diabetes Care 31: 386-390, 2008

19. Eppens MC, Craig ME, Cusumano J, Chan AKF et al. Prevalence of diabetes in adolescents with type 2 compared with type 1 diabetes. Diabetes Care 29: 1300-1306, 2006

20. Low Wang CC et al. Molecular Mechanisms of Insulin Resistence That Impact Cardiovascular Biology. Diabetes 53: 2735-2740, 2004.

21. Gæde P et al. Multifactorial Intervention and Cardiovascular Disease in Patients with Typ 2 Diabetes. N Engl J Med 348: 383-393, 2003.

22. Gaede P, Lund-Andersen DM Sc, Parving H-H, Pedersen O. Effect of a multifactorial intervention on mortality in type 2 diabetes. N Engl J Med 358: 580-591, 2008

23. Matthaei S, Bierwirth R, Fritsche A, Gallwitz B et al. Medikamentöse antihyperglykämische Therapie des Diabetes mellitus Typ 2. Diabetologie 4: http://www.deutsche-diabetes-gesellschaft.de/redaktion/mitteilungen/leitlinien/EBL Dm Typ2 Update 2008.pdf, 2009

23a. Landgraf R. et al. Praxisempfehlung DDG/DGIM. Therapie des Typ-2-Diabetes. Diabetologie und Stoffwechsel 8: 93-105, 2013.

24. Nationale Versorgungs-Leitlinie Diabetes mellitus, Diabetes und Stoffwechsel 2002, 11, 185

25. Gerstein HC, Miller ME, Byington RP, Goff DC Jr. et al. Effects of Intensive Glucose Lowering in Type 2 Diabetes. N Engl J Med 358: 2545-2459, 2008.

26. Patel A, MacMahon S, Chalmers J, Neal B. Intensive Blood Glucose Control and Vascular Outcomes in Patient with Type 2 Diabetes. N Engl J Med 358: 2560-2572, 2008.

27. Duckworth W, Abraira C, Moritz T, Reda D et al. Glucose Control and Vascular Complications in Veterans with Type 2 Diabetes. N Engl J Med 360: 1-11, 2008.

28. Cefalu WT. Glycemic targets and cardiovascular disease. N Engl J Med 358: 2633-2635, 2008.

29. Whitmer RA, Karter AJ, Yaffe K et al. Hypoglycemic episodes and risk of dementia in older patients with type 2 diabetes. JAMA 301: 1565-1572, 2009.

30. Vierte Verordnung zur Änderung der Risikostruktur-Ausgleichsverordnung. Anlage 1. Anforderungen an strukturierte Behandlungsprogramme für Diabetes mellitus Typ 2.

31.Nathan DM, Buse JB, Davidson MB, Heine RJ et al. American Diabetes Association; European Association for the Study of Diabetes: Medical management of hyperglycaemia in type 2 diabetes: a consensus statement of the American Diabetes Association and the European Association for the Study of Diabetes; Diabetes Care 32: 193-203, 2009.

31a. Inzucchi SE et al. Management of hyperglycemia in type 2 diabetes: A patient centered approach, Position statement of American Diabetes Association (ADA) and the European Association for the Study of Diabetes (EASD), Diabetes Care 35:1364-1379, 2012.

32. Haffner SM, D'Agostino Jr., R, Mykkänen L et al. Insulin sensitivity in subjects with type 2 diabetes. Diabetes Care 22: 562-568, 1999.

33. Johnsen SP, Monster TB, Olsen ML el al. Risk and short-term prognosis of myocardial infarction among users of antidiabetic drugs. Am J Ther 13 : 134-140, 2006.

34. Puls W. Pharmacology of glucosidase inhibitors, In: Handbook of Experimental Pharmacology: Oral Antidiabetics. Vol 119. Kuhlmann J, Puls W, Eds., Berlin, Springer, 1996, S.497-525

35. Lebovitz HE. a-Glucosidase inhibitors as agents in the treatment of diabetes. Diab. Review. 6:132-145, 1998.

36. The Decode Study Group: Glucose tolerance and cardiovascular mortality: comparison of fasting and 2-hour diagnostic criteria. Arch Intern Med 161: 397-405, 2001.

37. Hanefeld M, Catagay M, Petrowitsch T, Neusser D et al. Acarbose Reduces the Risk for Myocardial Infarction in Type 2 Diabetic Patients: Meta-Analysis of Seven Long-Term Studies. European Heart Journal 25: 10-16, 2004.

38. Chiasson J, Josse RG, Gomis R et al. Acarbose Treatment and the Risk of Cardiovascular Disease and Hypertension in Patients with Impaired Glucose Tolerance. The STOP-NIDDM Trial. JAMA 290: 486-494, 2003.

39. Saenz A, Fernandez-Esteban I, Mataix A et al. Metformin monotherapy for type 2 diabetes mellitus. Cochrane Database Syst Rev 20, 2005 CD002966.R

40. Eurich D, Majumdar S, McAlister F et al. Improved Clinical Outcomes Associated With Metformin in Patients With Diabetes and Heart Failure. Diabetes Care 28: 2345-2351, 2005.

41. Viberti G, Kahn S, Green DA, Herman WH et al. A Diabetes Outcome Progression Trial (ADOPT). Diab Care 25, 1737-1743, 2002.

42. Ong C, Molyneaux L, Constantino M et al. Long-term effecicacy of metformin therapy in nonobese individuals with type 2 diabetes. Diabetes Care 29: 2361-2363, 2006.

43. Cusi K, DeFronzo RA. Metformin: a review of its metabolic effects. Diab Review 6: 89-131, 1998.

44. Salpeter S, Greyber E, Paternak G, Salpeter E. Risk of fatal and nonfatal lactic acidosis with metformin use in type 2 diabetes mellitus. Cochrane Database Syst Rev 25, 2006. CD002967.

45. UKPDS Group: Effect of intensive blood glucose control with metformin on complications in overweight patients with type 2 diabetes (UKPDS 34). Lancet 854-865, 1998.

46. Monami M, Luzzi C, Lamanna C, Chiasserini V et al. Three-year mortality in diabetic patients treated with different combinations of insulin secretagogues and metformin. Diab Metabol Res Rev:22: 477-482, 2006.

47. Johnson JA, Majumdar SR, Simpson SH, Toth EL. Decreased mortality associated with the use of metformin compared with sulfonyluria monotherapy in type 2 Diabetes. Diabetes Care 25: 2244-2248, 2002.

48. Bethge H, Häring HU. Die Thiazolidindione – ein neues Therapieprinzip beim Typ 2-Diabetes. Drug Res 48 (1): 97-119, 1998.

49. Grossman SL, Lessem J. Mechanism and clinical effects of tiazolidindiones. Exp Opin Invest Drugs 6:1025-1040, 1997.

50. Schwartz S, Raskin P, Fonseca V, Graveline JF. Effect of troglitazone in insulin-treated patients with type II diabetes mellitus. N Engl J Med 338: 861-866, 1998.

51. Dormandy J, Charbonnel B, Erland DJA, Erdmann E, Massi-Benedetti M et al. Secondary prevention of macrovascular events in patients with type 2 diabetes in the PROactive Study: a randomizied controlled trial. Lancet 366: 1279-1289, 2005.

52. Nissen SE, Wolki K. Effect of rosiglitazone on the risk of myocardial infarction and death form cardiovascular causes. N Engl J Med: 356: 2457-2471, 2007.

53. Home PD, Pocock SJ, Beck-Nielsen H, Curtis PS et al. Rosiglitazone evaluated for cardiovascular outcomes in oral combination therapy for type 2 diabetes (RECORD) a multicentre, randomised, open-label trial. Lancet 373: 2125-2135, 2009.

54. Nathan DM, Buse JB, Davidson MB, Ferrannini E et al. Management of hyperglycaemia in type 2 diabetes mellitus: a consensus algorithm for the initiation and adjustment of therapy – Update regarding the thiazolidinediones. Diabetologia 51: 8-11, 2007.

55. Schwartz AV, Sellmeyer DE, Vittinghoff E et al. Thiazolidinedione use and bone loss in older diabetic adults. J Clin Endocrinol Metab 91: 3349-3354, 2006.

55a. Lewis JD, Ferrara A, Peng T, et al. Risk of bladder cancer among diabetic patients treated with pioglitazone. Diabetes Care 34:916-922, 2011.

56. Choi D et al. Preventative Effects of Rosiglitazone on Restenosis After Coronary Stent Implantation in Patients with type 2 Diabetes. Diab Care 27: 2654-2660, 2004.

57. Panten U, Schwanstecker M, Schwanstecker C. Sulfonylurea receptors and mechanism of sulfonylurea action. Exp Clin Endocrinol Diabet. 104:1-9, 1996.

58. Bachmann W, Löbe A, Lacher F. Medikamentös bedingte Hypoglykämien bei Typ 2-Diabetes. Diabet Stoffw 4: 83-89, 1995.

59. UKPDS Group: Intensive blood control with sulfonylureas or insulin compared with conventional treatment and risk of complications in patients with type 2 diabetes (UKPDS 33). Lancet 837-853, 1998.

60. Graul A, Castaner J. Repaglinide. Drugs of the Future 21:694-699,1996.

61. Wolffenbüttel BHR, Graal MB. New treatment for patients with type 2 diabetes mellitus. Postgrad Med J 72: 657-662, 1996.

62. Goldberg RB, Einhorn D, Lucas CP et al. A randomized placebo-controlled trial of repaglinide in the treatment of type 2 diabetes. Diabetes Care 21:1897-1903, 1998.

63. Schmitz O, Lund S, Andersen PH et al. Optimizing insulin secretagogue therapy in patients with type 2 diabetes. Diabetes Care 25: 342-346, 2002.

64. Keilson L, Mather S, Walter YH et al. Synergistic effects of Nateglinide and meal administration on insulin secretion in patients with type 2 diabetes mellitus. J Clin Endocrinol Meta. 85: 1081-1086, 2000.

65. Hu S, Wang S, Fanelli B et al. Pancreatic b-cell K-ATP channel activity and membrane binding studies with Na-

teglinide: A comparison with sulfonylureas and Repaglinide. J Pharmacol Experim Ther 293: 444-452, 2000.

66. Horton ES, Clinkingbeard C, Gatlin M et al. Nateglinide alone and in combination with Metformin improves glycemic control by reducing mealtime glucose levels in type 2 diabetes. Diabetes Care 23: 1660-1665, 2000.

67. Turner RC, Cull CA, Frighi V et al. Glycemic Control With Diet, Sulfonylurea, Metformin, or Insulin in Patients With Type 2 Diabetes Mellitus. JAMA 281: 2005-2011, 1999.

68. Drucker DJ, Nauck MA. The incretin system: glucagon-like peptide-1 receptor agonists and dipeptidyl peptidase-4 inhibitors in type 2 diabetes. Lancet 368:1696-1705, 2006.

69. Klonoff DC, Buse JB, Nielsen LL, Guan X, Bowlus CL, Holcombe JH, Wintle ME, Maggs DG: Exenatide effects on diabetes, obesity, cardiovascular risk factors and hepatic biomarkers in patients with type 2 diabetes treated for at least 3 years. Curr Med Res Opin 24:275-286, 2008.

70. Sokos GG, Nikolaidis LA, Mankad S, Elahi D, Shannon RP: Glucagon-like peptide-1 infusion improves left ventricular ejection fraction and functional status in patients with chronic heart failure. J Card Fail 12:694-699, 2006.

71. Gallwitz B. GLP-1 agonists and dipeptidyl-peptidase IV inhibitors. Handbook Exp Pharmacol 203:53-74, 2011.

72. Karasik A, Aschner P, Katzeff H, Davies MJ, Stein PP. Sitagliptin, a DPP-4 inhibitor for the treatment of patients with type 2 diabetes: a review of recent clinical trials. Curr Med Res Opin 24:489-496, 2008.

73. Williams-Herman D, Round E, Swern AS, Musser B, Davies MJ, Stein PP, Kaufman KD, Amatruda JM: Safety and tolerability of sitagliptin in patients with type 2 diabetes: a pooled analysis. BMC Endocr Disord 8:14, 2008.

74. Nauck MA, Meininger G, Sheng L, Terranella L, Stein PP. Efficacy and safety of the dipeptidyl peptidase-4 inhibitor, sitagliptin, compared with the sulfonylurea, glipizide, in patients with type 2 diabetes inadequately controlled on metformin alone: a randomized, double-blind, non-inferiority trial. Diabetes Obes Metab 9:194-205, 2007.

74a. Gallwitz B et al.: Therapie des Typ-2-Diabetes im klinischen Alltag-Ergebnisse aus einem standardisierten nicht interventionellen Register (SIRTA): Diab Stoffw 7: 434-441, 2012.

75. Eng J, Kleinman WA, Singh L, Singh G, Raufman JP. Isolation and characterization of exendin-4, an exendin-3 analogue, from Heloderma suspectum venom. Further evidence for an exendin receptor on dispersed acini from guinea pig pancreas. J Biol Chem 267:7402-7405, 1992.

76. Goke R, Fehmann HC, Linn T, Schmidt H, Krause M, Eng J, Goke B. Exendin-4 is a high potency agonist and truncated exendin-(9-39)-amide an antagonist at the glucagon-like peptide 1-(7-36)-amide receptor of insulin-secreting beta-cells. J Biol Chem 268:19650-19655, 1993.

76a. Buse JB, Drucker DJ, Taylor KL, et al. DURATION-1: exenatide once weekly produces sustained glycemic control and weight loss over 52 weeks. Diabetes Care 33:1255-61, 2010.

77. Deacon CF. Potential of liraglutide in the treatment of patients with type 2 diabetes. Vasc Health Risk Manag 5:199-211, 2009.

78. Kim D, MacConell L, Zhuang D, Kothare PA, Trautmann M, Fineman M, Taylor K. Effects of once-weekly dosing of a long-acting release formulation of exenatide on glucose control and body weight in subjects with type 2 diabetes. Diabetes Care 30:1487-1493, 2007.

79. Madsbad S, Kielgast U, Asmar M, Deacon C, Torekov SS, Holst JJ: An overview of once-weekly GLP-1 receptor agonists - available efficacy and safety data and perspectives for the future. Diabetes Obes Metab. 2011 Jan 5. doi: 10.1111/j.1463-1326.2011.01357.x. [Epub ahead of print].

80. Gallwitz B: Exenatide in type 2 diabetes: treatment effects in clinical studies and animal study data. Int J Clin Pract 60:1654-1661, 2006.

81. Buse JB, Rosenstock J, Sesti G, Schmidt WE, Montanya E, Brett JH, Zychma M, Blonde L. Liraglutide once a day versus exenatide twice a day for type 2 diabetes: a 26-week randomised, parallel-group, multinational, open-label trial (LEAD-6). Lancet 374:39-47, 2009.

82. Garber A, Henry R, Ratner R, Garcia-Hernandez PA, Rodriguez-Pattzi H, Olvera-Alvarez I, Hale PM, Zdravkovic M, Bode B: Liraglutide versus glimepiride monotherapy for type 2 diabetes (LEAD-3 Mono): a randomised, 52-week, phase III, double-blind, parallel-treatment trial. Lancet, 2008.

83. Raufman JP, Singh L, Singh G, Eng J: Truncated glucagon-like peptide-1 interacts with exendin receptors on dispersed acini from guinea pig pancreas. Identification of a mammalian analogue of the reptilian peptide exendin-4. J Biol Chem 267:21432-21437, 1992.

84. Zinman B, Hoogwerf BJ, Duran Garcia S, Milton DR, Giaconia JM, Kim DD, Trautmann ME, Brodows RG. The effect of adding exenatide to a thiazolidinedione in suboptimally controlled type 2 diabetes: a randomized trial. Ann Intern Med 146:477-485, 2007.

85. Heine RJ, Van Gaal LF, Johns D, Mihm MJ, Widel MH, Brodows RG. Exenatide versus insulin glargine in patients with suboptimally controlled type 2 diabetes: a randomized trial. Ann Intern Med 143:559-569, 2005.

86. Tayek J. Is weight loss a care for type 2 diabetes? Diabetes Care 25: 397-398, 2002.

86a. Gerstein H et al. The ORIGIN Trial Investigators: Basal insulin an cardiovascular and other outcomes in dysglycemia, NEngl J Med 367:319-328, 2012.

87.Bloomgarden Z. Defination of the Insulin Resistance Syndrome. Diabetes Care 27: 824-830, 2004.

88. Bowker S, Majumdar SR, Veugelers P, Johnson J. Increased Cancer-Related Mortality for Patients With Type 2 Diabetes Who Use Sulfonylureas or Insulin. Diabetes Care 29: 254-258, 2006.

89. Friberg E, Orsini N, Mantzoros C, Wolk A. Diabetes mellitus and the risk of endometrial cancer: a meta-analysis. Diabetologia 50: 1365-1374, 2007.

90. Rosenstock J, Ahman AJ, Colon G et al. Advancing insulintherapy in type 2 diabetes previously treated with glargine plus oral agents. Diabetes Care 31: 20-25, 2008.

91. Henry RR, Gumbiner B, Ditzler T et al. Intensive conventional insulin therapy for type II diabetes. Diabetes Care 16: 21-31, 1993.

92. The DECODE Study Group. Glucose tolerance and mortality: comparison of WHO and American Diabetes Association diagnostic criteria. Lancet 354: 617-621, 1999.

93. Yki-Järvinen H, Ryysy L, Nikkilä K et al. Comparison of bedtime insulin regimes in patients with type 2 diabetes mellitus. Ann Intern Med 130: 389-396, 1999.

94. Johnson JL, Wolf SL, Kabadi UM. Efficacy of Insulin and Sulfonylurea Combination Therapy in Typ II Diabetes. Arch Intern Med 156: 259-264, 1996.

95. Pugh JA, Ramirez G, Wagner ML, Tuley M, Sawyer J, Friedberg SJ. Is Combination Sulfonylurea and Insulin Therapy Useful in NIDDM Patients? A Metaanalysis. Diabetes Care 15: 953-959, 1992.

96. Lotz N, Bachmann W, Ladik T. Die Kombinationstherapie Insulin/Sulfonylharnstoff in der Langzeittherapie des Typ-II-Diabetes nach "Sekundärversagen". Klin Wo 66: 1979-1084, 1988.

97. Wright A, Burden ACF, Paisey RP et al. Sulfonylurea inadequacy. UKPDS 57; Diabetes Care 25: 330-336, 2002.

97a. Fonseca V et al.: Addition of vildagliptin to insulin improves control in type 2 diabetes, Diabetologia 50:1148-1155, 2007.

97b. Rosenstock J et al.: Baseline factors associated with glycemic control and weight loss when Exenatide twice daily is added to optimized insulin Glargin in patients with typ 2 diabetes, Diabetes Care 35: 955-958, 2012.

97c. Gallwitz B et al.: Synergien nutzen: Insulin plus GLP-1-Rezeptoragonisten-innovative Therapiestategie mit Zukunft, Diab. Stoffw. 7:290-301, 2012.

98. Groop L, Widén E, Ekstrand A et al. Morning or bedtime NPH insulin combined with sulfonylurea treatment of NIDDM. Diabetes Care 15: 831-834, 1992.

99. Soneru I, Agrawal L, Murphy IC et al. Comparison of morning and bedtime insulin with and without glyburide in secondary sulfonylurea failure. Diabetes Card 16: 896-901, 1993.

100. Yki-Järvinen H, Kauppila M, Kujansuu E et al. Comparison of insulin regimens in patients with non-insulin-dependent diabetes mellitus. N Engl J Med 327: 1426-1433,1992.

101. Fritsche A et al. Glimepiride Combined with Morning Insulin Glargine, Bedtime Neutral Protamine Hagedorn Insulin, or Bedtime Insulin Glargin in Patients with type 2 Diabetes; Ann Intern Med 138:952-959, 2003.

102. Riddle MC. New tactics for type 2 diabetes: regimens based on intermediate-acting insulin taken at bedtime. Lancet 1: 192-195, 1985.

103. Rosenstock R, Davies M, Home PD, Larsen J et al. A randomized 52-week, treat to target trial comparing insulin detemir with insulin glargin when administered as add-on to glucose-lowering drugs in insulin-naïve people with type 2 diabetes. Diabetologia 51:408-416, 2008.

104. Holman R, Thorne K, Farmer A et al. Addition of biphasic, prandial, or basal insulin to oral therapy in type 2 diabetes. N Engl J Med 357: 1716-1730, 2007.

105. Yki-Järvinen H, Dressler A, Ziemen M et al. Less nocturnal hypoglycemia and better post-dinner glucose control with bedtime insulin Glargine compared with bedtime NPH insulin during insulin combination therapy in type 2 diabetes. Diabetes Care 23: 1130-1136, 2000.

106. Abraira C, Colwell JA, Nuttall FQ et al. Veterans Affairs Cooperative Study on Glycemic Control and Complications in Type II Diabetes (VA CSDM). Diab Care 18: 1113-1123, 1995.

107. Beck C, Kick W, Richter S, Bachmann W. Insulin Lispro in der Kombination mit oralen Antidiabetika bei der Behandlung von Patienten mit Typ 2-Diabetes mellitus. Endocrinology & Diabetes, Suppl. 1, 108, 157, 2000.

108. Poulsen MK et al.: The Combined Effect of Triple Therapy with Rosiglitazone, Metformin, and Insulin Aspart in Typ 2 Diabetes Patients. Diab Care, 26: 3273-3279, 2003.

108a. Holman RR et al.: Three year efficacy of complex insulin regimes in type 2 diabetes. N Engl J Med 361: 1736-1747, 2009.

109. Landstedt-Hallin L, Adamson U, Arner P et al. Comparison of bedtime NPH or preprandial regular insulin combined with glibenclamide in secondary sulfonylurea failure. Diabetes Care, 18, 1183-1186, 1995

110. Bachmann, W., Sieger, C., Haslbeck, M, Lotz, N.: Combination of insulin and glibenclamide in the treatment of adult-onset-diabetes (type 2); Diabetologie, 21: 245, 1981

111. Bretzel RG, Nuber U, Landgraf W, Owens DR et al. Once-daily basal insulin glargin versus thrice-daily prandial insulin lispro in people with type 2 diabetes on oral hypoglycaemic agents (APOLLO): an open randomised controllesd trial. Lancet 371 : 1073-1084, 2008.

112. Abraira C, Colwell JA, Nuttall FQ et al. Cardiovascular events and correlates in the Veterans Affairs Diabetes Feasibility Trail. Arch Int Med 157: 181-188, 1997

113. Saito I, Folsom AR, Brancati FL et al. Non-traditional risk factors für coronary heart disease incidence among persons with diabetes: the Atherosclerosis Risk in Communities (ARIC) Study. Ann Intern Med 133: 81-91, 2000.

114. Nickols GA, Hiller F ., Erbey JR, Brown JB. Congestive heart failure in Type 2 diabetes. Diabetes Care 24: 1614-1619, 2001.

115. Després J-P, Lamarche B, Mauriège P et al. Hyperinsulinemia as an independent risk factor for ischemic heart disease. N Engl J Med 334: 952-957, 1996.

116. Henricsson M, Janzon L, Groop L. Progression of Retinopathy After Change of Treatment From Oral Antihyperglycemic Agents to Insulin in Patients With NIDDM. Diabetes Care 18: 1571-1576, 1995.

117. Hermansen K, Colombo M, Storgaard H et al. Improved Postpranial Glycemic Control With Biphasic Insulin Aspart Relative to Biphasic Insulin Lispro and Biphasic Human Insulin in Patients With Type 2 Diabetes. Diabetes Care 25: 883-888, 2002.

118. Desouza C, Salazar H, Cheong B et al. Association of Hypoglycemia and Cardiac Ischemia; Diabetes Care 26: 1485-1489, 2003.

119. Lindström TH, Arnquist HJ, von Schenk HH. Effect of conventional and intensified insulin therapy on free insulin profiles and glycemie control in NIDDM. Diabetes Care 15: 27-34,1992.

120. Peterson K, Wilson M, Kesson CM et al. Comparison of basal and prandial insulin therapy in patients with secondary failure of sulfonylurea therapy. Diabet Med 8: 40-43, 1991.

121. Anderson JH, Brunelle RL, Keohane P et al. Mealtime treatment with insulin analog improves postprandial hyperglycemia and hypoglcemia in patients with non-insulin-dependent diabetes mellitus. Multicenter Insulin Lispro Study Group. Arch Intern Med 157: 1249-1255, 1997.

122. Kalfhaus J, Berger M. Insulin treatment with preprandial injections of regular insulin in middle-aged type 2 diabetic patients. A two years observation study; Diabetes Metab 26: 197-201, 2000.

123. Aviles-Santa L, Sinding J, Raskin P. Effect of metformin in patients with poorly controlled insulin-treated type 2 diabetes mellitus. Ann Intern Med 131: 182-188, 1999.

124.Ponssen HH, Elte JWF, Lehert PL et al. Combined metformin andinsulin therapy for patients with type 2 diabetes mellitus. Clinical Therapeutics 22: 709-718, 2000.

125. Slama G. The insulin sparing effect of metformin in insulin-treated diabetic patients. Diabète et Metab 17: 241-243, 1991.

126. Wulffelé MG, Kooy A, Lehert P et al. Combination of Insulin and Metformin in the Treatment of Type 2 Diabetes. Diabetes Care 25: 2133-2140, 2002.

127. Strowig SM, Avilés-Santa ML, Raskin P. Comparison of Insulin Monotherapy and Combination Therapy With Insulin and Metformin or Insulin and Troglitazone in Typ 2 Diabetes; Diabetes Care 25: 1691-1698, 2002.

128. Kelley DE, Bidot P, Freedman Z et al. Efficacy and safety of acarbose in insulin-treated patients with type 2 diabetes. Diabetes Care 21: 2056-2061, 1988.

128a. Vilsbøll T, Rosenstock J, Yki-Järvinen H, et al. Efficacy and safety of sitagliptin when added to insulin therapy in patients with type 2 diabetes. Diabetes, Obesity and Metabolism 12:167-177, 2010.

129. Schwartz AV, Vittinghoff E, Sellmeyer DE et al. Diabetes-related complications, glycemic control, and falls in older adults. Diabetes Care 31: 391-396, 2008.

130. Miles JM, Leiter L, Hollander P et al. Effect of Orlistat in Overweight and Obese Patients With Type 2 Diabetes Treated With Metformin. Diabetes Care 25: 1123-1128, 2002.

131. McNulty SJ, Ur E, Williams G et al. A Randomized Trial of Sibutramine in the Managemenet of Obese Type 2 Diabetic Patients Treated With Metformin. Ciabetes Care 26: 125-131, 2003.

132. Kelley DE, Bray GA, Pi-Sunyer FX, Klerin et al. Clinical efficacy of Orlistat therapy in overweight and obese patients with insulin-treated type 2 diabetes. Diabetes Care 25: 1033-1041, 2002.

133. Hollander PA, Elbein SC, Hirsch IB. Role of Orlistat in the treatment of obese patients with type 2 diabetes. Diabetes Care 21: 1288-1294, 1998.

134. Lamotte M, Annemans L, Lefever A et al. A health economic modul to assess the long-term effects and cost-effectiveness of Orlistat in obese type 2 diabetes patients. Diabetes Care 25: 303-308, 2002.

135. Weintraub M, Rubio A, Golik A et al. Sibutramine in weight control: a dose-ranging, efficacy study. Clin Pharmacol Ther 50 : 330-337, 1991.

136. Pories WJ, Swanson MS, McDonald KG et al. Who would have thought it? An operation proves to be the most effective therapy for adult- onset diabetes mellitus. Ann Surg 222: 339-350, 1995.

137. Sjostrom L, Lindroos AK, Peltonen M et al. Lifestyle, diabetes, and cardiovascular risk factors 10 years after bariatric surgery. N Engl J Med 351: 2683-2693, 2004.

138. Pontiroli AE, Folli F, Paganelli M et al. Laparoscopic gastric banding prevents type 2 diabetes and arterial hypertension and induces their remission in morbid obesity. Diabetes Care 28: 2703-2709, 2005.

139. Buchwald H, Avidor Y, Braunwald E et al. Bariatric surgery: a systematic review and meta-analysis. JAMA 292: 1724-1737, 2004.

140. Maggard MA, Shugarmen LR, Suttorp M et al. Meta-analysis: surgical treatment of obesity. Ann Intern Med 142: 547-559, 2005.

141. Dixon JB, O'Brien PE, Playfair J, Chapman L et al. Adjustable gastric banding and conventional therapy for type 2 diabetes. JAMA 299: 316-323, 2008.

141a. Runkel N, Colombo-Benkmann M, Hüttl TP, et al. Clinical practice guideline: Bariatric surgery. Dtsch Ärztebl Int 108:0341-0346, 2011.

142. Gaede P, Vedel P, Larsen N, Jensen GV, Parving HH, Pedersen O: Multifactorial intervention and cardiovascular disease in patients with type 2 diabetes. N Engl J Med 348:383-393, 2003.

143. Mitrakon, A: Kidney: Its impact on glucose homeostasis and hormonal regulation, Diab Res Clin Pract 93 Suppl 1: 66-72, 2011.

144. Wright, E.M. et al: Active sugar transport in health and disease, Intern Med. 261: 32-34, 2007.

145. Rahmonne, H. et al.: Glucose transporters in human renal proximal tubular cells isolated from the urine of patients with non-insulin-dependent diabetes, Diabetes 54:3427-3434,2005.

146. List, JF. et al.: Sodium-glucose-cotransport inhibition with dapagliflozin in type 2 diabetes, Diabetes Care 32: 650-657, 2009.

147. Schernthaner, G. et al.: SGLT-2-Inhibitoren - Glukosuri.ka: Ein neues wertvolles Therapieprinzip oder ein Irrweg? Diabetologie und Stoffwechsel 7: 27-29,2012.

148. Zhang, L. et al.: Dapagliflozin treatment in patients with different stages of type 2 diabetes mellitus: effects on glycemic control and body weight, Diabetes Obes Metab 12: 510-516,2010.

149. Bailey, CJ. et al.: Effect of dapagliflozin in patients with type 2 diabetes who have inadequate glycaemic control with metformin: a randomised, double-blind, placebocontrolled trial, Lancet 375: 2223-33, 2010.

150. Fachinformation Forxiga® 5 mg /10 mg Filmtabletten, 2012.

Akutkomplikationen und klinischer Alltag

A. Holstein, E. Haupt

7. Akutkomplikationen und klinischer Alltag

7.1. Hypoglykämien

Hypoglykämien sind das entscheidende Hindernis bei der normoglykämienahen Kontrolle des Diabetes mellitus. Als vital bedrohliche Störungen stellen Hypoglykämien nicht nur mit Abstand die häufigsten endokrinologischen Notfälle dar, sondern führen auch zu eingreifenden psychosozialen Auswirkungen bei den Betroffenen und ihren Angehörigen. Zudem verursachen Hypoglykämien enorme Kosten.

Die DDG-Leitlinien formulieren als Therapieziel für den Typ-1-Diabetes (T1DM) "einen HbA_{1c}-Wert so niedrig, wie ohne Auftreten von schweren Hypoglykämien möglich". Für den Typ-2-Diabetes (T2DM) wird konkret ein HbA_{1c} von ≤6,5 % angegeben, Hypoglykämien sollten jedoch weitestgehend vermieden werden (1-3). Jüngste große Interventionsstudien lehren uns, unter kritischer Wertung von Alter, Diabetesdauer und Komorbidität individuelle Therapieziele festzulegen.

7.1.1. Definitionen der Hypoglykämie

Derzeit existiert keine allgemein akzeptierte Definition der Hypoglykämie. Eine präzise Definition bietet die Whipple-Trias, die neben der laborchemisch objektivierten erniedrigten Blutglukosekonzentration eine glukopenische Symptomatik sowie die schnelle Reversibilität dieser Symptome nach ausreichender Zufuhr von Kohlenhydraten fordert (4). Eine im klinischen Alltag gut anwendbare Klassifikation teilt Hypoglykämien entsprechend ihrem Schweregrad ein (5):

- Die **biochemische Hypoglykämie** verläuft asymptomatisch und kann nur mittels Blutglukosemessung objektiviert werden, wobei ein definierter Blutglukosegrenzwert – häufig 50 mg/dl bzw. 70 mg/dl – unterschritten wird.

- Die **leichte Hypoglykämie** wird vom Diabetiker adäquat perzipiert und selbständig durch Einnahme oraler Kohlenhydrate effektiv behandelt. Dennoch sind leichte Hypoglykämien alltagsrelevant, indem sie zu neurologischen Defiziten führen können und häufig schweren Hypoglykämien vorausgehen, somit ein Indikator dafür sind.

- Die **schwere Hypoglykämie** ist durch die Notwendigkeit von Fremdhilfe definiert. Der Diabetiker beherrscht die Hypoglykämie nicht mehr selbständig, er bedarf der Gabe von Kohlenhydraten oral durch Dritte, alternativ der intravenösen Glukose- bzw. Glukagonapplikation.

- **Profunde Hypoglykämien** sind durch schwerste neuroglukopenische Symptome, irreversible neurologische Defizite oder Tod, charakterisiert.

In der amerikanischen DCCT-Studie war die schwere Hypoglykämie durch die Notwendigkeit der Fremdhilfe bewusst einfach definiert (6). Diese Definition gilt derzeit häufig als Standard in klinischen Studien.

Sogenannte *relative oder Pseudo-Hypoglykämien* entsprechen dem Phänomen, dass chronisch schlecht eingestellte Diabetiker sogar bei erhöhten oder normalen Blutglukosekonzentrationen bereits Hypoglykämie-Symptome entwickeln können (7).

7.1.2. Physiologie der Hypoglykämie-Gegenregulation

Beim Nicht-Diabetiker garantieren komplexe hormonelle Regulationsmechanismen das konstante Blutglukoseniveau innerhalb des normoglykämischen Bereichs.

Obwohl das Gehirn nur 2 % des Körpergewichts ausmacht, beansprucht es 20 % des zur Verfügung stehenden Sauerstoffs und 15 % des kardialen Auswurfs (8). Aufgrund der mangelnden Fähigkeit, relevante Mengen Glukose zu speichern oder zu synthetisieren, ist das Gehirn entscheidend von einer kontinuierlichen und ausreichenden Versorgung mit Glukose abhängig. Nur in Extremsituationen, wie Hungerzuständen oder langandauernder Hypoglykämie, können adaptativ außer Glukose andere Substrate (Laktat, Ketonkörper, Amino- und Fettsäuren) die Blut-Hirn-Schranke passieren und zerebral metabolisiert werden (9). Bereits ab Plasma-Blutglukosekonzentration von <64 bis <54 mg/dl kommt es zu Einschränkungen des zerebralen Metabolismus mit selektiven Dysfunktionen (10). Initial sind v.a. Neuronen der Basalganglien und temporale Neuronen (Hippokampus) betroffen (11).

Mit Abfall der Plasmaglukosekonzentration auf ca. 80 mg/dl setzt eine hierarchische neuroendokrine Gegenregulation ein. Initial wird die endogene Insulin-Sekretion der pankreatischen β-Zelle reduziert. In einer zweiten Phase führt das weitere Absinken der Plasmaglukose auf <67 bis 54 mg/dl zusätzlich zur gesteigerten Glukagon-Sekretion der α-Zellen des Pankreas. Als frühestes und potentestes kontrainsulinäres Hormon stimuliert Glukagon die Glykogenolyse und die endogene hepatische Glukoseproduktion. Zudem existiert eine wesentliche Insulin-sensitive renale Glukoneogenese, die über Hypoglykämie- und Katecholamin-Reize aktiviert wird. In einer dritten Stufe lösen zentralnervöse Mechanismen die sympathische Aktivierung mit Sekretion von Katecholaminen (Adrenalin und Noradrenalin) aus, die sowohl die weitere Insulin-Freisetzung wie auch die periphere Glukoseutilisation hemmen. Bei prolongierten Hypoglykämien mit Plasmaglukosekonzentrationen von <60 mg/dl werden über die hypothalamische Aktivierung profunde Mechanismen der Gegenregulation stimuliert. Die Freisetzung von Wachstumshormon (HGH), adrenocorticotropem Hormon (ACTH) und sekundär Kortisol verstärken die endogene Glukoseproduktion und reduzieren peripher den Glukoseverbrauch (10, 12).

7.1.3. Pathophysiologie der Hypoglykämie-Gegenregulation

■ Typ-1-Diabetes

Eng korrelierend mit der nachlassenden Insulin-Sekretion kommt es schon innerhalb der ersten fünf Jahre des T1DM zu einer deutlichen Abschwächung bzw. Verlust der Hypoglykämie-spezifischen Glukagon-Antwort. Mit zunehmender Diabetesdauer sinken auch die Schwellenwerte der Plasmaglukose, die eine adrenerge Gegenregulation hervorrufen (5, 10, 12). Ebenso sind die Intensität der Adrenalin-Sekretion und die autonom-vermittelten Frühsymptome (☞ Tab. 7.1) abgeschwächt, es dominieren zunehmend neuroglukopenische Symptome. Es können Hypoglykämien ohne initial perzepierte Warnzeichen resultieren (10). Die Kombination aus fehlender Glukagon- und abgeschwächter Adrenalin-Antwort charakterisiert die **gestörte Hypoglykämie-Gegenregulation** (12). Hypoglykämie-Wahrnehmungsstörungen erhöhen das Hypoglykämie-Risiko auf das Sechsfache (13, 14). Nach 5-10- bzw. mehr als 10-

jähriger Dauer des T1DM kommt es zudem bei 11 bzw. 25 % der Patienten zu einer abgeschwächten gegenregulatorischen Sekretion von Kortisol und hGH (12, 15).

Während der komplette Verlust der Hypoglykämie-Wahrnehmung selten ist, betreffen partielle oder fortgeschrittene Störungen der Hypoglykämie-Wahrnehmung ca. 25 % aller Typ-1-Diabetiker (10). Der Circulus vitiosus aus Hypoglykämie mit konsekutiv verminderter adrenerger Gegenregulation und wiederum reduzierter Wahrnehmung von erneuten Hypoglykämien kennzeichnet das Konzept des "*Hypoglycaemia-associated autonomic failure*". Die Schwellenwerte der Blutglukosekonzentration für die Wahrnehmung nachfolgender Hypoglykämien werden sukzessive nach unten hin verschoben (12, 16). Auch führen nächtliche Hypoglykämien zu einer deutlich reduzierten Adrenalin-Stimulation, die autonome Symptome abschwächt und daher ein Erwachen erheblich erschwert (17). Dieses schlafbedingte autonome Versagen dürfte eine wesentliche Mitursache für die häufigen nächtlichen Hypoglykämien bei T1DM darstellen.

Störungen der Hypoglykämie-Wahrnehmung lassen sich anhand eines Fragebogens strukturiert-sensitiv erfassen und quantifizieren (18, 19). Die konsequente Vermeidung von Hypoglykämien über Monate kann bei Typ-1-Diabetikern sowohl die Hypoglykämie-Wahrnehmung als auch die adrenerge Hypoglykämie-Antwort und die β-adrenerge Sensibilität verbessern (20). Strukturierte Trainingsprogramme zur Verbesserung der Hypoglykämie-Wahrnehmung sind gut evaluiert und können das Risiko für schwere Hypoglykämien signifikant reduzieren (19).

■ Typ-2-Diabetes

Hypoglykämie-Empfindlichkeit, -Perzeption und -Gegenregulation bei T2DM werden durch das Alter per se, die Diabetesdauer, die Qualität der metabolischen Kontrolle sowie die Komorbidität und Komedikation modifiziert.

Im frühen Stadium des T2DM stellt die Abnahme der endogenen Insulin-Sekretion bei fallender Blutglukose einen effektiven Schutz vor Hypoglykämien dar. Dieser Schutzmechanismus entfällt progressiv mit Abnahme der endogenen Insulin-Sekretion (21, 22). Ein weiterer protektiver Mechanismus besteht in der "hepatorenalen Reziprozität". Bei verminderter hepatischer Glukosefreisetzung tritt kompensatorisch eine vermehrte Katecholamin-vermittelte renale Glukosefreisetzung ein, wie auch vice versa. Hingegen sind bei T1DM sowohl die hepatische als auch die renale Glukosefreisetzung eingeschränkt (23).

Im Vergleich zu Gesunden setzt die hypoglykämische Gegenregulation bei älteren Diabetikern bereits bei um ca. 20 mg/dl höheren Blutglukosewerten ein. Dieses ist als protektiver Mechanismus zu verstehen, der das Gehirn frühzeitig vor Glukopenien schützt. Aufgrund präexistenter morphologischer und funktioneller zerebraler Veränderungen scheint bei über 65-jährigen Typ-2-Diabetikern die Wahrnehmung für Hypoglykämien per se eingeschränkt zu sein, ohne dass Störungen der neuroendokrinen Gegenregulation vorliegen (24). Das Erreichen der Normoglykämie binnen weniger Monate reduziert deutlich autonome Frühsymptome und führt zu verminderter AdrenalinSekretion mit gesteigertem Hypoglykämierisiko (25).

Analog zum T1DM existieren auch beim langjährigen Insulin-behandelten T2DM gravierende Störungen der Hypoglykämie-Gegenregulation und -Wahrnehmung. So ergaben sich Defizite bei der Glukagon- und hGH-Sekretion (26, 27). Retrospektive Studien wiesen bei Langzeit-T2DM in 8 % Hypoglykämie-Wahrnehmungsstörungen nach (28). Messungen mit kontinuierlichem GlukoseMonitoring registrierten sogar in bis zu 47 % asymptomatische Hypoglykämien (29). Die Therapie von Langzeit-Typ-2-Diabetikern sollte daher wie bei T1DM erfolgen: intensivierte InsulinTherapie, systematische Blutglukosekontrollen, individuelle Hypoglykämie-Schulung.

7.1.4. Hypoglykämie-Symptome

Das Muster, die Intensität und Wahrnehmung von Hypoglykämie-Symptomen weisen in Abhängigkeit von Alter, Diabetesdauer, Komorbidität, der Qualität der bisherigen metabolischen Kontrolle sowie der Häufigkeit, Intensität und zeitlichen Korrelation vorangegangener Hypoglykämien eine hohe Variabilität auf.

Zur Prävention der schweren Hypoglykämie muss der Diabetiker seine individuellen Hypoglykämie-Symptome sensitiv und frühzeitig wahrzunehmen, um zielgerichtet darauf zu reagieren. Prinzipiell ergibt sich bei T1DM und T2DM ein ähnliches Profil von Hypoglykämie-Symptomen (30). Insulin und Sulfonylharnstoffe scheinen wiederum vergleichbare Hypoglykämie-Symptome hervorzurufen (31, 32). Bei älteren Insulinbehandelten Typ-2-Diabetikern treten gehäuft neuroglukopenische Symptome auf, die eine Abgrenzung gegenüber zerebrovaskulären Ischämien erschweren. Es kommt zu Konzentrationsstörungen, Verwirrtheit, psychomotorischen Störungen der Koordination, Schwindel, Artikulationsschwierigkeiten oder Doppelbildern, während unspezifische Störungen wie Kopfschmerzen oder Übelkeit seltener sind (33).

Bei Kleinkindern dominieren neuroglukopenische oder unspezifische Symptome. Hypoglykämien bei älteren Kindern mit T1DM präsentieren sich häufig mit Müdigkeit und Verhaltensauffälligkeiten, wie Reizbarkeit, Weinerlichkeit oder Aggressivität (34).

7.1.5. Häufigkeit von Hypoglykämien

Die reale Hypoglykämie-Häufigkeit ist kaum zu erfassen. Uneinheitliche Definitionen und Patientenselektion schränken die Vergleichbarkeit vorliegender Studien ein.

Durchschnittlich geben Typ-1-Diabetiker ca. 2 leichte Hypoglykämien pro Woche an, während pro Jahr 1-1,4 schwere Hypoglykämien mit Fremdhilfe berichtet werden (13). Übereinstimmend fanden sich in größeren Studien für Typ-1-Diabetiker 1-1,6 schwere Hypoglykämien pro Jahr (5). Jedoch werden schwere Hypoglykämien durch enge Bezugspersonen wesentlich häufiger registriert als durch den Diabetiker selbst – 2,7 versus 1,6 Ereignisse pro Patient und Jahr (36).

In der DCCT kam es bei Typ-1-Diabetikern mit ICT dreimal häufiger zu schweren Hypoglykämien als bei konventionell Behandelten: 61,2 versus 18,7 Ereignisse pro 100 Patientenjahre. Auch die Kompetenz des jeweiligen Behandlungsteams stellte eine wesentliche Determinante für die Hypoglykämie-Häufigkeit dar (6).

Da der T2DM eine heterogene Erkrankung mit unterschiedlichen Stadien der Insulinsensitivität und -defizienz darstellt, variiert die Prävalenz von Hypoglykämien in Abhängigkeit von Diabetesdauer und Therapieform erheblich. In der UKPDS war bei jüngeren Diabetikern die Inzidenz schwe-

Symptome durch Aktivierung des autonomen Nervensystems		Symptome durch zentralnervöse Funktionsstörungen	
sympathikotone	parasympathikotone		
feinschlägiger Tremor Blässe Hyperhidrose Tachykardie Hypertonie	Heißhunger	Müdigkeit affektive Störungen (v.a. Gereiztheit und Depressionen) Angst/Panikattacken neurokognitive Defizite (Aufmerksamkeit, Handlungsplanung, sog. dysexekutives Syndrom) Aphasie Parästhesien (v.a. perioral)	höhergradige neurokognitive Defizite (Praxie, Orientierung, Gedächtnisleistung) Vigilanzminderung epileptische Anfälle fokal-neurologische Defizite (sensomotorische Paresen, Diplopie)
Lebensalter, Diabetesdauer →			

Tab. 7.1: Häufigste Hypoglykämie-Symptome bei erwachsenen Diabetikern (modif. nach 35).

rer Hypoglykämien unter Insulintherapie gegenüber einer Sulfonylharnstoff-Therapie (11,2 % vs. 3,3 %) wesentlich höher. Das Hypoglykämie-Risiko akzentuierte sich ab einer Diabetesdauer von >9 Jahren (37).

Populationsbezogene Studien konnten ein angeglichenes (38) bzw. identisches (39) Risiko von schweren Hypoglykämien bei Typ-1- und langjährigen Insulin-behandelten Typ-2-Diabetikern (11,5 versus 11,8 Ereignisse/100 Patientenjahre) nachweisen. Neben der Diabetesdauer bedingen Multimorbidität, umfangreiche Komedikation sowie Störungen der Hypoglykämie-Gegenregulation und -Wahrnehmung das hohe Hypoglykämie-Risiko der Insulin-behandelten Typ-2-Diabetikern.

7.1.6. Ursachen und Risikofaktoren von Hypoglykämien

Das häufig unphysiologische, asynchrone Verhältnis zwischen der Absorption der Nahrung und Insulinwirkung sowie die progressiven Störungen der hormonellen Hypoglykämie-Gegenregulation und -Wahrnehmung dürften bei T1DM von größter Bedeutung sein. Die verminderte renale Glukogenese bei Niereninsuffizienz als gegenregulatorisches Prinzip (23) ist ein weiterer pathogenetischer Faktor bei Hypoglykämien. 53 % aller Insulin-

behandelten Typ-2-Diabetiker mit langer Erkrankungsdauer (durchschnittlich 19 Jahre) und schweren Hypoglykämien wiesen eine Niereninsuffizienz auf (38). Bei Patienten mit T2DM fanden sich eine Niereninsuffizienz, potenzielle Interaktionen der umfangreichen Komedikation oder das Auslassen von Mahlzeiten als vermutete Hypoglykämie-Ursachen wesentlich häufiger als bei T1DM (37). Bei mangelernährten geriatrischen Typ-2-Diabetikern (BMI <22 kg/m^2) war das Risiko für schwere Hypoglykämien versechsfacht (40).

Risikofaktor	Literatur
Diabetesdauer	37-39, 44, 45
Störungen der Hypoglykämie-Wahrnehmung und -Gegen-regulation	27, 28, 31, 47
Niedriger HbA$_{1c}$-Wert	4, 44-47
Nieren- und Leberinsuffizienz	38, 42-44, 46
Vermehrte körperliche Aktivität	44, 46
Fortgeschrittenes Alter, Versorgung in Heimen	42, 47
Mangelernährung	42, 44, 46
Alkoholkonsum	40, 44
Unzureichende Blutglukose-(Selbst-)Kontrolle	42, 44
Unzureichende bzw. fehlende Diabetesschulung von Patienten und Angehörigen	42
Beginn der Therapie mit oralen Antidiabetika oder Insulin, Wechsel des Präparates	44, 46
Polypharmazie, Interaktionen bei Therapie mit Sulfonylharnstoffen u.a.: ACE-Hemmer, Aspirin, Fibrate, NSAR, Sedativa, Gyrase-Hemmer, Sulfonamide	41-44
Genetische Polymorphismen: KCNJ11-, TCF7L2- und CYP2C9-Varianten bei Therapie mit Sulfonyl-harnstoffen	48

Tab. 7.2: Risikofaktoren für schwere Hypoglykämien bei Typ-1- und Typ-2-Diabetes.

7.1.7. Risiko von Hypoglykämien unter oralen Antidiabetika

Nicht-insulinotrope orale Antidiabetika – Metformin, Acarbose und Glitazone – verursachen in Monotherapie keine Hypoglykämien, ebenso die Inkretin-basierten Therapien mit Inhibitoren der Dipeptidyl-Peptidase-4 (DPP-4) oder Inkretin-Mimetika. Kombiniert mit Sulfonylharnstoffen oder Insulin steigert sich das Hypoglykämie-Risiko dieser Substanzen jedoch wesentlich (41, 44, 49).

Schwere Sulfonylharnstoff-Hypoglykämien zeigen die gefährlichsten Verläufe. Die Indikation für diese preiswerte Substanzgruppe wird häufig zu unkritisch gestellt, Kontraindikationen missachtet. Patienten mit Sulfonylharnstoff-Hypoglykämien sind überwiegend alt, multimorbide (Niereninsuffizienz in 73 %) und umfangreich komediziert (42). Die renale Exkretion von Glibenclamid und Glimepirid sowie ihrer hypoglykämisch aktiven Metabolite ist bei Niereninsuffizienz unvorhersehbar prolongiert. Es wurden protahierte Glimepirid-Hypoglykämien dokumentiert, die bis zu 64 Stunden anhielten und eine Glukose-i.v.-Gabe von bis zu 862 g erforderten (43). Es besteht keine lineare Dosis-Wirkungs-Relation, d.h. selbst kleinste Dosen (0,5 mg Glimepirid bzw. 0,875 mg Glibenclamid) führen bei Prädisposition zu schwersten Hypoglykämien. Zudem existieren Interaktionen mit Medikamenten, die ebenfalls über das genetisch polymorphe hepatische CYP-2C9-System metabolisiert werden (48). Hypoglykämien werden bei geriatrischen Diabetikern häufig nicht registriert oder als zerebrale Ischämien fehldiagnostiziert. Kurz-wirkende Sulfonylharnstoffe mit geringerem Hypoglykämie-Risiko wie das Gliclazid haben in Deutschland leider keine Verbreitung gefunden.

Auch wenn durch die Hemmung eine längere Wirkung des *Glukagon-Like Peptide 1* (GLP-1) und damit eine verstärkte Stimulation der Insulinsekretion bewirkt wird, führen DPP-4-Hemmer in Monotherapie oder auch in Kombination mit Metformin kaum zu Hypoglykämien. Aktuell sind in Deutschland die DPP-4-Hemmer Sitagliptin, Vildagliptin, Saxaglitpin und Linagliptin zugelassen. Tab. 7.3 gibt eine Übersicht ihrer Pharmakokinetik. Alle Gliptine können bis zur leichten Niereninsuffizienz eingesetzt werden. Bei mittlerer und schwerer Niereninsuffizienz ist Saxagliptin in halber Dosierung (2,5 mg) zugelassen. Bei Linagliptin ist selbst bei schwerer Niereninsuffizienz keine Dosisreduktion erforderlich, da es nahezu unmetabolisiert fäkal ausgeschieden wird.

Gerade unter dem Aspekt der antihyperglykämischen Effektivität verbunden mit einem weitaus geringerem Hypoglykämiepotenzial scheint die Kombination von Metformin und DPP-4-Hemmern der Kombination von Metformin und lang-wirkenden Sulfonylharnstoffen überlegen zu sein. Studien weisen zunehmend – auch bei geri-

Substanz	Metabolisierung	Aktive Meta- boliten	Drug-Drug- Inter- aktionen	Exkretion	Hypoglykä- mie-Risiko in Monotherapie
Metformin	keine	keine	gering	renal	sehr gering
Acarbose	keine	keine	gering	Metabolisierung gastrointestinal durch Bakterien	sehr gering
Thiazolidine- dione: Pioglitazon Rosiglitazon	CYP2C8 + (CYP3A4) CYP2C8 + (CYP2C9)	keine keine	gering gering	kaum renal kaum renal	sehr gering sehr gering
Sulfonylharn- stoffe: Glibenclamid Glimepirid	CYP2C9 + (CYP3A4) CYP2C9	ja ja	häufig häufig	hauptsächlich renal hauptsächlich renal	hoch hoch
Meglitinide: Repaglinide Nateglinide	CYP2C8 + (CYP3A4) CYP2C9 + (CYP3A4)	keine keine	gering gering	>92 % hepatobiliär >86 % hepatobiliär	gering gering
Dipepdidyl- pepdidase-IV- Inhibitoren: Sitagliptin Vildagliptin Saxagliptin Linagliptin	CYP3A4 + (CYP2C8) Hydrolyse CYP3A4 + (CYP3A5) kein wesentlicher Me- tabolismus, in >90 % fäkale Elimination	keine keine ja keine	nein nein gering nein	hauptsächlich renal intermediär renal hauptsächlich renal fäkal (renal nur 5 %)	sehr gering sehr gering sehr gering sehr gering

Tab.7.3: Pharmakokinetik und Hypoglykämie-Risiko oraler Antidiabetika (48-50).

atrischen Patienten – auf ein günstiges Wirk- und Sicherheitsprofil der Kombination aus Metformin plus einem DPP-4-Hemmer hin (51).

kungen oder vorheriger starker körperliche Aktivi- tät die Wirkung von Glukagon erheblich ein- schränken.

7.1.8. Diagnostik und Therapie

Die sensitive Diagnose von Hypoglykämien er- folgt durch die sofortige Blutglukosebestim- mung mittels Schnelltest bei allen Bewusstseins- störungen, neurologischen Defiziten und psy- chischen Auffälligkeiten.

Therapie der Wahl ist die sofortige i.v.-Applika- tion von mind. 40 ml Glukose 40 %. Auch Gluko- selösungen geringerer Konzentration sind akzep- tabel, sofern Dosisäquivalenz besteht. Alternativ kann bei schlechten Venenverhältnissen oder Krampfanfällen Glukagon appliziert werden. Je- doch können verminderte hepatische Glykogen- speicher bei Alkoholabusus, hepatischen Erkran-

- Sicherung der Vitalfunktionen
- initial mindestens 40 ml Glukose 40 % i.v. streng intravenös
- bei schlechten Venenverhältnissen alternativ 1 mg Glukagon i.m./s.c bei Erwachsenen, 0,5 mg bei Kindern von unter 5 Jahren; ggf. Nachinjektion der Dosis
- bei Sulfonylharnstoff-Hypoglykämien weitere kontinuierliche Infusion von Glukose 5 % oder 10 % und obligate stationäre Überwachung des Patienten über mind. 2 Tage
- bei CSII Diskonnektion des Patienten von der Insulinpumpe
- Blutdruckkontrolle und EKG-Monitoring. Untersuchung des Patienten auf Verletzungen, cave Hypothermie
- Kontrolle und Sicherung des adäquaten Blutglukoseanstiegs
- nach Aufklaren des Patienten müssen zur Auffüllung der Glykogenspeicher mindestens 20 g schnell resorbierbarer Kohlenhydrate oral verabreicht werden
- bewusstseinsklare, gut geschulte Typ-1-Diabetiker können nach Erreichen der stabilen Normoglykämie nur ambulant behandelt werden
- Analyse der Hypoglykämie-Ursache mit dem diabetologisch betreuendem Arzt, ggf. erneute Schulung (auch von Angehörigen!)

Tab. 7.4: Standardtherapie der schweren Hypoglykämie (52).

Nach Normalisierung der Blutglukose können bis zur Wiedererlangung der vollen kognitiven Funktionen 40-90 Minuten vergehen. Tritt trotz suffizienter Therapie keine Normalisierung des Bewusstseins ein, müssen neuroradiologische Verfahren ein zerebrales Ödem, intrazerebrale oder subarachnoidale Blutungen ausschließen. Die MRT hat sich als sensitive Nachweismethode etabliert (v.a. diffusionsgewichtete Sequenzen) und ist auch für die Prognoseabschätzung hypoglykämer Gehirnläsionen nutzbar: Sind bereits kortikale Strukturen betroffen, ist die Prognose schlecht, eine isolierte Schädigung der Basalganglien scheint mit einem besseren Verlauf assoziiert zu sein (53).

7.1.9. Akutkomplikationen von Hypoglykämien und prospektive Risiken

Die durch Hypoglykämien induzierte sympathoadrenerge Gegenregulation führt zu hämodynamischen, hämorrheologischen und arrhythmischen Veränderungen. Es resultieren Erhöhungen von Blutdruck, Herzfrequenz und des kardialen Auswurfes. Eine periphere Vasokonstriktion und Thrombozytenaktivierung kann eine gesteigerte Hämostase hervorrufen (54-56).

Neben Aldosteron als Hauptmechanismus sind Insulin und Adrenalin physiologische Regulatoren der Kalium-Homöostase. Bei Hypoglykämien führen der therapeutische Hyperinsulinismus und die gegenregulatorische Adrenalin-Sekretion synergistisch zu einem Abfall der Kalium-Serumkonzentration (57). Hypoglykämische Hypokaliämien können Verlängerungen des QT-Intervalls hervorrufen und potenziell arrhythmogen wirken (58). Der Hypoglykämie-induzierte Adrenalin-Anstieg bewirkt wahrscheinlich auch direkt am Myokard und damit unabhängig vom extrazellulären Kaliumabfall eine gestörte Repolarisation mit Verlängerung der QT-Dauer (59).

- Katecholamin-Anstieg
- Anstieg von ACTH und Kortison
- Zunahme von Kontraktilität und Herzminutenvolumen
- Zunahme des myokardialen Sauerstoffbedarfs
- Hypokaliämie
- Intrazelluläre Kalziumüberladung und Verlängerung des Aktionspotentials
- ST-Senkungen
- QT-Zeit-Verlängerungen
- Induktion von Arrhythmien
- Veränderungen der Herzfrequenzvariabilität (?)
- Zunahme inflammatorischer Marker (z.B. CRP, IL-6)
- Endotheliale Dysfunktion
- Hyperkoagulabilität

Tab. 7.5: Pathophysiologische Mechanismen der kardialen und neurologischen Komplikationen von Hypoglykämien (56-59).

Für den akuten nächtlichen Tod jüngerer Typ-1-Diabetiker ("*dead in bed*-Syndrom") werden ätiologisch schwere Hypoglykämien diskutiert, die zu Verlängerungen und Dispersionen des QT-Intervalls mit fatalen ventrikulären Rhythmusstörungen führen (58). Simultane Registrierungen von 24h-EKG und kontinuierlichem subkutanen Glukose-Monitoring bestätigten die Korrelation von nächtlichen Hypoglykämien und Sinusbradykardien, QT-Verlängerungen und ventrikulären Arrhythmien (59).

Die Bedeutung von Hypoglykämien und autonomer diabetischer Neuropathie für die abnorme kardiale Repolarisation ist noch ungeklärt.

Kardiovaskulär	Neuropsychiatrisch
• Sinusbradykardien • atriale Arrhythmien, Vorhofflimmern • Verlängerung des QT-Intervalls • ventrikuläre Arrhythmien • Angina pectoris • stumme Myokard-ischämien • Myokardinfarkte • plötzlicher Herztod	• Verhaltensauffällig-keiten • kognitive Störungen • fokale, generalisierte Konvulsionen • transitorisch ischä-mische Attacken • permanente neuro-logische Defizite • Koma • Dekortikation • Tod

Tab. 7.6: Kardiale und neurologische Komplikationen von Hypoglykämien (54, 59).

11-36 % aller Typ-2-Diabetiker mit schweren Hypoglykämien, die notärztlich oder stationär behandelt wurden, verstarben unabhängig von der Hypoglykämie 12-23 Monate nach dem Ereignis (60). Die VADT-Studie zeigte für Typ-2-Diabetiker mit schweren Hypoglykämien ein verdoppeltes Risiko für kardiovaskuläre Ereignisse. Kürzlich erlittene Hypoglykämien waren mit einem 4-fach erhöhtem Risiko für kardiovaskulären Tod und 6-fach erhöhtem Risiko für Tod jeglicher Ursache assoziiert (61).

> Bei älteren, makroangiopathisch vorgeschädigten Typ-2-Diabetikern sind schwere Hypoglykämien Ausdruck hoher Morbidität, sie charakterisieren die individuelle Vulnerabilität und eine schlechten Prognose.

Bei Stürzen im Rahmen der Hypoglykämie kommt es häufig auch zu ossären Frakturen und Weichteiltraumata. Durch Hypoglykämien verursachte Verkehrsunfälle werden selten registriert. Eine anonyme Befragung wies pro 100.000 gefahrene

Kilometer 0,01-0,49 Ereignisse nach. Patienten mit T1DM und ICT waren deutlich häufiger betroffen als die mit T2DM. Zudem korrelierte die Unfallhäufigkeit mit der Diabetesdauer und einer antihypertensiven Medikation (62).

Inwieweit schwere Hypoglykämien das Risiko für die Entwicklung einer Demenz fördern, ist noch unklar. In einer longitudinalen Kohortenstudie über 27 Jahre war das Demenzrisiko älterer Typ-2-Diabetiker mit der Anzahl ihrer durchgemachten schweren Hypoglykämien assoziiert. Bereits eine Hypoglykämie erhöhte das Risiko für eine Altersdemenz um 26 %, zwei Episoden erhöhten es um 80 %, während sich bei drei oder mehr Ereignissen ein fast verdoppeltes Demenzrisiko ergab (63). Konträr fand eine Kurzzeitstudie (1,6 Jahre), die auf realen Untersuchungen der kognitiven Funktionen basierte, kein erhöhtes Demenzrisiko bei Typ-2-Diabetikern mit schweren Hypoglykämien. Jedoch erwiesen sich Demenzerkrankungen als klarer prospektiver Risikofaktor für schwere Hypoglykämien (40).

Bei Diabetikern besteht generell ein deutlich erhöhtes Risiko mikro- und makrovaskularer zerebraler Läsionen. Kommt es additiv zu rezidivierenden Hypoglykämien, reichen die Kompensationsreserven nicht mehr und es bilden sich neurokognitive Defizite. Hypoglykämische zerebrale Läsionen verursachen vorrangig Störungen der Exekutivfunktionen. Deshalb sind gebräuchliche neurokognitive Tests, die v.a. an der mono-ätiologischen Alzheimer-Demenz etabliert wurden (MMSE, DemTec), nicht geeignet, diese alltagsrelevanten Defizite aufzuzeigen. Vielmehr sind Kurztests (MoCA [*Montreal Cognitive Assessment*, als PDF unter http://www.mocatest.org/ erhältlich]), welche u.a. exekutive Funktionen untersuchen, deutlich sensitiver und im klinischen Alltag praktikabler, um Diabetiker zu untersuchen.

7.1.10. Vermeidung von Hypoglykämien unter individuellen Therapiezielen

Das Hypoglykämie-Risiko korreliert eng mit dem HbA_{1c}-Wert. Daher ist es von grundlegender Bedeutung, das metabolische Therapieziel des Diabetikers individuell unter Wertung seiner Anamnese, Prognose und Lebensqualität kritisch festzulegen. Diabetiker profitieren eindeutig von einer normoglykämienahen Stoffwechselkontrolle in Bezug auf mikroangiopathische Komplikationen, während der Vorteil hinsichtlich makroangiopathischer Endpunkte kontrovers beurteilt wird.

Im Rahmen großer randomisierter prospektiver Studien (ACCORD, ADVANCE, VADT) wurde der protektive Effekt einer normoglykämischen Blutglukosekontrolle (HbA_{1c}<6 % bzw. >6,5 %) versus eine Standardtherapie (HbA_{1c} 7,0-7,9 % bzw. basierend auf lokalen Leitlinien) bei Patienten mit T2DM auf kardiovaskuläre Endpunkte untersucht (64, 65, 61). Trotz Optimierung der HbA_{1c}-Werte wurden in allen drei Interventionsstudien die primären Endpunkte kardiovaskuläre Mortalität, Gesamtmortalität oder makrovaskuläre Ereignisse nicht signifikant beeinflusst. Eine Zwischenauswertung der ACCORD-Studie nach 3,5 Jahren führte sogar zum Studienabbruch, da in der Gruppe der intensivtherapierten Patienten (mittlerer HbA_{1c} 6,4 %) 22 % mehr Todesfälle aufgetreten waren. Das Risiko schwerer Hypoglykämien war um das Dreifache gesteigert. Die höchste Mortalität betraf jedoch keineswegs die Diabetiker mit der stärksten HbA_{1c}-Absenkung, sondern Patienten, die trotz massiver Intensivierung der Therapie eine nur unzureichende HbA_{1c}-Reduktion von <0,05 % erreichten. Das relative Risiko, Hypoglykämie-assoziiert zu versterben, betrug 1,28 für intensiv behandelte Diabetiker versus 2,87 für standardbehandelte Patienten. Eine starke HbA_{1c}-Absenkung war somit nicht grundsätzlich mit einer erhöhten Mortalität assoziiert (65). Die Interpretation der ACCORD-Ergebnisse wird zudem durch eine komplexe Therapie mit diversen oralen Antidiabetika (92 % bzw. 58 % erhielten u.a. Rosiglitazon) und Insulin kompliziert. Auch die ADVANCE- und VADT-Studien zeigten übereinstimmend eine um den Faktor 2 gestiegene Rate schwerer Hypoglykämien unter Intensivtherapie (medianer HbA_{1c} 6,3 % bzw. 6,9 %) versus Standardtherapie (HbA_{1c} 7,0 % bzw. 8,5 %) (46, 47). Die ADVANCE-Studie zeigte jedoch keine Assoziationen von Hypoglykämien und kardiovaskulärer Mortalität, hatte jedoch gegenüber ACCORD und VADT Patienten mit kürzerer Diabetesdauer und niedrigerem HbA_{1c}-Ausgangswert eingeschlossen, auch wurde eine Insulintherapie in beiden Armen erheblich seltener durchgeführt (65).

Die Metaanalyse von fünf Interventionsstudien (UKPDS, Pro-Active, Advance, VADT, ACCORD) konnte allerdings positive Effekte der intensiven Therapie mit einer HbA_{1c}-Senkung um 0,9 % versus der Standardtherapie auf die Endpunkte nicht-tödlicher Herzinfarkt und koronare Herzkrankheit nachweisen, jedoch blieben Schlaganfälle oder die Gesamtmortalität unbeeinflusst (66). Auch eine weitere Metaanalyse bestätigte die kardioprotektive Effektivität der intensiven Blutglukosesenkung, betonte aber das 2,5-fach erhöhte Risiko schwerer Hypoglykämien (66).

Zusammenfassend bleibt festzustellen, dass insbesondere Patienten mit langjährigem und makroangiopathisch kompliziertem T2DM offensichtlich nicht oder kaum von einer Normoglykämie profitieren, schwere Hypoglykämien sogar die kardiovaskuläre und Gesamtmortalität erhöhen (68). Bei diesem Kollektiv geht die drastische HbA_{1c}-Absenkung innerhalb weniger Wochen bzw. Monate mit einem hohen Hypoglykämie-Risiko einher und ist daher strikt zu vermeiden. Als risikoarm und deutlich kardiovaskulär protektiv erweist sich hingegen die normoglykämienahe Einstellung von jüngeren Diabetikern mit kurzer Diabetesdauer und fehlender kardiovaskulärer Komorbidität. Angepasst an individuelle Charakteristika empfehlen nationale und internationale Leitlinien folgende HbA_{1c}-Zielwerte:

Zielgruppe	HbA$_{1c}$-Zielwert	Charakteristika
Typ-1- und Typ-2-Diabetiker	<6,5 %	kurze Diabetesdauer keine Komorbidität Hypoglykämie-Wahrnehmung gut
Typ-1- und Typ-2-Diabetiker	6,5-7 %	mittlere Diabetesdauer keine Komorbidität Hypoglykämie-Wahrnehmung reduziert
Typ-1- und Typ-2-Diabetiker	7-8 %	längere Diabetesdauer (>10 Jahre) kardiovaskuläre Komorbidität Hypoglykämie-Wahrnehmung reduziert
Multimorbide geriatrische Diabetiker	8-8,5 %	chron. Niereninsuffizienz Stadium 3-4 Pflegebedürftigkeit hohes Hypoglykämie-Risiko

Tab. 7.7: HbA$_{1c}$-Zielwerte nach individuellen Patientencharakteristika (1-3, 69, 70).

7.2. Diabetische Ketoazidose und hyperosmolares diabetisches Koma

In der Vorinsulin-Ära bis 1922 war das Coma diabeticum als häufigste Todesursache von Diabetikern mit T1DM schicksalhaft vorbestimmt. Die klinischen Manifestationen – die diabetische Ketoazidose und das nicht-ketoazidotische hyperosmolare diabetische Koma – verursachen auch heute noch eine wesentliche Letalität. Ihre Inzidenzen gelten als Indikatoren der Versorgungsqualität von Diabetikern. Während die Inzidenz der diabetischen Ketoazidose in Europa ca. 14 Ereignissen pro 1.000 Typ-1-Diabetiker beträgt, liegt sie in Kenia bei 80 pro 1.000 Krankenhausaufnahmen infolge Diabetes (71).

7.2.1. Pathophysiologie, klinische Symptomatik, Diagnose und Ursachen

Beide Manifestationen sind durch eine hohe Hyperglykämie mit Hyperosmolarität des Serums und Dehydratation charakterisiert. Als zentrale Pathomechanismen führen bei der **diabetischen Ketoazidose** der **absolute Insulinmangel** und die starke Erhöhung insulinantagonistischer Hormone (Kortisol, Glukagon, Katecholamine, hGH) zu einer gesteigerten hepatischen Glukoneogenese und Glykogenolyse. Die periphere Glukoseutilisation ist entsprechend vermindert. Aus der Lipolyse im Fettgewebe und hepatischer Ketogenese kumulieren Ketonkörper (β-Hydroxybutyrat, Acetoacetat), die zur metabolischen Azidose führen (71, 72).

Beim **nicht-ketoazidotischem hyperosmolaren diabetischen Koma** besteht nur ein **relativer Insulinmangel**, betroffen sind häufig geriatrische Typ-2-Diabetiker. Hyperglykämie, Hyperosmolarität und Flüssigkeitsdefizit sind extrem ausgeprägt. Die residuale Insulineigensekretion verhindert in der Regel die Ketogenese, dennoch können auch bei Typ-2-Diabetikern mit ausgeprägter Insulinresistenz und hohem Insulindefizit diabetische Ketoazidosen auftreten. Zudem existieren Mischformen. Alternativ können Azidosen aus einer Laktatazidose bzw. aus einer respiratorischen bzw. renalem Insuffizienz resultieren.

Die klinischen Leitsymptome ergeben aus der Azidose und der osmotischen Diurese mit Polyurie, Durst und häufig extremer Dehydratation mit verminderter glomerulärer Filtration. Störungen des Bewusstseins reichen von diskreten Einschränkungen der Vigilanz bis hin zum Koma und korrelieren vorrangig mit der Plasmaosmolarität. Additiv fördern neurotoxische Effekte der Ketonkörper, ein mögliches Hirnödem sowie eine verminderte zerebrale Perfusion die Bewusstseinsstörungen. Unspezifische Allgemeinsymptome sind Tachykardie Schwäche, Müdigkeit, Übelkeit, Erbrechen, oder Kopfschmerzen. Eine peritonitische Reizung mit abdominellen Schmerzen – Pseudoperitonitis diabetica – verleitet bei der diabetischen Ketoazidose immer wieder zu Fehldiagnosen bis hin zum akuten Abdomen mit folgender explorativer Laparotomie (1, 71-73).

Die Basisdiagnostik umfasst die Kontrolle der Blutglukose, des Säure-Basen-Status, der Nierenretentionswerte, Elektrolyte, serologischen Entzündungswerte, Leberwerte, des TSHs und Urinstatus mit Kulturierung. Apparativ sind EKG, Röntgen des Thorax sowie Sonographie des Abdomens erforderlich (1, 71) (☞ Tab. 7.9).

Charakteristika	Diabetische Ketoazidoe	Hyperosmolares diabetisches Koma
Diabetes-Typ	T1DM (selten T2DM)	T2DM
Insulinmangel	absolut	relativ
Entwicklung Symptome	schnell	schleichend über Tage
Grad der Exsikkose	variabel	massiv (bis zu 10-15 % des KG)
Atmung	Kussmaul-Atmung, Azeton-Foetor	–
Insulinempfindlichkeit	relativ hoch	gering
Letalität	1-5 %	hoch (bis zu 20-25 %) bei Komorbidität und hohem Alter

Tab. 7.8: Klinische Charakteristika von diabetischer Ketoazidose vs. hyperosmolarem diabetischen Koma.

Charakteristika	Diabetische Ketoazidose	Hyperosmolares diabetisches Koma
Blutglukose (mg/dl)	>300	häufig >600 bis >1.000
pH-Wert	<7,3	>7,3
$NaHCO_3$ (mmol/l)	<15	>15
Osmolarität (mosmol/kg)	<320	>330
Ketonkörper im Urin	>3-fach positiv	negativ
Anionenlücke	>12	<12

Tab. 7.9: Laborchemische Kriterien der diabetischen Ketoazidose vs. hyperosmolarem diabetischen Koma.

- Manifestation eines Diabetes mellitus, insbesondere Typ-1-Diabetes
- Durch interkurrente Erkrankungen hervorgerufene Insulinresistenz bzw. kritischer Insulinmangel:
  - schwere Infektionen, Gangrän, Gastroenteritis
  - Operationen, Traumata
  - vaskuläre Erkrankungen: Myokardinfarkt, zerebraler Insult
- Unterbrochene Insulinzufuhr bei CSII (Katheterdiskonnektion, Insulinleck)
- Medikamentös induzierte Insulinresistenz u.a. durch:
  - Kortikosteroide, Diuretika, Östrogene, Katecholamine, Betamimetika
- Endokrine kontrainsuläre Faktoren: Hyperthyreose, Schwangerschaft
- Soziale Verwahrlosung mit unzureichender Insulinzufuhr
- Exzessive Ernährungsfehler
- Schulungsdefizite
- Artifizielle Provokation durch Patienten, Non-Compliance

Tab. 7.10: Ursachen schwerer hyperglykämischer Entgleisungen.

7.2.2. Therapie der diabetischen Ketoazidose beim Erwachsenen

Prästationäre Maßnahmen sollten sich auf die Diagnose der Hyperglykämie, Sicherung der Vitalfunktionen sowie auf die Einleitung der Rehydrierung mit 1.000-1.500 ml Ringerlaktat oder NaCl 0,9 %-Lösung i.v. in der ersten Stunde beschränken. Keinesfalls sollten Insulin bzw. Bikarbonat appliziert werden, um rapide Elektrolytstörungen mit fatalen Herzrhythmusstörungen zu vermeiden.

Schwere hyperglykämische Entgleisungen bedürfen der internistischen Intensivtherapie. Das Therapiekonzept besteht aus adaptierter Flüssigkeits- und Elektrolytsubstitution, der kontrolliert langsamen Normalisierung der Hyperglykämie über 48 Stunden, der Therapie der auslösenden Grunderkrankung sowie dem Management von Komplikationen. Eine Thromboseprophylaxe mit Heparin subkutan ist ratsam.

Folgende Parameter sollten während des ersten Tages 2-3-stündlich kontrolliert werden: Blutglukose, Serumkalium und -natrium, pH-Wert und Osmolarität. Dokumentation der kumulativen Flüssigkeitsbilanz.

Flüssigkeits- und Elektrolytsubstitution

Ein zentraler Venenzugang ist prinzipiell nicht erforderlich (68), erleichtert jedoch per Messung des zentralen Venendrucks (ZVD) die Volumensteuerung, gerade bei oligo- anurischen oder herzinsuffizienten Patienten. Bei normaler Harnproduktion erfolgt die Gabe physiologischer Kochsalzlösung, bei Oligo-Anurie ist eine hypotone Elektrolytlösung oder halbphysiologische Kochsalzlösung ratsam. ZVD-orientiert gelten folgende Infusionsraten:

Zentraler Venendruck (cm H_2O)	Infusionsrate (ml/h)
0	1.000
0-3	500
4-8	250
9-12	100
>12	0

Tab. 7.11: ZVD-gesteuerte Volumensubstitution bei diabetischer Ketoazidose (1).

Unabhängig davon, ob initial eine Normo- oder sogar Hyperkaliämie besteht, liegt beim Coma diabeticum infolge eines Kalium-Shift von intra- nach extrazellulär eine Kaliopenie vor. Diese wird mit zunehmender Korrektur der Hyperglykämie durch Insulin dramatisch verstärkt, so dass bedrohliche Hypokaliämien resultieren können. Die Kaliumsubstitution muss unter EKG-Monitoring adaptiert erfolgen: physiologische Kochsalzlösung mit Kaliumzusatz von 20 mmol/l, bei Serumkalium ≤3,3 mmol/l von 40 mmol/l. Alternativ erfolgt die Gabe von Kalium über Perfusor mit 10-40 mmol/h.

Obwohl bei Phosphaturie eine Phosphat-Depletion besteht, wird nur bei schweren Hypophosphatämien eine niedrigdosierte Substitution (20 mmol/h; Maximaldosis 100 mmol/Tag) empfohlen (1). Die Wertigkeit und Therapiebedürftigkeit einer Hypomagnesiämie ist unzureichend untersucht.

Korrektur der Azidose

Da die Ketoazidose mit effektiver Rehydrierung und zunehmender Insulinwirkung abklingt, ist eine Bikarbonatinfusion nur bei schwerer, vital bedrohlicher Azidose (pH <6,9) indiziert (71). Die unkritische Bikarbonatgabe kann das Risiko für u.a. Hypernatriämien, Hypokaliämien, Liquorazidosen sowie für ein Hirnödem steigern, letzteres insbesondere bei Kindern.

Um den pH-Wert auf >7,15-7,2 anzuheben, ergibt sich individuell folgender Bedarf:

> Körpergewicht × 0,3 × negativer Basenüberschuss, davon nur 25 % infundieren (entsprechend ca. 50 (-100) mmol = ml Natriumbikarbonat)

Insulintherapie

Allein die effektive Flüssigkeitssubstitution senkt die Blutglukose um ca. 35-70 mg/h. Die Insulin-Gabe sollte erst nach Ausgleich der Hypokaliämie (>3,5 mmol/l) erfolgen (71). Die DDG favorisiert eine **niedrigdosierte Insulin-Therapie**, eingeleitet durch einen Initialbolus von 10-20 I.E i.v.. Anschließend erfolgt die Insulininfusion von 6 I.E./h (0,1 I.E./kg Körpergewicht) bis zur Beherrschung der Ketoazidose und dem Absinken der Blutglukose auf 250 mg/dl (1). Eine monozentrische Studie erreichte mit dem Alternativkonzept der "sehr niedrigdosierten Insulin-Gabe" (Initialbolus 2-15 I.E.; kontinuierliche Insulininfusion von nur ca. 1 I.E./h; maximale Blutglukoseabsenkung von 50 mg/dl/h) ebenfalls exzellente Ergebnisse (74). Sogar der Verzicht auf den initialen Insulin-Bolus ist möglich, sofern stündlich intravenös 0,14 I.E. Insulin pro kg Körpergewicht substituiert werden (75).

Nach Stabilisierung der Blutglukose auf <200-250 mg/dl sollte parallel 5 %ige Glukoselösung infundiert und die orale Ernährung begonnen werden. Ab einem pH von >7,2 und fehlender Ketonämie kann auf die subkutane Insulintherapie umgestellt werden, überlappend sollte aber weiter Insulin i.v. appliziert werden.

Alternativ zur intravenösen Normalinsulin-Therapie wurden im Rahmen kontrollierter Studien unkomplizierte leichte bis mittelschwere Ketoazidosen auf Nicht-Intensivstationen mit kurzwirkenden Insulinanaloga behandelt. Bei vergleichbaren Insulindosen erwiesen sich Analoga als effektiv, sicher und kostensparend. Dennoch ist diese Methode für die alltägliche Praxis noch unzureichend evaluiert (71).

7.2.3. Therapie des nicht-ketoazidotischen hyperosmolaren Coma diabeticum

Das therapeutische Grundkonzept gleicht dem bei der diabetischen Ketoazidose. Klinisch im Vordergrund bei den überwiegend älteren, multimorbiden Typ-2-Diabetikern stehen exzessive Hyperglykämie, massive Dehydratation und die auslösende Grunderkrankung.

Bei der hyperosmolaren Entgleisung kann jedoch allein die adaptierte Flüssigkeitssubstitution die Blutglukose so effektiv senken, dass entweder kein oder nur geringe Mengen Insulin notwendig sind. Eine niedrigdosierte intravenöse Insulingabe wird favorisiert (0,14 I.E./Stunde/kg Körpergewicht) (71). Zur Prophylaxe des osmotischen Dysäquilibriums mit Hirnödem sollte die Blutglukosesenkung kontrolliert durchgeführt werden (Ziel ca. 50 mg/dl/h). Besondere Vorsicht gilt auch bei der Volumentherapie und Elektrolytsubstitution der häufig herz- und niereninsuffizienten Patienten. Bei einem Volumendefizit bis zu >10 Litern erfolgt der langsame hypotone Flüssigkeitsersatz überwiegend mit 0,45 %iger Kochsalzlösung.

7.2.4. Komplikationen des Coma diabeticum

Die Therapie des Coma diabeticum ist komplex und kann zu Komplikationen führen, insbesondere drohen ein Hirnödem und therapieinduzierte Elektrolytentgleisungen. Durch niedrigdosierte Insulintherapie, adäquate Volumen- und Elektrolytsubstitution und restriktiver Indikation zur Bikarbonatgabe sind Komplikationen minimierbar.

Komplikationen	Ursache
Dysäquilibrium-Syndrom mit Hirnödem, paradoxe ZNS-Azidose	zu rapide Absenkung der Blutglukose, nicht indizierte bzw. zu hohe NaH-CO_3-Gabe
Hypernatriämie, Hyperchlorämie	zu hohe NaCl-Zufuhr bei Niereninsuffizienz
Hypokaliämie	zu rapide Senkung der Blutglukose, zu rapider Ausgleich der Azidose durch $NaHCO_3$
Hypokalzämie	zu hohe Phosphatsubstitution
Phosphat-Depletion	Niereninsuffizienz, keine Phosphatsubstitution
Hypoglykämie	zu rapide Senkung der Blutglukose
Thrombosen	fehlende subkutane Heparinisierung

Tab. 7.12: Komplikationen bei der Therapie des diabetischen Komas (71-73).

7.3. Laktazidosen

7.3.1. Pathophysiologie und klinische Symptomatik

Laktat entsteht aus Pyruvat und ist das physiologische Produkt des anaeroben Glukoseabbaus. Durch Oxidation wird Laktat Sauerstoff-abhängig im Zitronensäure-Zyklus oder durch Glukoneogenese im Cori-Zyklus metabolisiert. Der Laktatmetabolismus erfolgt vorwiegend in Leber und Niere. Die physiologische Laktatkonzentration im Serum beträgt 1 mmol/l, unter extremer körperlicher Belastung kann sie passager auf >20 mmol/l ansteigen (76).

Laktazidosen sind durch eine metabolische Azidose (pH <7,25) und erhöhte Laktatspiegel (>5,0 mmol/l) gekennzeichnet (69). Dabei resultiert die Anhäufung von Laktat grundsätzlich infolge einer vermehrten Bildung oder gestörten Clearance. Laktazidosen stellen ein unspezifisches Endstadium unterschiedlichster schwerster Störungen wie Hypoxie, Hypoperfusion oder Intoxikationen dar.

Die Klassifikation der Laktazidosen hat differentialtherapeutische Relevanz. Typ-A-Laktazidosen werden als Folgen einer schweren Minderperfusion bzw. Hypoxie der Gewebe charakterisiert, u.a bei kardiogenem Schock, Sepsis, Polytrauma. Typ-B-Laktazidosen resultieren nicht aus einer Hypoperfusion und finden sich bei schwerer Organinsuffizienz von Niere und Leber, Malignomen sowie diversen Intoxikationen (u.a. Äthanol, Methanol, Salicylate). Laktazidosen unter Biguaniden werden dem Typ-B zugerechnet, der genaue Pathomechanismus ist nach wie vor unbekannt.

Das klinische Bild der Laktazidose ist uncharakteristisch, führende Symptome sind:

- Übelkeit, Erbrechen
- epigastrisch-abdominelle Schmerzen, Diarrhoen
- tiefe frequente Atmung, Hyperventilation
- Dehydratation, Durst
- Hypotension, Tachykardie
- schweres allgemeines Krankheitsgefühl
- initial Unruhe und Verwirrtheit, später Somnolenz bis Koma

In den 70er Jahren kam es durch den unkritischen Einsatz der lang-wirkenden Biguanide Phenformin und Buformin zu einem erheblichen Anstieg von Laktazidosen (40-64 Fälle pro 100.000 Patientenjahre) (77). Dies kumulierte 1978 in einem Verbot aller Biguanide in vielen Ländern. In Deutschland war Metformin bis 1995 nur in Kombination mit Sulfonylharnstoffen erlaubt, erst danach erfolgte die Zulassung zur Monotherapie. Auch aktuell werden **Metformin-assoziierte Laktazidosen (MALA)** beschrieben, weitaus überwiegend bei geriatrischen Diabetikern mit fortgeschrittener Niereninsuffizienz bzw. Begleiterkrankungen mit gravierenden Gewebshypoxien – Krankheitsbilder, die auch isoliert, d.h. ohne zusätzliche Metformin-Therapie zu Laktazidosen prädisponieren. Grundsätzlich besteht daher die Frage, ob Laktazidosen bei schwerkranken Diabetikern unter Metformin-Therapie nur einer zufälligen Assoziation oder aber einer Kausalität entsprechen.

7.3.2. Wirkmechanismus und Pharmakokinetik von Metformin

Die antihyperglykämische, nicht-insulinotrope Wirksamkeit von Metformin beruht auf einer Hemmung der endogenen Glukoseproduktion, insbesondere der hepatischen Glukoneogenese sowie auf einer Steigerung der Glukoseaufnahme in die peripheren insulinsensitiven Gewebe (78). Auf molekularer Ebene wird über das Enzym *AMP-activated protein kinase* (AMPK) die vermehrte Glukoseaufnahme stimuliert (79). Die lang-wirkenden Vorgängersubstanzen Phenformin und Buformin (Halbwertszeit 7-12 h) waren stark lipophil und zeigten eine hohe Affinität zu Mitochondrienmembranen mit hepatischer Anreicherung. Phenformin wird hepatisch über die Cytochromoxidase CYP2D6 metabolisiert, die bei Europäern in bis zu 10 % inaktiv ist (48). Hieraus können potentielle Interaktionen mit anderen Pharmaka wie auch gefährliche Akkumulation von Phenformin resultieren.

Konträr weist Metformin eine geringe Lipophilie und kurze Plasmahalbwertszeit (1,5-4,9 h) auf, es wird unverändert renal durch glomeruläre Filtration und tubuläre Sekretion eliminiert (80). Somit existieren auf der Basis des genetisch polymorphen hepatischen CYP450-System keine Interaktionen mit anderen Pharmaka. Die therapeutische Effektivität und auch das Risiko von Nebenwirkungen werden auch durch genetische Polymorphismen organischer Kationentransporter (OCT1, OCT2 und OCT3) und weiterer Transporterproteine (MATE) beeinflusst, die für die hepatische Distribution und renale Exkretion von Metformin verantwortlich sind (48).

7.3.3. Metformin-Kontraindikationen und Häufigkeit von Laktazidosen

Die aktuell von der DDG empfohlenen Metformin-Kontraindikationen (KI) betonen Krankheitszustände, die über eine gestörte renale Exkretion (Niereninsuffizienz) zur Akkumulation von Metformin führen bzw. die über schwere Gewebshypoxien oder gestörten hepatischen Laktat-Abbau erhöhte Laktat-Spiegel hervorrufen können (3):

- Schwangerschaft, Stillzeit
- eingeschränkte Nierenfunktion (Grenzwert Kreatinin-Clearance <60 ml/min)
- schwere Lebererkrankung
- Pankreatitis
- Alkoholismus
- konsumierende Erkrankungen

- hypoxische Zustände mit schlechter Sauerstoffversorgung der Gewebe, respiratorische Insuffizienz, schwere Herzinsuffizienz, Kreislaufschock
- Zustand 2 Tage vor und am Tag einer Operation (bis zur Nahrungsaufnahme)
- hohes Lebensalter
- 24 h vor bis 24 h nach einer Untersuchung mit jodhaltigen Röntgenkontrastmitteln
- Reduktionskost (<1.000 kcal täglich)

Weniger restriktiv raten die britischen NICE-Leitlinien (81) dazu, die Metformin-Therapie bei einer Kreatinin-Clearance von <45 ml/min kritisch zu prüfen und ab <30 ml/min zu beenden. Die NICE- wie auch die amerikanischen FDA-Empfehlungen (82) führen Herzinsuffizienz nicht mehr als explizite KI auf, ebenso erscheint in den NICE-Leitlinien hohes Lebensalter nicht als Ausschlusskriterium.

Retrospektive populationsbasierte Studien und Stichproben aus selektionierten Kollektiven zeigten übereinstimmend, dass die KI und Risikobedingungen für eine Metformin-Therapie weltweit missachtet werden. Dennoch wurde kein entsprechender Anstieg von MALA registriert (83). Unter strikter Beachtung der KI wurden im Rahmen kontrollierter Metformin-Studien bei jüngeren Typ-2-Diabetikern keine MALA registriert. In der COSMIC-Studie wurde die Therapiesicherheit von über 7.200 Metformin-behandelten Patienten versus eine Kontrolle von 1.505 Typ-2-Diabetikern mit anderen etablierten Behandlungen untersucht. Die Endpunkte Laktazidosen, Tod und stationäre Krankenhausaufnahmen differierten nicht (84).

Ein Cochrane-Review von 347 Studien wies eine Inzidenz von 4,3 Laktazidosen pro 100.000 Patientenjahren (PJ) bei Metformin-Behandelten versus eine Inzidenz von 5,4 bei der Kontrollgruppe von Typ-2-Diabetikern ohne Metformin nach. Diese Meta-Analyse umfasste auch in 53 % Studien mit niereninsuffizienten Patienten (Kreatinin >1,5 mg/dl) unter Metformin-Therapie (85). Auch die anhand erhöhter Laktat-Spiegel objektivierte Inzidenz von 9,7 Laktazidosen/100.000 PJ bei Typ-2-Diabetikern ohne Metformin-Exposition (86) war überwiegend deutlich höher als MALA-Inzidenzen im Rahmen populationsbasierter Studien (☞ Tab. 7.13) Somit bedingt Metformin kein erhöhtes Risiko für Laktazidosen.

Die kardioprotektiven Wirkungen von Metformin sind unumstritten. Gerade auch bei Diabetikern mit bis dato expliziten KI bis hin zu fortgeschrittener Makroangiopathie, Niereninsuffizienz CKD 3 (eGFR <60 bis >30 ml/min per 1,73 m^2), Herzinsuffizienz NYHA III-IV (83, 90-93). Um dieser großen Patientengruppe Metformin nicht vorzuenthalten, ist die kritische Anpassung der KI unumgänglich.

Auch zeigen Daten aus vielen Beobachtungsstudien übereinstimmend eine geringere Karzinominzidenz und -mortalität bei Diabetikern unter Metformin versus Insulin- oder Sulfonylharnstoff-Therapie (94, 95). Basierend auf tierexperimentellen Studien, in denen Metformin am ehesten vermittelt durch AMPK-Aktivierung die Proliferation von Tumorzellen unterdrückte, wird es gegenwärtig als adjuvante Therapie bei Karzinomerkrankungen geprüft.

Land/Region	Periode	Inzidenz/100.000 Patientenjahre	Autoren
Schweden	1987-1991	2,4	Wiholm BE et Myrhed M. Eur J Clin Pharmacol 1991;44:589-591 (88)
USA reported to FDA	5/1995-6/1996	5,0	Misbin R et al. N Engl J Med 1998;338:265-266 (77)
Kanada Saskatchewan	1980-1995	9,0	Stang MR et al. Diabetes Care 1999;22:925-927 (87)
UK General Practice Research Database	1994-2005	3,3 (4,8 unter Sulfonylharnstoffen!)	Bodmer M et al. Diabetes Care 2008;31:2086-2091 (89)

Tab. 7.13: Populationsbasierte Inzidenzen Metformin-assoziierter Laktazidosen.

7.3.4. Diagnostik, Therapie und Prognose Metformin-assoziierter Laktazidosen

Die Diagnose der Azidose erfolgt per Blutgasanalyse. Durch Bestimmung der Serumelektrolyte können die Anionenlücke und die Azidose quantifiziert werden. Laktat kann in Kapillarblut, venösem oder arteriellem Vollblut bzw. Plasma und Liquor zerebrospinalis nachgewiesen werden. Die Probenentnahme aus venösem Blut muss aus der ungestauten Vene erfolgen; als Stabilisatoren in der Monovette sind Kaliumoxalat und Natriumfluorid notwendig. Die Analyse aus Vollblut hat nach Zentrifugieren innerhalb 1 h zu erfolgen. Eindeutige Diagnosekriterien sind die metabolische Azidose (pH <7,25) mit verminderter HCO_3^--Ionenkonzentration und erhöhte Laktat-Spiegel von >5,0 mmol/l. Bei respiratorischer Kompensation ist der arterielle pCO_2 erniedrigt.

Während die Mortalität der publizierten MALA vor 1996 noch mit 40-50 % angegeben wurde (77), deuten aktuelle Analysen auf eine erhebliche Verbesserung der Prognose durch moderne Dialyse- und Intensivtherapie hin. Initial muss die auslösende Ursache für die Akkumulation von Laktat behandelt werden, d.h. kausale Therapie mit Wiederherstellung einer ausreichenden Perfusion und Oxygenierung.

Bei schwerer Laktazidose ist die schnellstmögliche prolongierte Bikarbonat-Hämodialyse, ggf. in Kombination mit Plasma-Austausch-Therapie der Wahl, um effektiv die Metformin- und Laktatkonzentrationen zu senken und die metabolische Azidose zu korrigieren (96). In einer retrospektiven Fallserie von 6 Patienten ergab sich unter kontinuierlicher venovenöser Hämofiltration (CVVH) bzw. Hämodiafiltration (CVVHDF) über durchschnittlich 7±5 Tage eine Nullmortalität (97). Wichtigster prognostischer Faktor der MALA ist die ursächliche hypoxische Grunderkrankung und Komorbidität des Patienten. Konträr zu früheren Daten (98) scheint die Überlebensprognose auch eng mit dem Ausmaß der Acidose (pH-Wert) sowie den Serumkonzentrationen von Metformin und Laktat zu korrelieren. Als prädiktive Grenzwerte für eine günstige Prognose quoad vitam ergaben sich pH-Werte von >6,9 sowie Serumkonzentrationen für Laktat von <25 mmol/l bzw. <50 μg/ml für Metformin (86). Als ungünstiger prognostischer Faktor für die Mortalität erwies sich eine geringe Prothrombinaktivität als Indikator des akuten Leberversagens (99).

7.4. Perioperative und intensivmedizinische Betreuung des Diabetikers

Diabetiker mit guter Stoffwechselkontrolle und ohne gravierende Komplikationen haben perioperativ per se keine erhöhte Morbidität, Mortalität, gestörte Wundheilung bzw. erhöhte Infektionsgefahr. Dennoch bestehen klare Konstellationen, die die präoperative Diagnostik und Optimierung der Risiken erfordern.

Präoperatives Risiko
• schlechte Stoffwechselkontrolle
• koronare Herzkrankheit
• Stenosen der hirnversorgenden Arterien
• diabetische Nephropathie
• peripher arterielle Verschlusskrankheit bzw. periphere sensorische Neuropathie
• autonome Neuropathie
• Gastroparese
Perioperative Komplikationen
• erhöhte Morbidität und Mortalität, gestörte Wundheilung
• kardiale Ischämie und Dekompensation
• zerebrale Ischämie
• Verschlechterung der Niereninsuffizienz, akutes auf chronisches Nierenversagen
• periphere Ulzera
• orthostatischer Blutdruckabfall, Herzrhythmusstörungen
• Aspiration, Pneumonie, Hypoglykämie

Tab. 7.14: Diabetesassoziierte Folgeerkrankungen und perioperative Komplikationen.

Unabhängig von einem vorbestehenden Diabetes überschreiten perioperativ bis zu 95 % aller Intensivpatienten die Kriterien einer definierten Normoglykämie von 80-110 mg/ %. Operativer Stress, Trauma und Katabolie münden im "**Postaggressionsstoffwechsel**". Dieser resultiert aus erhöhter Insulin-Resistenz, gesteigerter Glukoneogenese und Glykogenolyse sowie aus Störungen der Insulin-Sekretion, die durch insulinantagonistische Hormone (Kortisol, Katecholamine, hGH u.a.)

und proinflammatorische Zytokine (Interleukin(IL-)6, IL-8, IL-18, TNF-α) vermittelt werden. Synergistisch hyperglykämisch wirken Blutverlust, Schmerz, perioperative Medikation und (par-)enterale glukosehaltige Ernährung. Komplizierend haben Insulin-Resistenz und Hyperglykämie prokoagulatorische Effekte, indem Thrombogenese und Thrombozytenaggregation verstärkt werden.

Bei nicht-kardialen Eingriffen ist die perioperative Hyperglykämie von Diabetikern signifikant mit vermehrten Komplikationen (postoperative Pneumonien, Harnwegs- und systemischen Infektionen) sowie längerer Verweildauer auf der Intensivstation und in der Klinik assoziiert (100). Daher war der Versuch naheliegend, kritisch Kranke auf normoglykämienahe Zielwerte von 80-110 mg/dl einzustellen. In einer Initialstudie führte diese Intervention bei chirurgischen Intensivpatienten zu einer erheblichen Reduktion von Mortalität und postoperativen Komplikationen wie Infektionen, Anämie, akutem Nierenversagen und kürzerer Beatmungsdauer (101). Jedoch konnten diese positiven Effekte an internistischen Intensivpatienten nur teilweise reproduziert werden. Gegenüber der Kontrollgruppe (Blutglukoseniveau 180-215 mg/dl) wiesen nur Langzeit-Intensivpatienten mit normoglykämienaher Einstellung eine absolute Reduktion ihrer Mortalität um 9,5 % auf, während ihre Hypoglykämie-Inzidenz auf bis zu 19 % anstieg (102). Die Metaanalyse beider Studien zeigte keinen Überlebensvorteil von Intensivpatienten mit normoglykämienaher Stoffwechselkontrolle (103). Auch bei Sepsis-Patienten ergab sich unter intensivierter Insulintherapie vs. konventioneller Blutglukose-Einstellung keine reduzierte Mortalität, wiederum jedoch eine hohe Hypoglykämie-Rate (104). Daten der NICE-SUGAR-Studie an 6.104 Patienten mit einer Verweildauer von mind. 3 Tagen auf einer Intensivstation wiesen sogar eine signifikant höhere Mortalität bei Patienten mit intensivierter Blutglukosekontrolle (Zielbereich 81-108 mg/dl) versus der Kontrollgruppe (Blutglukose-Zielwerte <180 mg/dl) nach, auch hier war die Häufigkeit von Hypoglykämien (Blutglukose <40 mg/dl) mit 6,8 % versus 0,5 % deutlich größer. Die erhöhten Risiken der intensivierten Blutglukosekontrolle waren für Diabetiker und Nicht-Diabetiker identisch, ebenso für Patienten chirurgischer vs. internistischer Intensivstationen (105). Unter Einschluss der NICE-SUGAR-Daten beto-

nen zwei Metaanalysen von 26 Studien mit 13.567 Patienten (106) bzw. von 21 Studien mit 14.768 Patienten (107) das bis zu sechsfach erhöhte Hypoglykämie-Risiko der intensivierten Insulin-Therapie bei kritisch Kranken. Es ergab sich kein Überlebensvorteil, ebenso kein Benefit bzgl. Infektionsraten, Notwendigkeit der Nierenersatztherapie, Dauer des Krankenhausaufenthaltes u.a. Inkonsistent profitierten nur chirurgische Intensivpatienten von einer Normoglykämie (106).

> Gegenüber der weniger strikten Glukosekontrolle reduziert die normoglykämienahe Insulintherapie perioperativ und bei Intensivpatienten die Mortalität **nicht**. Sie ist sogar mit einem erhöhten Hypoglykämie-Risiko assoziiert, welches sogar die Mortalität erhöhen kann.

In einer retrospektiven Kohortenstudie mit Patienten auf medizinischen und chirurgischen Intensivstationen war die Mortalität U-förmig mit der mittleren Blutglukose assoziiert, d.h. in den Extrembereichen am höchsten (108). Aktuelle Leitlininien der DDG (1) und ADA-Empfehlungen (109) favorisieren daher für die meisten kritisch-kranken Patienten unter Vermeidung von Hypoglykämien einen Blutglukose-Zielbereich von 140-180 mg/dl. Auch jüngste Leitlinien des *American College of Physicians* raten bei Intensivpatienten explizit von einer normoglykämienahen Blutglukosekontrolle ab. Mittels intensiver Insulintherapie sollte ein Zielbereich von 140-200 mg/dl erreicht werden (mittlere Evidenz) (110).

Um die optimale Steuerbarkeit und Resorption der Wirkstoffe zu garantieren, sollten bei größeren Operationen bzw. Intensivtherapie des Diabetikers orale Antidiabetika vermieden und **Humaninsulin intravenös** appliziert werden – vorzugsweise als 1 I.E. Insulin/ml in physiologischer Kochsalzlösung verdünnt und über Perfusor infundiert. Der in Tab. 7.15 dargestellte Algorithmus hat sich für die perioperative Betreuung von Diabetikern bewährt, wobei stets individuelle Faktoren zu berücksichtigen sind.

Zukünftig könnte sich das subkutane kontinuierliche Glukosemonitoring (CGM) zu einer verlässlichen und sensiblen Standardmethode entwickeln, um die Glukosekontrolle unter Vermeidung von Hypoglykämien optimal zu steuern. Prospektive

Leichte-mittelschwere Operationen	Lange, komplizierte Operationen

• Präoperativ Absetzen oraler Antidiabetika:
  - Metformin am Vorabend
  - Glibenclamid/Glimepirid 3 Tage vorher
• Präoperativ kein Frühstück
• ICT: am OP-Tag nur Basalinsulin
  CSII: übliche Basalrate
  CT: 50 % der üblichen Dosis als Verzögerungs-insulin (NPH)
• Vor, während und nach OP: Glukose 5 % i.v. (ca. 25-50 ml/h)
	• Präoperativ Absetzen oraler Antidiabetika:
	  - Metformin am Vorabend
	  - Glibenclamid/Glimepirid 3 Tage vorher
	• Präoperativ kein Frühstück
	• Am Op-Tag: Glukose-Insulin-Kalium-Infusion mit 500 ml Glukose 10 % + 10 mmol K^+ + 16 I.E. Normalinsulin 84 ml/h (bei BMI >30 kg/m²: 20 I.E. Insulin)
	• Alternativ separate Gabe von Insulin über Perfusor, Glukose und Kalium i.v.
	• Individuelle Dosiskorrektur:
	  - bei Blutglukose-Anstieg um >50 mg/dl oder bei Blutglukosekonzentrationen >200 mg/dl die Insulin-Infusion um 20 %/h steigern
	  - bei Blutglukose-Abfall auf <100 mg/dl die Insulin-Menge um 20 %/h reduzieren

• Vor erster Mahlzeit wieder Beginn mit Insulin s.c.	• Vor erster Mahlzeit wieder Beginn mit Insulin s.c., parallel bis 1 h nach Mahlzeit Fortführen der Insulin i.v.-Gabe
• Blutglukose-Kontrollen stündlich, post-operativ alle 2-4 h Elektrolytkontrolle	• Blutglukose-Kontrollen stündlich, post-operativ alle 2-4 h Elektrolytkontrolle

Tab. 7.15: Perioperative Therapie des Diabetes (mod. nach 1, 111).

Studien an insulinbehandelten Intensivpatienten ergaben enge Korrelationen der subkutan gemessenen Glukosewerte gegenüber den Referenzen aus arteriellem Blut (112).

7.5. Glukosekontrolle bei Myokardinfarkt und zerebralem Insult

7.5.1. Akuter Myokardinfarkt

Die Blutglukosekonzentration zum Zeitpunkt eines Myokardinfarktes korreliert eng mit der Prognose bzgl. Mortalität, der Entwicklung einer Herzinsuffizienz oder eines kardiogenen Schocks - unabhängig davon, ob ein Diabetes besteht oder nicht. Gegenüber Nicht-Diabetikern ist bei Diabetikern der Myokardinfarkt mit einer erhöhten Frühmortalität und schlechteren Langzeitprognose verbunden, erforderliche operative oder Stent-Revaskularisationen des Myokards führen zu schlechteren Ergebnissen. Prognostisch ungünstig bestehen bei Diabetikern ein prokoagulatorischer Zustand, häufig eine Mehrgefäßbeteiligung und diffuse Koronarsklerose sowie eine autonome Neuropathie.

In der DIGAMI-Studie (113) profitierten Diabetiker mit akutem Myokardinfarkt von der schnellen Hyperglykämie-Kontrolle durch Insulin-Glukose-infusion über mind. 24 h und folgender Therapie mit multiplen Insulindosen täglich über mind. 3 Monate. Ihre Letalität in der Akut- und Folgezeit wurde um ca. 30 % vermindert. Die DIGAMI-2-Studie (114) konnte nur die positiven Akuteffekte der Hyperglykämie-Kontrolle durch Insulin reproduzieren. Offenbar werden hierdurch toxische Stoffwechselprodukte am ischämischen Myokard reduziert, woraus letztendlich eine verbesserte Kontraktilität und Hemmung von Arrhythmien resultieren. Dennoch wies eine aktuelle Metaanalyse in 5 von 6 adäquaten Studien keine Reduktion der Mortalität durch eine intensivierte Insulintherapie mit normoglykämienaher Glukosekontrolle nach (107).

Retrospektive Daten zeigten, dass Spontanhypoglykämien bei Patienten mit akutem Myokardinfarkt mit einer zweifach höheren Mortalität assoziiert waren versus Hypoglykämien, die therapeutisch durch Insulin induziert wurden (Blutglukose-Mittelwerte jeweils ca. 46 mg/dl). Bei Insulintherapierten Diabetikern mit versus ohne Hypoglykämien ergab sich hingegen kein Unterschied bzgl. der Mortalität (115).

Um sensitiv Störungen des Glukosestoffwechsels zu erfassen, sollten alle Patienten mit akutem Koronarsyndrom noch vor stationärer Entlassung mittels OGTT untersucht werden. Ca. 25 % dieser Patientengruppe weisen einen manifesten Diabetes auf, 40 % eine gestörte Glukosetoleranz, nur bei einem Drittel ergibt sich ein normaler Glukosestoffwechsel (116).

7.5.2. Akuter zerebraler ischämischer Insult

Analog zur perioperativen Situation findet sich auch bei Nicht-Diabetikern und Diabetikern mit akuter zerebraler Ischämie initial in 40-50 % eine Post-Stroke-Hyperglykämie (PSH). Die Mortalität dieser Gruppe ist auf das 3-fache erhöht, ihre Prognose bzgl. einer funktionellen Restitution nach 6 Monaten verschlechtert (117). Als kritischer Schwellenwert, der initial und innerhalb der ersten 24 h prognostisch zwischen günstigen und ungünstigen Verläufen des PSH nach 3 Monaten diskriminiert, ergab sich eine Blutglukose von 155 mg/dl (118).

Eine Interventionsstudie (GIST-UK) erzielte zwar im Akutstadium der Ischämie unter Insulintherapie signifikant niedrigere Blutglukosewerte versus der unbehandelten Kontrolle, konnte aber keinen klinischen Vorteil der Glykämieverbesserung zeigen (119). Eine jüngste Metaanalyse (107) von 2 adäquaten und 2 methodisch eingeschränkten Studien (fehlende Glukosedaten, mangelnde Patientenrekrutierung) wies keinen Vorteil einer strikten Glykämiekontrolle (Zielbereich 80-144 mg/dl) versus höherer Blutglukose (<180 bis <306 mg/dl) bei Patienten mit zerebraler Ischämie bzw. bei Hirnverletzung nach.

7.6. Prävention der Kontrastmittel-induzierte Nephropathie (KIN)

Röntgendiagnostische Verfahren wie Angiographie, Computertomographie (CT) oder Magnetresonanztomographie (MRT) erfordern die Gabe intravasaler jodhaltiger Kontrastmittel (KM). KM können die Funktion von hypertensiv-vaskulär und diabetogen vorgeschädigten Nieren bis hin zum dialysepflichtigen Nierenversagen ver-

schlechtern. In den westlichen Industrienationen verursacht die "Kontrastmittel-induzierte Nephropathie" (KIN) ca. 12 % aller im Krankenhaus erworbenen Nierenversagen, bei Diabetikern sogar 25 %. In bis zu 13 % resultiert eine permanente dialysepflichtige Niereninsuffizienz; Morbidität und Mortalität von Patienten mit KIN sind wesentlich erhöht. Tierexperimentelle Daten sprechen für eine KM-induzierte Vasokonstriktion und direkte toxische Tubulusschädigungen mit Freisetzung von Sauerstoffradikalen als pathophysiologische Hauptmechanismen (120, 121).

7.6.1. Definition, Risikofaktoren und klinischer Verlauf

Bei Patienten mit vorbestehender kompensierter Niereninsuffizienz (Serumkreatinin 1,3-2,0 mg/dl) verschlechtert sich während eines Krankenhausaufenthaltes die Nierenfunktion um weitere 10-20 %, auch ohne dass KM appliziert wird. Die Inzidenz der KIN beträgt <2 % in der Allgemeinbevölkerung, 5-10 % bei Patienten mit kompensierter Niereninsuffizienz und 10-40 % bei Diabetikern mit leicht- bis mittelgradiger Niereninsuffizienz (122).

Die KIN ist uneinheitlich definiert, häufig wird sie als ein Kreatininanstieg von >0,5 mg/dl innerhalb von 48h oder >25 % des Ausgangswertes nach KM-Gabe charakterisiert. Die KIN bereits beginnt unmittelbar nach KM-Gabe mit einer Abnahme der glomerulären Filtration. Sensitive Biomarker - wie das Cystatin C -, die eine KIN wesentlich frühzeitiger erfassen als das Serumkreatinin sind in der Praxis noch nicht etabliert. Besonders gefährdet für die KIN sind Patienten mit einer präexistenten Einschränkung der Nierenfunktion (glomeruläre Filtrationsrate von <60 ml/min.; Kreatinin >1,5 mg/dl). Ein weiterer Hauptrisikofaktor ist der Diabetes mellitus mit und ohne Nephropathie. Auch höheres Lebensalter mit Komorbidität, wie Dehydratation, Herzinsuffizienz, Leberzirrhose, renale Grunderkrankungen sowie eine aktuelle Medikation mit u.a. ACE-Hemmern, AT_1-Blockern, Schleifendiuretika oder NSAR erhöhen das Risiko wesentlich (120, 121).

Eine wichtige Differenzialdiagnose zur KIN stellen Cholesterinembolien dar, die nach intraarteriellen Prozeduren ebenfalls zum akuten Nierenversagen führen können, sich klinisch jedoch später und protrahierter präsentieren.

7.6.2. Prävention der KIN bei Risiko-patienten

Sofern vertretbar, sollte auf KM-freie diagnostische Methoden ausgewichen werden. Grundsätzlich sollte die applizierte KM-Menge so gering wie möglich sein, d.h. auch bei fehlenden Risiken 300 ml nicht überschreiten. Korrelierend mit dem Grad der Niereninsuffizienz sollte sich die KM-Menge bei einem Kreatinin von 1,5-3,3 mg/dl bzw. >3,3 mg/dl auf 150 ml bzw. <100 ml anpassen (Angaben für 350 mg Jod/ml). Die Empfehlung, bei erhöhtem KIN-Risiko prinzipiell isoosmolares statt niedrigosmolares KM zu verwenden, ist nicht hinreichend belegt. Niereninsuffiziente Diabetiker könnten jedoch von isoosmolarem KM profitieren (122).

Der protektive Effekt der Hydrierung vor und nach KM-Gabe ist überzeugend belegt. Die Evidenz für eine adjuvante Pharmakoprophylaxe des KIN ist aufgrund von relativ wenigen Studien mit geringen Fallzahlen begrenzt. Die orale Gabe des preiswerten und gut verträglichen Acetylcysteins ist einer Metaanalyse zufolge die derzeit effektivste Maßnahme, einer KIN vorzubeugen. Theophyllin ist ebenfalls protektiv, statistisch jedoch nicht-signifikant. Klar abzulehnen ist die Gabe von Furosemid zur forcierten Diurese, hier verdreifachte sich das Risiko sogar (123).

In einer weiteren Meta-Analyse von 17 randomisierten Studien erwies sich auch Natriumbikarbonat als prophylaktisch wirksam, es scheint in den Nierentubuli die Alkalität zu erhöhen und die Bildung freier Radikale zu hemmen. Versus der Vorbehandlung mit NaCl-Lösung konnte die Rate an KIN durch Bikarbonat hochsignifikant gesenkt werden (OR 0,52) (124). Die Gabe von 80 mg Atorvastatin 12h vor KM-Gabe reduzierte das Auftreten einer KIN versus Plazebo signifikant (5 % versus 13,2 %) (125). Eine jüngste Metaanalyse von 8 randomisierten klinischen Studien an 1423 Patienten zeigte ebenfalls eine deutliche Risikoreduktion der KIN durch eine präinterventionelle kurzzeitige hochdosierte Statingabe – jedoch nicht bei Patienten mit präexistenter Niereninsuffizienz (126). Der endgültige Stellenwert der protektiven Statingabe ist, insbesondere bei Diabetikern, somit noch offen.

Eine prophylaktische Dialyse nach KM-Gabe kann bei präterminaler Niereninsuffizienz zur Präven-

Normales Risiko Kreatinin normal	Mittleres Risiko Kreatinin 1,35-2 mg/dl (GFR 30-60 ml/min)	Hohes Risiko Kreatinin >2 mg/dl (GFR <30 ml/min)
Vermeidung zusätzlicher nephrotoxischer Faktoren (Pausieren von u.a. NSAR, ACE-Hemmern, Diuretika 24 h vor KM)	Vermeidung zusätzlicher nephrotoxischer Faktoren (Pausieren von u.a. NSAR, ACE-Hemmern, Diuretika 24 h vor KM)	Vermeidung zusätzlicher nephrotoxischer Faktoren (Pausieren von u.a. NSAR, ACE-Hemmern, Diuretika 24 h vor KM)
Dehydratation vermeiden	Hydrierung mit NaCl 0,9 % 1 ml/kgKG/h 12h vor und nach KM	Hydrierung mit NaCl 0,9 % 1 ml/kgKG/h 12h vor und nach KM
	Reduktion der Kontrastmittel-Menge	Reduktion der Kontrastmittel-Menge
	2 × 600 mg Acetylcystein oral 1 Tag vor und nach KM	2 × 600 mg Acetylcystein oral 1 Tag vor und nach KM
	154 ml $NaHCO_3$ 8,4 %-Lsg. ad 1000 ml G5 %-Lsg.: 1 h vor KM mit 3 ml/kgKG/h und nach KM über 6 h mit 1 ml/kgKG/h	154 ml $NaHCO_3$ 8,4 %-Lsg. ad 1000 ml G5 %-Lsg.: 1 h vor KM mit 3 ml/kgKG/h und nach KM über 6 h mit 1 ml/kgKG/h
	Kreatinin-Kontrollen am 1., 3. und 5. Tag nach KM	Kreatinin-Kontrollen am 1., 3. und 5. Tag nach KM

Tab. 7.16: Prophylaxe der Kontrastmittel-induzierten Nephropathie (120, 121).

tion einer drohenden Überwässerung indiziert sein, insbesondere bei einem Kreatinin von >4 mg/dl. Bei dialysepflichtigen Diabetikern sollte die elektive KM-Untersuchung am Tag der regulären Dialyse stattfinden.

> Effektivste gesicherte Präventionsmaßnahmen sind die strenge Indikationsstellung für die KM-Gabe, die Begrenzung der KM-Menge sowie die prä- und postinterventionelle Flüssigkeitsgabe bei Risikopatienten (☞ Tab. 7.16).

7.7. Nephrogene Systemische Fibrose (NSF)

Die nephrogene systemische Fibrose (NSF) als schwere systemische Erkrankung wurde erstmalig 2000 beschrieben. Sie ist mit der i.v.-Gabe von Gadolinium-(Gd-)haltigem (MRT-) KM und einer eingeschränkten Nierenfunktion assoziiert. Derzeit sind >300 Fälle beschrieben worden. Im Verlauf kommt es zu schmerzhaften fibrosierenden Veränderungen in Haut, Muskulatur und inneren Organen (Leber, Herz, Lungen und Zwerchfell), die invalidisierend bzw. tödlich verlaufen können. Risikofaktoren sind hohe Volumina von Gd-KM, repetitive Untersuchungen sowie postoperative oder inflammatorische Zustände bei niereninsuffizienten Patienten. Derzeit existiert keine spezifische Therapie oder standardisierte Prophylaxe. Neben der Nierentransplantation stellt die extrakorporale Photopherese eine Therapieoption dar, die kasuistisch zu einer Verbesserung der Symptomatik geführt hat (120, 127). In Analogie zur KIN kommt der Prävention der NSF mit optimaler Hydrierung die entscheidende Bedeutung zukommen. Da Gd-haltiges KM ausschließlich renal eliminiert wird, sollten Patienten mit eingeschränkter GFR (<30 ml/min.) kein Gd-KM erhalten. Zukünftig dürften gerade im Bereich der MR-Angiografie kontrastmittelfreie Techniken an Bedeutung gewinnen, die das Risiko der NSF vermeiden (128).

7.8. Literatur

1. Martin S, Dreyer M, Kiess W et al. Evidenzbasierte Leitlinie der DDG - Therapie des Diabetes mellitus Typ 1 (05/2007). www.deutsche-diabetes-gesellschaft.de

2. Böhm BO, Dreyer M, Fritsche A et al. Therapie des Typ-1-diabetes. S3-Leitlinie Version1.0 vom 10.02.2011

3. Matthaei S, Bierwirth R, Fritsche A et al. Medikamentöse antihyperglykämische Therapie des Diabetes mellitus Typ 2. Update der Evidenzbasierten Leitlinie der Deutschen Diabetes-Gesellschaft. Diabetologie 2009;4: 32-64

4. Whipple AO. The surgical therapy of hyperinsulinism. J Int Chir 1938;3:237-276

5. Strachan M.W.J. Frequency, causes and risk factors for hypoglycaemia in type 1 diabetes. In: Frier B., Fisher M. (eds). Hypoglycaemia in Clinical Diabetes. Second Edition. pp 49-81, Wiley 2007

6. DCCT: Hypoglycemia in the Diabetes Control and Complications Trial. Diabetes 1997;46:271-286

7. Boyle PJ, Schwartz NS, Shah SD et al. Plasma glucose concentrations at the onset of hypoglycemic symptoms in patients with poorly controlled diabetes and nondiabetics. N Engl J Med 1988;318:1487-1492

8. Sokaloff L. Circulation and energy metabolism of the brain. In: SiegelG, Agranoff B, Albers RW and Molinoff P (eds). Basic Neurochemistry. Raven Press, New York 1989, pp 565-590

9. Macdonald I.A., King P. Normal glucose metabolism and responses to hypoglycaemia. In: Frier B., Fisher M. (eds). Hypoglycaemia in Clinical Diabetes. Second Edition. pp 1-24, Wiley 2007

10. Mitrakou A, Ryan C, Veneman T et al. Hierarchy of glycemic tresholds for counteregulatory hormone secretion, symptoms and cerebral dysfunction. Am J Physiol 1991;260:67-74

11. Suh SW, Hamby AM, Swanson RA. Hypoglycemia, brain energetics, and hypoglycemic neuronal death. Glia 2007;55:1280-1286

12. Cryer PE. Hypoglycemia in type 1 diabetes mellitus. Endocrinol Metab Clin North Am 2010;39:641-654

13. Pramming S, Thorsteinsson B, Bendtson I et al. Symptomatic hypoglycaemia in 411 type 1 diabetic patients. Diabetic Med 1991;8:217-222

14. Gold AE, MacLeod KM, Frier BM. Frequency of severe hypoglycemia in patients with type I diabetes with impaired awareness of hypoglycemia. Diabetes Care 1994; 17:697-703

15. Gerich JE, Bolli GB. Counterregulatory failure. In: Frier BM, Fisher BM (eds). Hypoglycaemia and Diabetes: Clinical and Physiological Aspects. Edward Arnold, London 1993, pp 253-267

16. Dagogo-Jack SE, Craft S, Cryer PE. Hypoglycemia-associated autonomic failure in insulin dependent diabetes mellitus. J Clin Invest 1993;91:819-828

17. Banarer S, Cryer PE : Sleep-related hypoglycemia-associated autonomic failure in type 1 diabetes: reduced

awakening from sleep during hypoglycemia. Diabetes 2003;52:1195-1203

18. Clarke WL, Cox D, Gonder-Frederick LA. Evaluating clinical accuracy of systems for self-monitoring of blood glucose. Diabetes Care 1987;10:622-628

19. Hermanns N, Krichbaum M, Kulzer, B. Hypoglykämiewahrnehmungsstörungen. Diabetologie 2009;4: R93-112

20. Fritsche A, Stefan N, Häring H et al. Avoidance of hypoglycemia restores hypoglycemia awareness by increasing ß-adrenergic sensitivity in Type 1 diabetes. Ann Intern Med 2001;134:729-736

21. Gerich JE. Hypoglycaemia and counterregulation in type 2 diabetes. Lancet 2000;356:1946-1947

22. UKPDS16: Overview of 6 years' therapy of type II diabetes: a progressive disease. Diabetes 1995;44:1249-1258

23. Woerle HJ, Meyer C, Popa EM et al. Renal compensation for impaired hepatic glucose release during hypoglycemia in type 2 diabetes: further evidence for hepatorenal reciprocity. Diabetes 2003; 52:1386-1392

24. Bremer J, Jauch-Chara K, Hallschmid M et al. Hypoglycemia unawareness in older compared with middle-aged patients with type 2 diabetes. Diabetes Care 2009; 32:1513-1517

25. Davis SN, Mann S, Briscoe VJ et al. Effects of intensive therapy and antecedent hypoglycemia on counterregulatory responses to hypoglycemia in type 2 diabetes. Diabetes 2009;58:701-709

26. Segel SA, Paramore DS, Cryer PE. Hypoglycemia-associated autonomic failure in advanced type 2 diabetes. Diabetes 2002; 51:724-733

27. Israelian Z, Szoke E, Woerle J et al. Multiple defects in counterregulation of hypoglycemia in modestly advanced type 2 diabetes mellitus. Metabolism 2006;55:593-598

28. Henderson JN, Allen KV, Deary IJ et al. Hypoglycaemia in insulin-treated type-2 diabetes: frequency, symptoms and impaired awareness. Diabet Med 2003;20: 1016-1021

29. Chico A, Vidal-Ríos P, Subirà M et al. The continuous glucose monitoring system is useful for detecting unrecognized hypoglycemias in patients with type 1 and type 2 diabetes but is not better than frequent capillary glucose measurements for improving metabolic control. Diabetes Care 2003;26:1153-1157

30. Hepburn DA, MacLeod KM, Pell ACHet al. Frequency and symptoms of hypoglycaemia experienced by patients with Type 2 diabetes treated with insulin. Diabetic Med 1993;10:231-237

31. Jennings AM, Wilson RM, Ward JD. Symptomatic hypoglycemia in NIDDM patients treated with oral hypoglycemic agents. Diabetes Care 1989;12:203-208

32. Peacey SR, Robinson R, Bedford C et al. Does the choice of treatment for type 2 diabetes affect the physiological response to hypoglycemia ? Diabetes Care 2000; 23:1022-1023

33. Jaap AJ, Jones GC, Mc Crimmon RJ et al. Perceived Symptoms of Hypoglycaemia in Elderly Type 2 Diabetic Patients Treated with Insulin. Diabet Med 1998;15:398-401

34. Ross LA, McCrimmon RJ, Frier BM et al. Hypoglycaemic symptoms reported by children with type 1 diabetes mellitus and by their parents. Diabet Med 1998;15:836-843

35. Deary IJ, Hepburn DA, MacLeod KM et al. Partitioning the symptoms of hypoglycaemia using multiple-sample confirmatory factor analysis. Diabetologia 1993; 36:771-777

36. Jorgensen HV, Pedersen-Bjergaard U, Rasmussen AK et al. The impact of severe hypoglycemia and impaired awareness of hypoglycemia on relatives of patients with Type 1 diabetes. Diabetes Care 2003;26:1106-1109

37. UKPDS 33. Intensive blood-glucose control with sulphonylureas or insulin compared with conventional treatment and risk of complications in patients with type 2 diabetes. UK Prospective Diabetes Study (UKPDS) Group. Lancet 1998;352:837-853

38. Holstein A, Plaschke A, Egberts E-H. Clinical characterisation of severe hypoglycaemia - a prospective population-based study. Exp Clin Endocrinol Diabetes 2003; 111:364-369

39. Leese GP, Wang J, Broomhall J et al. Frequency of severe hypoglycemia requiring emergency treatment in type 1 and type 2 diabetes. Diabetes Care 2003;26:1176-1180

40. Bruce DG, Davis WA, Casey GP et al. Severe hypoglycaemia and cognitive impairment in older patients with diabetes: the Fremantle Diabetes Study. Diabetologia 2009;52:1808-1815

41. Holstein A, Egberts E-H: Risk of hypoglycaemia with oral antidiabetic agents in patients with Type 2 diabetes. Exp Clin Endocrinol Diabetes 2003;111:405-414

42. Holstein A, Hammer C, Hahn M, Kulamadayil NS, Kovacs P. Severe sulphonylurea-induced hypoglycaemia - a problem of uncritical prescription and deficiencies of diabetes care in geriatric patients. Expert Opin Drug Saf 2010;9:675-681

43. Holstein A, Plaschke A, Hammer C et al. Characteristics and time course of severe glimepiride- versus glibenclamide induced hypoglycaemia. Eur J Clin Pharmacol 2003;59:91-97

44. Amiel SA, Dixon T, Mann R et al. Hypoglycaemia in Type 2 diabetes. Diabet Med 2008;25:245-254

45. Pedersen-Bjergaard U, Pramming S, Heller SR et al. Severe hypoglycaemia in 1076 adult patients with type 1 diabetes: influence of risk markers and selection. Diabetes Metab Res Rev 2004;20:479-486

46. Murata GH, Duckworth WC, Shah JH et al. Hypoglycemia in stable, insulin-treated veterans with type 2 diabetes: a prospective study of 1622 episodes. J Diabetes Complications 2005;19:10-17

47. Jorgensen HV, Pedersen-Bjergaard U, Rasmussen AK et al. The impact of severe hypoglycemia and impaired awareness of hypoglycemia on relatives of patients with Type 1 diabetes. Diabetes Care 2003;26:1106-1109

48. Holstein A, Beil W. Oral antidiabetic drug metabolism: Pharmacogenomics and drug interactions. Expert Opin Drug Metab Toxicol 2009;5:225-241

49. Drucker DJ, Nauck MA. The incretin system: glucagon-like peptide-1 receptor agonists and dipeptidyl peptidase-4 inhibitors in type 2 diabetes. Lancet 2006; 368:1696-1705

50. Scheen A. Pharmacokinetics of dipeptidylpeptidase-4 inhibitors. Diabetes Obes Metab 2010;12:648-658 45b Schwartz SL. Treatment of elderly patients with type 2 diabetes mellitus: a systematic review of the benefits and risks of dipeptidyl petidase-4-inhibitors. Am J Geriatr Pharmacother 2010;8:405-418

51. Schwartz SL. Treatment of elderly patients with type 2 diabetes mellitus: a systematic review of the benefits and risks of dipeptidyl petidase-4-inhibitors. Am J Geriatr Pharmacother 2010;8:405-418

52. Holstein A, Plaschke A, Vogel M-Y et al. Prehospital management of diabetic emergencies – a population-based intervention study. Acta Anaesthesiol Scand 2003; 47:610-615

53. Lo L, Tan AC, Umapathi T, Lim CC. Diffusion-weighted MR imaging in early diagnosis and prognosis of hypoglycemia. AJNR Am J Neuroradiol 2006;27:1222-1224

54. Fisher M, Heller SR. Mortality, cardiovascular morbidity and possible effects of hypoglycaemia on diabetic complications. In: Frier B., Fisher M. (eds). Hypoglycaemia in Clinical Diabetes. Second Edition. pp 265-24284, Wiley 2007

55. Heller SR, Robinson RTCE. Hypoglycaemia and associated hypokalaemia in diabetes: mechanisms, clinical implications and prevention. Diab Obes Metabol 2000; 2:75-82

56. Desouza CV, Bolli GB, Fonseca V. Hypoglycemia, Diabetes, and Cardiovascular Events. Diabetes Care 2010; 33:1389-13994

57. Lee S, Harris ND, Robinson RT et al. Effects of adrenaline and potassium on QTc interval and QT dispersion in man. Eur J Clin Invest 2003;33:93-98

58. Gill GV, Woodward A, Casson IF et al. Cardiac arrhythmia and nocturnal hypoglycaemia in type 1 diabetes - the 'dead in bed' syndrome revisited. Diabetologia 2009;52:42-45

59. Frier BM, Schernthaner G, Heller SR. Hypoglycemia and Cardiovascular Risks. Diabetes Care 2011;34 S2: S132-S137

60. Holstein A, Plaschke A, Ptak M et al. Association between CYP2C9 slow metabolizer genotypes and severe hypoglycaemia on medication with sulphonylurea hypoglycaemic agents. Br J Clin Pharmacol 2005;59:103-106

61. Duckworth W, Abraira C, Moritz T et al.; VADT Investigators. Glucose control and vascular complications in veterans with type 2 diabetes. N Engl J Med 2009; 360:129-139

62. Harsch IA, Stocker S, Radespiel-Troger M et al. Traffic hypoglycaemias in patients with diabetes mellitus treated with different antidiabetic regimens. J Intern Med 2002;252:352-360

63. Whitmer RA, Karter AJ, Yaffe K et al. Hypoglycemic episodes and risk of dementia in older patients with type 2 diabetes mellitus. JAMA 2009;301:1565-1572

64. Action to Control Cardiovascular Risk in Diabetes Study Group, Gerstein HC, Miller ME et al. Effects of intensive glucose lowering in type 2 diabetes. N Engl J Med 2008;358:2545-2559

65. ADVANCE Collaborative Group, Patel A, MacMahon S et al. Intensive blood glucose control and vascular outcomes in patients with type 2 diabetes. N Engl J Med 2008;358:2560-2572

66. Ray KK, Seshasai SR, Wijesuriya S et al. Effect of intensive control of glucose on cardiovascular outcomes and death in patients with diabetes mellitus: a meta-analysis of randomised controlled trials. Lancet 2009; 373:1765-1772

67. Turnbull FM, Abraira C, Anderson RJ et al. Intensive glucose control and macrovascular outcomes in type 2 diabetes. Diabetologia 2009,52:2288-2298

68. Zoungas S, Patel A, Chalmers J, de Galan BE, Li Q, Billot L, Woodward M, Ninomiya T, Neal B, MacMahon S, Grobbee DE, Kengne AP, Marre M, Heller S; ADVANCE Collaborative Group. Severe hypoglycemia and risks of vascular events and death. N Engl J Med 2010:363, 1410-1418

69. DDG Praxisleitlinie: Diabetes mellitus im Alter. Diabetologie 2010;5:S166-S171

70. Abaterusso C, Lupo A, Ortalda V et al. Treating elderly people with diabetes and stages 3 and 4 chronic kidney disease. Clin J Am Soc Nephrol 2008;3:1185-94

71. Nyenwe EA, Kitabchi AE. Evidence-based management of hyperglycemic emergencies in diabetes mellitus. Diabetes Res Clin Pract. 2011 Oct 4. [Epub ahead of print]

72. Kitabchi AE, Umpierrez GE, Miles JM et al. Hyperglycemic crises in adult patients with diabetes. Diabetes Care 2009;32:1335-1343

73. Thomas T, Köppen S, Hensen J. Coma diabeticum: Aktuelle Therapie der diabetischen Ketoazidose und des nicht-ketoazidotischen hyperosmolaren Komas. Diabetologie 2007;2:108-117

74. Wagner A, Risse A, Brill HL et al. Therapy of Severe Diabetic Ketoacidosis - Zero-mortality under very-low-dose insulin application. Diabetes Care 1999;22:674-677

75. Kitabchi AE, Murphy MB, Spencer J et al. Is a priming dose of insulin necessary in low-dose insulin protocol for the treatment of diabetic ketoacidosis? Diabetes Care 2008;31:2081-2085

76. Luft FC. Lactic acidosis update for critical care clinicians. J Am Soc Nephrol 2001;12:S15-S19

77. Misbin RI, Green L, Stadel BV et al. Lactic acidosis in patients with diabetes treated with metformin. N Engl J Med 1998;338:256-266

78. Stumvoll M, Nurjhan N, Perriello G et al. Metabolic effects of metformin in non-insulin-dependent diabetes mellitus. N Engl J Med 1995;333:550-554

79. Zhou G, Myers R, Li Y et al. Role of AMP-activated protein kinase in mechanism of metformin action. J Clin Invest 2001;108:1167-1174

80. Bailey CJ, Turner RC. Metformin. N Engl J Med 1996;334:574-579

81. NICE clinical guideline 87. Type 2 diabetes: the management of type 2 diabetes. Issue date: May 2009

82. FDA 2009. http://www.drugs.com/pro/metformin.html

83. Holstein A, Stumvoll M. Contraindications can damage your health - is metformin a case in point? Diabetologia 2005;48:2454-2459

84. Cryer DR, Nicholas SP, Henry DH et al. Comparative outcomes study of metformin intervention versus conventional approach the COSMIC Approach Study. Diabetes Care 2005;28:539-543

85. Salpeter SR, Greyber E, Pasternak GA et al. Risk of fatal and nonfatal lactic acidosis with metformin use in type 2 diabetes mellitus. Cochrane Database of Systematic Reviews 2010

86. Brown JB, Pedula K, Barzlay J et al. Lactic acidosis rates in type 2 diabetes. Diabetes Care 1998;21:1659-1663

87. Stang MR, Wysowski DK, Butler-Jones D. Incidence of lactic acidosis in metformin users. Diabetes Care 1999; 22 925-927

88. Wiholm BE, Myrhed M. Metformin-associated lactic acidosis in Sweden 1977-1991. Eur J Clin Pharmacol 1991;44:589-591

89. Bodmer M, Meier C, Krähenbühl S et al. Metformin, sulfonylureas, or other antidiabetes drugs and the risk of lactic acidosis or hypoglycemia: a nested case-control analysis. Diabetes Care 2008;31:2086-2091

90. Roussel R, Travert F, Pasquet B et al. Metformin use and mortality among patients with diabetes and atherothrombosis. Arch Intern Med 2010;170:1892-1899

91. Lipska KJ, Bailey CJ, Inzucchi SE. Use of metformin in the setting of mild-to-moderate renal insufficiency. Diabetes Care 2011;34:1431-1437

92. MacDonald MR, Eurich DT, Majumdar SR et al. Treatment of type 2 diabetes and outcomes in patients with heart failure: a nested case-control study from the U.K. General Practice Research Database. Diabetes Care 2010; 33:1213-1218

93. Shah DD, Fonarow GC, Horwich TB. Metformin therapy and outcomes in patients with advanced heart failure and diabetes. J Card Fail 2010;16:200-206

94. Landman GW, Kleefstra N, van Hateren KJ et al. Metformin associated with lower cancer mortality in type 2 diabetes (ZODIAC-16). Diabetes Care 2010;33:322-326

95. Dowling RJ, Goodwin PJ, Stambolic V. Understanding the benefit of metformin use in cancer treatment. BMC Med 2011 Apr 6;9:33

96. Seidowsky A, Nseir S, Houdret N et al. Metformin-associated lactic acidosis: a prognostic and therapeutic study. Crit Care Med 2009;37:2191-2196

97. Keller G, Cour M, Hernu R et al. Management of metformin-associated lactic acidosis by continuous renal replacement therapy. PLoS One. 2011;6(8):e23200. Epub 2011 Aug 11

98. Stades AME, Heikens JT, Erkelens DW et al. Metformin and lactic acidosis: cause or coincidence? A review of case reports. J Intern Med 2004;255:179-187

99. Dell'aglio DM, Perino LJ, Kazzi Z et al. Acute Metformin Overdose: Examining Serum pH, Lactate Level, and Metformin Concentrations in Survivors Versus Nonsurvivors: A Systematic Review of the Literature. Ann Emerg Med 2009;54:808-813

100. Frisch A, Chandra P, Smiley D et al. Prevalence and clinical outcome of hyperglycemia in the perioperative period in noncardiac surgery. Diabetes Care 2010; 33:1783-1788

101. Van den Berghe G, Wouters P, Weekers F et al. Intensive insulin therapy in critically ill patients. N Engl J Med 2001;345:1359-1367

102. Van den Berghe G, Wilmer A, Hermans G et al. Intensive insulin therapy in the medical ICU. N Engl J Med 2006;354:449-461

103. Wiener RS, Wiener DC, Larson RJ. JAMA. Benefits and risks of tight glucose control in critically ill adults: a meta-analysis. JAMA 2008;300:933-944

104. Brunkhorst FM, Engel C, Bloos F et al. Intensive insulin therapy and pentastarch resuscitation. N Engl J Med 2008;358:125-139

105. NICE-SUGAR Study Investigators, Finfer S, Chittock DR, Su SY et al. Intensive versus conventional glucose control in critically ill patients. N Engl J Med 2009; 360:1283-1297

106. Griesdale DEG, de Souza RJ, Talmor D et al. Intensive insulin therapy and mortality among critically ill patints: a meta-analysis including NICE-SUGAR study data. Can Med Assoc J 2009;180:821-827

107. Kansagara D, Fu R, Freeman M et al. Intensive insulin therapy in hospitalized patients: a systematic review. Ann Intern Med 2011;154:268-282

108. Siegelaar SE, Hermanides J, Oudemans-van Straaten HM et al. Mean glucose during ICU admission is related to mortality by a U-shaped curve in surgical and medical patients: a retrospective cohort study. Crit Care 2010;14:R224

109. American Diabetes Association. Executive Summary: Standards of Medical Care in Diabetes—2011. Diabetes Care 2011;34:S4-S10

110. Qaseem A, Humphrey LL, Chou R et al. Use of intensive insulin therapy for the management of glycemic control in hospitalized patients: a clinical practice guideline from the American College of Physicians. Ann Intern Med 2011;154:260-267

111. Görlitz N, Hummel M. Insulintherapie bei Intensivpatienten. Diabetologe 2009;3:219-228

112. Brunner R, Kitzberger R, Miehsler W et al. Accuracy and reliability of a subcutaneous continuous glucose-monitoring system in critically ill patients. Crit Care Med 2010;39.659-664

113. Malmberg K, Norhammar A, Wedel H et al. Glycometabolic state at admission: important risk marker of mortality in conventionally treated patients with diabetes mellitus and acute myocarial infarction: long term results from the Diabetes and Insulin-Glucose Infusion in Acute Myocardial Infarction (DIGAMI) study. Circulation 1999;99:2626-2632

114. Malmberg K, Ryden L, Wedel H et al. Intense metabolic control by means of insulin in patients with diabetes mellitus and acute myocardial infarction (DIGAMI2): effects on mortality and morbidity. Eur Heart J 2005;650-661

115. Kosiborod K, Inzucchi SE, Spertus JA et al. Relationship between spontaneous and iatrogenic hypoglycemia and mortality in patients hospitalized with acute myocardial infarction. JAMA 2009;301:1556-15664

116. Norhammar A, Tenerz A, Nilsson G et al. Glucose metabolism in patients with acute myocardial infarction and no previous diagnosis of diabetes mellitus: a prospective study. Lancet 2002;22:2140-2144

117. Bruno A, Levine SR, Frankel MR. Admission glucose level and clinical outcomes in the NINDS rt-PA Stroke Trial. Neurology 2002;59:669-674

118. Fuentes B, Castillo J, San José B et al. The prognostic value of capillary glucose levels in acute stroke: the GLycemia in Acute Stroke (GLIAS) study. Stroke 2009; 40:562-568

119. Gray CS, Hildreth AJ, Sandercock PA et al. Glucose-potassium-insulin infusions in the management of post-stroke hyperglycaemia: the UK Glucose Insulin in Stroke Trial (GIST-UK). Lancet Neurol 2007;6:397-406

120. Schieren G, Rump L-C. Kontrastmittel und Niereninsuffizienz. Nephrologe 2009;4:33-41

121. Pannu N, Wiebe N, Tonelli M. Prophylaxis strategies for contrast-induced nephropathy. JAMA 2006; 295:2765-2779

122. Thomsen HS, Morcos SK, Barrett BJ. Contrast-induced nephropathy: the wheel has turned 360 degrees. Acta Radiol 2008;49:646-657

123. Kelly AM, Dwamena B, Cronin P et al. Meta-analysis: effectiveness of drugs for preventing contrast-induced nephropathy. Ann Internal Medicine 2008; 148:284-294

124. Meier P, Ko DT, Tamura A et al. Sodium bicarbonate-based hydration prevents contrast-induced nephropathy: a meta-analysis. BMC Med 2009;7:23

125. Patti G, Ricottini E, Nusca A et al. Short-term, high-dose Atorvastatin pretreatment to prevent contrast-induced nephropathy in patients with acute coronary syndromes undergoing percutaneous coronary intervention (from the ARMYDA-CIN [atorvastatin for reduction of myocardial damage during angioplasty-contrast-induced nephropathy] trial. Am J Cardiol. 2011; 108:1-7

126. Zhang BC, Li WM, Xu YW. High-Dose Statin Pretreatment for the Prevention of Contrast-Induced Nephropathy: A Meta-analysis. Can J Cardiol 2011 Sep 21. [Epub ahead of print]

127. Swaminathan S, Shah SV. New insights into nephrogenic systemic fibrosis. J Am Soc Nephrol 2007; 18:2636-2643

128. Lanzman RS, Schmitt P, Kröpil P et al. Techniken der kontrastmittelfreien MR-Angiografie. RöFo 2011; 183:913-924

Prävention des Typ-2-Diabetes

W. Bachmann

8. **Prävention des Typ-2-Diabetes**

Diabetes mellitus Typ 2 ist eine **genetisch** bedingte Erkrankung. Die Erbanlagen führen zur Ausbildung einer **Insulinresistenz** und zu einer **Störung der Insulinsekretion**. Auf der Basis der Insulinresistenz entwickeln sich im Laufe des Lebens Übergewicht, Fettstoffwechselstörung und essenzielle Hypertonie (**Metabolisches Syndrom**). Ein Diabetes mellitus Typ 2 entsteht nicht, wenn die insulinproduzierenden β-Zellen ausreichend Sekretions-Reserven besitzen, um die durch die Insulinresistenz erforderliche Mehrproduktion zu kompensieren. Bei Menschen mit der Erbanlage zum Diabetes mellitus Typ 2 kommt es jedoch sowohl zu einem zunehmenden Verlust von β-Zellen als auch zu einer funktionellen Störung der Insulinproduktion und -Sekretion der verbleibenden β-Zellen, so dass ab einem gewissen Grad der Insulinresistenz eine weitere Steigerung der Insulinproduktion nicht mehr möglich ist. Es entwickelt sich über das **Zwischenstadium der gestörten Glukosetoleranz/gestörte Nüchternblutglukose** der manifeste Typ-2-Diabetes mellitus (☞ Abb. 8.1).

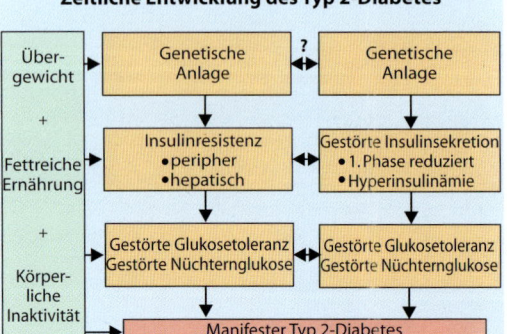

Abb. 8.1: Zeitliche Entwicklung des Typ-2-Diabetes.

Wie aus Kriegs- und Nachkriegszeiten (Mangelernährung) abzuleiten ist, würden, bezogen auf diese Erbanlagen, ca. 1 % der Gesamtbevölkerung im Laufe ihres Lebens einen Diabetes mellitus entwickeln. Tatsächlich ist heute in Deutschland die Prävalenz des Typ-2-Diabetes bei 8 % oder mehr, wobei ein Großteil (30-40 %) der Erkrankten noch nicht diagnostiziert ist (☞ Kap. 1.). Es besteht eine stetige Zunahme. Die Ursache für diese enorme Zunahme der "Volkskrankheit Typ-2-Diabetes" ist

in dem sich verändernden, "modernen" Lebensstil begründet. Zum einen ist Nahrung im Überfluss vorhanden mit dem Ergebnis der Überernährung, insbesondere durch fetthaltige Nahrungsmittel. Zum anderen nimmt die körperliche Belastung sowohl in der Freizeit als auch im Beruf ständig ab. Dies gilt in zunehmendem und erschreckendem Maße auch für Kinder und Jugendliche. Auch bei dieser Altersgruppe wird Adipositas vermehrt begleitet von Bluthochdruck, Fettstoffwechselstörungen und Typ-2-Diabetes. In einzelnen Ländern hat die Zahl der Typ-2-Diabetiker bei Kindern/Jugendlichen die des Typ-1-Diabetes (ehemals: jugendlicher Diabetes!) bereits übertroffen (1). Damit stellt sich die berechtigte Frage, ob Adipositas bereits als Krankheit anzusehen ist (☞ Kap. 4.2.).

Diese beiden Faktoren, **Gewichtszunahme** und **körperliche Inaktivität**, sind nachweislich Ursachen für eine Insulinresistenz. Dies bedeutet, dass durch exogene Faktoren die endogene, genetisch bedingte Insulinresistenz enorm gesteigert wird. Dadurch kommt es frühzeitiger zur gestörten Insulinsekretionsdynamik sowie unzureichenden Insulinproduktion und somit zur Manifestation des Typ-2-Diabetes (2).

> Durch zahlreiche Untersuchungen ist belegt, dass Menschen mit einzelnen Facetten des Metabolischen Syndroms ein erhöhtes Risiko sowohl für Typ-2-Diabetes als auch kardiovaskuläre Erkrankungen haben.

Dies gilt insbesondere für die gemeinsame Basis Übergewicht (3-5). Bei Personen mit einer gestörten Glukosetoleranz/Nüchternglukoseerhöhung ist das Risike innerhalb eines Jahres einen Typ-2-Diabetes zu manifestieren 15-20 % (6-8a) (☞ Kap. 2.).

> Doch bereits im Stadium der gestörten Glukosetoleranz/gestörten Nüchternglukose, ist ein erhöhtes kardiovaskuläres Risiko nachweisbar (9, 10).

Zum Zeitpunkt der Manifestation des Typ-2-Diabetes bestehen meist schon mehrere weitere Risikofaktoren des Metabolischen Syndroms, so dass diese Menschen ein besonders hohes Risiko für kardiovaskuläre Erkrankungen haben (☞ Kap. 1.). Zudem muss konstatiert werden, dass nach Manifestation des Diabetes, trotz erheblicher Fortschritte in der Therapie, es bislang nicht möglich ist, das Fortschreiten der kardiovaskulären wie mikroangiopathischen oder neuropathischen Folgeerkrankungen ausreichend zu verzögern oder gar zu verhindern (☞ Kap. 3.).

Der Typ-2-Diabetes ist in diesem Jahrzehnt als Volkskrankheit endgültig in den Mittelpunkt des gesundheitspolischen Handelns gerückt, nachdem erkannt wurde, dass insbesondere im Rahmen der Folgeerkrankungen (11), aber auch durch Intensivierung der Therapie (12) ganz erhebliche Belastungen des Gesundheitssystems entstehen.

Nicht der Diabetes als solcher, sondern die Folgekomplikationen führen zu einer **Kostenlawine**. Aus diesem Grunde sind Krankenkassen und auch die Politik bemüht, über entsprechende Behandlungsprogramme (Disease-Management-Programm, ☞ Kap. 6.3.3.) kostendämpfend einzuwirken.

Aus dem Gesagten ist es zwingend, nicht nur die unzulängliche Therapie des Typ-2-Diabetes ständig verbessern zu wollen, sondern – wenn möglich – die Manifestation des Typ-2-Diabetes zu verhindern oder zu verzögern. Dabei wird unterstellt, dass durch Verhinderung der Diabetesmanifestation Folgeerkrankungen vermeidbar sind. Dies

wiederum bedeutet, neben erheblicher Kosteneinsparung im Gesundheitssystem, für die (Nicht-) Betroffenen Gewinn an Lebenserwartung mit verbesserter Lebensqualität.

Der Ansatz zu einer verstärkten Prävention von Stoffwechsel-/Gefäßkrankheiten ist längst überfällig. Da zum einen die Veränderungen des modernen Lebensstils hauptverantwortlich für die enorme Zunahme des Typ-2-Diabetes ist, stehen im Mittelpunkt der Prävention Initiativen zu Lebensstiländerungen. Zum anderen ist durch einige frühere kleinere Studien sowohl mit Änderung des Lebensstil (13, 14) als auch durch medikamentöse Interventionen (14) der Beweis erbracht worden, dass tatsächlich die Manifestation des Typ-2-Diabetes verzögert bzw. verhindert werden kann. Den wissenschaftlichen Beweis lieferten endgültig die im Folgenden beschriebenen großen Interventionsstudien zur Verhinderung des Typ-2-Diabetes.

	n	mittl. Alter	BMI kg/m^2	Interventions- maßnahmen	Auftreten Diabetes[2]	RRR[1] %	Mittl. Stu- diendauer	NNT[3]
Da Qing IGT and Diabetes Study (China)	530	45 J.	25,8	Kontrollen	15,7			
				Diät	10,0	31		4,6
				Exercise	8,3	46	6,0 J.	4,6
				Diät + Exercise	9,6	42		4,6
Diabetes Prevention Study (Finnland)	522	44 J.	31	Kontrollen	7,8			
				Lifestyle- Änderung	3,2	58	3,2 J.	8,3
Diabetes Prevention Program (USA)	3.234	51 J.	34	Kontrollen	11,0			
				Lifestyle- Änderung	4,8	58	2,8 J.	6,9
				Metformin	7,8	31		13,9
STOP-NIDDM Studie (Kanada, Israel, Europa)	1.429	55 J.	31	Kontrollen	12,4			
				Acarbose	8,7-9,1[4]	25-36[4]	3,3 J.	11,0

Tab. 8.1: Übersicht der Präventionsstudien.
[1] Relative Risk Reduction, [2] Pro 100 Pers.-J., [3] Number Needed to Treat, [4] Abhängig von Auswertung.

Wichtig für die Praxis:

- Die Adipositas als Folge unseres "modernen Lebensstils" muss als starker Prädiktor für das Metabolische Syndrom, den Typ-2-Diabetes und die Atherosklerose angesehen werden.
- Es besteht die Notwendigkeit zur Prävention, insbesondere auch für Kinder und Jugendliche (15).
- Dabei stehen Gewichtsreduktion bzw. Gewichtskontrolle und Erhöhung der körperlichen Fitness. ganz im Mittelpunkt von nationalen und internnationlen Programmen.

8.1. Präventionsstudien Typ-2-Diabetes

Bis 2003 wurden als wissenschaftliche Basis für Präventionsprogramme 4 wegweisende, große und mehrere kleine Interventionsstudien zur Prävention des Typ-2-Diabetes publiziert. Im Folgenden sollen die 4 großen Studien ausführlich dargestellt werden. Gemeinsames Ziel aller dieser Studien war es, zu untersuchen, ob die Manifestation des Typ-2-Diabetes aus der Hochrisikogruppe "gestörte Glukosetoleranz/gestörte Nüchternglukose" verzögert oder gar verhindert werden kann. Dies wird versucht durch Lebensstiländerungen und den Einsatz von oralen Antidiabetika. In der Diabetes Präventions Program-Study sowie der STOP-NIDDM-Studie wurden als sekundäre Interventionsziele auch die Beeinflussung weiterer Risikofaktoren im Metabolischen Syndrom – wie Bluthochdruck oder Fettstoffwechselstörung – sowie die Beeinflussung von kardiovaskulären Erkrankungen untersucht.

Die 4 Studien werden in der Reihenfolge ihres Publikationszeitpunktes dargestellt.

8.1.1. The DaQing IGT and Diabetes Study

☞ (16, 17)

8.1.1.1. Studienziele

Beeinflussbarkeit der **Manifestation des Typ-2-Diabetes** bei Probanden mit gestörter Glukosetoleranz (IGT = Impaired Glucose Tolerance) **durch Ernährung und körperliche Aktivität**.

8.1.1.2. Durchführung

Nach umfangreichen Voruntersuchungen der Stadtbevölkerung in DaQing wurden 577 Menschen mit IGT in die Studie aufgenommen. Das Screening erfolgte durch Messung des Blutzuckers zwei Stunden nach einem Standard-Frühstück. Bei erhöhten Werten wurde ein 75-g-Glukosetoleranztest angeschlossen. Das Ergebnis des 2-h-Wertes (>140 mg/dl bzw. 7,8 mmol/l und <200 mg/dl bzw. 11,0 mmol/l) bestimmte den Einschluss in die Studie. Die Studie war für 6 Jahre angelegt, wobei insgesamt 530 Patienten ausgewertet werden konnten. Davon hatten 208 Teilnehmer ein BMI <25 kg/m² und 322 ein BMI > 25 kg/m².

8.1.1.2.1. Studiengruppenbildung

Neben einer **Kontrollgruppe**, die die üblichen Standardinformationen zur Ernährung sowie zu vermehrter körperlicher Aktivität erhielt, wurden folgende Interventionsgruppen gebildet:

▶ Diätgruppe

Hier erfolgte eine umfangreiche **individualisierte Ernährungsberatung**, wobei Probanden mit einem Body-Mass-Index von <25 kg/m² ein Kalorienbedarf von 25 bis 30 Kcal/kg Körpergewicht zugebilligt wurden. Bei den Probanden mit einem Body-Mass-Index > 25 kg/m² wurde eine kalorienreduzierte Ernährung empfohlen mit dem Ziel 0,5-1,0 kg pro Monat abzunehmen, bis ein Body-Mass-Index von 23 kg/m² erreicht sein würde.

Die Ernährungsinhalte waren folgende:

- 55-65 Kalorien% Kohlenhydrate
- 10-15 Kalorien% Eiweiß
- 25-30 Kalorien% Fette
- vermehrte ballaststoffreiche Ernährung
- Verminderung von Alkohol und einfachen Zuckern

Während des ersten Monats wurden die Instruktionen wöchentlich wiederholt, dann einmal pro Monat während der ersten drei Monate und schließlich alle drei Monate über die Rest-Studienzeit.

▶ Exercise-Gruppe

Die möglichen körperlichen Aktivitäten wurden als leicht, mäßig anstrengend und sehr anstrengend definiert. Entsprechend dieser Einteilung war der Zeitaufwand 5, 10, 20 oder 30 Minuten, um eine Übungseinheit darzustellen. Unabhängig von

der bisherigen körperlichen Aktivität der Probanden sollte bei allen die körperliche Aktivität um
eine Einheit pro Tag gesteigert werden. Bei Probanden, die jünger als 50 Jahre und ohne kardiovaskuläres Risiko waren, sollten zwei Einheiten pro
Tag zusätzlich erfolgen.

Die Beratungsintensität war auch hier zeitlich wie
in der Diätgruppe festgelegt mit wöchentlichen
Beratungen und Übungen während des ersten Monats, dann monatlich und später alle drei Monate.

▶ Diät- plus Exercise-Gruppe

Für Teilnehmer dieser Gruppen wurden die Inhalte der Diät- und der Exercise-Gruppe angewandt.

8.1.1.2.2. Studienablauf

Im Verlauf der Studie wurden die Patienten dreimonatlich durch einen lokalen Arzt gesehen, in
Abständen von 2 Jahren wurden sie dann von den
Studienärzten eingehend untersucht. Bei den drei-
monatlichen Untersuchungen wurden Körpergewicht, Körpergröße, Blutdruck und Uringlukose
routinemäßig bestimmt. Bei erhöhtem Urinzu-
cker wurde ein Zweistundenblutzucker nach einem Standard-Frühstück gemessen. Bei erhöhtem
Wert schloss sich ein oraler Glukosetoleranztest
mit 75 g an. Ein OGTT wurde auch dann durchgeführt, wenn durch den lokalen Arzt ein Diabetes
vermutet wurde. Die Diagnose Diabetes wurde
entsprechend den damals geltenden Kriterien
durch einen erhöhten Plasma-Nüchternblut-
zucker (> 140 mg/dl bzw. 7,8 mmol/l) oder erhöhten Zweistundenwert im OGTT (>200 mg/dl bzw.
11,0 mmol/l) festgelegt. Die Diagnose musste
durch einen zweiten OGTT innerhalb von 7-14
Tagen bestätigt werden.

Bei den zweijährlichen Untersuchungen gehörte
der OGTT zur Standarduntersuchung.

8.1.1.3. Ergebnisse

Während der sechs Jahre der Studie hat sich bei 263
(49 %) aller Probanden mit IGT ein manifester
Diabetes entwickelt, davon wurden 79 % bei den
zweijährigen Kontrolluntersuchungen diagnostiziert. Die Inzidenzraten der einzelnen Gruppen,
ausgedrückt in manifeste Typ-2-Diabetiker pro
100 Personenjahre, sind in Tab. 8.2 dargestellt.

In allen drei Interventionsgruppen konnte das Risiko, einen Diabetes zu manifestieren, signifikant
reduziert werden. Eine signifikante Gewichtsreduktion wurde bei keiner Gruppe beobachtet.
Im Vergleich zu der Kontrollgruppe war die **relative Risikoreduktion (RRR) in der Diätgruppe
31 %, in der Exercise-Gruppe 46 % und in der
kombinierten Gruppe 42 %.**

8.1.1.4. Schlussfolgerungen

Durch die hier durchgeführten Lebensstil-Än-
derungen konnte eine signifikante Risikoreduktion bezüglich Diabetesmanifestation in allen drei
Gruppen erreicht werden. **Dabei erwiesen sich alle
Interventionen als nahezu gleichwertig.** Bemerkenswert war, dass durch die Kombination von
Diät und körperlicher Aktivität kein zusätzlicher
Effekt erzielt werden konnte. Einschränkend muss
jedoch festgehalten werden, dass die Studie strengen wissenschaftlichen Kriterien nicht genügt: Die
Randomisierung der Patienten erfolgte nach Kliniken, nicht nach Einzelpersonen. Dies bedeutet,
dass in den jeweiligen Kliniken nur eine Therapieform durchgeführt wurde. Die Probandenzahl in
den einzelnen Kliniken schwankte zwischen 5 und
33.

	Kontrollen	Diät-Gruppe	Exercise-Gruppe	Diät + Exercise-Gruppe
Auswertung durch 2 h pp im OGTT (>200 mg/dl)	15,7	10,0	8,3	9,6
Auswertung nach Nüchtern-BZ (>140 mg/dl)	9,6	3,7	5,3	5,5
Auswertung nach 2 h pp im OGTT und Körpergewicht				
• <25 kg/m²	13,3	8,3	5,1	6,8
• >25 kg/m²	17,2	11,5	10,8	11,4

Tab. 8.2: Ergebnisse der "Da Qing IGT and Diabetes study" (Diabetesinzidenz/100 Personenjahre).

8.1.2. Finnish Diabetes Prevention Study

☞ (18-21)

8.1.2.1. Studienziele

Untersuchung der Möglichkeiten und Effektivität von **Lebensstiländerungen** bei Personen mit gestörter Glukosetoleranz (IGT) zur **Verhinderung oder Verzögerung der Manifestation eines Typ-2-Diabetes.**

8.1.2.2. Studiendurchführung

In die Studie wurden 522 Probanden mit gestörter Glukosetoleranz aufgenommen. Die Interventionsgruppe umfasste 265, die Kontrollgruppe 257 Personen. In beiden Gruppen betrug das mittlere Alter 55 Jahre, das Verhältnis Frauen zu Männern war 2:1, der mittlere BMI betrug 31 kg/m².

Die Studienteilnehmer wurden unter Verwandten ersten Grades von Typ-2-Diabetikern gesucht. Die weiteren Kriterien waren: Übergewicht mit einem Body-Mass-Index > 25 kg/m², Lebensalter von 40 bis 65 Jahren sowie der zweimalige Nachweis einer gestörten Glukosetoleranz mittels 75-g-OGTT. Es wurde die Glukose im Plasma gemessen mit der Forderung des Zweistundenwertes >140 mg/dl (7,8 mmol/l) und <200 mg/dl (11,0 mmol/l). Zusätzlich musste die Nüchternplasmaglukose <140 mg/dl (7,8 mmol/l) sein. Als Ausgangskriterium wurde der Mittelwert der beiden OGTTs genommen. Als zusätzliches Kriterium für die Randomisierung wurden die Zweistundenwerte noch unterteilt in eine niedrige (140 bis 169 mg/dl) und eine höhere (170 bis 200 mg/dl) Gruppe, da anzunehmen war, dass Probanden mit höheren Werten häufiger zum Diabetes konvertieren. Bei ca. 20 % der Studienteilnehmer wurden zusätzlich zu Beginn und nach 4 Jahren Untersuchungen zur Insulinsensitivität und zur Insulinsekretion durchgeführt.

8.1.2.2.1. Studiengruppenbildung

▶ **Kontrollgruppe**

Diese erhielt die üblichen Instruktionen bezüglich Diabetes, Ernährung und vermehrter körperlicher Aktivität. Keine individuelle Beratung.

▶ **Interventions-Gruppe**

In dieser sollte der positive Einfluss der Lebensstiländerung auf die Entwicklung des Diabetes gezeigt

werden. Dazu wurden folgende 5 **Therapieziele** postuliert:

- **Gewichtsverlust** von ≥5 % des Ausgangsgewichtes
- **Gesamtfettaufnahme** <30 Kalorien%
- Aufnahme **gesättigter Fette** <10 Kalorien%
- **Ballaststoffaufnahme** mehr als 15 g pro 1.000 Kalorien
- **Mäßige körperliche Aktivität** von mehr als 30 Minuten pro Tag, oder 150 Minuten pro Woche (Empfohlen wurden. Ausdauersportarten wie Schwimmen, Radfahren, Jogging, aerobische Ballspiele, Schilanglauf, gesteigertes Gehen)

Darüber hinaus wurden **detaillierte Ernährungsempfehlungen** sowie **individuelle Ratschläge** bezüglich Ernährung und körperlicher Aktivität gegeben.

8.1.2.2.2. Studienverlauf

In der Interventionsgruppe erfolgten während des ersten Jahres 7 Sitzungen mit der Diätassistentin, anschließend alle drei Monate. Zusätzlich wurden in diesen Sitzungen auch Bewegungsinstruktionen gegeben. Einmal pro Jahr erfolgten ärztliche Visiten mit gründlicher Untersuchung sowie der Durchführung eines OGTTs.

Die Diagnose Diabetes mellitus wurde mit dem OGTT gestellt. Bei positivem Ausfall des OGTTs bestätigte ein zweiter Glukosetoleranztest die definitive Diagnosestellung "manifester Diabetes mellitus". Zur Auswertung galten die WHO-Kriterien von 1985, die einen Zweistundenwert von >200 mg/dl (11,0 mmol/l) forderten.

8.1.2.3. Ergebnisse

Die auf sechs Jahre angelegte Studie wurde mit einer mittleren Dauer von 3,2 Jahren beendet, wobei in einem Studienzentrum mit ca. 20 % aller Teilnehmer auf 4 Jahre verlängert wurde. Die fünf Interventionsziele konnten in der Lebensstilgruppe jeweils signifikant häufiger erreicht werden als bei den Kontrollprobanden. Nach einem Jahr wurde die Ballaststoffaufnahme bei 25 % der Probanden erfüllt (Kontrolle 12 %), die geforderte körperliche Aktivität von mehr als vier Stunden pro Woche hingegen von 86 % (Kontrolle 71 %). **Je mehr Einzelziele von einem Probanden erfüllt wurden, um so seltener trat ein Diabetes mellitus auf.** So wurden bei allen Probenden, die 4 von 5 Einzelziele erreichten, keine Diabetesmanifestation festgestellt. Hingegen war bei denjenigen Probanden, die kein Einzelziel erreichten, bereits nach einem Jahr die Diabeteshäufigkeit bei 38 % (Lebensstilgruppe) bzw. 31 % (Kontrollgruppe). Die fehlende Gewichtsabnahme wirkte sich dabei nicht aus, wenn die anderen vier Therapieziele erreicht wurden. Insgesamt war die Gewichtsabnahme nach einem Jahr in der Interventionsgruppe deutlicher als nach zwei Jahren (☞ Tab. 8.3).

Das Auftreten eines manifesten Diabetes wurde in der Lebensstilgruppe nach zwei Jahren bei 6 %, 9 % nach 3 Jahren und nach vier Jahren bei 11 % der Probanden festgestellt. Demgegenüber waren in der Kontrollgruppe nach zwei Jahren bereits 14 %, nach 3 Jahren 20 % und nach vier Jahren 23 % manifeste Diabetiker. Dies bedeutete eine **relative Risikoreduktion um 58 %**. Diese Risikoreduktion war bei männlichen Teilnehmern mit 63 % etwas stärker ausgeprägt als bei den Frauen mit 54 %.

Aus den 4-Jahres-Analysen, durchgeführt bei ca. 20 % aller Studienteilnehmer, ließ sich folgende erhöhte Risikokonstellation für die Entwicklung eines Typ-2-Diabetes beschreiben:

Die Probanden waren

- initial übergewichtiger
- hatten im Verlauf der Studie nicht abgenommen
- ihre Ausgangsblutzucker (nüchtern und 2-h-Wert im OGTT) waren höher
- ihre Insulinsekretion war stärker beeinträchtigt.

Durch die Gewichtsreduktion konnte die Insulinsensitivität des Gesamtorganismus, proportional zum Ausmaß der Gewichtsabnahme, signifikant verbessert werden. Bei anhaltend reduziertem Gewicht blieb dieser positive Zustand erhalten. Die Insulinsekretion hingegen konnte nur geringfügig – aber ebenso anhaltend – verbessert werden.

Diejenigen Patienten,die nach der ersten dreijährigen Studienphase keinen Diabetes entwickelt hatten, wurden noch weitere 3 Jahre nachbeobachtet (22). Damit sollte die Langfristigkeit der präventiven Maßnahmen beurteilt werden. Am Ende der 3 Jahre Nachbeobachtung lag das relative Diabetesrisiko um 36 % niedriger als in der ehemaligen Kontrollgruppe. Bezogen auf die gesamte Studiendauer war das Diabetesrisiko um 43 % reduziert (Inzidenz 4,3 vs. 7,4 pro 100 Personenjahre). Das Ergebnis zeigt den nachhaltigen Nutzen der aufwendigen Studie, da auch in den Folgejahren die Teilnehmer der ehemaligen Interventionsgruppe ein besseres Ernährungsverhalten und eine höhere körperliche Aktivität aufwiesen

8.1.2.4. Verlängerungsstudie

☞ (23)

Bei 487 Teilnehmern wurde die Studie nach 4,1 Jahren (1-6 Jahre) zusätzlich ausgewertet. Durchführung und Betreuung in Kontroll- und Interventionsgruppe waren wie in der Hauptstudie. Mittels eines evaluierten Fragebogens wurden jährlich in beiden Gruppen Dauer, Häufigkeit und Intensität der körperlichen Aktivität für die zurückliegenden 12 Monate erfasst. Damit konnte der Einfluss leichter (z.B. normales Gehen, Radfahren oder sonstige körperliche Aktivitäten wie Haus- und Gartenarbeiten), mäßiger bis starker (z.B. Nordic Walking, Schwimmen, Krafttraining,

	Kontrollen (n=257)	Signifikanz niveau	Interventions-gruppe (n=265)
Gewichtsabnahme - nach 1 Jahr - nach 2 Jahren - nach 3 Jahren	−1,0±3,7 kg −0,8±4,4 kg −0,9±5,4 kg	p<0,001 p<0,001 p<0,001	−4,5±5,0 kg −3,5±5,5 kg −3,5±5,1 kg
Nach 1 Jahr: Veränderungen der Plasma-Glukose des 2-h-Wertes im OGTT	−5±40 mg/dl	p<0,003	-15±34 mg/dl
Veränderung des Serum-Insulins des 2-h-Wertes im OGTT	−11±51 µg/ml	p<0,001	-29±64 µg/ml
Neu diagnostizierter Diabetes (abs. während der Studie)	59 7,8/100 PJ		27 3,2/100 PJ

Tab. 8.3: Ergebnisse der Finnischen "Diabetes Prevention Study". PJ = Personen-Jahre.

Schilanglauf, Jogging, aber auch anstrengende Arbeiten wie Holzhacken) sowie anstrengender (außer Walking die vorgenannten Tätigkeiten, jedoch unter stark schweisstreibender und atembeeinträchtigender Intensität) körperlicher Freizeitaktivitäten bezüglich ihrer Wertigkeit auf die Entwicklung eines Typ-2-Diabetes beurteilt werden. Die Teilnehmer beider Studiengruppen wurden zusammengefasst, für die Auswertung erfolgte eine Neueinteilung nach Intensität der körperlichen Belastungen und deren Zunahme während der Studienzeit.

Von den 487 Teilnehmern entwickelten während der 4,1 Jahre 107 einen Diabetes. Diejenigen, die ihre körperliche Aktivität in den Gruppen "mäßig/stark" und "anstrengend" noch weiter steigerten (im Mittel um 0,8 h/Woche), hatten eine um 63-65 % geringere Diabeteshäufigkeit. Im Vergleich des oberen Drittels zum unteren Drittel der Belastungsintensität war die Diabeteshäufigkeit in der höheren Belastungsgruppe um 57 % vermindert. Bezogen auf die Belastung "Walking" waren dies sogar 59 %. Auch die Zunahme der Gehgeschwindigkeit wirkte sich positiv aus, unabhängig vom Zeitaufwand.

Die Schlussfolgerung für präventive Maßnahmen war: wenigstens 2,5 h/Woche anstrengenden Gehens vermindert die Diabeteshäufigkeit dieser Hochrisikogruppe innerhalb von 4,1 Jahren um 63-69 %, weitgehend unabhängig von Diät und BMI. Es zeigte sich jedoch auch, dass auch geringe körperliche Aktivitäten das Diabetesrisiko reduzierte. Entscheidend sind Gesamtzeit und Intensität der körperlichen Belastung, wobei der Zeitfaktor wohl der wichtigere ist.

Für Hochrisikopatienten empfiehlt sich jede Intensität und jeder zeitliche Umfang der erfassten körperlichen Aktivitäten zur Prävention eines Typ-2-Diabetes.

8.1.2.5. Schlussbemerkungen

Diese Untersuchung zeigt, dass bei Probanden mit hohem Diabetesrisiko durch individuelle und sehr umfangreiche Lebensstiländerungen **das Risiko des Diabetes mellitus deutlich reduziert werden kann.** Hervorzuheben ist, dass trotz geringer Gewichtsabnahme in der Interventionsgruppe die Unterschiede zwischen den beiden Gruppen ganz erheblich waren. Insbesondere fällt auf, dass bei mehr als vier Stunden körperlicher Tätigkeit pro Woche, trotz Fehlen einer Gewichtsreduktion, die Diabetesmanifestation deutlich vermindert werden konnte. In der Verlängerungsstudie wurde dies noch einmal bestätigt und ergänzt für das Gesamtkollektiv. Daraus schließen die Autoren, dass jegliche Art von körperlicher Aktivität, ob nun im Sport, Haushalt oder Beruf, der Diabetesprävention dienlich ist. Da in dieser Studie gleichzeitig sowohl die Fettstoffwechselwerte (Triglyzeride), wie auch die nüchtern und postprandiale Hyperinsulinämie und der systolische Blutdruck signifikant abgesenkt werden konnten, ist die Schlussfolgerung der Autoren, dass ähnliche Projekte im Gesundheitssystem umgesetzt werden könnten, insbesondere unter dem Aspekt, dass sich makrovaskuläre Folgeerkrankungen erst nach Manifestation des Diabetes verstärkt ausbilden.

Die praktische Umsetzung ihres Studienkonzeptes erscheint den Autoren gegeben zu sein. Wichtig erscheinen neben dem Ziel einer mäßigen Gewichtsreduktion eine regelmässige körperliche Aktivität, unabhängig von Intensität und Dauer. Bevorzugt sollen Ausdauersportarten wie Nordic Walking Radfahren, Schwimmen oder Jogging durchgeführt werden. Optimal sind > 2,5 Stunden pro Woche. Dies aber regelmäßig und über Jahre, ein Gruppeneffekt ist dabei sehr hilfreich.

Im "*Finnish National Diabetes Prevention Program*" wird versucht, die Erkenntnisse dieser Studie auf eine größere Bevölkerungszahl umzusetzen, angepasst an realistische Möglichkeiten des medizinischen Routinebetriebes mit begrenzter finanzieller Ausstattung. Zur Erfassung des Diabetesrisikos wurde in den Praxen der FINDISC-Score verwandt, eine Punktzahl ≥15 wurde als hohes Risiko eingestuft. Zusätzlich in die Studie aufgenommen wurden: Patienten, bei denen eine gestörte Glukosetoleranz oder ein erhöhter Nüchternblutzucker bekannt waren sowie bei Z.n. Herzinfarkt und Z.n. Gestationsdiabetes. Bereits die 1-Jahres-Ergebnisse zeigen sehr eindrucksvoll, dass ein landesweites Präventionsprogramm machbar ist und erfolgreich sein kann (23a).

8.1.3. Diabetes Prevention Programm (DPP)

☞ (24-26)

8.1.3.1. Studienziele

Die Frage, die es zu beantworten galt, war, ob durch "vernünftige" Strategien ein Typ-2-Diabetes bei Probanden mit hohem Risiko **zu verhindern oder zu verzögern** sei. Als sekundäre Studienziele sollte der Einfluss auf kardiovaskuläre wie renale Folgeerkrankungen des Diabetes und weitere Risikofaktoren für kardiovaskuläre Erkrankungen sowie die Gesamtmortalität untersucht werden. Um Klärungen für die mögliche positive Beeinflussung durch die Interventionen zu erhalten, wurden sowohl β-Zell-Funktion als auch Insulinsensitivität gemessen.

8.1.3.2. Durchführung

In die Studie wurden insgesamt 3.224 Probanden aufgenommen. Sie wurden in drei Studiengruppen unterteilt:

- Lebensstiländerung (1.079),
- Metformin-Behandlung (1.073) und eine
- Kontrollgruppe, die Plazebo-Tabletten erhielt (1.082).

Es waren alle rassischen und ethnischen Gruppierungen der USA vertreten, wobei der weiße Bevölkerungsanteil mit 54 % den größten Anteil darstellte.

Gesucht wurde nach Probanden, die ein hohes Risiko für Diabetes mellitus Typ 2 haben sollten, die folglich "nahe" an der Manifestation der Krankheit waren. Dafür wurden folgende Kriterien aufgestellt:

- Lebensalter höher als 25 Jahre
- Body-Mass-Index >24 kg/m²
- Nüchternplasmaglukose zwischen 95 und 125 mg/dl (5,3 bis 6,9 mmol/l)
- Zweistundenplasmaglukose im 75 g oralen Glukosetoleranztest zwischen 140 und 199 mg/dl (7,8 bis 11,0 mmol/l). Das Ergebnis des Glukosetoleranztestes musste durch eine zweite Durchführung bestätigt werden.

Vor Beginn der Randomisierung wurde **allen Probanden** die **individuell anzustrebenden Therapieziele** verdeutlicht. Diese waren:

- **Gewichtsreduktion** von wenigstens 7 % (5-10 %) des Ausgangsgewichtes.
- **Ernährungsumstellung** auf gesunde, niedrigkalorische Kost, insbesondere mit niedrigem Fettanteil. Des weiteren wurde auf Alkoholverzicht und Rauchkarenz hingewiesen.
- Es wurde empfohlen, wenigstens 30 Minuten an 5 Tagen der Woche eine leichte bis mäßig anstrengende **körperliche Aktivität**, z.B. Gehen, durchzuführen.

8.1.3.2.1. Studiengruppenbildung

Vor Randomisierung in die einzelnen Gruppen erhielten alle Probanden eine Standard-Empfehlung für Ernährung und vermehrte körperliche Aktivität. Dies erfolgte sowohl mündlich, als auch in schriftlicher Form durch Überreichung einer Broschüre. Neben diesen allgemeinen Empfehlungen erhielt jeder Proband eine 20- bis 30minütige individuelle Beratung über die Bedeutung eines "gesunden Lebensstils". Diese Beratung wurde einmal im Jahr wiederholt. Drei Studiengruppen wurden gebildet:

▶ **Metformingruppe**

Metformin wurde ausgewählt, nachdem in vielen Studien dessen therapeutische Sicherheit nachgewiesen worden war. Darüber hinaus bestand **keine Gefahr der Hypoglykämie** und vom Wirkmechanismus her die Wahrscheinlichkeit, dass die dem Diabetes mellitus zugrundeliegende **Insulinresistenz reduziert** werden könnte. Die Metformintherapie wurde mit einer Tablette zu 850 mg begonnen (alternativ war auch 1/2 Tablette möglich). Nach einem Monat Steigerung auf 2 × 1 Tablette, wenn es von der Verträglichkeit her möglich war.

▶ **Plazebogruppe**

Diese Probanden erhielten in Analogie zur Metformingruppe zuerst eine, dann Steigerung auf 2 × 1 Plazebotablette nach einem Monat.

▶ **Lifestyle-Gruppe** (Veränderung Lebensstil)

Bei diesen Studienteilnehmern wurden zwar die gleichen Studienziele wie für die Gesamtgruppe angegeben, es wurde jedoch deutlich gemacht, dass das Vorgehen entsprechend unterschiedlich sein müsste. Im Einzelnen wurde empfohlen, die angestrebten **7 % Gewichtsreduktion innerhalb der ersten 24 Wochen** zu erreichen. Dies durch eine entsprechende Ernährung und konsequente körperliche Aktivität. Letztere sollte aus wenigstens 150 Minuten einer mäßig intensiven Betätigung pro Woche erfolgen, wie z.B. rasches Gehen oder Fahrradfahren.

Aufgrund der voraussehbaren Schwierigkeiten in der Umsetzung dieser Lebensstiländerungen wurden die Patienten sehr **individuell informiert und betreut**. So erfolgten in den ersten 24 Wochen 16 Sitzungen bezüglich Ernährung und körperlicher Aktivität. Die Ernährung wurde individuell angepasst, sie musste für die Probanden "akzeptabel" sein. Der Fettgehalt der Nahrung sollte zu Beginn weniger als 25 Kalorien% betragen. Bei unzureichendem Erfolg der Gewichtsreduktion mussten Kalorienberechnungen durchgeführt werden, es wurden **individuelle Trainings- und Diätprogramme** erstellt, bis hin zu Formuladiäten und Hausbesuchen der Betreuer. Gruppenkurse erfolgten zusätzlich vierteljährlich.

8.1.3.2.2. Studienverlauf

Die Verlaufskontrollen erfolgten durch halbjährliche Messungen des Nüchternblutzuckers. Dieser musste <126 mg/dl (7 mmol/l) sein. Bei Überschreiten wurde ein oraler Glukosetoleranztest mit 75 g Glukose durchgeführt. Hier galt als Kriterium für einen manifesten Diabetes mellitus ein 2-h-Wert von ≥200 mg/dl (11,1 mmol/l). Ein oraler Glukosetoleranztest wurde auch dann durchgeführt, wenn der Verdacht auf einen Diabetes durch die betreuenden Personen geäußert wurde (z.B. durch Symptome). Wenn der orale Glukosetoleranztest einen erhöhten Zweistundenwert zeigte, so musste dieser Befund durch einen zweiten

OGTT innerhalb von sechs Wochen bestätigt werden. Erst dann wurde die Diagnose "manifester Diabetes mellitus" gestellt.

Routinemäßig wurde im jährlichen Rhythmus bei allen Probanden ein oraler Glukosetoleranztest durchgeführt.

Bei denjenigen, bei denen die Diagnose Diabetes mellitus feststand, wurde weiterhin halbjährlich Nüchternblutzucker sowie jährlich HbA$_{1c}$ gemessen. Wenn der Nüchternblutzucker über 140 mg/dl (7,8 mmol/l) anstieg, so wurde die Studie abgebrochen und der Patient der entsprechenden antidiabetischen Therapie durch den Hausarzt zugeführt.

Nach Abschluss der Studie wurde bei allen Teilnehmern der beiden Tablettengruppen, die keinen Diabetes entwickelt hatten, 1-2 Wochen nach Absetzen der Studienmedikation ein erneuter OGTT durchgeführt. Damit sollte festgestellt werden, ob der Metforminnutzen anhaltend ist.

8.1.3.3. Ergebnisse

Die mittlere Studiendauer betrug 2,8 Jahre (1,8-4,6). Das mittlere Alter der Teilnehmer war 51 Jahre, der mittlere BMI 34 kg/m².

Wie durch die Studienplanung angestrebt, war die **Gewichtsreduktion** in der Lifestyle-Gruppe am deutlichsten. Die Gewichtsreduktion war nach einem halben Jahr am stärksten ausgeprägt, anschließend geringer Anstieg bis zum Ende der Studie. Auch in der Metformingruppe kam es zu einer geringen Gewichtsabnahme (☞ Tab. 8.4).

	Kontrolle (Plazebo) (n=1082)	Metformin (n=1073)	Lifestyle (n=1079)
Mittlere Gewichtsabnahme	–0,1 kg	–2,1 kg	–5,6 kg
Tägliche Kalorienaufnahme (nach 1 Jahr)	–249±27 kcal	–296±23 kcal	–450±26 kcal
Tägliche Fettaufnahme (nach 1 Jahr)	–0,8±0,2 %	–0,8±0,2 %	–6,6±0,2 %
Kumulative Diabetes-Häufigkeit	28,9 %	21,7 %	14,4 %
Absolute Diabetes-Inzidenz	11 %	7,8 %	4,8 %
RRR[1]			
- Lifestyle vs. Kontrolle			58 %
- Lifestyle vs. Metformin			39 %
- Metformin vs. Kontrolle		31 %	
NNT[2]/3 Jahre		13,9	6,9

Tab. 8.4: Ergebnisse der "Diabetes Prevention Program"-Studie.
[1] Relative Risk Reduction, [2] Number Needed to Treat.

Die **körperliche Aktivität** war in der Lifestyle-Gruppe deutlich gesteigert worden, sehr gering nur in der Metformin- und Plazebogruppe. Die Aktivitäten blieben annähernd über den Studienablauf konstant.

Das Auftreten eines manifesten Diabetes war in der Plazebogruppe mit 11,0 Fällen/100 Personenjahre am häufigsten. In der Metformingruppe trat ein manifester Diabetes in 7,8 Fällen/100 Personenjahre, in der Lifestyle-Gruppe in 4,8 Fällen/100 Personenjahren auf. Die **relative Risikoreduktion in der Lifestyle-Gruppe gegenüber der Plazebogruppe betrug damit 58 %, gegenüber der Metformingruppe 39 %. Metformin hatte eine Risikoreduktion gegenüber der Plazebogruppe von 31 %.** Es fand sich kein Unterschied bezogen auf Geschlecht, Rasse oder ethnische Gruppierungen. Als besonders effektiv mit einer Risikoreduktion von 69 % bzw. 63 % war die Lifestyle-Intervention bei älteren Patienten ($\geq$60 Jahren) und weniger übergewichtigen Probanden (Body-Mass-Index <30 kg/m²), dies insbesondere im Vergleich zur Metformin-Behandlung. Demhingegen war Metformin bei jüngeren (Lebensalter 25 bis 44 Jahre) und deutlich übergewichtigeren (Body-Mass-Index $\geq$35 kg/m²) überlegen.

1-2 Wochen nach Absetzen von Metformin war die Diabeteshäufigkeit etwas höher als in der Plazebogruppe, bezogen auf den gesamten Studienverlauf jedoch noch signifikant niedriger (30,6 % vs. 36,7 %). Dies entspricht einer relativen Risikoreduktion von 25 % durch Metformin.

Gastrointestinale Nebenwirkungen traten bei 77,8 % der mit Metformin behandelten, bei 30,7 % der mit Plazebo behandelten und bei 12,9 % der Lifestyle-Probanden auf. Muskuläre Probleme waren am häufigsten von den Lifestyle-Probanden geklagt worden (24,1 %).

Ergebnisse zur Beeinflussung anderer kardiovaskulärer Risikofaktoren wie das Auftreten und das Fortschreiten von kardiovaskulären Folgeerkrankungen wurden noch nicht mitgeteilt.

In einer Fortsetzungsstudie (26a) wurde in allen 3 Gruppen die gleiche Lebensstil-Intervention (3-monatliche Sitzungen) durchgeführt, Metformin wurde in dieser Gruppe (für insgesamt 10 Jahre) weitergegeben. Während das Körpergewicht in den Metformin- und Plazebogruppen weitgehend konstant blieb, nahmen die Probanden der ehemaligen Lebensstilgruppe bis auf das Niveau der Metformingruppe innerhalb von 4 Jahren zu, in beiden Gruppen blieb man jedoch um 2 kg unter dem primären Ausgangsgewicht. In allen 3 Gruppen war die Diabetesinzidenz in den nachfolgenden Jahren vergleichbar (4,9 - 5,9 %), so dass der primäre Gewinn für die Lebensstil- bzw. Metformingruppen auch nach 10 Jahren noch bestand. In einer weiteren Publikation (26b) wurde festgestellt, dass bei ca. 50 % der vormaligen Patienten mit einer erhöhten Nüchternglucose/gestörter Glucosetoleranz das Fortschreiten zum manifesten Typ-2-Diabetes nicht verhindert werden kann, trotz Lebensstilintervention oder Metformin-Therapie.

8.1.3.4. Schlussfolgerungen

Diese sehr umfangreiche und groß angelegte Untersuchung zeigt, dass **Veränderungen im Lebensstil die effektivste Interventionsmaßnahme zur Prävention des Typ-2-Diabetes** bei Hochrisikopatienten darstellt. Dazu muss allerdings festgehalten werden, dass der personelle Aufwand in der Führung der Patienten ganz erheblich war. Metformin zeigte sich mit 31 % relativer Risikoreduktion ebenfalls als sehr effektiv. Dies galt insbesondere für die Subgruppe von jüngeren, deutlich übergewichtigen Patienten. Gerade wegen dieser Problemgruppe (hier ist die stärkste Zunahme in der Diabeteshäufigkeit in Zukunft zu erwarten) sollten die im Vergleich zur Lebensstilintervention scheinbar enttäuschenden Ergebnisse der Metformintervention beachtet werden.

Die Fortsetzungsstudie, über dann insgesamt 10 Jahre, zeigte, dass der primäre Effekt der Lebensstiländerung und auch der Metformintherapie nachhaltig war. Bei 50 % der Patienten konnte das Fortschreiten zum manifesten Diabetes jedoch nicht verhindert werden.

Aus den Ergebnissen nach der Beendigung der Metformintherapie wurde geschlossen, dass 26 % des gesamten positiven Metformineffekts durch unmittelbare Medikamentenwirkung erfolgte, während der anhaltende Effekt durch Verbesserung der endogenen Glukoseproduktion (v.a. Leber) und eine verbesserte Insulinwirkung (v.a. Muskel) erklärt wird.

8.1.4. STOP-NIDDM-Studie

☞ (27-29)

8.1.4.1. Studienziele

Als **primäres Therapieziel** wurde die **Effektivität** des oralen Antidiabetikums **Acarbose** (Disaccharidasehemmer) auf die Konversionsrate von gestörter Glukosetoleranz zum **manifesten Typ-2-Diabetes** untersucht. Als **Sekundärstudienziele** wurde zum einen der Einfluss auf weitere Risikofaktoren des Metabolischen Syndroms sowie das **Auftreten und die Progression von kardiovaskulären Folgeerkrankungen** untersucht, zum anderen die Rate der Normalisierung der Glukosetoleranz.

8.1.4.2. Studiendurchführung

Die Studie wurde in Kanada, Israel und sieben europäischen Staaten durchgeführt. Als Probanden sollten Menschen mit hohem Risiko für eine gestörte Glukosetoleranz ausgesucht werden. Deshalb erfolgte primär die Aufnahme von Verwandten ersten Grades von Typ-2-Diabetikern. Als weitere Kriterien galten:

- Lebensalter 40 bis 70 Jahre
- Body-Mass-Index 25-40 kg/m²
- Zweistundenwert des 75 g oralen Glukosetoleranztest im Plasma >7,8 mmol/l (140 mg/dl) sowie <11,1 mmol/l (200 mg/dl)
- Nüchtern-Plasmaglukose zwischen 5,6 bis 7,7 mmol/l (100 bis 140 mg/dl).

Nach der zwischenzeitlich veränderten Definition des manifesten Diabetes durch die amerikanische Diabetesgesellschaft mit einem Nüchternwert ≥ 7 mmol/l (126 mg/dl) wurde zwei Jahre nach Studienbeginn der obere Nüchternblutzucker für den Einschluss in die Studie auf 7,0 mmol/l reduziert.

Die Diagnose "gestörte Glukosetoleranz" musste vor Beginn der Studie durch einen zweiten OGTT bestätigt werden. Dieser wurde auch zur Messung der Insulinkonzentrationen herangezogen.

8.1.4.2.1. Studiengruppenbildung

Alle Teilnehmer der Studie erhielten eine **ausführliche Ernährungsberatung** mit dem Ziel der **Gewichtsabnahme** und erhöhter **körperlicher Aktivität**. Die Ernährungsberatung erfolgte durch Diätassistenten.

▶ **Acarbose-Gruppe**

Um die gastrointestinalen Nebenwirkungen der Acarbose niedrig zu halten, wurde mit 50 mg begonnen. Entsprechend der Verträglichkeit wurde die Dosis langsam bis auf maximal 3×100 mg/Tag gesteigert. Die mittlere Acarbosedosis lag bei 194 mg/Tag. Die Medikamenteneinnahme erfolgte unmittelbar vor den Mahlzeiten.

▶ **Kontroll-Gruppe**

Entsprechend dem Einnahmemodus der Interventionsgruppe wurde auch die Plazebo-Einnahme niedrig dosiert begonnen und auf 3×1 Tbl. langsam gesteigert.

8.1.4.2.2. Studienverlauf

Im Verlauf der Studie wurden die allgemeinen Instruktionen für Ernährung und vermehrte Bewegung jährlich wiederholt. Alle Patienten wurden durch Funktionsschwestern dreimonatlich kontrolliert, in sechsmonatlichen Abständen durch den Arzt. Wie zu Beginn der Studie wurde bei jährlichen Kontrollen neben dem oralen Glukosetoleranztest auch das HbA_{1c} gemessen. Falls bei den Dreimonatskontrollen der Nüchternblutzucker $\geq 7,0$ mmol/l lag, musste ebenfalls ein oraler Glukosetoleranztest durchgeführt werden. Die

Auswertungsmethode	Kontrolle (Plazebo) abs. (%)	Acarbose abs. (%)	RRR[1] %
$1 \times$ OGTT 2-h-Blutglukose >11,1 mmol/l	285 (41,5 %)	221 (32,4 %)	25
$2 \times$ OGGT 2-h-Blutglukose >11,1 mmol/l	165 (24 %)	105 (15 %)	36,4
$2 \times$ Nüchtern-Blutglukose >7,0 mmol/l	178 (26 %)	117 (17 %)	32,4

Tab. 8.5: STOP-NIDDM-Studie: Diabeteshäufigkeit in Abhängigkeit von der Diagnostik. Unabhängig von der Auswertung lag die absolute Reduktion zwischen 8,7-9,1 %.
[1] Relative Risk Reduction (= Prozentsatz der Probanden, die unter Acarbose-Behandlung seltener Diabetes mellitus manifestieren).

Diagnose manifester Diabetes mellitus musste dann durch einen zweiten oralen Glukosetoleranztest mit einem Zweistundenwert >11,1 mmol/l (200 mg/dl) bestätigt werden.

8.1.4.3. Ergebnisse

In die Studie wurden insgesamt 1.429 Probanden aufgenommen. Diese verteilten sich mit 714 auf die Interventionsgruppe mit Acarbose und mit 715 Probanden auf die Kontrollgruppe, die Plazebotabletten erhielten. Das mittlere Lebensalter betrug 54 Jahre, der BMI im Mittel 31 kg/m², die mittlere Studiendauer 3,3 Jahre.

Während des Studienverlaufs nahm das mittlere Körpergewicht der Acarbosegruppe um 0,5 kg ab, das der Plazebogruppe um 0,3 kg zu. Diese Gewichtsveränderungen hatten einen geringen, jedoch nicht signifikanten Einfluss auf das Studienergebnis.

Die **Feststellung der Diabetesinzidenz erfolgte auf drei verschiedene Rechenmethoden**, je nachdem ob ein erhöhter Nüchternblutzucker oder ein oder zwei Ergebnisse des oralen Glukosetoleranztestes zur Diagnosestellung einbezogen wurden (☞ Tab. 8.5).

Bei Abschluss der Studie lag bei 35 % der Probanden unter Acarbosetherapie eine normale Glukosetoleranz vor, im Vergleich zu 31 % unter Plazeboverabreichung.

Nach Absetzen der Acarbosetherapie und Kontrolle der Stoffwechselsituation drei Monate später musste in der Acarbosegruppe bei 47 von 306 un-tersuchten Patienten (15,4 %) ein Diabetes mellitus diagnostiziert werden. Das Vergleichskollektiv unter Plazebobehandlung zeigte eine Neumanifestation Typ-2-Diabetes bei 21 von 199 Patienten (10,6 %).

Gastrointestinale Nebenwirkungen traten bei 83 % der Patienten unter Acarbose und bei 60 % unter Plazebo auf. Diese wurden als mild bis mäßig beschrieben. Zum Abbruch der Studie führten die gastrointestinalen Nebenwirkungen bei 13 % unter Acarbose und bei 3 % unter Plazebo.

8.1.4.4. Schlussbemerkungen

Unter Acarbose kann die Diabetesmanifestation bei Hochrisikopatienten verzögert werden. Je nach Auswertung ist die **relative Risikominderung 25 - 36 %**. Diese Rate entspricht dem Ergebnis der Metformingruppe in der DPP-Studie. Bezogen auf Alter, Geschlecht oder Gewicht ergaben sich keine Unterschiede zu den Kontrollen. Das erhöhte Diabetesrisiko nach Absetzen der Medikation spricht dafür, dass nur durch die unmittelbare Acarbose-Wirkung eine Manifestation des Typ-2-Diabetes verzögert werden kann.

8.1.4.5. Ergebnisse der sekundären Studienziele

In der STOP-NIDDM-Studie wurden zusätzlich zum Auftreten des Typ-2-Diabetes die Beeinflussung des **Blutdruckes** sowie der **kardiovaskulären Folgeerkrankungen** ausgewertet. Tab. 8.6 fasst die Ergebnisse zusammen.

	Acarbose	Plazebo	p-Wert
Anzahl			
- gesamt	682	686	
- Männer	329	344	
- Frauen	355	342	
Bluthochdruck (neu)	78 (11,4 %)	115 (16,8 %)	<0,006
Herzinfarkt	1	12	<0,023
Angina pectoris	5	12	n.s.
Operative Revaskularisation	11	20	n.s.
Schlaganfall	2	4	n.s.
Periphere Verschlusskrankheit	1	1	n.s.
Alle kardiovaskulären Ereignisse	15	32	<0,033

Tab. 8.6: Einfluss von Acarbose auf Bluthochdruck und kardiovaskuläre Folgeerkrankungen bei Probanden mit gestörter Glukosetoleranz in der STOP-NIDDM-Studie.

Die hier dargestellten Ergebnisse sind durch eine unabhängige Expertenkommission nach bereits erfolgter Auswertung nochmals überprüft worden. Für die Interpretation der Ergebnisse ist von Bedeutung, dass durch die Acarbosetherapie zumindest 2 Risikofaktoren für kardiovaskuläre Erkrankungen signifikant vermindert wurden. Diese waren Bluthochdruck sowie eine Verbesserung der Glukosetoleranzsituation mit weniger manifesten Typ-2-Diabetikern und vermehrter Rück-Konversion zur normalen Glukosetoleranz. Die Risikofaktoren IGT und Diabetes mellitus waren deutlich vermindert.

8.1.4.5.1. Schlussbetrachtungen

Diese Ergebnisse zeigen zum ersten Mal, dass **durch medikamentöse Intervention das erhöhte kardiovaskuläre Risiko** bei Patienten mit gestörter Glukosetoleranz **positiv beeinflusst werden kann** (Risikoreduktion 49 %). Dies beruht sicherlich überwiegend auf der Absenkung des **postprandialen Blutzuckers** durch Acarbose. Damit wird zum einen bestätigt, dass der postprandiale Blutzucker auch im Stadium der gestörten Glukosetoleranz als eigenständiger Risikofaktor anzusehen ist und zum zweiten wird belegt, dass durch Acarbose nicht nur das Fortschreiten zum manifesten Diabetes, sondern auch und insbesondere das vermehrte Auftreten von kardiovaskulären Folgeerkrankungen verzögert wird.

Bestätigt werden diese Ergebnisse durch eine Metaanalyse von 7 Studien bei manifestem Typ-2-Diabetes (30). Durch eine Acarbose-Behandlung konnte eine Reduktion des kardiovaskulären Risikos auch bei Typ-2-Diabetes um 35 % beobachtet werden, das eines Herzinfarktes sogar um 64 %.

> Im "Zeitalter der evidence-based medicine" ist die Verhinderung der Folgeerkrankungen das eigentliche Kriterium einer effektiven Diabetesbehandlung.

8.1.5. Weitere Diabetes-Interventionsstudien

8.1.5.1. Malmö feasibility study

☞ (13)

Während eines vorausgegangenen Screening-Programmes wurden insgesamt 260 Probanden mit gestörter Glukosetoleranz (IGT) für diese

prospektive Studie ausgewählt. Es wurde untersucht, ob durch Langzeitveränderungen (6 Jahre) des **Lebensstils mit Ernährung und vermehrter körperlicher Aktivität** (181 der Gesamt-IGT-Gruppe) die **Manifestation des Typ-2-Diabetes** beeinflusst werden könnte. 90 % der Teilnehmer konnten die Studie beenden. Im Vergleich zu einer Kontrollgruppe (70 der Gesamt-IGT-Gruppe) konnten nach fünf Jahren folgende Ergebnisse festgestellt werden: Das **Körpergewicht** hatte signifikant um 2,3-3,7 % abgenommen (Vergleich Kontrollgruppe: Zunahme von 0,5-1,7 %), der **körperliche Trainingszustand** hatte sich verbessert (in der Kontrollgruppe im gleichen Ausmaß verschlechtert), die **Glukosetoleranz** hatte sich bei 75,8 % verbessert und bei 52,2 % sogar normalisiert, ein **manifester Diabetes** wurde bei 10,6 % festgestellt. In der Kontrollgruppe hatte sich hingegen bei 67,1 % die Glukosetoleranz verschlechtert, ein manifester Typ-2-Diabetes wurde bei 28,6 % diagnostiziert. **Die relative Risikoreduktion in der Interventionsgruppe lag bei 37 %.** Darüber hinaus war die Gesamtmortalität signifikant niedriger als in der Kontrollgruppe. Die Schlussfolgerung der Autoren ist, dass Langzeitinterventionen (6 Jahre) zum einen machbar sind und zum anderen eine Verbesserung der metabolischen Situation mit positiver Beeinflussung von Blutdruck, Blutlipiden, Hyperinsulinämie und insbesondere einer Verzögerung oder Verhinderung einer Typ-2-Diabetesmanifestation erreicht werden kann. Letzteres wurde in der sogenannten Steno 2-Studie (☞ Kap. 6.1.) eindrucksvoll belegt: Durch konsequente Behandlung von Bluthochdruck, Hyperlipidämie und Diabetes konnte im Verlauf von 8 Jahren das kardiovaskuläre Risiko um 53 % vermindert werden.

8.1.5.2. TRIPOD-Studie (Troglitazone in Prevention of Diabetes)

☞ (31)

Frauen, die einen **Gestationsdiabetes** entwickeln, haben im Laufe ihres Lebens ein erhöhtes Risiko, einen Typ-2-Diabetes zu manifestieren. Ziel der Studie war es, zu untersuchen, ob durch Verminderung der, durch die Schwangerschaft offenkundig gewordenen Insulinresistenz (und damit Schonung der β-Zellfunktion) bei Frauen mit früherem Gestationsdiabetes **ein manifester Typ-2-Diabetes verhindert oder verzögert** werden kann. Dazu wurden 236 spanisch abstammende Frauen, die einen Schwangerschaftsdiabetes hatten, in die Studie aufgenommen. 114 Frauen erhielten **400 mg Troglitazone/Tag**, 122 Plazebotabletten. Drei Monate nach Beginn der Therapie wurde ein Insulinsensitivitätstest bei 102 der mit Troglitazone behandelten Patientinnen durchgeführt. Ein Drittel der Frauen zeigte keine Verbesserung der Insulinsensitivität, bei 2/3 hingegen fand sich eine deutliche Verbesserung der Insulinsensitivität. Bei diesen 73 Frauen mit verbesserter Insulinsensitivität zeigte die Insulinsekretion bei 31 eine gute, bei 42 eine nur geringe Reduktion. Nach 30 Monaten Studiendauer war die **jährliche Inzidenz eines manifesten Diabetes** bei der **Plazebo** behandelten Gruppe **12,1 %**, bei der Gesamtgruppe der **Troglitazone** behandelten Frauen **5,4 %** (Relative Risikoreduktion 56 %). Frauen, die auf Troglitazone nicht durch eine Insulinsensitivitätsverbesserung ansprachen, hatten eine Rate von 9,8 % pro Jahr (n=35). Bei denjenigen, die mit einem geringen Insulinabfall bei der Insulinsensitivitätsverbesserung reagierten, trat ein Diabetes in 5,8 % pro Jahr auf und bei Frauen, die bei gleicher Insulinsensitivitätsverbesserung mit einem deutlichen Insulinsekretionsabfall reagierten, wurde kein Diabetes registriert.

Nach einer mittleren Verlaufsdauer von 2,6 Jahren wurde in einer weiteren Auswertung dieser Studie der Einfluss der Troglitazontherapie auf die Zunahme der **Intima-Media-Dicke** der Carotis gemessen. In der Troglitazongruppe nahm die Dicke der Intima-Media um 31 % weniger zu als in den Kontrollen. Bei Patientinnen, die auf Troglitazone nicht reagierten, zeigte sich eine ähnliche Zunahme, wie bei den Kontroll-Frauen.

Bei Studienende hatten insgesamt 102 Frauen keinen Diabetes. Acht Monate später konnten davon 40 Frauen, die während der Studie Plazebo erhalten hatten, und 44 Frauen, die Troglitazone erhalten hatten, nachuntersucht werden. Sechs (15 %) der Plazebo-Patientinnen und eine (2,3 %) der Troglitazone-Patientinnen hatten nun einen Typ-2-Diabetes, das entspricht einer jährlichen Rate von 21,3 % bzw. 3,1 %.

Allen Patientinnen, die wenigstens 8 Monate an der TRIPOD-Studie teilgenommen hatten, wurde angeboten, an einer offenen Anschlussuntersuchung mit 45 mg Pioglitazon/Tag für 4 Jahre teil-

zunehmen. Nach einem Jahr entwickelte eine von 76 Patientinnen, die zu Beginn der Pioglitazon-Phase eine normale oder gestörte Glukosetoleranz aufwies, einen Diabetes (1,3 %). Von 26 Patientinnen, die bereits zu Beginn der Pioglitazon-Phase einen Diabetes hatten, konnte nach einem Jahr lediglich noch bei 9 (35 %) dieser bestätigt werden. Damit wurde, allerdings in einem kleinen Kollektiv, auch für Pioglitazon eine protektive Wirkung beschrieben (32).

Die Studie zeigt die **Effektivität von Troglitazone, einen Typ-2-Diabetes nach Gestationsdiabetes zu verhindern**. Allerdings sprachen primär nur 2/3 der Patientinnen positiv – im Sinne einer Insulinresistenzminderung – auf das Medikament an. Bei aller Vorsicht, aufgrund der geringen Patientinnenzahlen, darf angenommen werden, dass der Troglitazone-Effekt nach Absetzen des Medikaments noch längere Zeit anhält. Dieser Effekt konnte nicht bestätigt werden durch Nachuntersuchungen des primären Troglitazone Armes in der DPP-Studie. Dort wurden 585 Probanden, bis zum Abbruch wegen lebertoxischer Nebenwirkungen nach im Mittel 0,9 Jahren (0,5-1,5 Jahre) mit 400 mg Troglitazone behandelt. Während dieser kurzen Behandlungszeit war die Inzidenz eines neu aufgetretenen Diabetes mit 3 Fällen pro 100 Teilnehmern deutlich niedriger als in den anderen 3 Studengruppen. Während der 3 Jahre Beobachtungszeit nach Abbruch der Troglitazone-Medikation entsprach die Rate der neu aufgetretenen Diabetiker der der Plazebogruppe (33).

8.1.5.3. DREAM-Studie (Diabetes Reduction Assessment with Ramipril and Rosiglitazone Medication)

☞ (34-36)

Untersucht wurde, ob durch Ramipril (15 mg/Tag) und/oder Rosiglitazon (8 mg/Tag) bei Patienten mit einer gestörten Glukosetoleranz und/der einer erhöhten Nüchternglukose die Entstehung eines Diabetes verhindert werden kann. Neben der Diagnosestellung eines manifesten Diabetes war Tod ein weiterer primärer Endpunkt.

In 21 Ländern wurden 5269 Teilnehmer mit einem Alter <30 Jahre aufgenommen. Das mittlere Alter betrug 55 Jahre, 57,5 % hatten eine gestörte Glukosetoleranz, 14 % einen erhöhten Nüchternblutzucker und 28,5 % beides. Das Körpergewicht lag im Mittel bei einem BMI von 31 kg/m², der Blutdruck bei 136/83 mmHg. Die Beobachtungszeit betrug im Mittel 3 Jahre.

Das Risiko der Manifestation eine Typ-2-Diabetes (Inzidenz 10,6 % vs. 25 % unter Plazebo) wurde durch Rosiglitazon nach 3 Jahren um 62 % (relative Risikoreduktion) gegenüber Plazebo vermindert. Zusätzlich war die Wahrscheinlichkeit einer Blutzuckernormalisierung um ca. 70 % höher als unter Plazebo (50,5 % vs. 30,3 %). Demnach verblieben ca. 39 % der Teilnehmer in der ursprünglichen Risikogruppe.

Unter Rosiglitazon trat eine Gewichtszunahme von im Mittel 2,2 kg auf, eine Herzinsuffizienz war häufiger (14 vs. 2), alle anderen kardiovaskulären Endpunkte (Herzinfarkt, Schlaganfall, kardiovaskulärer Tod) waren nicht signifikant unterschiedlich, unter Rosiglitazon im Trend jedoch alle höher.

Ramipril hatte keinen Einfluss auf die Häufigkeit der Diabetesmanifestation (im Gegensatz zur HOPE-Studie). Bezüglich Tod fand sich kein Unterschied zwischen den einzelnen Gruppen.

8.1.5.4. Chinesische Interventionsstudie

☞ (37)

Die dieser Studie zugrundeliegende Fragestellung war, ob in **Ergänzung zur Ernährungs- und Bewegungsintervention Medikamente einen zusätzlichen Effekt auf die Entwicklung eines Typ-2-Diabetes** bei Personen mit gestörter Glukosetoleranz besitzen. Als Medikamente wurden **Metformin** und **Acarbose** ausgewählt. Ernährungsberatung und Bewegungstraining erfolgte sehr ausgeprägt und individuell. Die Dosierung von Acarbose waren 3 × 50 mg und die von Metformin 3 × 250 mg pro Tag.

In die Studie wurden 321 Probanden mit einem Lebensalter über 25 Jahre sowie einer gestörten Glukosetoleranz (nach 75 g OGTT) aufgenommen. Die Studiendauer betrug drei Jahre. In der Endauswertung waren in der Kontrollgruppe 83, in der Diät- plus körperliche Aktivitätsgruppe 57, in der Acarbosegruppe 83 sowie in der Metformingruppe 81 Personen (☞ Tab. 8.7).

Die Instruktionen zur Ernährung und zur Bewegung wurden jährlich wiederholt. Die Ergebnisse zeigen, dass durch die **Medikamente eine weitere deutliche Reduktion des Risikos der Diabetesentwicklung** bei Personen mit gestörter Glukosetoleranz erzielt werden konnte. Im Vergleich zur Kontrolle nahm während der drei Jahre das relative Risiko, einen Diabetes zu manifestieren, in der Acarbosegruppe um 87,8 % und in der Metformingruppe um 76,8 % ab. Die Unterschiede zwischen der Kontrolle und der alleinige Lebensstilveränderung waren nicht signifikant. Zu erwähnen ist, dass sich in allen Gruppen keine signifikanten Veränderungen bei Körpergewicht, Nüchterninsulinkonzentrationen, systolischem wie diastolischem Blutdruck sowie den Blutlipiden fand. Der Nüchternblutzucker war in den beiden medikamentösen Interventionsgruppen tendenziell niedriger, der Zweistundenwert im oralen Glukosetoleranztest war in beiden Gruppen signifikant erniedrigt.

Die Autoren kommen zu dem Schluss, dass die zusätzliche Verabreichung der Medikamente in der Prävention dieser Hochrisikogruppe gerechtfertigt sei. Bei beiden Medikamenten besteht eine lange klinische Erfahrung mit sicherer Handhabung. Beide Medikamente bergen nicht das Risiko von Hypoglykämien. Ihre Effektivität wird erklärt durch **Schonung der β-Zellen**, in dem zum einen **Insulinresistenz** reduziert wird (Metformin) und zum anderen die **Glukosetoxizität des postpran-**

	Normale Glukosetoleranz abs. (%)	Gestörte Glukosetoleranz abs. (%)	Manifester Diabetes mellitus	
			abs. (%)	abs.
Kontrollen (n=83)	23 (27,7 %)	31 (37,4 %)	29 (34,9 %)	11,6
Diät + körperliche Aktivität (n=57)	18 (28,1 %)	27 (47,4 %)	14 (24,6 %)	8,2
+ Acarbose (n=83)	59 (71,1 %)	19 (22,9 %)	5 (6,0 %)	2,0
+ Metformin (n=81)	36 (44,4 %)	35 (43,2 %)	10 (12,4 %)	4,1

Tab. 8.7: Veränderung der Glukosetoleranz bei Probanden mit gestörter Glukosetoleranz im Verlauf der chinesischen Interventionsstudie.

dialen Blutzuckeranstiegs (Acarbose) gemindert wird.

8.1.5.5. Honolulu-Heart-Program

☞ (38)

In dieser Studie wurden über 8.000 japanischstämmige Amerikaner zwischen dem 45. und 68. Lebensjahr über einen Zeitraum von 23 Jahren untersucht. Eines der Studienziele war, die Entwicklung von **kardiovaskulären Erkrankungen** in Abhängigkeit von der Glukosetoleranz der Ausgangssituation zu erfassen. Die Beurteilung der Glukosetoleranz erfolgte nach dem Einstundenwert einer 50 g Glukosebelastung.

Während der 23 Jahre der Nachuntersuchung traten 864 kardiovaskuläre Ereignisse auf, davon 384 Todesfälle durch kardiovaskuläre Erkrankungen sowie insgesamt 2.166 Todesfälle. Die Auswertung der Inzidenz von kardiovaskulären Ereignissen bzw. Todesfällen erfolgte in folgenden Kategorien: "niedrig normal" mit einem Blutzucker <151 mg/dl, "hoch normal" mit einem Blutzucker zwischen 151 und 224 mg/dl, die dritte Gruppe mit "asymptomatischer Hyperglykämie" wies einen Blutzucker >225 mg/dl auf, wobei in dieser Probandengruppe bislang kein Diabetes bekannt bzw. behandelt worden war. Die vierte Gruppe umfasste "bekannten Diabetes", die ebenfalls einen Blutzucker von >225 mg/dl hatte. **Mit Zunahme der Hyperglykämie nahm die Inzidenz kardiovaskulärer Ereignisse und Todesfälle zu.** So betrug die Rate der kardiovaskulären Ereignisse bei den beiden "normalen" Gruppen 5,0 bzw. 5,9 pro Tausend Personenjahre, bei der asymptomatischen Hyperglykämie 8,8 und bei bekanntem Diabetes 14,1. Die Raten der kardiovaskulären Todesfälle betrugen 1,7, 2,0, 3,7 bzw. 6,3 pro Tausend Personenjahre. Die Schlussfolgerung der Autoren war, dass eine **enge Beziehung zwischen Glukosetoleranzsituation** zum Zeitpunkt des Beginns der Studie **und Auftreten von kardiovaskulären Ereignissen bzw. kardiovaskulären Todesfällen besteht.**

8.1.5.6. Einfluss einer eingeschränkten Glukosetoleranz auf das Langzeitüberleben nach akutem Myokardinfarkt

☞ (39)

Diese deutsche Studie untersuchte, ob bei Patienten mit einer **gestörten Glukosetoleranz nach Myokardinfarkt** das weitere **kardiovaskuläre Risi**ko höher ist als bei stoffwechselgesunden Patienten. Bei 129 Patienten wurde ein oraler Glukosetoleranztest durchgeführt, wobei bei 60 (47 %) eine normale Glukosetoleranz, bei 45 (35 %) eine eingeschränkte Glukosetoleranz und bei 24 (19 %) ein Diabetes neu diagnostiziert wurde. Bei Patienten mit einem manifesten Diabetes war die Überlebenszeit sowohl gegenüber den Stoffwechselgesunden als auch denen mit einer gestörten Glukosetoleranz signifikant verkürzt. Im Vergleich der eingeschränkten Glukosetoleranz zur normalen Glukosehomöostase fand sich ebenfalls eine signifikante Übersterblichkeit derjenigen mit gestörter Glukosetoleranz. Die Autoren kommen zu dem Schluss, dass **Patienten mit einem Herzinfarkt bei gestörter Glukosetoleranz ein deutlich erhöhtes Mortalitätsrisiko besitzen.** Der 2-h-Wert im oralen Glukosetoleranztest ist dafür ein ausreichend gutes Diagnostikum.

8.2. Schlussbetrachtungen

8.2.1. Prävention des Typ-2-Diabetes

Es ist seit langem bekannt, dass die gestörte Glukosetoleranz/gestörte Nüchternblutglukose zu einem hohen Prozentsatz im Laufe der Zeit in einen Typ-2-Diabetes übergeht (6, 7). Eine 2001 publizierte deutsche Studie kam zu folgenden Ergebnissen: bei Vorliegen einer erhöhten Nüchternglukose war die Konversionsrate zum Typ-2-Diabetes/Jahr 2,4 %, bei gestörter Glukosetoleranz 3,9 % und bei beiden zugleich 9,9 % (40).

> Die hier dargestellten großen Interventionsstudien der letzten Jahrzehnts konnten belegen, dass die Behandlung der gestörten Glukosetoleranz die Progression zum manifesten Diabetes verzögert bzw. verhindert.

Erwähnenswert ist jedoch, dass die hierbei gewonnenen Manifestationsraten in den Kontrollgruppen mit 7-15 % deutlich höher sind als bisher angenommen (6).

> Die gestörte Glukosetoleranz ist damit ein Zwischenstadium zwischen normaler Glukosetoleranz einerseits und manifestem Typ-2-Diabetes auf der anderen Seite.

Im natürlichen Verlauf ist die gestörte Glukosetoleranz sowohl reversibel zur normalen Glukosehomöostase als auch fortschreitend zum manifesten Diabetes. Durch Interventionen können beide Wege positiv beeinflusst werden.

Durch umfangreiche, sehr **auf den einzelnen Patienten ausgerichtete Veränderungen des Lebensstils mit Ernährungsumstellung und Steigerung der körperlichen Aktivität**, wie in der finnischen DPS- sowie amerikanischen DPP-Studie eindrucksvoll belegt werden konnten, **ist die Progression aus der gestörten Glukosetoleranz zum manifesten Diabetes am effektivsten zu beeinflussen.** Die relative Risikoreduktion gegenüber den Kontrollen betrugen in beiden Studien 58 %. Bei Auswertung der einzelnen Therapieziele war bemerkenswert, dass Ernährungsumstellung mit Verminderung des Fettanteils sowie mäßig ausgeprägte körperliche Aktivität einen ähnlich großen Einfluss auf eine verzögerte Progression des Glukosestoffwechsels haben, wie deutlichere Gewichtsreduktion. Die Studien zeigen auch wie schwierig es ist, eine primär gewonnene Gewichtsreduktion über Jahre aufrecht zu erhalten. Für die praktische Umsetzung müssen zusätzlich andere Möglichkeiten der Ernährungsumstellung (Fettinhalt) und der anhaltenden körperlichen Aktivität greifen. Da körperliche Immobilität und Gewichtszunahme bei Fehl- und Überernährung die wesentlichen exogenen Faktoren für die erschreckend rasche Zunahme des Typ-2-Diabetes ("Volkskrankheit") sind, ist es deshalb nicht verwunderlich, dass bei **Umkehrung der pathogenetischen Mechanismen** sowohl die Progression zum manifesten Diabetes vermindert, wie eine Regression zur normalen Glukosetoleranz ermöglicht wird.

Durch die Medikamente **Metformin, Acarbose** und Rosiglitazon kann ebenfalls die Progression zum manifesten Diabetes verzögert werden. Unter Einsatz von Metformin und Acarbose (DPP, STOP-NIDDM) war das Ausmaß der positiven Beeinflussung geringer als bei ausgeprägten Lifestyle-Änderungen. Die wissenschaftlich sicherlich kritisch zu wertende chinesische Interventionsstudie, in der in Ergänzung zu gesteigerten Lifestyle-Veränderung die Medikamente Acarbose und Metformin in niedrigen Dosierungen hinzugegeben wurden, zeigte einen überraschend deutlichen, zusätzlichen positiven Effekt. Auch bei vorsichtiger Interpretation bedeutet dies, dass auf der Basis von Ernährung und körperlicher Aktivität ein zusätzlicher Gewinn durch beide Medikamen-

te erzielt werden kann. Die relative Risikoreduktion war durch beide Medikamente vergleichbar, obwohl die Wirkansätze sehr unterschiedlich sind. So beeinflusst Metformin insbesondere die hepatische Glukoseproduktion und damit den **Nüchternblutzucker**, während Acarbose vor allem den **postprandialen Glukoseanstieg** vermindert. Letzteres mag auch dafür verantwortlich sein, dass sowohl in der STOP-NIDDM-Studie wie in der chinesischen Interventionsstudie die Regression zur normalen Glukosetoleranz auffällig hoch war. Der Effekt von Rosiglitazon war noch eindrucksvoller als Lifestyle-Interventionen. Das Medikament ist jedoch belastet mit kardiovaskulären Nebenwirkungen. In Deutschland steht Rosiglitazon seit 2011 nicht mehr zur Verfügung.

Mit dem Insulinsensitizer Troglitazone war als vierter Arm in der DPP-Studie begonnen worden. Aufgrund der hepatotoxischen Komplikationen, mit einem Todesfall in dieser Studie, wurde jedoch Troglitazone aus dem weiteren Verlauf herausgenommen.Innerhalb der ersten 0,9 Jahre war die Diabetesinzidenz um 75 % niedriger als unter Plazebo. Nach Absetzen des Medikaments glichen sich die Manifestationsraten wieder an, der vorher erreichte Effekt wurde jedoch nicht wieder aufgehoben. In der TRIPOD-Studie wurde bei Frauen mit einem vorangegangenen **Gestationsdiabetes Troglitazone** zur Prävention des Diabetes eingesetzt. Dabei zeigte sich, dass die jährliche Inzidenz des Auftretens eines Diabetes um 56 % reduziert werden konnte. Im Gegensatz zu der DPP-Studie war auch noch acht Monate nach Absetzen von Troglitazone dieser Effekt mit weniger Diabetesmanifestationen in der Folgezeit (1 Jahr) nachweisbar.

Im Vergleich zu den beiden Troglitazon-Studien konnte drei Monate nach Absetzen von Acarbose in der STOP- NIDDM-Studie ein überschießender Anstieg von neumanifesten Typ-2-Diabetikern diagnostiziert werden. Dies bedeutet, dass der positive, präventive Effekt von Acarbose nur bei anhaltender Verabreichung fortbesteht.

Nach Fortsetzung der TRIPOD-Studie bei einem Teil der Patientinnen mit Pioglitazon konnte ein fortbestehender protektiver Effekt festgestellt werden, so dass eine gruppenspezifische Wirkung der Insulin-Sensitizer angenommen werden kann.

Metformin nimmt offenbar eine Stellung zwischen Acarbose und Insulin-Sensitizern ein, da während der ersten 1-2 Wochen nach Absetzen des Medikamentes nur eine geringe Diabeteszunahme auftrat. Langzeit-Nachuntersuchungen stehen dazu noch aus.

In einer kürzlich publizierten, umfangreichen Studie zur frühen Insulintherapie bei Typ-2-Diabetes waren auch 12 % der Patienten mit erhöhter Nüchternglucose/gestörter Glucosetoleranz einbezogen: In der Gruppe, die mit Insulin Glargin behandelt worden war, zeigte sich eine um 28 % erniedrigte Diabetesmanifestation (40a). Zum Einsatz von Antidiabetika in der Prävention des Typ-2-Diabetes ist generell zu beachten, dass alle Medikamente für diese Indikation nicht zugelassen sind. Unter dem Eindruck der viel effektiveren Lebensstilinterventionen ist der Einsatz von antidiabetischen Medikamenten weder notwendig noch sinnvoll.

Wie bedeutend für die Manifestation eines Typ-2-Diabetes der frühzeitige Therapiebeginn für Patienten mit Metabolischem Syndrom ist, wurde u.a. durch die WOSCOP-, HOPE-, CHARM- und INVEST-Studien belegt. In der WOSCOP-Studie – einer primären Präventions-Studie – wurden kardiovaskuläre Risikofaktoren durch die Gabe eines Statins (Pravastatin) mit dem Ziel der Cholesterinsenkung behandelt. In der HOPE-Studie – einer Sekundärpräventionsstudie – erhielten Hochrisikopatienten zusätzlich zu einer effektiven Hochdrucktherapie den ACE-Hemmer Ramipril. Bei CHARM wurden Patienten mit einer Herzinsuffizienz zusätzlich mit dem AT$_1$-Blocker Candesartan, bei INVEST wurden Bluthochdruck-/KHK-Patienten mit dem Ca-Antagonisten Verapamil behandelt. In allen Studien wurde bei den Interventionspatienten, die zu Beginn keinen Diabetes hatten, die Diabetesmanifestation um ca. 15-35 % vermindert.

8.2.2. Prävention von kardiovaskulären Folgeerkrankungen

Unter dem Zwang der "Evidenz basierten Medizin" gilt als effektive und anerkennenswerte Therapie des Typ-2-Diabetes die Verhinderung von Folgeerkrankungen.

> Deshalb ist es von entscheidender Bedeutung, ob durch die Verhinderung oder Verzögerung der Manifestation des Diabetes auch dessen Folgeerkrankungen positiv beeinflusst werden können.

Die Mehrzahl der Patienten mit einem Diabetes mellitus sind im sogenannten **Metabolischen Syndrom** zu sehen. Dies bedeutet, dass bereits in Frühstadien mit noch normaler Glukosetoleranz oder gestörter Glucosetoleranz/erhöhter Nüchternglukose andere kardiovaskuläre Risikofaktoren in unterschiedlicher Anzahl und Ausprägung über Jahre vorbestehen. Diese unabhängigen Risikofaktoren beeinflussen natürlich auch die Entstehung von kardiovaskulären Erkrankungen im Vorfeld des manifesten Diabetes (41). Wie in Kap. 3. ausführlich dargestellt, sind sowohl Übergewicht, Bluthochdruck, Dyslipoproteinämie und Insulinresistenz/ Hyperinsulinämie eigenständige Risikofaktoren für kardiovaskuläre Morbidität und Mortalität innerhalb des Metabolischen Syndroms.

In der **STOP-NIDDM-Studie** wurde nun **erstmals demonstriert, dass durch medikamentöse Therapie der gestörten Glukosetoleranz mittels Acarbose das Auftreten von kardiovaskulären Folgeerkrankungen ganz erheblich reduziert werden kann** (☞ Tab. 8.6).

Dieses Ergebnis war auch mitbeeinflusst durch das verminderte Auftreten eines Bluthochdruckes in der Acarbose-Behandlungsgruppe.

8.2.3. **Folgerung für die Praxis**

> Aus den vorliegenden Untersuchungen muss geschlossen werden, dass eine gestörte Glukosetoleranz bzw. eine pathologisch erhöhte Nüchternglukose ein Hochrisikofaktor für das Auftreten eines Typ-2-Diabetes ist. Darüber hinaus kann mit guten Argumenten angenommen werden, dass diese gestörte Glukosehomöostase ebenso, wie andere etablierte Risikofaktoren, als eigenständiger Risikofaktor für kardiovaskuläre Erkrankungen anzusehen ist (7, 8, 22, 32).

Daraus ergibt sich für die Praxis die **Konsequenz der Therapie**. Dies auch unter der Erkenntnis, dass **je früher eine effektive, Blutzucker reduzierende Behandlung einsetzt, das Auftreten von Folgeerkrankungen ganz erheblich beeinflusst werden kann**. Dies wurde in der UKPDS (43) ebenso gezeigt, wie in einer früheren deutschen Arbeit, in der als Früherkennungsmaßnahme eine Uringlukosemessung durchgeführt wurde (44). Wichtigste gesundheitspolitische Aufgabe ist somit die rechtzeitig Erfassung der Risikopatienten und frühzeitige Durchführung einer präventiven Therapie. Dies ist zum einen eine gesamtgesellschaftliche Aufgabe, zum anderen ist jeder Hausarzt in der Verantwortung unter seinen Patienten die Betroffenen "herauszufischen".

Dass dies durchaus im Rahmen der hausärztlichen Aufgaben umsetzbar ist, wurde im "Finnish National Diabetes Prevention Program" kürzlich gezeigt. Es ist auch unter Kosten- und Arbeitsdruck möglich, Risikopatienten zu identifizieren, sie frühzeitig zu erfassen und einer rechtzeitigen Therapie zuzuführen.

In Deutschland hat das 2004 gegründete "Das Nationale Aktionsforum Diabetes mellitus (NAFDM)" die Aufgabe übernommen, alle Aktivitäten zur Prävention, Versorgung und Erforschung des Metabolischen Syndroms, der Adipositas und des Diabetes mellitus zu bündeln und zu koordinieren. Bezüglich der Prävention des Diabetes mellitus ist aktuell das vordringlichste Ziel ein für die Breite taugliches Präventionskonzept zu erstellen. Angestrebt wird ein 3-stufiges Konzept mit Risikoerkennung, Interventionen zur Diabetesprävention und kontinuierliche Intervention und Qualitätskontrolle. Erste Pilotprojekt werden in Zusammenarbeit mit Krankenkassen, Ärztever-

bänden und politischen Institutionen bereits durchgeführt.

Bis zur Etablierung von landes- oder bundesweiten Präventionsprogrammen obliegt die Erfassung und Führung von Risikopatienten weiterhin dem Hausarzt.:

- Eine kostenarme individuelle Risikoerhebung ist mit bereits gut evaluierten Fragebögen in jeder Praxis ohne großen Aufwand möglich. Dabei bieten sich Fragebögen, die mit großer Wahrscheinlichkeit bei großen Bevölkerungs-Screenings verwendet werden können (Deutscher Diabetes Risiko Score, Gesundheits-Check-Bogen FINDRISK, 435) an.

- Die wichtigsten Faktoren, die einen Hinweis auf die Entwicklung eines Diabetes mellitus Typ 2 geben, sind Lebensalter, Familienanamnese, körperliche Inaktivität, Übergewicht (Body-Mass-Index, Hüfte-/Taille-Relation), Fettleber (alkoholische auszuschließen), essentielle Hypertonie, Fettstoffwechselstörungen (erhöhte Triglyzeride, erniedrigtes HDL-Cholesterin) sowie bei Frauen ein Gestationsdiabetes.

> Die stärksten Faktoren einen Typ-2-Diabetes zu prognostizieren, sind jedoch eine gestörte Glukosetoleranz und/oder eine gestörte Nüchternglukose.

- Es wird deshalb allgemein empfohlen, dass bei Personen mit einem oder mehreren der genannten Risikofaktoren ab dem 45. Lebensjahr entsprechende **Vorsorge-Untersuchungen** zu veranlassen sind. Diese können im Rahmen der jährlich bzw. zweijährlich möglichen Gesundheitsuntersuchungen durchgeführt werden. Diese sollten bei noch normaler Glukosehomöostase (Nüchtern- und Spontan-Blutzucker) einen oralen Glukosetoleranztest (mit 2 Blutzuckermesswerten) beinhalten (☞ Kap. 2.2.). Die Durchführung des Belastungstests sollte bei unauffälligem Befund in einem Dreijahresrhythmus wiederholt werden. Positive Ergebnisse des Glukosetoleranztestes im Sinne einer gestörten Glukosetoleranz bzw. eines manifesten Diabetes sind durch einen zweiten innerhalb von vier Wochen zu bestätigen.

- Wie die Interventionsstudien zeigten, sind die **ersten und wichtigsten Therapieziele Gewichtsreduktion** und **vermehrte körperliche Aktivität auf Dauer**. Diese können analog zu der Schulung für Typ-2-Diabetes den betroffenen Prädiabetikern vermittelt werden. Damit kann sowohl das Auftreten eines Diabetes wie das von kardiovaskulären Erkrankungen vermindert werden.

Bei unzureichendem Effekt der Lebensstilveränderungen oder bei Undurchführbarkeit der notwendigen Maßnahmen sind medikamentöse Präventionsmaßnahmen zur Zeit nur von theoretischem Wert, da keine Indikation für Adipositas, Metabolisches Syndrom oder Prädiabetes besteht. Der Wert von Antidiabetika wie Acarbose, Metformin oder Insulinsensitizer wurde in den grossen Interventionsstudien belegt. Acarbose und Metformin haben sich durch jahrelangen Gebrauch als effektive und sichere Medikamente in der Behandlung des manifesten Typ-2-Diabetes erwiesen. Für die Insulinsensitizer Pioglitazon und Rosiglitazon muss deren Tauglichkeit trotz der Ergebnisse der DREAM-Studie kritisch hinterfragt werden, weitere Ergebnisse müssen abgewartet werden. **Der Einsatz von nicht-insulinotropen Medikamenten** (Acarbose, Metformin, Insulinsensitizer) wäre theoretisch auch unter pathogenetischen Aspekten gerechtfertigt, da alle diese Substanzen eine Reduktion der Insulinresistenz bewirken. Dadurch erfolgte eine **Entlastung der β-Zellen**, womit die Progression des zunehmenden Insulindefizits verlangsamt oder gestoppt werden könnte. Dies erfolgt wohl auch durch eine frühzeitige Insulintherapie.

> β-Zell-Schonung bedeutet β-Zell-Schutz!

Nur durch konsequente Therapie aller Risikofaktoren des Metabolischen Syndroms, mit und ohne Glukosetoleranzstörung, kann das hohe kardiovaskuläre Risiko dieser Patientengruppe vermindert werden. Dabei beeinflussen sich die einzelnen Risikofaktoren gegenseitig, z.B. kann durch eine Senkung der Serumlipide oder des erhöhten Blutdruckes eine Diabetesmanifestation verhindert oder verzögert werden, gleiches gilt umgekehrt durch Behandlung eines erhöhten Blutzuckers.

8.2.4. Zusammenfassung

Wir haben heute das Wissen und die Möglichkeiten Patienten mit einem hohen Risiko für Typ-2-Diabetes und/oder kardiovaskuläre Erkrankungen zu erkennen und zu therapieren.

> Je frühzeitiger diese Patienten einer Behandlung zugeführt werden können, umso größer ist die Wahrscheinlichkeit, kardiovaskuläre Erkrankungen zu verhindern oder zu verzögern.

Dies kann auch zu einer erheblichen Reduktion der Kosten des Gesundheitssystems führen. Bezogen auf den Glukosestoffwechsel sollten spätestens Patienten mit einer gestörten Glukosetoleranz/gestörten Nüchternglukose einer entsprechenden Therapie zugeführt werden. Die Therapie muss das Ziel der Gewichtsreduktion mit einer gesunden, kalorien- und fettreduzierten sowie ballaststoffreichen Ernährung, verbunden mit einer vermehrten, auf Dauer angelegten körperlichen Aktivitätserhöhung, beinhalten.

Die Manifestation des Typ-2-Diabetes bei Hochrisikopatienten mit einer gestörten Glukosetoleranz/gestörte Nüchternglukose ist aufgrund der vorliegenden Fakten mit großer Wahrscheinlichkeit nicht verhinderbar. Es bestehen jedoch genügend Hinweise, dass durch nicht-medikamentöse (wie medikamentöse) Interventionen die Manifestation verzögert werden kann.

> Da jeder zunächst verhinderte Diabetes auch keine Folgeerkrankungen machen kann, ist jedes Jahr der Manifestations-Verzögerung als Erfolg zu werten.

Wichtig für die Praxis:

- Patienten mit gestörter Glukosebelastung/erhöhtem Nüchternblutzucker sind Hochrisikopatienten für einen Typ-2-Diabetes.
- Eine gestörte Glukosetoleranz/erhöhter Nüchternblutzucker ist ein eigenständiger kardiovaskulärer Risikofaktor.
- Frühdiagnosen von gestörter Glukosetoleranz/erhöhtem Nüchternblutzucker und Typ-2-Diabetes sind erforderlich, um eine Progression der Stoffwechselerkrankung und von kardiovaskulären Folgeerkrankungen zu verhindern.

- Als Risikopatienten sind anzusehen:
  - Alle Menschen > 45 Jahre und einem BMI ≥25 kg/m²
  - junge Menschen < 45 Jahre und einem BMI ≥35 kg/m² und weiteren zusätzlichen Risikofaktoren (Bluthochdruck, Fettstoffwechselstörung)
- Notwendige Vorsorgeuntersuchung zur Früherfassung dieser Risikopatienten
  - Erstellung eines Gesundheits-Check-Bogens, z.B. FINDRISK, Deutscher Diabetes Risiko Score
  - Nüchtern- und/oder Spontanblutzucker-messungen
  - OGTT alle 3 Jahre
  Diese Maßnahmen sind im Rahmen der Gesundheitsuntersuchungen möglich.
- Präventionsmaßnahmen:
  - Gewichtsreduktion (5-10 %/Jahr)
  - leichte bis mäßige, regelmäßige körperliche Aktivität (~150 Minuten/Woche), bevorzugt als Dauerbelastung wie Walking, Radfahren, Schwimmen oder Jogging. Ideal, da mit weniger Muskelabbau verbunden. ist zusätzliches leichtes Krafttraining.
- Individuelle Möglichkeiten und Eigenverantwortung unterstützen
  - Gruppeneffekte ausnützen
  - Begleitung durch gut ausgebildetes Personal
- Für den Einsatz von oralen Antidiabetika oder Insulin liegt weder eine Indikation vor, noch ist ihre Anwendung sinnvoll (da Lebensstilinterventionen effektiver).
- Dies gilt umso mehr für die jüngstens propagierten bariatrischen Operationen-sie mögen allein hilfreich sein bei extremer Adipositas, mit und ohne Diabetes.

8.3. Literatur

1. Weiss R et al. Obesity and the Metabolic Syndrom in Children and Adolescents. N Engl J Med 350:2362-2374, 2004.

2. Hillier TA, Pedula KL. Characteristics of Adult Population With Newly Diagnosed Type 2 Diabetes. Diabetes Care 24:1522-1527, 2001.

3. Wannamethee G, Shaper AG. Weight Change and Duration of Overweight and Obesity in the Incidence of Type 2 Diabetes; Diabetes Care 22:1266-1272, 1999.

4. Isomaa B, Almgren P, Lahti K et al. Cardiovascular Morbidity and Mortality Associated With the Metabolic Syndrome. Diabetes Care 24:683-689, 2001.

5. Kenchaiah S, Evans JC, Levy D et al. Obesity and the risk of heart failure; N Engl J Med 347:305-313, 2002.

6. Rasmussen SS, Glümer C, Sandbäk A, Lauritzen T et al. Progression from impaired fasting glucose and impaired glucose tolerance to diabetes in a high-risk screening programme in general practice: the ADDITION study, Denmark. Diabetologia 50:293-297, 2007.

7. Edelstein SL, Knowler WC, Bain RP et al. Predictors of Progression From Impaired Glucose Tolerance to NIDDM. Diabetes 46:701-710, 1997.

8. Harris MI. Impaired Glucose tolerance: prevalence and conversion to NIDDM; Diabet Med 13 (Suppl. 2):9-11, 1996.

8a. Tabák AG et al. Prediabetes: a high risk state for diabetes development, Lancet 379: 2279-2290, 2012.

9. The Decode Study Group: Glucose tolerance and cardiovascular mortality: comparison of fasting and 2-hour diagnostic criteria. Arch Intern Med 161: 397-405, 2001.

10. Saydah SH, Varas C, Miret M et al. Postchallenge Hyperglycemia and Mortality in a National Sample of U.S. Adults. Diabetes Care 24:1397-1402, 2001.

11. Liebl A, Spannheimer A, Reitberger U et al. Aktuelles Diabetes-Management für Patienten mit Typ-2-Diabetes in Deutschland. Ergebnisse der CODE-2-Studie. Diabetes und Stoffwechsel 11:55-61, 2002.

12. Liebl A, Breitscheidel L, Nicolay C, Happich M. Direct costs and health-related resource utilisation in the 6 month after insulin initiation in German patients with type 2 diabetes mellitus in 2006: INSTIGATE study. Current Med Res Opinion 24:2349-2358, 2008.

13. Eriksson KF, Lindgärde F. Prevention of Type 2 (non-insulin-dependent) diabetes mellitus by diet and physical exercise. Diabetologia 34:891-898, 1991.

14. Knowler WC, Narayan KMV, Hanson RL et al. Preventing Non-Insulin-Dependent Diabetes. Diabetes 44: 483-488, 1995.

15. Reinher T. Prävention von Adipositas und Typ-2-Diabetes mellitus bei Kindern und Jugendlichen. Diabetologie 2:359-361, 2007.

16. Pan X-R, Hu Y-H, Li G-W et al. Impaired Glucose Tolerance and its Relationship to ECG-Indicated Coronary Heart Disease and Risk Factors Among Chinese. Diabetes Care 16:150-156, 1993.

17. Pan X-R, Li G-W, Hu Y-H et al. Effects of Diet and Exercise in Preventing NIDDM in People With Impaired Glucose Tolerance. Diabetes Care 20:537-544, 1997.

18. Eriksson J, Lindström J, Valle T et al. Prevention of Type II diabetes in subjects with impaired glucose tole-

rance: the Diabetes Prevention Study (DPS) in Finland. Diabetologia 42:793-801, 1999.

19. Toumilehto J, Lindström J, Eriksson JG et al. Prevention of Type 2 Diabetes mellitus by changes in lifestyle among subjects with impaired glucose tolerance. N Engl J Med 344:1343-1350, 2001.

20. Unsitupa M et al. Long-Term Improvement in Insulin Sensitivity by Changing Lifestyles of People with Impaired Glucose Tolerance. 4-Year Results from the Finnish Diabetes Prevention Study. Diabetes 52:2532-2538, 2003.

21. Lindström J. et al. The Finnish Diabetes Prevention Study (DPS). Diabetes Care 26:3230-3236, 2003.

22. Lindström J et al. Sustained reduction in the incidence of type 2 diabetes by lifestyle intervention: follow-up of the Finnish Diabetes Prevention Study. Lancet 368: 1673-1679, 2006.

23. Laaksonen DE, Lindström J, Lakka TA, Eriksson JG et al. Physical activity in the prevention of type 2 diabetes. The Finnish Diabetes Prevention Study. Diabetes 54: 158-165, 2005.

23a. Saaristo T, Moilanen L, Korpi-Hyövälti E, et al. Lifestyle Intervention for Prevention of Type 2 Diabetes in Primary Health Care: One-year Follow-up of the Finnish National Diabetes Prevention Program. Diabetes Care 33:2146-2151,2010

24. The Diabetes Prevention Program Research Group: The Diabetes Prevention Program: Design and methods for a clinical trial in the prevention of type 2 diabetes. Diabetes Care 22:623-634, 1999.

25. Diabetes Prevention Program Research Group: Reduction in the incidence of Type 2 Diabetes with lifestyle Intervention or Metformin. N Engl J Med 346:393-403, 2002.

26. The Diabetes Prevention Program Research Group: Effects of withdrawal from Metformin on the development of Diabetes in the Diabetes Prevention Program. Diabetes Care 26:977-980, 2003.

26a. Knowler WC, Fowler SE, Hamman RF, et al. 10-year follow-up of diabetes incidence and weight loss in the Diabetes Prevention Program Outcomes Study. Lancet 374:1677-1686, 2009.

26b. Perreault L et al. Effect of regression from prediabetes to normal glucose regulation on longterm reduction in diabetes risk: results from the Diabetes Prevention Program Outcomes Study, Lancet 379:2243-2251, 2012.

27. Chiasson JL, Gomis R, Hanefeld M et al. The STOP-NIDDM Trial. Diabetes Care 21: 1720-1725, 1998.

28. Chiasson JL, Josse RG, Gomis R et al. Acarbose for prevention of type 2 diabetes mellitus: the STOP-NIDDM randomised trial.Lancet 359:2072-77, 2002.

29. Chiasson J, Josse RG, Gomis R et al. Acarbose Treatment and the Risk of Cardiovascular Disease and Hypertension in Patients with Impaired Glucose Tolerance. The STOP-NIDDM Trial. JAMA 290:486-494, 2003.

30. Hanefeld M et al. Acarbose reduces the risk for myocardial infarction in type 2 diabetic patients: meta-analysis of seven long-term studies. Europ Heart J 25:10-16, 2004.

31. Buchanan ThA, Xiang AH, Peters RK et al. Preservation of Pancreatic b-Cell Function and Prevention of Type 2 Diabetes by Pharmacological Treatment of Insulin Resistance in High-Risk Hispanic Women. Diabetes 51:2796-2803, 2002.

32. Xiang A et al. Continued Protection from Diabetes during Treatment of the TRIPOD Cohort with Pioglitazone. Diabetes 52:A75, 2003.

33. The Diabetes Prevention Program Group: Prevention of type 2 diabetes with troglitazone in the Diabetes Prevention Program. Diabetes 54:1150-1156, 2005.

34. The DREAM Trial Investigatores: Effect of Rosiglitazone on the frequency of diabetes in patients with impaired glucose tolerance or impaired fasting glucose: a randomised controlled trial. Lancet 368:1096-1105, 2006.

35. The DREAM Trial Investigators: Effect of Ramipril on the incidence of diabetes. N Engl J Med 355:1551-1562, 2006.

36. Gerstein HC, Yusuf S, Holman R, Bosch J et al. Rationalr, design and recruitment characteristics of a large, simple international trial of diabetes prevention: the DREAM-trial. Diabetologia 47:1519-1527, 2004

37. Wenying Y, Lixiang L, Jinwu Q et al. The preventive effect of Acarbose and Metformin on the progressoin to diabetes mellitus in the IGT population: a 3-year multicenter prospective study. Chin J Endocrinol Metab 17: 131-136, 2001.

38. Rodriguez BL, Lau N, Burchfiel CM et al. Glucose Intolerance and 23-Year Risk of Coronary Heart Disease and Total Mortality. Diabetes Care 22:1262-1265, 1999.

39. Meier JJ, Dreifuß S, Gallwitz B et al. Einfluß einer eingeschränkten Glukosetoleranz auf das Langzeitüberleben nach akutem Myokardinfarkt. Dtsch Med Wochenschr 127:1123-1129, 2002.

40. Koehler C, Henkel E et al. Incidence of impaired fasting glucose, impaired glucose tolerance and type 2 diabetes in a German risk population: the RIAD study. Diabetologia 44:A108, 2001.

40a. Gerstein H et al. The ORIGIN Trail Investigators: Basal insulin and cardiovascular and other outcomes in dysglycemia, N engl J Med 367:319-328, 2012.

41. Hu FB, Stampfer MJ, Haffner SM, Solomon CG et al. Elevated risk of cardiovascular disease prior to clinical

diagnosis of type 2 diabetes. Diabetes Care 25:1129-1134, 2002.

42. Meigs JB, Larson MG, D'gostino, RB et al. Coronary Artery Calcification in Type 2 Diabetes and Insulin Resistance. Diabetes Care 25:1313-1319, 2002.

43. Colagiuri S, Cull CA, Holmann RR. Are Lower Fasting Plasma Glucose Levels at Diagnosis of Type 2 Diabetes Associated With Improved Outcomes? Diabetes Care 25:1410-1417, 2002.

44. Schneider H, Ehrlich M, Lischinski M, Schneider F. Bewirkte das flächendeckende Glukosurie-Screening der 60er und 70er Jahre im Osten Deutschlands tatsächlich den erhofften Prognosevorteil für die frühzeitig entdeckten Diabetiker? Diab Stoffw 5:33-38, 1996.

45. Lindström J, Tuomilehto J. The diabetes risk score. A practical tool to predict type 2 diabetes risk. Diabetes Care 26:725-731, 2003.

Sozialmedizinische Aspekte im Alltag von Diabetikern

O. Ebert, R. Petzoldt

9. Sozialmedizinische Aspekte im Alltag von Diabetikern

9.1. Diabetes und soziales Umfeld

Das Leben mit Diabetes hat für den Alltag der Diabetiker neben der medizinisch-therapeutischen eine psychosoziale Dimension. Denn die soziale Stellung des Menschen in der Gesellschaft ist weitgehend von seiner Fähigkeit und Bereitschaft, Leistungen zu erbringen, mitbestimmt. Diese Fähigkeit kann durch chronische Krankheiten wie den Diabetes und seine Komplikationen eingeschränkt werden.

Zwischen dem Diabetes und dem sozialen Umfeld bestehen wechselseitige Beziehungen:

* Der Diabetes ist geeignet, den sozialen Status des Betroffenen zu beeinflussen
* Soziale Gegebenheiten können Einfluss auf den Diabetes, auf seine Behandlung und seinen Verlauf nehmen

Der Diabetes kann den sozialen Status beeinflussen, wenn es krankheitsbedingt im einzelnen zur Arbeitsunfähigkeit, zur Berufs- oder Erwerbsunfähigkeit, zur Arbeitslosigkeit oder zum Ausschluss von bestimmten Berufen oder beruflichen Tätigkeiten kommt. Der soziale Status kann den Diabetesverlauf ungünstig prägen, z.B. über eine schlechtere Stoffwechseleinstellung bei zuckerkranken Kindern aus geschiedenen Ehen oder bei Diabetikern mit niedrigerem Einkommen. **Sozial vermittelte Einschränkungen** können oft durch falsche Vorstellungen der Umwelt über die eingeschränkte Leistungsfähigkeit von Menschen mit Diabetes entstehen; die Diabetiker fühlen sich sozial stigmatisiert und ungerechtfertigt diskriminiert.

Diskriminierung – differenziert betrachtet
discriminare (lateinisch) = unterscheiden, trennen
• Legitime Diskriminierung
• Illegitime Diskriminierung
• Selbstdiskriminierung

Tab. 9.1: Diskriminierung - differenziert betrachtet (nach H. Finck und L. Malcherczyk: Diabetes und Soziales, 3. Auflage, Kirchheim, Mainz, 2002).

Grundsätzlich darf niemand wegen einer Behinderung oder Gesundheitsstörung benachteiligt werden. Allerdings kann im Ausnahmefall eine Ungleichbehandlung gerechtfertig oder sogar erforderlich sein, um für die Allgemeinheit oder den Einzelnen Gefahren abzuwenden. Solche **"legitime Diskriminierungen"** sind juristisch begründete Ungleichbehandlungen aufgrund von gesetzlichen Bestimmungen, Eignungsrichtlinien oder Verordnungen. So sind beispielsweise arbeitsmedizinische Vorschriften zulässig, die bestimmte gefahrgeneigte Tätigkeiten für insulinspritzenden Diabetiker untersagen. Als **"illegitime Diskriminierung"** ist die Benachteiligung von Diabetikern gegenüber Nicht-Diabetikern trotz gleicher Eignungsvoraussetzungen für einen bestimmten Beruf anzusehen (Beispiel: Ausschluss einer Diabetikerin von der Ausbildung zur Krankenschwester). Die **"Selbstdiskriminierung"** einzelner Diabetiker, die den Diabetes als Grund für Forderungen auf Sonderbehandlung oder als Entschuldigung für Fehlverhalten anführen, schadet ihnen selbst und dem öffentlichen Status aller Diabetiker (Beispiel: Hypoglykämie als vorgeschobene Erklärung für einen Straßenverkehrsunfall unter Alkoholeinwirkung oder als Begründung für Fehlverhalten).

Grundsätzlich kann der Arzt bei seinen Bemühungen um die soziale Stellung von Menschen mit Diabetes voraussetzen, **dass die meisten Diabetiker ihren Platz in Familie, Beruf und Gesellschaft ohne soziale Einschränkungen ausüben können.** Diabetiker sind nicht per se leistungsschwächer, "behindert" oder gar "hilflos". Wenn es dennoch bei Einzelnen durch den Diabetes zu solchen Einschränkungen kommt, sollten sie so maßvoll wie möglich gehalten werden; der Arzt kann dazu auch durch Vermittlung fachlich-kompetenter Hilfe, z.B. über Sozialdienste oder Beratungsdienste, beitragen.

9.2. Leistungseinschränkung durch Diabetes

Leistungseinschränkungen durch den Diabetes sind zwar nicht sehr häufig, im einzelnen können aber sowohl der Diabetes als auch die Nebenwirkungen der Diabetestherapie oder chronische Diabeteskomplikationen die psychophysische und berufliche Leistungsfähigkeit der Diabetiker einschränken (☞ Tab. 9.2).

Leistungseinschränkung durch Diabetes - sozialmedizinisch relevant
Bedingungen der Stoffwechselführung
• z.B. Aufwand am Arbeitsplatz
• z.B. berufsbedingte Beeinträchtigung der Stoffwechselkontrolle
• z.B. Leistungsminderung durch Hypoglykämien
Nebenwirkungen der Diabetestherapie
• vor allem: Hypoglykämien - z.B. Arbeiten mit Absturzgefahr - z.B. berufliche Personenbeförderung - z.B. verantwortliche Überwachungsfunktionen - z.B. berufsmäßiger Waffengebrauch
chronische Diabeteskomplikationen
• diabetische Neuropathie
• diabetische Retinopathie
• diabetische Nephropathie
• kardiale, zerebrale und periphere Angiopathie

Tab. 9.2: Sozialmedizinisch relevante Leistungseinschränkung durch Diabetes.

Diese folgenschwere Verknüpfung – der Diabetes führt zu einer Leistungseinschränkung, die Leistungseinschränkung führt zur Einschränkung der sozialen Stellung des Diabetikers – ist oft auch **durch sozialmedizinisches Engagement beeinflussbar**, wie am Beispiel der Hypoglykämie als häufigster Ursache für eine Leistungseinschränkung mit möglicher Gefährdung im Straßenverkehr deutlich wird. Prinzipiell kann die Hypoglykämie als Nebenwirkung der Insulintherapie zu einem *"plötzlichen, unvorhersehbaren Leistungszusammenbruch"* führen, der zur situativen, temporären Fahruntüchtigkeit führt. Tatsächlich können eine *"Neigung zu häufigen Hypoglykämien"* oder häufige schwere Hypoglykämien nach den Verordnungsvorgaben zur Feststellung einer generellen Fahruntüchtigkeit führen, weil die *"Mindestanforderungen hinsichtlich der körperlichen und geistigen Tauglichkeit für das Führen eines Kraftfahrzeuges"* vorübergehend nicht konstant erfüllt sind. Als Konsequenz dieser in sich schlüssigen Be-

gründung der derzeit geltenden "Begutachtungs-Leitlinien zur Kraftfahrereignung" müssen die Menschen mit Diabetes, welche zu schweren Hypoglykämien neigen, Einschränkungen der Fahrerlaubnis hinnehmen. Durch eine therapeutische Umstellung kann aber auch einmal diese Neigung zu schweren Hypoglykämien und die daraus begründete partielle Fahruntüchtigkeit so deutlich und nachweisbar verringert werden, dass in einer späteren Begutachtung die zuvor begründete Einschränkung der Fahrerlaubnis abgeschwächt oder aufgehoben werden kann.

Dieses Beispiel macht gegebene Zusammenhänge zwischen Krankheit einerseits und daraus resultierender sozialer Begrenzung andererseits deutlich und weist auf manchmal gegebene **Möglichkeiten zur Abhilfe** hin: Unter bestimmten Bedingungen kann der Diabetes zu Leistungseinschränkungen und damit zu sozialen Einschränkungen führen. Durch ärztliche Einflussnahme, z.B. über eine therapeutische Anpassung, können nicht selten diabetesbedingte Leistungseinschränkungen so begrenzt werden, dass die sozialen Einschränkungen abgebaut oder aufgehoben werden können. Die vorgegebenen Richtlinien, Leitlinien, Verordnungen, Regeln zur Beurteilung der sozialen Konsequenzen einer diabetesbedingten Leistungseinschränkung enthalten oft Hinweise auf Ausnahmen und werden immer wieder neueren Erkenntnissen angepasst, so dass auch von dieser Seite her sozialmedizinisches Engagement dazu helfen kann, soziale Einschränkungen zu begrenzen.

Natürlich lassen sich dabei nicht immer umfassende, befriedigende und endgültige Lösungen für die soziale Belastung der Diabetiker finden. Fast immer muss auch damit gerechnet werden, dass sich die sozialmedizinischen Probleme des einzelnen Diabetikers ändern können und dass sich die Möglichkeiten zur sozialen Hilfe im Laufe der Zeit wandeln. Die Beurteilung sozialmedizinischer Probleme bei Diabetikern und die Darstellung sozialmedizinischer Hilfen bleiben wechselnden Bedingungen unterworfen und sind damit zeitgebunden. **Der sozialmedizinische, ärztliche Einsatz** für Diabetiker besteht auf der einen Seite aus direkter therapeutischer Hilfe und andererseits in der Vermittlung fachlich kompetenter Hilfe durch "Sozialdienste" oder "Beratungsdienste" (☞ Tab. 9.3).

Fachlich-kompetente sozialmedizinische Hilfe
• Sozialdienste von Diabeteszentren
• Institutionelle Beratungsstellen, z.B.
- Örtliches Arbeitsagentur
- Integrationsbehörde
- Industrie- und Handelskammern
- Gesetzliche Rentenversicherungsträger (BfA, LVAen u.a.)
- Versicherungsälteste der Rentenversicherungen
- Personalräte der öffentlichen Arbeitgeber
- Kommunale Fürsorge- und Hauptfürsorgestellen
- Versorgungsamt
- Kreiswehrersatzamt, Musterungsstellen
- Straßenverkehrsamt
- Versicherungsträger

Tab. 9.3: Fachlich-kompetente sozialmedizinische Hilfe.

9.3. Berufs- und Arbeitsleben

"Menschen mit Diabetes können nahezu alle Berufe und Tätigkeiten ausüben, zu denen sie nach Neigung, Begabung, praktischen Fähigkeiten und Ausbildung geeignet sind, sofern keine anderen schwerwiegenden Folge- oder Begleiterkrankungen vorliegen. Wahl und Ausübung eines Berufes oder einer Tätigkeit können für einzelne Menschen mit Diabetes durch bestimmte Bedingungen des Berufes und/oder des Diabetes eingeschränkt sein. Deshalb sind einige wenige Tätigkeiten für Menschen mit Diabetes nicht oder weniger gut geeignet." – so lauten die "Empfehlungen zur Beratung bei Berufswahl und Berufsausübung von Diabetikern" die vom Ausschuss Soziales im Auftrag der Deutschen Diabetes-Gesellschaft im Jahre 2009 aktualisiert wurden (☞ Tab. 9.4).

Es gibt Probleme, die die Berufsausübung einzelner Diabetiker einschränken können und die deshalb auch bei der Berufswahl berücksichtigt werden müssen. Dies sind vor allem mögliche Hypoglykämien insulinbehandelter Diabetiker. Alltäglich sind die Fragen nach der Risikoabwägung für insulinspritzende Diabetiker mit Hypoglykämieneigung bei **risikoreichen Berufen**, also insbesondere bei Berufen oder Tätigkeiten, die mit einer Selbstgefährdung oder mit einer Fremdgefährdung einhergehen können:

- Berufliche Personenbeförderung oder Transport gefährlicher Güter
- Berufsmäßiger Waffengebrauch
- Überwachungsfunktion mit alleiniger Verantwortung für das Leben anderer
- Arbeiten mit Absturzgefahr oder an anderen gefährlichen Arbeitsplätzen
- Arbeiten im Überdruck

Geltende **Sicherheitsvorschriften und Unfallverhütungsvorschriften** in bestimmten Berufen führen dazu, dass insulinspritzende Diabetiker wegen ihrer grundsätzlichen Hypoglykämiegefährdung davon ausgeschlossen bleiben. Durch entsprechende Vorschriften ist in der Regel ausgeschlossen, dass insulinbehandelte Diabetiker mit Hypoglykämiegefährdung als Berufskraftfahrer zur Personenbeförderung, als Lokomotivführer oder als Flugzeugführer beruflich tätig sein können.

Die Rechtmäßigkeit solcher pauschalen Ausschlüsse ist allerdings umstritten: Wenn der Patient seine gesundheitliche Eignung in regelmäßigen Abständen nachweisen kann bzw. die Gefahren durch entsprechende Auflagen ausreichend kompensiert werden können, dann muss grundsätzlich eine Ausnahme möglich sein.

9.3.1. Bewerbung

Häufig stellen Patienten die Frage, ob die Diabetes-Erkrankung in Bewerbungsgesprächen lieber verschwiegen und manchmal auch während der Berufstätigkeit verheimlicht werden soll, um befürchtete beruflichen Diskriminierungen zu vermeiden.

Was sollten Diabetiker für eine Bewerbung um einen Arbeitsplatz wissen – was kann man ihnen raten?

Nach der Rechtsprechung des Bundesarbeitsgerichts (BAG) ist eine allgemein gehaltene "Gesundheitsfrage" ohne einen konkreten Anlass unzulässig. Fragen nach dem Gesundheitszustand sind daher allenfalls dann zulässig, wenn eine Erkrankung die Eignung des Bewerbers für die vorgesehene Tätigkeit *"entweder erheblich beeinträchtigt oder aufhebt"* (Az.: BAG, 2 AZR 279/ 83). Eine Ausnahme besteht also nur dann, wenn die Krankheit sich derart auf die auszuübende Tätigkeit auswirkt, dass diese schlechthin gar nicht erst ausgeübt werden kann. Dies wäre zum Beispiel der Fall, wenn jemand zum Zeitpunkt der Bewerbung schon weiß,

Empfehlungen zur Beratung über Berufswahl und Berufsausübung von Diabetikern
Grundlagen
• Diabetiker ohne schwerwiegende Folge- oder Begleiterkrankungen können nahezu alle Berufe und Tätigkeiten ausüben, zu denen sie nach Neigung, Begabung, praktischen Fähigkeiten und Ausbildung geeignet erscheinen. Eine abgeschlossene berufliche Ausbildung ist für jeden Diabetiker anzustreben.
• Wahl und Ausübung eines Berufes oder einer Tätigkeit können für einzelne Diabetiker durch bestimmte Bedingungen des Berufes und (oder) des Diabetes eingeschränkt sein. Deshalb sind einige wenige Tätigkeiten für Menschen mit Diabetes nicht oder weniger gut geeignet
• Die Beratung über Wahl und Ausübung eines Berufes sollte für jeden Diabetiker individuell und in enger Kooperation mit einem diabetologisch erfahrenen Arzt und bei Bedarf auch mit dem Betriebsarzt erfolgen.
Bewertung einschränkender Bedingungen

• Bedingungen, welche die Wahl und Ausübung eines Berufes oder einer Tätigkeit durch Diabetiker beeinflussen können, lassen sich gliedern in
  - Selbst- und Fremdgefährdung durch plötzlich auftretende Unterzuckerungszustände (Hypoglykämien),
  - Beeinträchtigungen der Planbarkeit des Tagesablaufes und der Selbstkontrolle des Stoffwechsels,
  - Auftreten anderer Krankheiten und eine evtl. absehbare oder nicht ausschliessbare Gefahr von plötzlichen Gesundheitsstörungen die fremder Hilfe bedürfen,
  - berufliche Expositionen, die das Auftreten von akuten oder chronischen Folgen des Diabetes begünstigen.

• Bei der Beratung von Diabetikern muss die Hypoglykämieneigung besonders berücksichtigt werden, dass eine Hypoglykämie die Leistungsfähigkeit – meist nur für Minuten – vermindern und in seltenen Fällen auch zu einer Beeinträchtigung des Bewusstseins führen kann. Das Auftreten von Hypoglykämien kann daher bei manchen beruflichen Tätigkeiten andere Menschen oder den Diabetiker selbst gefährden. Das Risiko für das Auftreten von schweren Hypoglykämien kann durch Anpassung der Stoffwechseleinstellung und evtl. Hypoglykämietraining vermindert werden. Schwere Hypoglykämien können eine Gefahr bedeuten bei
  - Beruflicher Personenbeförderung oder Transport gefährlicher Güter (z.B. Piloten, Lokführer, Bus- und LKW-Fahrer)
  - Waffengebrauch (z.B. Schutzpolizei)
  - Überwachungsfunktion mit alleiniger Verantwortung für das Leben anderer. Dies gilt für Verkehrskontrollen und -lenkung des Straßen-, Schienen-, Wasser- und Luftverkehrs und für einen Teil der Leitstände im Industriebereich
  - Arbeiten mit Absturzgefahr oder an anderen gefährlichen Arbeitsplätzen (Dachdecker, Gerüstbauer, Bauarbeiter an Hochbauten). Ähnlich zu bewerten sind Tätigkeiten an gefährlichen Maschinen, an Hochöfen und beim Stahlabstich
  - Arbeiten im Überdruck

Berufsberatung
• Die Beratung des Diabetikers bei der Berufswahl sollte sich vor allem an Neigung, Begabung und Fähigkeiten des Betroffenen orientieren. Sie muss die geltenden Rechtsnormen und Richtlinien sowie andere Vorschriften berücksichtigen, wie z.B. die den Diabetes betreffenden berufsgenossenschaftlichen Grundsätze für arbeitsmedizinische Vorsorgeuntersuchungen oder Richtlinien wie die "Begutachtungs-Leitlinien zur Kraftfahrereignung" des Gemeinsamen Beirates für Verkehrsmedizin.
• Tritt der Diabetes bei einem Beschäftigten auf, der eine für seine Erkrankung geeignete Tätigkeit hat, so sollte als erstes überlegt werden, ob nicht durch eine Umsetzung im Betrieb die Erfahrung aufgrund der bisher ausgeübten Tätigkeit weiter verwertet werden kann. Wenn dies nicht möglich ist, muss eine Beratung zum Berufswechsel mit nachfolgender Umschulung erfolgen.

Tab. 9.4: "Empfehlungen zur Beratung bei Berufswahl und Berufsausübung von Diabetikern" (Auszüge aus: Diabetes und Stoffwechsel 8 [1999] XXI-XXV).

dass er krankheitsbedingt die Stelle gar nicht antreten können wird. Das bedeutet: Nur dann, wenn der Patient selbst genau weiß, dass er aufgrund seines gesundheitlichen Zustands, d.h. der Diabetes-Erkrankung oder Folgeerkrankungen, die Tätigkeit tatsächlich gar nicht ausführen können wird, dann müsste er eine solche Frage wahrheitsgemäß beantworten.

In aller Regel ist die Frage eines Arbeitgebers nach dem Vorliegen einer Diabetes-Erkrankung daher unzulässig und muss nicht wahrheitsgemäß beantwortet werden. Es gibt auch keine Verpflichtung, von sich aus den Diabetes zu offenbaren.

Bei Bewerbungen von Kraftfahrern gilt grundsätzlich nichts anderes: Die Diabetes-Erkrankung per se führt nicht dazu, dass die Betroffenen ihr Fahrzeug nicht mehr fahren dürfen. Sofern man also im Besitz einer der für den Beruf erforderlichen Fahrerlaubnis ist und keine ärztlichen Bedenken gegen die Fahreignung bestehen, dann müssen auch Kraftfahrer im Bewerbungsgespräch in der Regel nicht auf den Diabetes hinweisen.

Ausschlaggebend ist grundsätzlich der Besitz der Fahrerlaubnis – denn solange keine ärztlichen Bedenken bestehen, darf der Patient fahren und kann der vorgesehenen Tätigkeit nachgehen.

Berufswahl
17jährige Schülerin, Typ-1-Diabetes seit 10 Jahren unter intensivierter Insulintherapie, ungünstige Stoffwechseleinstellung mit einem HbA$_{1c}$ von 8,3 %, Adipositas mit einem Body Mass Index von 29,1 kg/m², Nikotinabusus, orale Kontrazeption.
Berufswunsch: Krankenschwester
Die Berufsausbildung ist zu befürworten. Die Schülerin sollte aber – nach Schulung – für eine Stoffwechselbesserung sorgen und ihre Risiken abbauen.

Diabetiker müssen also nicht grundsätzlich ihren Diabetes angeben, unseres Erachtens ist es aber langfristig schwierig und belastend, den Diabetes zu verheimlichen und damit die eigene berufliche Sicherheit und auch das Arbeits- und Beschäftigungsklima zu belasten.

9.3.2. Verhalten am Arbeitsplatz

Arbeitsplatzprobleme ergeben sich für den Diabetiker nicht nur durch die mögliche Verheimlichung seines durch Hypoglykämien begrenzten Leistungsvermögens und durch die daraufhin möglich werdende Auflösung des Arbeitsvertrages. Probleme am Arbeitsplatz können auch durch Unkenntnis und falsche Sorgen auf Seiten der Arbeitgeber und bei den Mitarbeitern entstehen. Trotz Aufklärungsbemühungen aller Fachgesellschaften und Laienorganisationen bleibt die völlig unbegründete Befürchtung verbreitet, dass Diabetiker grundsätzlich ein schlechteres Leistungsvermögen haben und dass es durch ihr gesundheitliches Handicap zu betriebswirtschaftlichen Problemen kommen kann.

Durch ein **offenes Umgehen mit ihrem Diabetes** und mit der notwendigen Diabetesbehandlung auch gegenüber dem Arbeitgeber und den Mitarbeitern und Kollegen können Diabetiker diesem Missverständnis sicher am besten begegnen; dabei sollten die Diabetiker ihr **berufliches Leistungsvermögen voll nutzen** und die Krankheit nicht grundsätzlich als Argument für Sonderregelungen und Arbeitserleichterungen verwenden. Es ist belegt, dass gut geschulte Typ-1-Diabetiker ohne chronische Diabeteskomplikationen auch bei langer Diabetesdauer eine einem Gesunden vergleichbare Stellung im Berufsleben einnehmen können.

Dennoch empfehlen wir, sich zumindest im Vorstellungsgespräch bzw. in der Probezeit bei der Frage nach der Diabetes-Erkrankung tunlichst zurückzuhalten und im Zweifel diese Frage zu verneinen. Im schlimmsten aller Fälle führt diese Unwahrheit zum späteren Verlust des Arbeitsplatzes – dieses Risiko ist aber immer noch besser, als die Stelle erst gar nicht angeboten zu erhalten oder in der Probezeit gekündigt zu werden.

Ebenso sollte man zumindest solange auch davon absehen, seine Erkrankung ungefragt mitzuteilen. Eine Ausnahme gilt natürlich dann, wenn sicher feststeht, dass die Diabetes-Erkrankung kein Hindernis ist, beispielsweise wenn die Stelle ausdrücklich (auch) für Diabetiker ausgeschrieben wurde (z.B. Pharma-Außendienst).

Selbstdiskriminierung
24jähriger Fotolaborant, Typ-1-Diabetes seit 15 Jahren, intensivierte Insulintherapie, HbA$_{1c}$ 7,4 %, Abmahnung wegen beruflicher Fehler und wegen sexueller Belästigung einer Kollegin. Schutzbehauptung: *"Dabei hatte ich eine Hypoglykämie"*.
Cave: Selbstdiskriminierung
Diese Argumentation schadet dem öffentlichen Status aller Diabetiker und hilft individuell auch nicht.

Ein **Schulungsprogramm** zur beruflichen Mobilität des Diabetikers, zu seinem Verhalten in belastenden beruflichen Situationen und zum Umgang mit Hypoglykämien am Arbeitsplatz kann dazu beitragen, dass Diabetiker hilfreiche Verhaltensweisen und Informationen entwickeln und trainieren und damit ihren Umgang mit realisierbaren und nicht realisierbaren beruflichen Anforderungen und mit besonderen (Hypoglykämie-)Problemen am Arbeitsplatz verbessern.

9.3.3. Beschäftigung im Beamtenverhältnis

Auch bei der Übernahme von Diabetikern in das Beamtenverhältnis und bei ihrer Beschäftigung im öffentlichen Dienst kommt es nicht nur darauf an, dass die Bewerber gesundheitlich in der Lage sind, die Anforderungen des konkreten Arbeitsplatzes zu erfüllen. Nach den geltenden "**Richtlinien über die Beschäftigung von Diabetikern im öffentlichen Dienst**" sollen Diabetiker bei Bewerbungen um Beamtenstellen frei von diabetesspezifischen Komplikationen an Augen und Nieren sein.

Diabetiker im öffentlichen Dienst
• Der generelle Ausschluss des Diabetikers von pensionsberechtigten Anstellungen im Staatsdienst und in vergleichbaren Institutionen ist aus medizinischen Gründen nicht gerechtfertigt.
• Für die Einstellung in die genannten Tätigkeiten kommen alle arbeitsfähigen Diabetiker in Betracht, deren Stoffwechselstörung mit Diät allein, mit Diät und oralen Antidiabetika und (oder) Insulin auf Dauer gut einstellbar ist. Durch eine gute Stoffwechselkontrolle wird das Risiko diabetesspezifischer Komplikationen verringert.
• Diabetische Bewerber um solche Stellen sollten frei von diabetesspezifischen Komplikationen an Augen und Nieren sein. Die Feststellung solcher Befunde hat durch fachärztliche Augenhintergrunduntersuchungen (Fundoskopie) sowie durch den kompletten Harnstatus und die Bestimmung des Kreatininwertes im Serum zu erfolgen.

Tab. 9.5: Einstellung und Beschäftigung von Diabetikern im öffentlichen Dienst - Richtlinien der Deutschen Diabetes-Gesellschaft (Auszüge aus den "Richtlinien über die Beschäftigung von Diabetikern im öffentlichen Dienst. Runderlass des Innenministers vom 22.11.1982. Mbl NW (1982) 1918").

Nach einer ärztlichen Beurteilung müssen sie gesundheitlich geeignet und für die vorgesehene Tätigkeit dienstfähig sein und dürfen keine Krankheiten haben, die eine vorzeitige dauernde Dienstunfähigkeit erwarten lassen; damit wird die volle Dienstfähigkeit bis zum Erreichen der Altersgrenze erwartet. Bei Schwerbehinderten wird die Übernahme in ein **Beamtenverhältnis auf Lebenszeit** möglich, wenn angenommen werden kann, dass sie nicht vor Ablauf von 10 Jahren dienstunfähig werden (☞ Tab. 9.5).

Verbeamtung
23jähriger Post-Mitarbeiter, Typ-1-Diabetes seit dem 16. Lebensjahr. Intensivierte Insulintherapie, HbA_{1c} 6,9 %. Einmalig schwere Hypoglykämie, keine chronischen Diabeteskomplikationen.
Antrag auf Verbeamtung
Nach den "Richtlinien" ist die Verbeamtung des Antragstellers ohne Schwierigkeiten möglich.

Diese Richtlinien der Deutschen Diabetes-Gesellschaft gelten für die Einstellung und Beschäftigung von nicht schwerbehinderten Diabetikern im öffentlichen Dienst, sofern nicht spezielle Dienstvorschriften gelten, nach denen dann entschieden werden muss. Für die entsprechenden Dienstbereiche gelten die Polizeidienstvorschrift, die Zentrale Dienstvorschrift der Bundeswehr sowie die Diensttauglichkeitsvorschriften des Zolldienstes.

Die berufliche Tätigkeit in Schienenverkehrsunternehmen unterliegt den Regeln der Eisenbahn- und Betriebsordnung (EBO) vom 8.5.1967, zuletzt geändert am 21.6.2002. Die Tauglichkeitsfeststellung erfolgt durch einen verkehrsmedizinisch erfahrenen Arzt mit der Gebietsbezeichnung "Arbeitsmedizin" oder der Zusatzbezeichnung "Betriebsmedizin". Als Beurteilungsgrundlage gilt die tätigkeitsbezogene Untersuchung nach den VDV (Verband Deutscher Verkehrsunternehmen) Schriften 714, bzw. der Konzernrichtlinie 107 für alle Unternehmensbereiche der Deutschen Bahn AG.

9.3.4. Schwerbehinderung und Gleichstellung

Nach dem Sozialgesetzbuch (§2 SGB IX) gelten Menschen als behindert, wenn *"ihre körperliche Funktion, geistige Fähigkeit oder seelische Gesundheit mit hoher Wahrscheinlichkeit länger als sechs Monate von dem für das Lebensalter typischen Zustand abweichen und daher ihre Teilhabe am Leben in der Gesellschaft beeinträchtigt ist"*. Das Ausmaß der Beeinträchtigung wird durch den sog. "Grad der Behinderung" (GdB) auf einer Skala von 5 bis 100 angegeben: Dieser berücksichtigt, wie erheblich die körperlichen und geistigen Funktionen beeinträchtigt sind und in welchem Umfang hierdurch Einschränkungen der Teilhabe am sozialen Leben verbunden sind.

Der GdB ist also ein Maß für die sozialen Auswirkungen und Beeinträchtigungen.

Ab einem festgestellten Grad der Behinderung von mindestens 50 hat liegt gem. § 2 II SGB IX eine Schwerbehinderung vor und es kann ein Schwerbehindertenausweis ausgestellt werden. Der Schwerbehindertenstatus führt zu besonderen Nachteilsausgleichen, beispielsweise einen erhöhten Kündigungsschutz.

Ab einem GdB von 30 kann man sich – auf Antrag bei der Arbeitsagentur – einem Schwerbehinderten gleichstellen lassen, sofern aufgrund der Behinderung der Arbeitsplatz gefährdet.

Für die Begutachtung des Grades der Behinderung im sozialen Entschädigungsrecht und nach dem Schwerbehindertenrecht (Teil 2 SGB IX) ist die Versorgungsmedizin-Verordnung (VersMedVO) vom 10. Dezember 2008 zu beachten. Sie trat zum 1. Januar 2009 in Kraft. Die in der VersMedVO seither als Anlage veröffentlichten "Versorgungsmedizinischen Grundsätze" ersetzen die vormaligen "Anhaltspunkte für die ärztliche Gutachtertätigkeit im sozialen Entschädigungsrecht und nach dem Schwerbehindertenrecht (Teil 2 SGB IX)".

Behinderung und Diabetes

§ 2 SGB IX (Behinderung)

(1) Menschen sind behindert, wenn ihre körperliche Funktion, geistige Fähigkeit oder seelische Gesundheit mit hoher Wahrscheinlichkeit länger als sechs Monate von dem für das Lebensalter typischen Zustand abweichen und daher ihre Teilhabe am Leben in der Gesellschaft beeinträchtigt ist. Sie sind von Behinderung bedroht, wenn die Beeinträchtigung zu erwarten ist.

(2) Menschen sind im Sinne des Teils 2 schwerbehindert, wenn bei ihnen ein Grad der Behinderung von wenigstens 50 vorliegt und sie ihren Wohnsitz, ihren gewöhnlichen Aufenthalt oder ihre Beschäftigung auf einem Arbeitsplatz im Sinne des § 73 rechtmäßig im Geltungsbereich dieses Gesetzbuches haben.

(3) Schwerbehinderten Menschen gleichgestellt werden sollen behinderte Menschen mit einem Grad der Behinderung von weniger als 50, aber wenigstens 30, bei denen die übrigen Voraussetzungen des Absatzes 2 vorliegen, wenn sie infolge ihrer Behinderung ohne die Gleichstellung einen geeigneten Arbeitsplatz im Sinne des § 73 nicht erlangen oder nicht behalten können (gleichgestellte behinderte Menschen).

Tab. 9.6: Auszüge aus SGB IX.

Diese versorgungsmedizinischen Grundsätze stellen eine Richtlinie zur Beurteilung von Behinderungen und Schädigungsfolgen dar, von denen in der Regel nur abgewichen werden kann, wenn es gut begründet wird.

Das Bundessozialgericht hatte sich zwischenzeitlich mit der Frage der Teilhabestörung bei mit Insulin behandeltem Diabetes mellitus befasst (Bundessozialgericht, Urteil vom 24.4.2008 – B 9/9a SB 10/06 R; ausdrücklich wiederholt in Urteil vom 23.04.2009, B 9 SB 3/08 BSG) und festgestellt, die bis dahin noch geltenden "Anhaltspunkte für die ärztliche Gutachtertätigkeit" bedürften einer differenzierteren Betrachtung und seien an die aktuellen Stand der Medizin anzupassen. So sei zum einen die Unterteilung des Diabetes mellitus in Typ 1 und Typ 2 gutachtlich wenig hilfreich, zum anderen sei nach Maßgabe des der GdB relativ niedrig anzusetzen, wenn mit geringem Therapieaufwand eine ausgeglichene Stoffwechsellage erreicht wird.

Mit (in beeinträchtigender Weise) wachsendem Therapieaufwand und/oder abnehmendem Therapieerfolg (instabiler Stoffwechsellage) sei der GdB dagegen höher einzuschätzen.

Das Bundessozialgericht hat daher u.a. die Forderung aufgestellt, dass der mit der jeweiligen Behandlungsform (CT, ICT, CSII) unterschiedlich verbundene Therapieaufwand berücksichtigt werden müsse. Allerdings könne der Therapieaufwand für sich allein noch nicht relevant sein, vielmehr müsse dieser sich zusätzlich auch *"auf die Teilhabe des behinderten Menschen am Leben in der Gesellschaft nachteilig"* auswirken. *"Mit (in beeinträchtigender Weise) wachsendem Therapieaufwand und/oder abnehmendem Therapieerfolg (instabilerer Stoffwechsellage)"* sei der Grad der Behinderung höher einzuschätzen. Allerdings stellt das Bundessozialgericht zugleich auch klar, dass die Einstufung der diabetesbedingten Beeinträchtigungen in angemessenem Verhältnis zur Bewertung anderer Gesundheitsbeeinträchtigung zu erfolgen habe. Die diabetesbedingten Auswirkungen auf die Teilhabe am Leben in der Gesellschaft seien daher *"im Vergleich zu anderen Behinderungen"* in Betracht zu ziehen.

Um diesen Vorgaben zu entsprechen, wurde die VersorgungsmedizinVerordnung erneut überarbeitet; der Bundesrat hat am 09.07. 2010 die von der Arbeitsgruppe im BMAS erarbeiteten Änderung beschlossen. Seither gelten nun die in Tab. 9.7 aufgeführten, wiederum deutlich geänderten Kriterien zur Einstufung der Diabetes-Krankheit.

Eine Schwerbehinderung setzt nach diesen Kriterien nunmehr voraus, dass der Patient eine intensivierte Insulintherapie (ICT) oder Pumpentherapie (CSII) erfährt und durch erhebliche Einschnitte in der Lebensführung gravierend beeinträchtigt ist.

Wenn weitere Erkrankungen vorliegen, beispielsweise ein Bandscheibenvorfall, so werden diese – als sog. Einzel-GdB – gesondert bewertet.

Die Feststellung des Gesamt-GdB erfolgt unter Berücksichtigung aller vorliegenden Beeinträchtigungen; allerdings erfolgt dies nicht über eine simple Addition der Einzel-GdB, sondern die Lage wird insgesamt bewertet.

Selbst wer beispielsweise für Diabetes einen Einzel-GdB von 40 erhält und dann noch zwei weitere Einzel-GdB von jeweils 10 vorliegen, kann im Ergebnis nicht zwingend von einem Gesamt-GdB

Die an Diabetes erkrankten Menschen, deren Therapie regelhaft keine Hypoglykämie auslösen kann und die somit in der Lebensführung kaum beeinträchtigt sind, erleiden auch durch den Therapieaufwand keine Teilhabebeeinträchtigung, die die Feststellung eines GdS rechtfertigt.	Der GdB beträgt 0.
Die an Diabetes erkrankten Menschen, deren Therapie eine Hypoglykämie auslösen kann und die durch Einschnitte in der Lebensführung beeinträchtigt sind, erleiden durch den Therapieaufwand eine signifikante Teilhabebeeinträchtigung.	Der GdB beträgt 20.
Die an Diabetes erkrankten Menschen, deren Therapie eine Hypoglykämie auslösen kann, die mindestens einmal täglich eine dokumentierte Überprüfung des Blutzuckers selbst durchführen müssen und durch weitere Einschnitte in der Lebensführung beeinträchtigt sind, erleiden je nach Ausmaß des Therapieaufwands und der Güte der Stoffwechseleinstellung eine stärkere Teilhabebeeinträchtigung.	Der GdB beträgt 30-40.
Die an Diabetes erkrankten Menschen, die eine Insulintherapie mit täglich mindestens vier Insulininjektionen durchführen, wobei die Insulindosis in Abhängigkeit vom aktuellen Blutzucker, der folgenden Mahlzeit und der körperlichen Belastung selbständig variiert werden muss, und durch erhebliche Einschnitte gravierend in der Lebensführung beeinträchtigt sind, erleiden aufgrund dieses Therapieaufwands eine ausgeprägte Teilhabebeeinträchtigung. Die Blutzuckerselbstmessungen und Insulindosen (beziehungsweise Insulingaben über die Insulinpumpe) müssen dokumentiert sein.	Der GdB beträgt 50.

Tab. 9.7: Kriterien zur Einstufung der Diabetes-Krankheit. Außergewöhnlich schwer regulierbare Stoffwechsellagen können jeweils höhere GdS-Werte bedingen.

von 50 ausgehen: vielmals bleibt es es in diesen Fällen zunächst bei einem Gesamt-GdB von 40; die Schwerbehinderung muß dann per Gericht erstritten werden.

Neben der Festlegung des GdB können bestimmte weitere Merkmale festgestellt und mit dem Recht auf zusätzliche **Vergünstigungen**, auf den sogenannten **Nachteilsausgleich**, in den Schwerbehindertenausweis eingetragen werden. Diese sind in § 3 Schwerbehindertenausweisverordnung (Schwbavw) wie folgt festgelegt:

G, erheblich gehbehindert

- H, hilflos
- Bl, blind
- aG, außergewöhnlich gehbehindert
- B, ständige Begleitung notwendig
- RF, Befreiung von der Rundfunkgebührenpflicht unter Voraussetzung einer wesentlichen Sehbehinderung (GdB von mindestens 60), einer Hörminderung, die die ausreichende Verständigung trotz Hörhilfe unmöglich macht, oder einer ständigen Hinderung, an öffentlichen Veranstaltungen jeder Art teilzunehmen

Der **Antrag auf Feststellung der Behinderung** muss an das Versorgungsamt gestellt werden. Die

Versorgungsämter haben danach die Feststellung zu treffen, ob Behinderungen vorliegen, wie hoch der durch alle Behinderungen in seiner Gesamtheit bedingte GdB ist und ob Voraussetzungen für die Inanspruchnahme von Nachteilsausgleichen gegeben sind. Zu dieser Feststellung holen die **Versorgungsämter** Befundberichte der behandelnden Ärzte und ggf. auch Gutachten ein. Gegen die getroffene Entscheidung des Versorgungsamtes ist den Antragstellern der Rechtsweg durch einen Widerspruch und die Klage bei Sozialgerichten möglich.

Schwerbehinderung
Ein Vater fragt: *"Soll ich für meinen 11jährigen zuckerkranken Sohn den Schwerbehinderten-Ausweis mit der Feststellung der Hilflosigkeit beantragen und annehmen?"*
Pro und Contra bedenken
Bei der Beantwortung und Entscheidung sollten die gesetzlich verankerten Vorteile und mögliche Nachteile durch eine illegitime Diskriminierung berücksichtigt werden.

Nicht jedem Diabetiker ist die Antragstellung nach dem Schwerbehindertengesetz zu empfehlen.

Denn man sollte vorher auch die **möglichen und nicht immer auszuschließenden Nachteile bedenken**, die in einer sozialen Stigmatisierung und einer illegitimen Diskriminierung durch die Umwelt, aber auch in der Beeinträchtigung des Selbstwertgefühls und der Verstärkung des Hanges zur Passivität liegen können. Der Schwerbehindertenstatus kann insbesondere bei jüngeren Diabetikern, die eine lange berufliche Laufbahn vor sich haben, zum Handicap in der beruflichen Weiterentwicklung werden.

Fachlich-kompetente Beratung von Diabetikern zu Problemen und Fragen bei der Anwendung des Schwerbehindertengesetzes bieten kommunale Fürsorgestellen, Hauptfürsorgestellen und Versorgungsämter sowie Sozialdienste von Diabeteszentren (☞ Tab. 9.3); besonders informativ zum Thema sind für Diabetiker geschriebener Ratgeber.

9.3.5. Arbeitsfähigkeit und Arbeitslosigkeit

Kooperative, gut eingestellte Typ-1-Diabetiker, die unter regelmäßiger Schulung selbständig erfolgreich ihren Stoffwechsel führen, sind nach vorliegenden Untersuchungen nicht häufiger krank oder wegen Krankheit arbeitsunfähig als Nicht-Diabetiker. Die Arbeitsfähigkeit des einzelnen Diabetikers wird aber neben seiner Bereitschaft zur Kooperation auch durch mögliche Behandlungseinflüsse, chronische Diabeteskomplikationen und zusätzliche Krankheiten bestimmt.

Es deutet allerdings einiges darauf hin, dass die Arbeitslosigkeit bei Typ-1-Diabetikern höher als bei Nicht-Diabetikern ist, wie eine Untersuchung aus Nordrhein-Westfalen für die Altersklasse der 15- bis 19-jährigen im Vergleich mit der gleichaltrigen Normalbevölkerung zeigte.

Arbeitslos ist ein Arbeitnehmer, der nicht in einem Arbeitsverhältnis steht (Beschäftigungslosigkeit), sich bemüht, seine Beschäftigungslosigkeit zu beenden (Eigenbemühungen) und den Vermittlungsbemühungen der Agentur für Arbeit zur Verfügung steht. Der Arbeitnehmer hat Anspruch auf Arbeitslosengeld, wenn er arbeitslos ist, sich beim Arbeitsamt arbeitslos gemeldet und Arbeitslosengeld beantragt hat, der Arbeitsvermittlung zur Verfügung steht und die Anwartschaftszeit erfüllt hat. Arbeitslosengeld wird erst von dem Tag an ge-

währt, an dem sich der Arbeitnehmer beim Arbeitsamt persönlich arbeitslos gemeldet hat. Auch arbeitslose Diabetiker, die während dieser Zeit Arbeitslosengeld oder Arbeitslosenhilfe beziehen, sind versicherungspflichtig. Für sie sind Pflichtbeiträge zur Rentenversicherung von der Bundesanstalt für Arbeit zu zahlen.

Arbeitslosigkeit
51jähriger Typ-1-Diabetiker (seit 34 Jahren), Schwerbehinderten-Ausweis: GdB 50 %. Drohende Arbeitslosigkeit nach fast 30jähriger Betriebszugehörigkeit wegen konjunkturbedingter allgemeiner Reduzierung des Personals in die Arbeitslosigkeit.
Was tun?
Wahrscheinlich werden Kündigungsschutz und/wegen GdB 50 % nicht Abhilfe schaffen; es droht die Arbeitslosigkeit.

9.3.6. Renten wegen Erwerbsminderung

Der Diabetes mellitus und seine Komplikationen können zu Gesundheitsschäden und Funktionseinschränkungen und damit zu Benachteiligungen führen, die – nach bisherigen Regelungen – die Berufsfähigkeit oder die Erwerbsfähigkeit des Diabetikers infrage stellen. Danach wurde ein Diabetiker als **berufsunfähig** angesehen, wenn er aus gesundheitlichen Gründen in seinem Beruf oder in einem zumutbaren anderen Beruf nicht mehr als die Hälfte dessen verdienen kann, was ein gesunder Versicherter verdienen würde. Als **erwerbsunfähig** galt ein Diabetiker, der nicht mehr in der Lage ist, eine Tätigkeit regelmäßig auszuüben, oder der nur geringfügige Einkünfte erzielen kann.

Seit 2001 gilt die neue gesetzliche Regelung der Renten wegen Erwerbsminderung. Das bis dahin geltende System der Renten wegen verminderter Erwerbsfähigkeit, das zwischen Berufs- und Erwerbsunfähigkeitsrenten unterscheidet, wurde durch eine abgestufte Rente wegen Erwerbsminderung abgelöst. Dabei wird nun zwischen teilweiser und voller Erwerbsminderung unterschieden. Weitgehende Übergangs- und Vertrauensschutzregelungen regeln den bisherigen Anspruch auf Renten wegen Berufsunfähigkeit oder wegen Erwerbsunfähigkeit. Fachlich-kompetente Beratung zu Fragen im Zusammenhang mit der Neuregelung zu den Renten wegen Erwerbsminderung bieten Rentenversicherungträger und andere Beratungsdienste (☞ Tab. 4.3).

9.3.7. "Rehabilitation vor Rente"

Die Einschränkung der Berufsfähigkeit oder der Erwerbsfähigkeit muss nicht zwingend zu einer Berentung führen. Vor einer Berentung kommen zunächst Rehabilitationsmaßnahmen in Betracht; der **Anspruch auf Rehabilitationsleistungen** ergibt sich u.a. aus § 10 SGB I:

Menschen, die körperlich, geistig oder seelisch behindert sind oder denen eine solche Behinderung droht, haben unabhängig von der Ursache der Behinderung zur Förderung ihrer Selbstbestimmung und gleichberechtigten Teilhabe ein Recht auf Hilfe, die notwendig ist, um

1. die Behinderung abzuwenden, zu beseitigen, zu mindern, ihre Verschlimmerung zu verhüten oder ihre Folgen zu mildern,

2. Einschränkungen der Erwerbsfähigkeit oder Pflegebedürftigkeit zu vermeiden, zu überwinden, zu mindern oder eine Verschlimmerung zu verhüten sowie den vorzeitigen Bezug von Sozialleistungen zu vermeiden oder laufende Sozialleistungen zu mindern,

3. ihnen einen ihren Neigungen und Fähigkeiten entsprechenden Platz im Arbeitsleben zu sichern,

4. ihre Entwicklung zu fördern und ihre Teilhabe am Leben in der Gesellschaft und eine möglichst selbständige und selbstbestimmte Lebensführung zu ermöglichen oder zu erleichtern sowie

5. Benachteiligungen auf Grund der Behinderung entgegenzuwirken.

Bei einer Begutachtung der Berufsfähigkeit oder der Erwerbsfähigkeit gilt also der Grundsatz "Rehabilitation vor Rente".

Reha vor Rente

56jähriger ehemaliger Beamter, Typ-1-Diabetes seit 46 Jahren, Adipositas, Retinopathia diabetica, wiederholt schwere Hypoglykämien, HbA$_{1c}$ 8,7 %. Leistungsknick nach Rücktritt vom Amt.

"Bekomme ich als Diabetiker früher meine Rente?"

Über die Schulung während der Rehabilitation kann die Diabetestherapie verbessert werden. Typischerweise wird während der Rehabilitation über die Frage der weiteren beruflichen Tätigkeit entschieden werden können.

"Rehabilitation umfasst die Gesamtheit aller Maßnahmen medizinischer, schulisch-pädagogischer, beruflicher und sozialer Art, die erforderlich sind, um für den Behinderten die bestmöglichen körperlichen, seelischen und sozialen Bedingungen zu schaffen. Diese sollen ihn befähigen, aus eigener Kraft einen möglichst normalen Platz in der Gesellschaft zu behalten oder wiederzuerlangen.... Der Auftrag der Rehabilitation umfasst also die Hilfe zur Erhaltung oder Wiedergewinnung der aktiven Teilnahme am normalen Leben, insbesondere im Beruf, aber auch in Familie und Gesellschaft".

Mit der medizinischen Rehabilitation soll den Menschen geholfen werden, die mit bleibenden gesundheitlichen Beeinträchtigungen leben müssen und die trotz gesundheitlicher Defizite und Funktionseinschränkungen durch die Stabilisierung noch vorhandener Kräfte sowie durch zusätzliche Hilfen ein möglichst normales Leben führen können. Für die **medizinische Rehabilitation** sind die Leistungsträger (Rehabilitationsträger) zuständig (☞ Tab. 9.8).

Träger medizinischer Rehabilitationsmaßnahmen
• Gesetzliche Krankenversicherungen (GKV):   - Ortskrankenkassen   - Betriebskrankenkassen   - Innungskrankenkassen   - Seekrankenkasse   - Landwirtschaftliche Krankenkassen   - Bundesknappschaft   - Ersatzkassen   • Gesetzliche Rentenversicherungen (GRV):   - Arbeiterrentenversicherung (Landesversicherungsanstalten, Bahnversicherungsanstalt, Seekasse)   - Angestelltenversicherung (Bundesversicherungsanstalt für Angestellte)   - knappschaftliche Rentenversicherung (Bundesknappschaft)   • Landwirtschaftliche Altershilfe (LwAH):   - Landwirtschaftliche Alterskassen   • Gesetzliche Unfallversicherung (GUV):   - Berufsgenossenschaften,   - Unfallversicherungträger der öffentlichen Hand   • Kriegsopferversorgung/Kriegsopferfürsorge (KOV/KOF):   - Versorgungsämter   - Hauptfürsorgestellen   • Bundesanstalt für Arbeit (BA)   • Sozialhilfe: - örtliche Träger   - überörtliche Träger

Tab. 9.8: Träger medizinischer Rehabilitationsmaßnahmen.

Maßnahmen der beruflichen Rehabilitation können in Betracht gezogen werden, wenn die beruflichen Aussichten infolge der Erkrankung des Diabetikers oder infolge seiner Behinderung mehr als vorübergehend gemindert sind und wenn er deshalb besonderer Hilfe bedarf. Zur **beruflichen Rehabilitation** zählen zum Beispiel eine stufenweise Belastung, eine innerbetriebliche Umsetzung, eine behindertengerechte Ausstattung des Arbeitsplatzes, Hilfen zur Erreichung des Arbeitsplatzes, Umschulungsmaßnahmen oder evtl. praktische Hilfen (z.B. orthopädische Schuhe, Sehhilfen u.a.).

Die Voraussetzungen für Leistungen der Rehabilitation für Diabetiker sind gegeben, wenn deren Erwerbsfähigkeit wegen Krankheit oder körperlicher, geistiger oder seelischer Behinderung erheblich gefährdet oder gemindert ist und wenn bei ihnen die Rehabilitationsleistungen voraussichtlich eine Minderung der Erwerbsfähigkeit abwenden oder die Erwerbsfähigkeit bessern oder wiederherstellen können. Neben dieser **Rehabilitationsbedürftigkeit** muss auch eine **Rehabilitationsfähigkeit** für die Gewährung von Leistungen zur Rehabilitation gegeben sein; dies setzt voraus, dass der Betroffene für aktive Rehabilitationsmaßnahmen belastbar ist, dass hinsichtlich seiner Leistungsfähigkeit im Erwerbsleben eine positive Prognose gestellt werden kann und dass der Betroffene ausreichend motiviert und mental in der Lage ist, das Therapieangebot anzunehmen und umzusetzen.

Fachlich-kompetente Auskunft zu Fragen über Leistungen der gesetzlichen Rentenversicherung können die Auskunfts- und Beratungsstellen der gesetzlichen Rentenversicherungsträger, die Versicherungsältesten der Rentenversicherungen sowie die Sozialdienste von Diabeteszentren geben.

9.3.8. Hinweise für ein Rentengutachten

Das ärztliche Gutachten für den Rentenversicherungsträger oder das Sozialgericht muss eine detaillierte und differenzierte Stellungnahme zu den Funktionseinschränkungen und zu den noch erhaltenen Funktionen des Diabetikers enthalten. Bei Diabetikern spielen für mögliche Funktionseinschränkungen vor allem Fragen der Stoffwechselsituation (Instabilität, Hypoglykämien) und Probleme möglicher chronischer Diabeteskomplikationen (Retinopathie, koronare Herzkrankheit, periphere arterielle Verschlusskrankheit, Niereninsuffizienz, Polyneuropathie, diabetisches Fußsyndrom) eine wichtige Rolle. Ihre Bedeutung für die **Beurteilung der Notwendigkeit einer Rente** wird in dem ärztlichen Gutachten durch eine klare Darstellung deutlich gemacht (☞ Tab. 9.9).

Der für den Rentenversicherungsträger begutachtende Arzt muss feststellen, welche leistungsmindernden Funktionsstörungen durch den Diabetes, durch die Nebenwirkungen seiner Therapie und durch die chronischen Diabeteskomplikationen hervorgerufen worden sind. Das Ausmaß der leistungsmindernden Funktionsstörungen wird danach bewertet, inwieweit die Störungen noch reversibel bzw. besserungsfähig sind (z.B. durch eine bessere Einstellung des Diabetes) oder ob bereits irreversible schwere Komplikationen vorliegen. Es ist **Aufgabe des Gutachters,** dazu Stellung zu nehmen, ob Rehabilitationsmaßnahmen vorrangig sind oder ob eine befristete oder unbefristete Leistungsminderung anzunehmen ist.

Rentengutachten
• durch Anamnese und Befunderhebung überzeugend dargestelltes Krankheitsbild
• nach dem Schweregrad geordnete Diagnosen
• Epikrise mit Darstellung der Funktionsstörungen oder Behinderungen unter Berücksichtigung der beruflichen Tätigkeitsmerkmale
• Beginn der Leistungsminderung im Berufsleben
• Leistungsfähigkeit im Berufsleben nach Stunden
• qualitative Einschränkungen, die die berufliche Tätigkeit beeinflussen können (sog. negatives Leistungsbild)
• sogenanntes positives Leistungsbild, sofern die Leistungsfähigkeit im bisherigen Beruf eingeschränkt ist
• individuelle Prognose der Krankheit
• Stellungnahme zu Rehabilitationsmaßnahmen

Tab. 9.9: Wichtige Aussagen in einem Rentengutachten.

Für die **sozialmedizinische Beurteilung der Diabeteskomplikationen** ist eine umfassende Abklärung aller gegebenen Funktionsstörungen erforderlich. Zur Beurteilung der Retinopathia diabetica ist nicht deren Stadieneinteilung sondern der Funktionszustand des Sehorgans für das Leistungsvermögen ausschlaggebend; Umschulungen jüngerer Versicherter auf Sehbehindertenberufe können durch die Rentenversicherungsträger erfolgen. Kardiovaskuläre Komplikationen können determinierende Faktoren für das Leistungsvermögen sein; bei der koronaren Herzkrankheit wird das Ausmaß der Koronarinsuffizienz durch die noch verbliebene Ergometerleistung beurteilt. Sitz und Ausmaß von arteriellen Läsionen sind Kriterien, die vor allem bei Berufen mit längeren Gehstrecken berücksichtigt werden müssen. Das Leistungsvermögen bei diabetischer Nephropathie wird durch das Ausmaß der dabei verursachten Niereninsuffizienz bestimmt; die körperliche Leistungsfähigkeit kann durch die Anämie geprägt sein; Diabetiker mit chronischem Nierenversagen sollten keiner körperlich schweren Arbeit mehr nachgehen. Die diabetische Polyneuropathie und die darauf beruhenden **Funktionsstörungen verschiedener Organe müssen vom Gutachter gezielt beurteilt werden.**

9.3.9. Wehrdienst und Zivildienst

In Deutschland gilt ein Diabetiker unabhängig vom Schweregrad seiner Erkrankung nach den zur Zeit gültigen Bestimmungen für den Wehrdienst im Frieden als nicht tauglich bzw. als nicht wehrdienstfähig. Diese Beurteilung erfolgt nach der **Zentralen Dienstvorschrift** (ZDV) 46/1, nach der auch Zivildienstpflichtige und Zivildienstleistende auf ihre Dienstfähigkeit beurteilt werden. Auch für Zivildienstverpflichtete und Zivildienstleistende mit Diabetes gilt danach: Nicht zivildienstfähig.

Für **Berufssoldaten und Soldaten auf Zeit**, die am Diabetes erkranken, muss durch ein truppenärztliches Gutachten über ihre Dienstfähigkeit und die weitere Beschäftigung bei der Bundeswehr entschieden werden. Soldaten auf Zeit können in besonderen Fällen auf eigenen Antrag vorzeitig aus ihrem Dienstverhältnis entlassen werden.

9.4. Versicherungen

Die **gesetzlichen Rentenversicherungträger** sind zu den beschriebenen Hilfen und Leistungen für ihre Versicherten verpflichtet. Die finanzielle Sicherung bei Berufs- und Erwerbsunfähigkeit sowie im Alter stellt aber für viele Diabetiker ein besonderes Problem dar. Dies wird vor allem dann deutlich, wenn die Betroffenen schon vor dem Abschluss von Kranken- und Lebensversicherungsanträgen zuckerkrank waren.

Private Krankenversicherungen, Unfallversicherungen und Lebensversicherungen sind bemüht, sich vor zu großen Aufwendungen für einzelne Versicherte zu schützen. Deshalb verlangen sie grundsätzlich von Antragstellern eine **Gesundheitsprüfung**, bei der ein erhöhtes Risiko für Krankheit, Unfall oder vorzeitigen Tod erkannt werden soll. Höhere Zuschläge für das erhöhte Risiko oder auch die Ablehnung des Antragstellers können die Folge sein.

Diabetiker weisen aufgrund ihrer Erkrankung ein **erhöhtes Risiko für weitere Erkrankungen und Tod** auf. Dieses Risiko ist jedoch nach Diabetestyp, Alter, Diabetesdauer und gegebenen chronischen Krankheitskomplikationen unterschiedlich hoch. Zur individuellen Beurteilung sollte der Gutachter den Diabetiker nicht nach einer einmaligen Stoffwechselkontrolle, sondern nach einer gründlichen Befragung und Untersuchung beurteilen.

Gelegentlich werden Diabetikern **Lebensversicherungen** mit einer bestimmten Laufzeit und ohne Zuschläge angeboten; solche Angebote sollte man kritisch prüfen, aber auch gezielt nutzen. Bei einer notwendigen ärztlichen Stellungnahme für Lebensversicherungen wünschen Versicherungsträger Angaben zur Lebenserwartung und Mortalität des Diabetikers in Abhängigkeit von Manifestationsalter und Lebensalter, aber auch in Berücksichtigung der gegebenen Krankheitskomplikationen.

Der Patient muss solche Gesundheitsfragen wahrheitsgemäß und vollständig beantworten, ansonsten kann die Leistungspflicht des Versicherers entfallen.

Zu Versicherungsfragen geben vor allem die Versicherungsträger selbst Auskunft. Fachlich-kompetente Beratung für Diabetiker können aber auch Sozialdienste von Diabeteszentren geben. Aktuell und informativ ist das "**Diabetes-Journal**" als Periodikum für Diabetiker.

9.5. Kinder und Jugendliche mit Diabetes mellitus

Kinder und Jugendliche mit Diabetes mellitus stehen im Vergleich zu ihren gesunden Altersgenossen unter einer großen Belastung durch die täglichen Aufgaben der Krankheitsbewältigung. Sie sind dabei besonders auf die **Hilfe und Fürsorge ihrer Eltern** aber auch auf das Verständnis der Umwelt und auf das **Engagement der Betreuer, Erzieher und Lehrer** angewiesen. Gerade bei Kindern und Jugendlichen mit Diabetes mellitus ist die Gefahr der Diskriminierung im Sinne einer Benachteiligung, Herabsetzung, Herabwürdigung oder unterschiedlichen Behandlung im sozialen Umfeld zu befürchten. Der Umgang mit der Krankheit Diabetes fällt den nicht darüber informierten Er-

ziehern oder Lehrern oft schwer. Die sich daraus ergebende Sonderstellung der Kinder und Jugendlichen ist oft durch Angst und Unwissenheit bei den Betreuern und im Umfeld begründet. **In dieser Situation ist vorrangig Aufklärungsarbeit zu leisten,** um der Diskriminierung von Kindern und Jugendlichen mit Diabetes mellitus im Kindergarten, in der Schule, bei Freundschaft oder beim Sport entgegenzuwirken.

9.5.1. Im Kindergarten

Kindern mit Diabetes ist der Besuch des Kindergartens grundsätzlich möglich. Es ist aber besonders wichtig, **dass die Erzieherinnen über das Wesen des Diabetes informiert sind,** dass sie erfahren und kennen lernen, wie alle krankheitsbezogenen Vorkommnisse durch wenige, einfache Einzelmaßnahmen zu beherrschen sind. Die Erzieherinnen sollten von den Eltern also über den Diabetes informiert werden und besonders auf wichtige Einzelheiten hingewiesen werden:

- die Notwendigkeit regelmäßiger Zwischenmahlzeiten auch während der Zeit im Kindergarten
- das mögliche Auftreten von Hypoglykämien mit Besprechung der typischen Symptome
- die Möglichkeit gelegentlich auftretender symptomarm verlaufender Hypoglykämien mit Verhaltensauffälligkeiten oder mit plötzlich auftretenden Bewusstseinsstörungen
- die rasche Beseitigung von Hypoglykämien durch Gabe von schnell resorbierbaren Kohlenhydraten
- die Telefonnummer der Eltern sowie des Kinderarztes oder des Diabeteszentrums (für eventuelle Notfälle)

Als Informationshilfe dient die Broschüre über "**Kinder mit Diabetes im Kindergarten**", die alle wesentlichen Informationen über die Diabetesbehandlung und die Behandlung einer Hypoglykämie für die Erzieherinnen deutlich macht; auch Hinweise über das Verhalten bei Ausflügen und zur Frage, was man den anderen Kindergartenkindern über den Diabetes erzählen kann, sind darin enthalten.

9.5.2. In der Schule

Auch für Lehrerinnen und Lehrer gibt es eine Informationsbroschüre über den Diabetes, mit deren Kenntnis es ihnen möglich wird, betroffene Schüler mit Diabetes in den Schulbetrieb zu integrieren und ihnen bei gelegentlichen Problemen sachgerecht zu helfen. Mit einem Runderlass des Kultusministers des Landes Nordrhein-Westfalen wurden die **Empfehlungen der Deutschen Diabetes-Gesellschaft für die schulische Betreuung und Versorgung von zuckerkranken Kindern und Jugendlichen** (Empfehlungen, die in Zusammenarbeit mit dem Deutschen Diabetiker-Bund überarbeitet wurden) mit der Bitte um Beachtung an alle Lehrerinnen und Lehrer weitergegeben.

Ziel dieser Informationen und Empfehlungen ist es wiederum, dass die Pädagoginnen und Pädagogen von der Notwendigkeit von Zwischenmahlzeiten wissen und darauf achten, dass die mitgebrachten Lebensmittel zu den individuell definierten Zeiten eingenommen werden. Lehrerinnen und Lehrer müssen auch wissen, dass zuckerkranke Kinder und Jugendliche während des Unterrichts gelegentlich Kohlenhydrate zu sich nehmen müssen, um einer Hypoglykämie zu begegnen. **Deshalb sollten Lehrer und Mitschüler die Symptomatik einer Hypoglykämie kennen**, darauf reagieren können und für den Notfall auch den Aufbewahrungsort der Glukagonspritze kennen.

Nach pädiatrischer Erfahrung durchlaufen ein Drittel aller Kinder mit Diabetes die Schule ohne besondere Probleme, während bei zwei Dritteln von Seiten der Lehrer eine mehr oder minder starke Rücksichtnahme erforderlich wird. Stoffwechselschwankungen während des Schulvormittags mit Hypoglykämien ziehen meist auch Leistungsschwankungen nach sich. Besonders hinzuweisen ist auf die Hypoglykämiegefährdung bei längerer Belastung, wie sie sich auch nach einem längeren Schulweg zu Fuß oder mit dem Fahrrad ergeben können.

9.5.3. Berufswahl und Führerschein bei Jugendlichen

Bei der sozialmedizinischen Betreuung jugendlicher Diabetiker gibt es vor allem zu zwei Problemkreisen immer wiederkehrende Fragen, zur Berufswahl und zum Führerschein.

Auf den **Leitsatz zur freien Berufswahl** sei noch einmal hingewiesen: *"Menschen mit Diabetes können nahezu alle Berufe und Tätigkeiten ausüben, zu denen sie nach Neigung, Begabung, praktischen Fä-*

higkeiten und Ausbildung geeignet sind, sofern keine anderen schwerwiegenden Folge- oder Begleiterkrankungen vorliegen." Die zunehmende Arbeitslosigkeit unter Jugendlichen macht deutlich, wie wichtig hier die Empfehlungen zur Berufswahl und Berufsausübung für Diabetiker sein können (☞ Kap. 9.3.1.).

Führerschein
17-jähriger Typ-1-Diabetiker, HbA$_{1c}$ 6,9 %, problemlose Hypoglykämien, Beginn des Fahrunterrichts.
Frage: *"Muss ich bei der Bewerbung zum Führerschein angeben, dass ich zuckerkrank bin?"*
Antwort: *"Unaufgefordert muss man den Diabetes nicht angeben; auch freiwillige Angaben sollten dazu nicht gemacht werden. Nur wenn die Behörde ausdrücklich fragt, ist eine wahrheitsgemäße Antwort zu empfehlen."*

Für alle Jugendlichen hat der **Führerscheinerwerb** einen besonders hohen Stellenwert. Die Besonderheiten, die sich dabei für den Diabetiker ergeben, werden im Rahmen des Kap. 9.7. ausführlich behandelt.

9.5.4. Schwerbehinderung bei Kindern und Jugendlichen

Bei Feststellung der Behinderung gibt es für Kinder und Jugendliche mit Diabetes mellitus neben den allgemeingültigen Verfahrensweisen, die in Kap. 9.3.4. dargestellt sind, einige Besonderheiten zu beachten.

Auch Kinder und Jugendliche mit Diabetes mellitus werden nach den allgemeingültigen Kriterien beurteilt; ihre Leistungseinschränkung wird durch **Beurteilung des Grades der Behinderung** (GdB) beschrieben.

Gerade bei Kindern und Jugendlichen mit Diabetes erfordert aber die Feststellung einer Behinderung sehr viel Einfühlungsvermögen und Fingerspitzengefühl, weil die durch diese Feststellung aktuell gewonnenen finanziellen Vorteile durch spätere Nachteile bei Ausbildung und Beruf erkauft werden können. So sind nach verschiedenen Erfahrungen Kinder und Jugendliche mit Diabetes, die einen Schwerbehindertenausweis führen, schwerer zu vermitteln, wenn es um eine Ausbildung oder um den Wechsel eines Arbeitsplatzes geht. Die Beschreibung der "**Hilflosigkeit**" wird von manchem Diabetiker als gesellschaftliche Stigmatisierung und Diskriminierung verstanden: bis zum 16. Lebensjahr steht Diabetikern ein deutlich erhöhter Steuerfreibetrag in Höhe von derzeit 3700,00 EUR zu, wenn im Schwerbehindertenausweis auch der Eintrag des Merkzeichens "H" (Hilflosigkeit) erfolgt.

Neben den Hilfen durch Anerkennung des Schwerbehindertenstatus sind weitere Hilfen möglich; sie beinhalten Hilfe bei der Berufswahl sowie zur Förderung in geeigneten Berufsausbildungsstätten und werden von den zuständigen Gesundheitsämtern vermittelt. Beispielsweise gibt es die Möglichkeit, Leistungen der Integrationshilfe zu beziehen.

Besonders interessant kann dies für Eltern diabetischer Kinder sein, bei welchen der Besuch einer Regelschule bzw. eines Regelkindergartens eine Begleitperson erfordert. Die Kosten einer solchen Begleitperson bzw. diese als Sachleistung können bei der Integrationsstelle (meist das zuständige Landratsamt) beantragt werden.

Es ist empfehlenswert, sich hierzu bei der zuständigen Stelle beraten lassen und dann aber umgehend auch einen schriftlichen Antrag stellen.

9.6. Diabetiker in Altenheimen

Die Zahl der Diabetiker, die in ihrer eigenen Wohnung leben, aber der dauerhaften Hilfe und Pflege bedürfen, ist ebenso wenig bekannt, wie die Zahl der **Diabetiker, die in Altenheimen versorgt werden**. Es ist aber bei der Altersstruktur der Bevölkerung mit Diabetes davon auszugehen, dass auch in Altenheimen eine große Zahl von Diabetikern betreut wird. Diese Betreuung sollte die ärztliche Versorgung durch den Hausarzt, die diätetische Versorgung durch die Heimküche und die pflegerische Versorgung durch die Fachkräfte des Altenheims umfassen.

Die allgemeine Qualität der Versorgung in Altenheimen wird zwar durch eine Heimaufsicht (z.B. durch ein Amt für Versorgung und Soziales) überwacht; auch sind die wesentlichen Aspekte, die für die Unterbringung von alten Menschen von Bedeutung sind, im sogenannten Heimgesetz (HeimG) von 2001 geregelt. Zudem gibt es die "Verordnung über personelle Anforderungen für Heime (HeimPersV)" , mit der die Mindestanforderungen an den Heimleiter und die Fachkräfte,

die betreuende Tätigkeiten durchführen dürfen, festgelegt sind. Trotz dieser vielfältigen Regelungen muss man aber wohl doch davon ausgehen, dass die Versorgung von Diabetikern in höherem Lebensalter, auch in Altenheimen, noch verbesserungsbedürftig ist.

Natürlich müssen bei der Versorgung von Diabetikern im höheren Lebensalter Besonderheiten bei der **Definition der Therapieziele** und bei der **Vermeidung von Therapienebenwirkungen** beachtet werden. Das vorrangige Therapieziel lautet Symptomfreiheit und Wohlbefinden, wobei nicht auf jeden Fall eine Normoglykämie anzustreben ist. Vielmehr sollten Hypoglykämien wenn möglich vermieden werden. Von besonderer Bedeutung ist die Prävention des diabetischen Fußes. Für das Pflegepersonal in Altenheimen ist es wichtig, die häufigsten Ursachen für eine Stoffwechselverschlechterung einerseits und für Hypoglykämien andererseits zu kennen; es sind Diätfehler, unregelmäßige Tabletteneinnahme oder unregelmäßige Insulininjektionen, Begleiterkrankungen und die Immobilität. Wichtigste Hypoglykämieursachen sind eine ungenügende Nahrungszufuhr, die unkorrekte Tabletteneinnahme oder falsche Insulindosierung, eine eingeschränkte Nierenfunktion, Interaktionen mit anderen Pharmaka oder eine überraschend vermehrte Bewegung (z.B. Seniorentanztee). Deshalb müssen die **Pflegekräfte im Altenheim** zur Erkennung von Hypoglykämien und zur sachgemäßen raschen Behandlung gesondert geschult werden. Weiterbildungsmaßnahmen werden in den meisten Altenheimen willkommen geheißen und gerne angenommen.

9.7. Diabetes und Führerschein

Die Teilnahme am öffentlichen Straßenverkehr ist gesetzlich und normativ geregelt. Mit der Teilnahme am Straßenverkehr unterwerfen sich Diabetiker wie Nicht-Diabetiker den geltenden gesetzlichen Regelungen. Grundlagen des Straßenverkehrsrechts sind das **Straßenverkehrsgesetz** (StVG) als Rahmengesetz sowie die Straßenverkehrsordnung (StVO) und die **Fahrerlaubnisverordnung** (FeV)); letztere behandelt die Vorschriften und Voraussetzungen für die Teilnahme am öffentlichen Straßenverkehr.

In der **Fahrerlaubnisverordnung** sind die Einschränkung und die Entziehung der Zulassung zur

Teilnahme am öffentlichen Straßenverkehr dargestellt:

§ 2 FeV Wer sich infolge körperlicher oder geistiger Beeinträchtigungen nicht sicher im Verkehr
bewegen kann, darf am Verkehr nur teilnehmen,
wenn Vorsorge getroffen ist, daß er andere nicht
gefährdet. Die Pflicht zur Vorsorge, [...], obliegt
dem Verkehrsteilnehmer selbst oder einem für ihn
Verantwortlichen.

§ 3 Einschränkung und Entziehung der Zulassung

(1) Erweist sich jemand als ungeeignet oder nur
noch bedingt geeignet zum Führen von Fahrzeu-
gen [...], hat die Fahrerlaubnisbehörde ihm das
Führen zu untersagen, zu beschränken oder die erforderlichen Auflagen anzuordnen. [...]

(2) Rechtfertigen Tatsachen die Annahme, daß der
Führer eines Fahrzeugs [...] zum Führen ungeeignet oder nur noch bedingt geeignet ist, finden die
Vorschriften der §§ 11 bis 14 entsprechend Anwendung.

§ 11 Eignung

(1) [...]

(2) Werden Tatsachen bekannt, die Bedenken gegen die körperliche oder geistige Eignung des
Fahrerlaubnisbewerbers begründen, kann die
Fahrerlaubnisbehörde zur Vorbereitung von Entscheidungen über die Erteilung oder Verlängerung
der Fahrerlaubnis oder über die Anordnung von
Beschränkungen oder Auflagen die Beibringung
eines ärztlichen Gutachtens durch den Bewerber
anordnen. Bedenken gegen die körperliche oder
geistige Eignung bestehen insbesondere, wenn
Tatsachen bekannt werden, die auf eine Erkrankung oder einen Mangel nach Anlage 4 oder 5 hinweisen. Die Behörde bestimmt in der Anordnung
auch, ob das Gutachten von einem

1. für die Fragestellung (Absatz 6 Satz 1) zuständigen Facharzt mit verkehrsmedizinischer Qualifi-
kation,

2. Arzt des Gesundheitsamtes oder einem anderen
Arzt der öffentlichen Verwaltung,

3. Arzt mit der Gebietsbezeichnung "Arbeitsmedizin" oder der Zusatzbezeichnung "Betriebsmedizin",

4. Arzt mit der Gebietsbezeichnung "Facharzt für
Rechtsmedizin" oder

5. Arzt in einer Begutachtungsstelle für Fahreignung, der die Anforderungen nach Anlage 14 erfüllt, erstellt werden soll. Die Behörde kann auch
mehrere solcher Anordnungen treffen. Der Facharzt nach Satz 3 Nr. 1 soll nicht zugleich der den Betroffenen behandelnde Arzt sein. [...]

Mit diesen gesetzlichen Regelungen und mit den in
Deutschland zur Beurteilung der Fahrtauglichkeit
bei Krankheiten geltenden **"Begutachtungs-Leitlinien zur Kraftfahrereignung"** ist auch für Diabetiker eine Bewertung ihrer Fahrtauglichkeit und
die Stellungnahme zu ihrer Teilnahme am Straßenverkehr möglich. Dabei kann man davon ausgehen, dass Diabetiker nicht gehäuft wegen ihres
Diabetes Unfälle verursachen. Früher waren nur
bei 0,005-0,2 % sämtlicher Verkehrsunfälle der
Diabetes, seine Komplikationen oder die Folgen
seiner Behandlung als Unfallursache anzusehen
(siehe 3); neuere Untersuchungen (siehe 30) belegen auch für Deutschland, dass das Unfallrisiko
von insulinbehandelten Diabetikern nicht über
dem Durchschnitt liegt. Da es aber Nebenwirkungen der Therapie, d.h. Hypoglykämien, und diabe-
testypische Komplikationen geben kann, die vom
Prinzip her die Fahrtüchtigkeit beeinträchtigen
können, muss der Diabetes im Einzelfall als Unfallursache erkannt und bei der Begutachtung und
Rechtsprechung gewürdigt werden.

9.7.1. Definition der Fahrbefähigung

Die Fahrbefähigung der Kraftfahrzeugfahrenden
wird nach ihrer **Fahrfertigkeit**, ihrer **Fahrtauglichkeit** und ihrer **Verkehrszuverlässigkeit** beurteilt.
Die drei Teilqualitäten werden als Fahrtüchtigkeit
zusammengefasst und können zur endgültigen Beurteilung des Kraftfahrzeugfahrers nur in einer gewissen Abstraktion voneinander getrennt werden
(☞ Tab. 9.10). In Wirklichkeit greifen sie so inein-
ander, dass bei günstiger Konstellation Mängel in
der einen Teilqualität durch Befähigungen in den
anderen Teilqualitäten ausgeglichen werden können.

Definition der Fahrbefähigung

- Fahrtüchtigkeit
  - Fahrfertigkeit
    (Können durch Schulung, Übung und Erfahrung)
  - Fahrtauglichkeit
    (Psycho-physische Ausstattung)
  - Verkehrszuverlässigkeit
    (Konstante, ordnungsadäquate Lebenseinstellung)
- Fahreignung
- Verkehrsgefährdung
  (Verkehrsgefährdung durch akute, schwere, lebensbedrohliche Krankheiten, durch plötzlichen, unvorhersehbaren Leistungszusammenbruch, durch ständig unter dem erforderlichen Maß liegende Leistungsfähigkeit)

Tab. 9.10: Definition der Fahrbefähigung.

Die Beurteilung eines Kraftfahrzeugfahrers auf seine Fahrtüchtigkeit ist eine ärztliche Aufgabe, die nach verkehrsmedizinischen Gesichtspunkten erfolgen muss. Im Ergebnis kann ein Kraftfahrzeugfahrer fahrtüchtig oder aber partiell, situativ, temporär bzw. generell fahruntüchtig sein. Die verkehrsmedizinische Feststellung zur Fahrtüchtigkeit muss von der juristischen Feststellung zur Fahreignung getrennt werden, die nur durch die Zulassungsbehörde oder das Gericht festgestellt werden kann.

9.7.2. Einschränkung der Fahrtüchtigkeit

Eine Einschränkung der Fahrtüchtigkeit ist weder die Regel noch ist sie häufig bei Diabetikern. Es gibt aber eine Reihe diabetesspezifischer Komplikationen und therapiebedingter Nebenwirkungen, die vom Prinzip her die Fahrtauglichkeit mehr oder weniger stark beeinträchtigen können.

Für die Beurteilung solcher einschränkenden Bedingungen können die jeweils aktualisierten "Begutachtungs-Leitlinien zur Kraftfahrereignung" mit ihren Begutachtungsleitlinien zugrunde gelegt werden.

Folgende **Krankheitskomplikationen und Therapienebenwirkungen können bei Diabetikern zu einer Beeinträchtigung der Fahrtauglichkeit führen:** Retinopathia diabetica, Glaukom, Nephropathia diabetica, kardiale und zerebrale Angiopathie,

Hypertonie, periphere diabetische Neuropathie, schwere akute Stoffwechselentgleisung, labile Stoffwechsellage, Hypoglykämien und Refraktionsanomalien.

Zur Bewertung der sich aus den Krankheitskomplikationen ergebenden Leistungseinschränkungen sind in den "Begutachtungs-Leitlinien zur Kraftfahrereignung" Informationen und Hinweise gegeben.

Führerschein

54jähriger Fernfahrer (meistens Möbeltransporte in Europa), Typ-2-Diabetes seit 20 Jahren, jetzt Einleitung einer Insulintherapie.

Frage: *"Kann ich meinen Lieblingsjob trotzdem behalten?"*

Bei der Insulintherapie sind prinzipiell auch Hypoglykämien möglich. Nach den "Begutachtungs-Leitlinien zur Kraftfahrereignung" ist das Führen von Kraftfahrzeugen der Gruppe 2 deshalb nicht möglich; Ausnahmen sind selten begründbar. Der Fragesteller ist jedoch in anderen Bereichen als Kraftfahrer einsetzbar und deshalb nicht berufsunfähig.

Als häufigste Ursache für eine Beeinträchtigung der Fahrtauglichkeit des Diabetikers muss die Hypoglykämie gelten. Diabetiker, die mit Insulin behandelt werden, können grundsätzlich auch **Hypoglykämien** erleben. Deshalb muss eine erhöhte Hypoglykämiegefährdung bei insulinbedürftigen Diabetikern angenommen werden, die nach den "Begutachtungs-Leitlinien zur Kraftfahrereignung" nicht geeignet sind, Kraftfahrzeuge der Gruppe 2 und Fahrzeuge zur Fahrgastbeförderung (bzw. der Gruppe 2) zu führen. Die Fahrerlaubnis für Kraftfahrzeuge der übrigen Klassen kann von der Kooperationsbereitschaft der insulinbehandelten Diabetiker abhängig gemacht werden.

9.7.3. Aufklärung für kraftfahrzeugfahrende Diabetiker

Es gehört zur Betreuungspflicht des behandelnden Arztes, insulinspritzende kraftfahrzeugfahrende Diabetiker über diabetesbedingte Gefahren im Straßenverkehr und über die entsprechenden Verhaltensmaßregeln aufzuklären. Die intensive **Aufklärung** sollte aus haftungsrechtlichen Gründen auch schriftlich dokumentiert werden. Bei der Aufklärung kann der Diabetiker eine schriftliche

Fassung der "**Richtlinien für insulinspritzende Kraftfahrer**" erhalten (☞ Tab. 9.11).

Gelegentlich stellt sich dem behandelnden Arzt die Frage, ob er einen fahruntüchtigen aber uneinsichtigen Diabetiker den Verkehrs- und Gesundheitsbehörden melden muss. Die ärztliche Schweigepflicht ist aber ein hohes Gut; deren Verletzung ist nur im absoluten Ausnahmefall gerechtfertigt oder entschuldigt.

Der Arzt kann sich auf einen sog. rechtfertigenden oder zumindest entschuldigenden "Notstand" daher nur dann berufen, wenn für ihn absolut und nachweislich(!) tatsächlich keine andere Möglichkeit als der Bruch der Schweigepflicht bestand, eine unmittelbar bevorstehende, erhebliche Bedrohung für Leib und Leben Dritter abzuwehren.

Sicherlich kann es mitunter solche Ausnahmesituationen geben, die dem Arzt einen solchen Schritt nahelegen. Die Voraussetzungen für eine solche Notstandslage sind aber sehr hoch – und typischerweise eher im Bereich der juristischen Lehrbuchfälle angesiedelt.

In jedem Fall ist es unabdingbar, dass der Behandler zuvor alle anderen, zumutbaren Anstrengungen unternommen hat, um die vom Patienten ausgehende Gefahr auf andere Weise abzuwenden. Unbedingt muss die beabsichtigte Meldung zuvor dem Patienten angedroht worden sein.

Wurden die gebotenen Anstrengungen jedoch nicht bzw. nicht hinreichend unternommen – oder kann der Behandler hierfür keinen entsprechenden Nachweis führen – dann drohen nicht nur Strafbarkeit und standesrechtlichen Konsequenzen, sondern auch eine erhebliche zivilrechtliche Schadensersatzhaftung.

Der Bruch der Schweigepflicht durch die Meldung an die Führerscheinstelle darf daher nur als Ultima ratio angesehen werden. Es gibt daher kaum einen denkbaren Fall, in dem der Arzt zur Meldung und damit zum Geheimnisbruch nach § 202 StGB verpflichtet wäre.

Richtlinien für insulinspritzende Kraftfahrer

- Vor der Fahrt den Blutzucker messen; ebenso bei längeren Fahrten regelmäßige Mess-Pausen vorsehen.
- Bei den geringsten Anzeichen einer Unterzuckerung während der Fahrt sofort anhalten und messen bzw. Traubenzucker essen.
- Nach einer festgestellten Unterzuckerung: Erst weiterfahren, wenn eine Kontrollmessung nach einiger Zeit ergeben hat, dass der Blutzucker hinreichend angestiegen ist.
- In den ersten Wochen nach der Diabetesfeststellung, Diabetesneueinstellung oder Insulinumstellung muss beachtet werden, dass es zu Sehstörungen kommen kann.
- Im Kraftfahrzeug müssen immer ausreichende Mengen an schnell verdaulichen, d.h. rasch wirksamen Kohlenhydraten (z.B. Würfel- oder Traubenzucker) griffbereit sein. Auch der Beifahrer sollte über den Aufbewahrungsort dieser Kohlenhydrate informiert sein.
- Bei Verdacht auf eine beginnende oder abklingende Hypoglykämie darf eine Autofahrt nicht angetreten werden.
- Beim geringsten Verdacht auf eine Hypoglykämie während der Fahrt muss sofort angehalten werden. Der Fahrer muss rasch wirksame Kohlenhydrate zu sich nehmen und abwarten, bis die Hypoglykämie sicher überwunden ist.
- Vor einer Fahrt darf der Diabetiker niemals mehr als die übliche Insulinmenge spritzen und muss die für ihn übliche Tageszeit bei der Injektion gewissenhaft einhalten.
- Vor Antritt einer Fahrt dürfen niemals weniger Kohlenhydrate gegessen werden als sonst. Empfehlenswert ist daher eher ein geringer Mehrverbrauch an Kohlenhydraten.
- Eine Begrenzung der Fahrgeschwindigkeit aus eigenem Entschluss verhilft dem Diabetiker zu erhöhter Sicherheit.
- Jeglicher Alkoholgenuss vor und während der Fahrt ist besonders beim Diabetiker generell verboten.
- Ansonsten gilt wie auch für Nicht-Diabetiker: Defensiv fahren, Übermüdung vermeiden, Pausen machen.

Tab. 9.11: Richtlinien für insulinspritzende Kraftfahrer.

9.7.4. Führen anderer Verkehrsmittel

Die Eignung von Diabetikern zum Führen anderer Verkehrsmittel (z.B. Schiff, Eisenbahn, Flugzeug) muss unter Berücksichtigung von Richtlinien erfolgen, die von den einzelnen Verkehrsbetrieben und Berufsorganisationen im nationalen oder internationalen Rahmen aufgestellt wurden.

9.8. Begutachtung zum traumatischen Diabetes

Die seit langem diskutierte Möglichkeit eines traumatisch bedingten Diabetes mellitus hat zu Richtlinien für die Begutachtung des Zusammenhangs zwischen Trauma und Diabetes geführt, die nur selten Anwendung finden müssen.

Verschiedene Formen der exogenen Verursachung eines Diabetes sind denkbar; prinzipiell können nur solche "Traumen" oder exogenen Einflüsse den Kohlenhydratstoffwechsel dauerhaft stören bzw. verschlechtern, die geeignet sind, entweder das antidiabetogene Prinzip Insulin ganz oder teilweise auszuschalten oder aber zu einer Mobilisation diabetogener Faktoren zu führen. Die **traumatische Entstehung eines Diabetes mellitus** ist ausschließlich über eine ausgedehnte Pankreaszerstörung mit Verlust von mehr als 9/10 der Drüse möglich; sie wird sehr selten nach schweren Pankreastraumen und nur gelegentlich nach organzerstörenden Tumoren, Tumormetastasen und Zysten sowie durch Pankreatitiden, Pankreasnekrosen, Pankreaszirrhosen und Pankreasfibrosen beobachtet. Andere exogene Einflüsse sind nicht geeignet, eine direkte traumatische Entstehung des Diabetes zu begründen. In diesem Zusammenhang wird aber die Möglichkeit einer vorzeitigen Diabetesmanifestation und der Verschlechterung eines präexistenten Diabetes mellitus diskutiert.

In einer **medizinischen Bewertung des Zusammenhangs zwischen Trauma und Diabetes** sind vier Möglichkeiten voneinander zu trennen: Das Trauma kann Ursache des Diabetes sein. Das Trauma kann zur vorzeitigen Manifestation eines genetisch angelegten Diabetes führen. Ein schon manifester Diabetes kann durch ein Trauma verschlimmert werden. Am häufigsten ist die zufällige Koinzidenz von Trauma und Diabetes mellitus ohne kausalen Zusammenhang.

In Zusammenfassung einer ausführlicheren Darstellung zur ärztlichen Begutachtung können die in Tab. 9.12 folgenden Bedingungen zur Anerkennung eines Zusammenhangs zwischen Trauma und Diabetes genannt werden.

Nach der versicherungsrechtlichen Bewertung gilt beim **echten traumatischen Diabetes** das Trauma als alleinige Ursache des Diabetes. Es wird als voll entschädigungspflichtige Krankheitsursache, auch für alle später auftretenden Komplikationen, anerkannt. Das **Trauma als Ursache einer vorzeitigen Diabetesmanifestation** wird im Rahmen von Bundesentschädigungsverfahren nur dann als entschädigungspflichtige Krankheitsursache anerkannt, wenn es mindestens zu einem Viertel an dem Auftreten des Diabetes mellitus beteiligt war und damit die Zuckerkrankheit wesentlich mitverursacht hat. Im Bereich des Sozialversicherungswesens wird das Trauma als Ursache einer vorzeitigen Diabetesmanifestation als eine einmalige abgegrenzte Verschlimmerung angenommen und in der Regel ohne zeitliche Begrenzungen, aber auch ohne eine Erhöhung des GdB durch später auftretende Krankheitskomplikationen anerkannt. Für die **traumatisch bedingte Verschlimmerung eines vor dem Trauma schon bestehenden manifesten Diabetes** erfolgt die Bemessung des GdB einheitlich in beiden Rechtsbereichen; wenn der Zusammenhang gesichert ist, kann versicherungsrechtlich eine einmalige abgegrenzte oder eine richtungsgebende Verschlimmerung vorliegen.

Bedingungen für einen echten traumatischen Diabetes
• Eine diabetische Erbanlage muss - soweit möglich - ausgeschlossen werden. Vor dem Trauma dürfen keine diabetischen Symptome bestanden haben.
• Das Trauma muss nach Schwere, Lokalisation und Auswirkungen geeignet sein, durch unmittelbare und ausgedehnte Schädigung des Pankreas die Insulinproduktion ganz oder fast vollständig auszuschalten (sogenanntes "geeignetes Trauma"). Diese Schädigung muss detailliert und eindeutig belegt werden.
• Zwischen Trauma und nachfolgendem Diabetes muss eine unmittelbare zeitliche Beziehung bestehen, die in den Richtlinien des ehemaligen Deutschen Diabetes-Komitees auf 3 Monate festgesetzt wurde.
• Nach dem Trauma muss ein permanenter Diabetes nachweisbar bleiben.
• Neben der Zuckerkrankheit muss eine Störung in der exokrinen Funktion des Pankreas erkennbar sein.

Bedingungen für eine traumatisch bedingte vorzeitige Diabetesmanifestation
• Eine diabetische Erbanlage muss wahrscheinlich sein
• Vor dem Trauma dürften keine diabetischen Symptome bestanden haben
• Die besonderen Begleitumstände, die zu dem Trauma geführt haben, müssen "schwer" oder "außergewöhnlich" gewesen sein. Diese Kriterien sind erfüllt, wenn neben der diabetischen Stoffwechselstörung auch andere schwere Veränderungen (z.B. zentralnervöse Störungen bei Schädel-Hirn-Traumen) durch das Trauma verursacht wurden
• Das Trauma muss geeignet sein, die Insulinproduktion wenigstens teilweise auszuschalten oder diabetogene Faktoren zu mobilisieren
• Das Intervall zwischen Trauma und Diabetes darf nicht mehr als 3 Monate, bei einem psychischen Trauma nicht mehr als 6 Wochen betragen
• Nach dem Trauma muss ein permanenter Diabetes bestehen bleiben

Bedingungen für eine traumatisch bedingte Verschlechterung eines manifesten Diabetes mellitus
• Vor dem Trauma müssen diabetische Symptome bestanden haben
• Das Trauma muss geeignet sein, die ggf. teilweise noch vorhandene Insulinproduktion weiter einzuschränken bzw. auszuschalten oder diabetogene Faktoren zu mobilisieren
• Das Intervall zwischen Trauma und Beginn der nachfolgenden Verschlechterung des Diabetes darf nicht mehr als 3 Monate betragen
• Nach dem Trauma muss es zu einer anhaltenden Stoffwechselverschlechterung oder zu Krankheitskomplikationen kommen, die therapeutisch nicht mehr voll auszugleichen sind

Tab. 9.12: Traumatischer Diabetes.

9.9. Forensische Fragen

In Strafverfahren kann es gelegentlich um die Frage der **Schuldunfähigkeit** oder der verminderten Schuldfähigkeit von Diabetikern gehen. Grundsätzlich handelt ohne Schuld (§ 20 StGB), wer unter anderem *"wegen einer tiefgreifenden Bewusstseinsstörung... unfähig ist, das Unrecht der Tat einzusehen oder nach dieser Einsicht zu handeln".* Im Strafrecht wird die Beurteilung der **Zurechnungsfähigkeit** nach den §§ 20 und 21 StGB, § 3 JGG und § 42 b StGB, im Zivilrecht durch die Beurteilung der **Deliktfähigkeit** nach § 87 und § 828 BGB geklärt.

Die Hypoglykämie kann sehr selten einmal zu solchen tiefgreifenden Bewusstseinsstörungen im Sinne dieser Bestimmungen führen. Als Folge der vorübergehenden psychopathologischen Veränderungen ist es – selten – zu auffälligen Verhaltensweisen und – sehr selten – zu Straftaten von Diabetikern mit Hypoglykämien gekommen. In diesem Zusammenhang wird auch das Problem der Kraftfahrtauglichkeit bzw. der Straßenverkehrsdelikte im hypoglykämischen Zustand viel diskutiert. Von Bedeutung sind schließlich die Beeinträchtigung der Verantwortlichkeit im zivilrechtlichen Bereich, z.B. die Frage der **Geschäftsfähigkeit**, der **Testierfähigkeit** oder der **Zeugnisfähigkeit** während hypoglykämischer Zustände.

Der Gutachter muss wahrscheinlich machen bzw. entscheiden, dass während der Tatzeit tatsächlich eine Hypoglykämie vorgelegen hat. Der Nachweis eines hypoglykämischen Zustandes zum Zeitpunkt der Straftat ist aber fast nie unmittelbar zu führen. Sodann muss gutachterlich festgestellt werden, ob ein im hypoglykämischen Zustand straffällig gewordener Diabetiker für das Auftreten der Hypoglykämie verantwortlich war. Es kommt dabei darauf an, ob der Patient beim Beginn seiner Tätigkeit die Gefahr hätte erkennen können (sogenannte "*actio libera in causa*"). Wenn dies so ist, dann ist der Patient auch für sein strafbares Verhalten im Straßenverkehr verantwortlich, Schuldunfähigkeit wegen Hypoglykämie kann ihm dann nicht mehr attestiert werden.

9.10. Zur Lebensführung mit Diabetes

Den sozialmedizinischen und ökonomischen Aspekten sind auch Fragen der Lebensführung von Diabetikern in ihrem Alltag zuzuordnen. Zu ganz unterschiedlichen Alltagsproblemen ist der behandelnde Arzt gelegentlich gefragt, er wird um Vermittlung und Hilfe gebeten.

9.10.1. Finanzielle Mehrbelastung

Im Rahmen der Lohnsteuererklärung oder der Einkommensteuererklärung versuchen Diabetiker häufig, einen finanziellen Mehrbedarf für ihre Krankenkost geltend zu machen, oder es wird dazu ein Mehrbedarfszuschlag im Rahmen der Sozialleistungen beantragt.

Früher wurde bei Übergewicht des Betroffenen angenommen, dass die von Diabetikern einzuhaltende Diät teurer als eine normale Ernährung sei und einen Mehrbedarfszuschlag rechtfertige. Es wird nun aber davon ausgegangen, dass jedenfalls bei der im Falle von Übergewicht gebotenen Reduktionskost keine Mehrkosten anfallen. Zahlreiche Gerichte (u.a. Schleswig-Holsteinisches Landessozialgericht (Beschluss vom 06.09.2005 – Az.: L 9 B 186/05 SO ER; Landessozialgericht Nordrhein-Westfalen – Beschluss vom 30.11.2005 – Az.: L 20 B 25/05 SO; Sozialgericht Dresden: Aktenzeichen: S 23 AS 1372/06 ER) haben daher festgestellt, dass für Diabetiker eine besondere, kostenaufwändige Diät nicht erforderlich und somit auch kein Mehrbedarf gerechtfertigt sei.

Auf Antrag kann wegen einer festgestellten Behinderung aber ein steuerfreier Pauschalbetrag gewährt werden:

Grad der Behinderung	Steuerfreibetrag
GdB 25 bis 30	310,00 EURO
GdB 35 bis 40	430,00 EURO
GdB 45 bis 50	570,00 EURO
GdB 55 bis 60	720,00 EURO
GdB 65 bis 70	890,00 EURO
GdB 75 bis 80	1.060,00 EURO
GdB 85 bis 90	1.230,00 EURO
GdB 95 bis 100	1.420,00 EURO

Gem. §33b II EStG können die Pauschbeträge grds.erst ab einem GdB von 50 geltend gemacht werden.Eine Ausnahme gilt dann,wenn dem behinderten Menschen wegen seiner Behinderung nach gesetzlichen Vorschriften Renten oder andere laufende Bezüge zustehen oder die Behinderung zu einer dauernden Einbußeder körperlichen Beweglichkeit geführt hat bzw.auf einer typischen Berufskrankheit beruht. Wird das Merkmal "H" (hilflos) zuerkannt, so kann ein Steuerfreibetrag von 3.700 EUR geltend gemacht werden

9.10.2. Urlaubsgestaltung und Langstreckenflüge

Bei der Urlaubsplanung und bei seiner Urlaubsgestaltung sollte der Diabetiker darauf achten, dass er auch **in dieser Zeit die Stoffwechselkontrollen und die notwendigen Therapiemaßnahmen einhalten** kann. Gut geschulten Diabetikern sind spezielle Hotels oder Pensionen mit einer Diätküche nicht zu empfehlen. Für Diabetiker, die dies besonders wünschen, sind solche Angebote dann empfehlenswert, wenn die Angebote kritisch geprüft werden. Immer sollten Diabetiker eine richtig zusammengestellte Reiseapotheke mitführen (☞ Tab. 9.13).

Reiseapotheke des Diabetikers
• gewohnte Insulinsorten
• evtl. zusätzlich rasch wirksames Insulin
• Insulinspritzen, Insulinpen
• Glucagon
• evtl. blutzuckersenkende Tabletten
• Zucker oder andere schnell wirksame Kohlenhydrate
• etwas abgewogener Proviant
• Diabetikerausweis (auch in Fremdsprachen)
• Diabetikerarmband bzw. Diabetikerkette
• Materialien für die Stoffwechselselbstkontrolle
• Protokollheft und Vorsorgeprogramm

Tab. 9.13: Reiseapotheke des Diabetikers.

Bei interkontinentalen Flügen müssen insulinbehandelte Diabetiker die Insulinapplikation an die **Zeitverschiebung** anpassen. Dafür sind Richtlinien ausgearbeitet worden, nach denen sich Diabetiker individuell mit ihrer Insulintherapie richten können. Vor allem Diabetiker mit intensivierter Insulintherapie haben es leicht, solche "Verlängerungen oder Verkürzungen" des Reisetages durch eine zusätzliche Gabe von Normalinsulin oder durch Auslassen einer Insulininjektion auszugleichen. Auch zur Beurteilung der **Flugtauglichkeit** von Diabetikern sind Empfehlungen ausgearbeitet worden, auf die im Einzelfall zurückgegriffen werden kann.

9.10.3. Diabetiker im Strafvollzug

Für Diabetiker im Strafvollzug gibt es spezifische Behandlungsprobleme, die durch die dort häufig nicht optimale Diätführung, durch die mangelhafte Bewegung und durch die begrenzten Möglichkeiten der Blutglukoseselbstkontrolle bedingt sind. Auch die Behandlung zwischenzeitlich auftretender Hypoglykämien kann erschwert sein. **Medizinisches Personal im Strafvollzug** kann nicht immer mit den speziellen Problemen des Diabetes und seiner Behandlung vertraut sein. Möglicherweise veranlassen auch diabetische Strafgefangene eine Stoffwechseldekompensation, um damit erhoffte Begünstigungen zu erlangen. Eine konsiliarische Beratung in Diabetesfragen oder eine diabetologische Mitbehandlung sollten nach Möglichkeit auch für Diabetiker im Strafvollzug genutzt werden.

Für Diabetiker im Strafvollzug ist besonderes sozialmedizinisches Engagement dann erforderlich, wenn unter den täglichen Bedingungen die Stoffwechselführung nicht gesichert ist und wenn die notwendigen Behandlungs- und Kontrollmaßnahmen infrage gestellt bleiben.

9.10.4. Alkohol und Nikotin

Der Alkohol hat vielfältige metabolische und angiologische Effekte, die partiell auch das "Leben mit Diabetes" beeinflussen können. So kann vorheriger Alkoholgenuss den Ablauf von Hypoglykämien durch **Hemmung der hepatischen Glukoneogenese** und der Glukoseproduktion beeinflussen. Eine verlängerte Neuroglykopenie bei schwerer Hypoglykämie kann Grund für hypoglykämiebedingte sozialmedizinische Probleme sein. Auch deshalb sollten Diabetiker sich nach Empfehlungen für den Alkoholgenuss richten, die begründet einen eher restriktiven Charakter haben (☞ Tab. 9.14).

> Achtung: Nie kohlenhydrathaltige Nahrungsmittel als Ersatz für Alkohol weglassen. Wenn schon zuviel Alkohol getrunken wird, muss auch mehr als sonst an kohlenhydrathaltigen Nahrungsmitteln gegessen werden.

Nikotin ist ein unabhängiger Risikofaktor für die Arteriosklerose und steigert entscheidend das Risiko für kardiovaskuläre Erkrankungen. Nikotingebrauch gilt auch als Risikofaktor für die diabetische Retinopathie und die diabetische Nephropathie. So sind insbesondere bei Diabetikern **Raucherentwöhnungsprogramme** zu unterstützen, um das überhöhte Morbiditäts- und Mortalitätsrisiko zu senken.

Alkohol und Diabetes
• Alkohol ist ein "Gift" → Alkohol kann nicht empfohlen werden
• Trinken Sie Alkohol nur, wenn dies ohne Gefahr für Ihre Gesundheit ist
• Trinken Sie Alkohol nur in vernünftigen Mengen → höchstens 2 Portionen pro Tag (Auswahl von Getränken):
- 40 ccm Branntwein
- 125 ccm Wein
- 100 ccm Sekt
- 330 ccm Bier
- 250 ccm Apfelwein
• Trinken Sie nie alkoholische Getränke auf leeren Magen
• Energiegehalt der alkoholischen Getränke beachten
• kohlenhydrathaltige Nahrungsmittel auch bei Alkoholgenuss zu sich nehmen
• Vermeiden Sie jeglichen Alkoholgenuss, wenn folgende Probleme gegeben sind:
- Krankheiten der Leber
- Krankheiten der Bauchspeicheldrüse
- Fettstoffwechselstörungen
- Hypoglykämiegefahr
- diabetische Neuropathie

Tab. 9.14: Hinweise zum Alkoholgenuss für Diabetiker.

9.10.5. Diabetikerausweis

Zur eigenen Sicherheit sollten Diabetiker immer einen Diabetikerausweis oder andere Arten der Dokumentation ihres Diabetes mit sich führen. Der Diabetikerausweis sollte folgende Angaben enthalten: Name und Alter, aktuelle Therapiemaßnahmen, laufende Stoffwechsellage. Für Auslandsreisen gibt es einen in der entsprechenden Fremdsprache verfassten **"Diabetiker-Ausweis in 25 Sprachen"**.

9.11. Gesundheits-Pass Diabetes

Mit dem Gesundheits-Pass Diabetes hat die Deutsche Diabetes-Gesellschaft ein Instrument geschaffen, das allen Diabetikern und ihren behandelnden Ärzten die Möglichkeit zur selbst gesteuerten und selbst überwachten Vorsorge in die Hand gibt. Der Gesundheits-Pass Diabetes ist ein von Diabetikern und ihren Ärzten gemeinsam nutzbares Instrument, um quartalsweise die Kontrollen und **Vorsorgeuntersuchungen** zu planen und um Therapieziele zu vereinbaren und zu kontrollieren. Der Pass enthält fünf Jahresübersichten, in denen die Art der notwendigen Kontrollen und ihre Häufigkeit vorgegeben sind.

Akzeptanz und Einsatz des Gesundheits-Pass Diabetes konnten durch Qualitätskontrollen gesichert werden.

Auch ein **"Gesundheits-Pass für Kinder und Jugendliche mit Diabetes"** ist verfügbar; hier ist die zusätzliche Dokumentation der speziellen Befunden von Kindern und Jugendlichen (z.B. für die Schule) möglich.

9.12. Literatur

1. Henrichs HR. Probleme der Arbeitsfähigkeit bei Diabetes mellitus. Der medizinische Sachverständige 82 (1986) 122

2. Grüßer M, Jörgens V, Berger M. Studie zur Beschäftigung von Diabetikern. Erste Ergebnisse. Projekt des Bundesministeriums für Forschung und Technologie: Qualitätskontrolle und -sicherung der Langzeittherapie des Typ I-Diabetes mellitus. Kennzeichen 0706322. Düsseldorf 1989

3. Petzoldt R. Sozialmedizinische Aspekte. In: Diabetologie in Klinik und Praxis (Hrsg.: H. Mehnert, E. Standl, K. H. Usadel, H.U. Häring), 5. Auflage, Thieme, Stuttgart-New York, 2003

4. Bjorgaas MS, Haugen G, Stene PE, Haeried TV. Diabetes mellitus in children. Therapeutic control, social conditions and self care. Tidsskr Nor Laegeforen 17 (1994) 1930

5. Lloyd CE, Wing RR, Orchard TJ. Psychosocial correlates of glycemic control: The Pittsburgh epidemiology of diabetes complications (EDC) study. Diabetes Res Clin Pract 21 (1993) 187

6. Finck H, Malcherczyk L. Diabetes & Soziales. 3. Auflage, Kirchheim, Mainz 2002

7. Ebert O, Finck H. Das Diabetes-Rechtsfragenbuch; Kirchheim, Mainz, 2008

8. Petersohn F. Grundlagen der Beurteilung der Fahrtüchtigkeit und Entzug der Fahrerlaubnis aus der ärztlichen Sicht. In: Wagner K, HJ Wagner: Handbuch der Verkehrsmedizin. Springer, Berlin, 1968

9. Rinnert K. Diabetes & Beruf - Arbeitsmedizinische Aspekte beim Diabetes. In Der Diabetologe 7/2009, Springer Verlag, Berlin-Heidelberg

10. Empfehlungen zur Berufswahl, Deutschen Diabetes-Gesellschaft, 2009

11. Rinnert K. Risikoreiche Berufe und Diabetes: Wo liegt die Grenze? Diabetes und Stoffwechsel 7 (1998) 204

12. Petermann F, Wendt A, Rölver KM, Schidlmeier A, Hanke U. Typ 1-Diabetiker in Beruf und Alltag. Konzeption und Materialien zur Patientenschulung. Quintessenz MMV Medizin Verlag, München, 1996

13. Petrides P. Der Diabetiker im Erwerbsleben. In: Konietzko J. (Hrsg.): Handbuch der Arbeitsmedizin, Ecomed Verlag, Landsberg/Lech, 3. Auflage, 1990

14. Richtlinien der Deutschen Diabetes-Gesellschaft: Einstellung und Beschäftigung von Diabetikern im öffentlichen Dienst. Bundesminister des Inneren, D I 1/210 107/5 vom 31.08.1982

15. Deutsche Bundesbahn (Hrsg.): Bestimmungen für Bahnärzte beim Feststellen der Tauglichkeit (Anhang 7 zur Druckschrift "Tauglichkeit feststellen"), Anlage 4: Erläuterungen zur Zuckerkrankheit, gültig ab 01.01.1993, D S 1070 007

16. Willms G, M Berger. Prognose, Krankheitsaufenthalts- und Arbeitsplatzunfähigkeitszeiten bei Diabetes mellitus vom Typ I. Lebensversicherungsmedizin 39 (1987) 169

17. Petrides P. Berufliche Diskriminierung von Diabetikern im internationalen Vergleich. In: Petermann F. (Hrsg.): Diabetes mellitus, sozial- und verhaltensmedizinische Ansätze, Hogrefe, Göttingen, 1995

18. Ebert O. Diabetes & Behinderung/Schwerbehinderung - Sozialrechtliche Aspekte beim Diabetes. In Der Diabetologe 7/2009, Springer Verlag, Berlin-Heidelberg

19. Delbrück H, E Haupt (Hrsg.): Rehabilitationsmedizin. Therapie- und Betreuungskonzepte bei chronischen Krankheiten. Urban & Schwarzenberg, München-Wien-Baltimore, 1996

20. Haupt E, Delbrück H. Grundlagen der Rehabilitation. In: Rehabilitationsmedizin: ambulant, teilstationär, stationär. Hrsg.: H Delbrück, E Haupt. 2. Aufl. Urban & Schwarzenberg, München-Wien-Baltimore, 1998

21. Finck H. Diabetes & Führerschein – Verkehrsmedizinische Aspekte beim Diabetes. In Der Diabetologe 7/2009, Springer Verlag, Berlin-Heidelberg

22. Haupt E. Rehabilitation bei Stoffwechselkrankheiten und endokrinen Krankheiten. In: Rehabilitationsmedizin: ambulant, teilstationär, stationär. Hrsg.: H Delbrück, E Haupt. 2. Aufl., Urban & Schwarzenberg, München-Wien-Baltimore, 1998

23. Zentrale Dienstvorschrift (ZDV) 46/1: "Bestimmungen für die Durchführung der ärztlichen Untersuchung bei Musterung und Diensteintritt von Wehrpflichtigen, Annahme und Einstellung von freiwilligen Bewerbern sowie bei Entlassung von Soldaten". ZDV 46/1. Bonn 1979

24. Diabetes-Journal. Offizielles Organ des Deutschen Diabetiker-Bundes und der Deutschen Diabetes-Union. Monatlich erscheinendes Periodikum, Verlag Kirchheim, Mainz

25. Danne Th, Weber B. Kinder mit Diabetes im Kindergarten. Informationen für Erzieherinnen und Erzieher von Kindern mit insulinpflichtigem (Typ I) Diabetes mellitus (Zuckerkrankheit). Novo Nordisk Pharma GmbH, Mainz

26. Rinnert K. Arbeitsmedizinische Aspekte bei Diabetes Mellitus; In: Diabetologie in Klinik und Praxis, (Hrsg: Haering/Gallwitz/Mueller-Wieland/Usadel/Mehnert), 6. Auflage 2010, Thieme, Stuttgart-New York, 2010

27. Danne Th, Weber B. Kinder mit Diabetes in der Schule. Informationen für Lehrerinnen und Lehrer von Kindern und Jugendlichen mit insulinpflichtigem (Typ I) Diabetes mellitus (Zuckerkrankheit). Novo Nordisk Pharma GmbH, Mainz

28. Runderlaß des Kultusministers des Landes Nordrhein-Westfalen: Diabetische Kinder und Jugendliche in Schulen. Vom 16.02.1987, II B 3.36-32-4 Nr. 91/87

29. Ebert O. Diabetes & Recht – Ihr Recht im Alltag; Berlin-Chemie, Berlin, 2007

30. Diabetes-Kinder und -Jugendliche in Schulen. Diabetologie-Informationen 15 (1993) 89

31. Böhles HJ, Herwig J. Klinik, Diagnose und Therapie des Typ 1-Diabetes im Kindes- und Jugendalter. In: Diabetologie in Klinik und Praxis (Hrsg.: H Mehnert, E Standl, KH Usadel), 4. Auflage, Thieme, Stuttgart-New York, 1999

32. Ebert O. Sozial- und arbeitsrechtliche Aspekte bei Diabetes Mellitus; In: Diabetologie in Klinik und Praxis, (Hrsg: Haering/Gallwitz/Mueller-Wieland/Usadel/Mehnert), 6.Auflage 2010, Thieme, Stuttgart-New York, 2010

33. Danne Th, Weber B. Informationen für Arbeitgeber. Einschätzung einer Berufseignung von Jugendlichen und jungen Erwachsenen mit insulinpflichtigem (Typ I) Diabetes mellitus (Zuckerkrankheit). Novo Nordisk Pharma GmbH, Mainz

34. Begutachtungs-Leitlinien zur Kraftfahrereignung des Gemeinsamen Beirates für Verkehrsmedizin beim Bundesminister für Verkehr, Bau und Wohnungswesen und beim Bundesminister für Gesundheit. 6. Auflage 2000 (Hrsg. Bundesanstalt für Straßenwesen, Bergisch-Gladbach)

35. Finck H. Sozialmedizinische Aspekte des Diabetes mellitus. In Der Diabetologe 7/2009, Springer Verlag, Berlin-Heidelberg

36. Chantelau E. Diabetes und Führerschein. Versicherungsmedizin 43 (1993) 6

37. Frier BM. Diabetes mellitus and life style. In: Textbook of Diabetes, Vol. 2 (Editors: J Pickup, G Williams), 2nd Edition, Blackwell Science, Oxford, 1997

38. Petzoldt R. Diabetiker-Ausweis in 25 Sprachen, Kirchheim-Verlag, Mainz, 2001

39. Ebert O. Finck H. Accu-Chek Ratgeber Soziales, Roche Diagnostics, Mannheim

40. Finck H: Verkehrsmedizinische Aspekte bei Diabetes Mellitus; In: Diabetologie in Klinik und Praxis, (Hrsg: Haering/Gallwitz/Mueller-Wieland/Usadel/Mehnert), 6. Auflage 2010, Thieme, Stuttgart-New York, 2010

41. BfA-aktuell, Sonderinformation: Reform der Renten wegen verminderter Erwerbsfähigkeit. Bundesversicherungsanstalt für Angestellte, Berlin, 1. Auflage, 2000

9.13. Hilfreiche Kontakte

- Deutsche Diabetes-Gesellschaft
  Geschäftsstelle:
  Bürkle-de-la-Camp-Platz 1,
  44789 Bochum
  E-Mail:
  Deutsche-Diabetes-Ges.DDG@t-online.de
- Deutsche Diabetes-Stiftung
  Geschäftsstelle:
  Am Klopferspitz 19
  82152 Martinsried/München
  E-Mail: info@diabetesstiftung.de
- Deutsche Diabetes-Union
  Geschäftsstelle:
  Krankenhaus München-Schwabing
  Kölner Platz 1
  80804 München
  E-Mail: info@diabetes-union.de
- Deutscher Diabetiker Bund
  Bundesgeschäftsstelle:
  Goethestraße 27
  34119 Kassel
  E-Mail: info@diabetikerbund.de
- Diabetes-Journal, Offizielles
  Organ des Deutschen Diabetiker Bundes
  Verlag Kirchheim & Co GmbH
  Kaiserstraße 41
  55116 Mainz
  E-Mail: info@kirchheim-verlag.de

Diabetes mellitus und Schwangerschaft

A. Holstein, E. Haupt, U. Schwedes

10. Diabetes mellitus und Schwangerschaft

Schwangerschaften bei Typ-1- und Typ-2-Diabetes mellitus (T1DM und T2DM) sowie Gestationsdiabetes (GDM) sind Risiko-Schwangerschaften. Durch die spezialisierte interdisziplinäre und strukturierte Betreuung können die mütterlichen und fetalen Komplikationen jedoch erheblich reduziert und an die von stoffwechselnormalen Schwangerschaften angenähert werden (1, 2). So konnte die perinatale Mortalität bei diabetischen Schwangeren in Bayern 1987 versus 2007 von 2,1 auf 0,81 % gesenkt werden (3). Die Schwangere muss sensibel und ausführlich über die Notwendigkeit, Bedeutung und Risiken der Therapie informiert werden.

10.1. Epidemiologie

Die Perinatalstatistik 2010 wies für Deutschland unter insgesamt ca. 650.000 Schwangerschaften in ca. 0,9 % einen präkonzeptionell bestehenden Diabetes nach, wobei keine Differenzierung in T1DM oder T2DM erfolgte. Bei 23.872 Frauen (3,7 %) bestand ein GDM (4). Im Vergleich zu internationalen Daten dürfte jedoch die tatsächliche Prävalenz des GDM in Deutschland erheblich höher sein. Weltweit ist eine kontinuierliche Steigerung an

Schwangerschaften mit vorbekanntem Diabetes zu verzeichnen, zudem steigt korrespondierend mit Zunahme der Adipositas die Inzidenz des GDM dramatisch an. In den USA fand sich im Zeitraum von 1989-2004 unter 59 Millionen Geburten eine Zunahme des GDM von 1,9 % auf 4,2 % (+122 %), eine mehr als Verdreifachung (von 0,6 % auf 2,1 %) betraf die Subgruppe farbiger Frauen von unter 25 Jahren (5).

10.2. Pathophysiologie

Bei Schwangeren mit T1DM besteht a priori ein absoluter Insulinmangel. Hingegen liegt bei Schwangerschaften mit T2DM bzw. GDM ein relativer Insulinmangel mit variabler Hyperglykämie vor, der durch das mütterliche Pankreas nicht mehr kompensiert werden kann. Zudem kommt es mit Fortschreiten der Schwangerschaft durch das Ansteigen kontrainsulinärer Hormone zu einer physiologischen Zunahme der Insulinresistenz, der Gipfel liegt im 3. Trimenon.

Entsprechend der Pedersen-Hypothese (6) kommt es unabhängig vom Diabetestyp der Mutter bei inadäquater Behandlung der Hyperglykämie transplazentar zu einem übermäßigen Gluko-

Mütterliche Risiken	Kindliche Risiken

• Fehlgeburt
• Hypertonie, Präeklampsie, Eklampsie
• erhöhtes Hypoglykämie-Risiko (1. Trimenon)
• Polyhydramnion
• urogenitale-, Harnwegsinfektionen
• Amnioninfektsyndrom
• erhöhte Sektiorate
• Progredienz diabetischer Komplikationen: Retinopathie, Nephropathie, Makroangiopathie
• atonische Nachblutungen
• prospektiv:
  - hohes Risiko für Entwicklung T2DM
  - wahrscheinlich schon bei mildem GDM erhöhtes kardiovaskuläres Risiko
	• Fehlbildungen: ca. 4-fach erhöhtes Risiko für Anomalien von u.a. ZNS, Herz, herznahen Gefäßen, Skelett, Urogenitalsystem
	• intrauterine Wachstumsrestriktion, Fruchttod
	• funktionelle und strukturelle Organunreife (Lungen, Leber, Herz)
	• fetale und neonatale Infektionen
	• vorzeitige Wehen, Frühgeburtlichkeit
	• Makrosomie mit Geburtstraumata
	• 4-6-fach erhöhte perinatale Mortalität
	• neonatale Hypoglykämien, Polyglobulie, Hyperbilirubinämie, Hypokalzämie
	• Atemnotsyndrom, Azidose
	• prospektiv:
	  - Fehlprogrammierung metabolisch-neuroendokriner Systeme mit frühzeitiger Entwicklung von Adipositas, gestörter Glukosetoleranz und T2DM

Tab. 10.1: Mütterliche und kindliche Risiken bei diabetischer Schwangerschaft (1, 2, 6-8).

se-Angebot für den Fetus. Dieser entwickelt reaktiv eine β-Zell-Hypertrophie und eine Hyperinsulinämie. Der fetale Hyperinsulinismus induziert nicht nur ein überproportionales fetales Wachstum mit asymmetrischer Makrosomie, sondern weitere pathologische Kurz- und Langzeitrisiken für Mutter und Kind.

10.3. Gestationsdiabetes: Definition, Screening und prospektive Risiken

Als Gestationsdiabetes wird eine erstmalig in der Schwangerschaft aufgetretene Glukose-Toleranzstörung bezeichnet, die durch einen oralen Glukosetoleranztest (75 g-oGTT) unter standardisierten Bedingungen mit einer qualitätsgesicherten Glukose-Messung aus venösem Plasma diagnostiziert wurde (2). Die Verwendung von Geräten zur Blutglukose-Selbstmessung stellt keine diagnostische Methode dar und ist daher nicht statthaft. Laut aktuellen DDG-Leitlinien 2011 wird die Diagnose des GDM gestellt, wenn mindesten einer der drei Werte erreicht oder überschritten wird (2). Ein Wert von >200 mg/dl nach 2 h diagnostiziert den manifesten Diabetes.

Zeit	Venöses Plasma	
	mg/dl	mmol/l
nüchtern	≥92	≥5,1
nach 1 h	≥180	≥10,0
nach 2 h	≥153	≥8,5

Tab. 10.2: Diagnosekriterien des Gestationsdiabetes im 75 g-oGTT.

Noch immer ist der GDM bei einem hohen Anteil von Schwangeren unerkannt, daher sollte ein generelles Screening aller Schwangeren auf GDM erfolgen. Bei Schwangeren ohne Risiken wird der 75 g-oGTT zwischen der 24. und 28. SSW empfohlen. Folgende Risikofaktoren weisen sensitiv auf einen GDM hin, bei Vorliegen von mind. einem Faktor sollte bereits bei gynäkologischer Erstvorstellung im Rahmen der Frühschwangerschaft eine Messung der Gelegenheitsblutglukose oder Nüchternglukose erfolgen.

Mütterliche Risiken
• Alter ≥25 Jahre
• Familiarität für Diabetes (insbesondere Eltern und Geschwister)
• Body-Mass-Index von >30 kg/m², Gestationsdiabetes korreliert linear mit Gewicht der Mutter
• art. Hypertonie (RR ≥140/90 mmHg), bek. KHK bzw. periphere AVK, Dyslipidämie
• bewegungsarmer Lebensstil
• polyzystisches Ovar-Syndrom
• Rauchen
• ethnische Risikogruppen (u.a. asiatische, lateinamerikanische Herkunft)
• hyperglykämische Beschwerden (Polyurie, Polydipsie, Gewichtsabnahme)
• Glukosurie bereits im 1. Trimenon
• kontrainsulinäre Medikation (u.a. Glukokortikoide)
Geburtshilflich-anamnestische Risiken
• vorausgegangener GDM (hohes Rezidivrisiko, insbesondere nach Insulintherapie!)
• Geburt eines makrosomen Kindes (≥4500 g)
• vorherige Totgeburt, habituelle Abortneigung (>3 Fehlgeburten hintereinander), vorherige Geburt eines Kindes mit großer Fehlbildung

Tab. 10.3: Risikofaktoren für den Gestationsdiabetes (modifiziert nach 2, 7).

Da der unbehandelte GDM ein erheblich erhöhtes Risiko an kindlichen und mütterlichen Komplikationen bedingt (☞ Tab. 10.1), gilt er definitionsgemäß als "Krankheit" (2, 9). Auch das Institut für Qualität und Wirtschaftlichkeit im Gesundheitswesen betont die Notwendigkeit und Effektivität der GDM-Therapie.

Die – keinesfalls unumstrittene – HAPO-Studie (10) bestätigte eindrucksvoll an einem großen Kollektiv von multiethnischen Schwangeren und ihren Neugeborenen (23.316 Mutter-Kind-Paare) die enge Korrelation zwischen der mütterlichen Glukose-Konzentration im 75 g-oGTT und den Endpunkten neonatale Adipositas und C-Peptid-Konzentration im Nabelschnurblut. Ohne dass ein bestimmter Schwellenwert festgelegt werden konnte, ergab sich unabhängig für alle 3 Messpunkte im oGTT ein kontinuierlich ansteigendes Risiko für die neonatale Makrosomie (Geburtsgewicht >90. Perzentile). Bei einer mütterlichen

Nüchternblutglukose von <75 mg/dl betrug die neonatale Adipositas nur 5 %, während sie im Bereich von 100-105 mg/dl Nüchternglukose auf 27 % anstieg. Schon unterhalb der Diagnosekriterien für einen Diabetes präformiert somit das mütterliche Glukosesubstrat-Angebot die anthropometrischen Charakteristika des Neugeborenen. Auch sekundäre Endpunkte wie Frühgeburtlichkeit, Schulterdystokie und Geburtstraumata, neonatale Intensivbehandlung, Hyperbilirubinämie und Präeklampsie korrelieren kontinuierlich und ohne Schwellenwert mit der im oGTT gemessenen mütterlichen Blutglukose. Folglich bestätigte eine Metaanalyse, dass die Blutglukose-senkende Therapie des GDM allein oder in Kombination mit spezialisierter geburtshilflicher Betreuung die Rate perinataler Komplikationen (Schulterdystolie, Präeklampsie, Makrosomie) zu senken vermag (11).

Der GDM stellt eine Vorstufe des T2DM dar. Prinzipiell werden ähnliche genetische Faktoren vermutet, die zu vergleichbaren Störungen der Insulinsensitivität und -sekretion führen. Verglichen mit normoglykämischen Schwangeren haben Frauen mit GDM ein 7,4-fach erhöhtes Risiko für T2DM (12). Das prospektive Risiko 8 Jahre nach GDM einen manifesten T2DM zu entwickeln, beträgt in Deutschland 53 % (13). International variieren die Angaben extrem, so fand sich für Kanada 9 Jahre nach GDM eine Konversionsrate zum T2DM von nur 19 % (14). Prädiktive Faktoren für die Entwicklung eines T2DM nach GDM umfassen HbA_{1c}- und Nüchternglukose-Werte im oberen Normbereich sowie die Familiarität für T2DM und die Anzahl vorausgegangener Schwangerschaften (15).

Es entspricht internationalem Standard, 6-12 Wochen post partum einen erneuten oGTT durchzuführen. Effektive Langzeitinterventionen sind gefordert, die nach GDM die Progredienz zum T2DM verhindern bzw. verzögern können. Hierzu zählen vorrangig Änderungen des Lebensstils mit vermehrter Bewegung und diätetischer Therapie zur Gewichtsabnahme, aber auch Pharmakotherapien (Metformin, DPP-IV-Hemmer) sind prospektiv zu evaluieren.

10.4. Präkonzeptionelle Maßnahmen und Ziele der Stoffwechseleinstellung

Bei bekanntem T1DM oder T2DM sollte die Schwangerschaft geplant werden. Die präkonzeptionelle Stoffwechseleinstellung determiniert nicht nur das Risiko für Frühaborte und Fehlbildungen (☞ Tab.10.1). Bei Schwangeren mit T1DM waren präkonzeptionell erhöhte HbA_{1c}-Werte von >8 % versus Optimalwerten von <6,1 % auch mit einem deutlich gesteigerten Risiko für Präeklampsien assoziiert (16). Daher sollte bereits präkonzeptionell über mindestens drei Monate eine normnahe Glykämiekontrolle erzielt worden sein.

Ein präkonzeptioneller Status bzgl. Retinopathie und Nephropathie, d.h. augenärztlicher Befund und Albuminurie-Screening sind obligat. Zur Prävention von Neuralrohrdefekten wird die perikonzeptionelle Folsäure-Substitution (0,4-0,8 mg 4 Wochen präkonzeptionell bis 12. SSW) empfohlen (1). Bei erhöhter Inzidenz für Schilddrüsenerkrankungen ist ein TSH-Screening sinnvoll.

Die DDG formuliert folgende Blutglukose-Zielwerte (kapillär mit dem auf plasmakalibrierten Handmessgerät der Schwangeren gemessen) nach Eintritt der Schwangerschaft:

Zeit	mg/dl	mmol/l
nüchtern, präprandial	60-90	3,3-5,0
1 h postprandial	<140	<7,7
2 h postprandial	<120	<6,6
vor dem Schlafen	90-120	5,0-6,6
nachts 02:00-04:00 Uhr	>60	>3,3
mittlere Blutglukose (MBG)	85-105	4,7-5,8

Tab. 10.4: Zielwerte der Blutglukose bei diabetischen Schwangeren (1, 2).

Analoge Zielwerte gelten für den GDM. Die mittlere Blutglukose des Tagesprofils sollte 85-105 mg/dl (4,7-5,8 mmol/l) betragen. Die postprandialen Werte (nach 1 oder 2 h) sind für die fetale Entwicklung und perinatale Risiken bedeutsam, entsprechend sind die präprandialen Insulindosierungen anzupassen. Die Qualität der Blutglukose-Selbstmessung ist regelmäßig mittels gerätespezifischer Kontroll-Lösungen oder Labor-Vergleichsmessungen zu überprüfen.

Der HbA$_{1c}$-Wert sollte nach Diagnose der Schwangerschaft alle 4 Wochen bestimmt werden und im regionalen Referenzbereich für Gesunde liegen. Präkonzeptionell wesentlich erhöhte HbA$_{1c}$-Werte korrelieren mit dem Frühabort-Risiko. Im ersten Trimenon ist der HbA$_{1c}$ ein Prädiktor für das Fehlbildungsrisiko, neben therapeutischen Konsequenzen reflektiert der HbA$_{1c}$ in der Restschwangerschaft mütterliche und kindliche Risiken. Erste Studien bei GDM weisen darauf hin, dass neben der Blutglukose auch mütterliche Lipidparameter (Triglyzeride, freie Fettsäuren) unabhängig mit dem fetalen Wachstum und dem Geburtsgewicht des Kindes korrelieren (17).

Normale HbA$_{1c}$-Werte bzw. eine Normoglykämie schließen eine fetale Makrosomie bei GDM nicht vollständig aus. Auch das sonographische Wachstumsmuster des Kindes (fetaler Abdominalumfang ≥75. Perzentile) kann ein Marker des fetalen Hyperinsulinismus und somit eine Indikation für eine Therapieintensivierung durch Insulintherapie sein. Hingegen können bei fetaler Retardierung die Blutglukose-Zielwerte sogar höher festgelegt werden (2). Zukünftig könnte die dreidimensionale Sonographie fetaler Weichteilgewebe die Therapiesteuerung bei diabetischen Schwangerschaften erleichtern.

10.5. Insulin- und Pharmakotherapie des Diabetes in der Schwangerschaft

Therapie der Wahl für diabetische Schwangere in Deutschland ist die Behandlung mit Humaninsulin, orale Antidiabetika sind nicht zugelassen (1, 2). Die Insulintherapie, möglichst entsprechend dem Basis-Bolus-Prinzip als konventionelle intensivierte Therapie oder als Pumpentherapie (CSII) durchgeführt, ist effektiv, hat sich über Jahrzehnte bewährt und birgt keine embryo- und fetotoxischen Risiken.

Im Vergleich zu Normalinsulin zeigten die kurzwirkenden Analoga Lispro und Aspart in bisherigen Studien weder eine erhöhte Fehlbildungsrate noch andere negative Folgen für den Feten bei vergleichbarer metabolischer Kontrolle und geringerer Hypoglykämie-Rate (18-23). Ihr Einsatz bietet im Individualfall Vorteile bei der Kontrolle postprandialer Blutglukosewerte und bei ausgeprägter Insulinresistenz. Aufgrund fehlender Studien

kann die Therapie mit Insulin Glulisin derzeit nicht empfohlen werden. Das Langzeit-Analogon Glargin zeigte in wenigen retrospektiven Studien und Metaanalysen eine therapeutische Sicherheit mit guten fetomaternalen Ergebnissen (24, 25), während für Insulin-Detemir Studienergebnisse noch ausstehen. Daher raten die DDG-Leitlinien (1, 2) noch generell von der Verwendung von Langzeit-Analoga ab.

■ Typ-1-Diabetes

Die Insulintherapie muss sich flexibel an die wechselnden Erfordernisse des Glukosestoffwechsels im Schwangerschaftsverlauf anpassen. Die intensivierte Insulintherapie (ICT) oder die Therapie mit Insulinpumpen (CSII) stellen optimale, gleichwertige Therapieformen dar.

Im 1.Trimenon besteht – vermittelt durch hohe Spiegel von Choriongonadotropin und Östrogenen – ein anaboler Stoffwechsel mit relativ hoher Insulinsensitivität und gesteigertem Hypoglykämie-Risiko. Ab dem 2. Trimenon erhöhen sich der basale und prandiale Insulinbedarf um durchschnittlich ca. 50 % und steigt im 3. Trimenon um bis zu 70-100 % an. Diese progressive Insulinresistenz korreliert mit dem Anstieg kontrainsulinärer Schwangerschaftshormone und Zytokine (u.a. Plazentalaktogen, Progesteron, Steroide) (1, 26). Ein inadäquat ansteigender oder sogar absinkender Insulinbedarf kann Anzeichen einer fetalen Wachstumsretardierung sein, differentialdiagnostisch kann diese aber auch durch eine zu strikte Stoffwechselkontrolle bedingt sein.

Die straffe Blutglukosekontrolle kann die adrenerg-vermittelten Hypoglykämie-Frühsymptome wie auch die hormonelle Gegenregulation abschwächen, so dass Hypoglykämie-Wahrnehmungsstörungen resultieren können. Das weitaus höchste Hypoglykämie-Risiko besteht im 1. Trimenon, betont nächtlich (27). Ketoazidosen bei Schwangeren mit T1DM können sich binnen weniger Stunden manifestieren, z.T. schon bei Normoglykämie! Leitsymptom ist der Abdominalschmerz (7).

■ Typ-2-Diabetes

Im Vergleich zu Schwangeren mit T1DM weisen schwangere Typ-2-Diabetikerinnen häufiger einen höheren BMI, ein höheres Alter und Komorbiditäten (arterielle Hypertonie, Makroangiopathie) auf. Auch bestehen häufiger ein niedrigerer sozioökonomischer Status und ein Migrationshintergrund. Die Vormedikation ist kritisch zu prüfen. Aufgrund des erhöhten Risikos von Fehlbildungen in der Frühschwangerschaft sind u.a. ACE-Hemmer (28) sofort abzusetzen; gleiches dürfte auch für AT1-Rezeptor-Blocker gelten. Alternative, gut erprobte Therapieoptionen bei arterieller Hypertonie sind α-Methyldopa, Metoprolol und Nifedipin.

Schwangerschaften bei T2DM können bei adipösen Frauen durch eine extreme Insulinresistenz mit einem Insulinbedarf von >200-300 I.E. geprägt sein, gerade ab dem 2. Trimenon. Hier kann individuell nach kritischer Nutzen-Risiko-Analyse die additive Metformin-Therapie wertvoll sein (s.u. bei Gestationsdiabetes).

■ Gestationsdiabetes

Schon regelmäßige moderate körperliche Aktivität in der Schwangerschaft reduziert die Notwendigkeit der Insulin-Therapie. Jedoch muss bei GDM frühzeitig die Indikation für Insulin gestellt werden, wenn nach strukturierter individueller Ernährungsschulung der Schwangeren und Optimierung der Ernährungsweise die Zielwerte der Blutglukose nicht erreicht werden. Selbst Schwangere mit mildem GDM profitieren von einer diätetischen bzw. Insulin-Therapie, indem kindliche und mütterliche Parameter wie Geburtsgewicht, Fettmasse, Makrosomie, Schulterdystokie bzw. Sektiorate, Hypertonie oder Präeklampsie positiv beeinflusst werden (29).

Insbesondere in Entwicklungs- und Schwellenländern wird unter dem Aspekt der eingeschränkten Insulinverfügbarkeit und der dramatischen Zunahme von Schwangerschaften mit T2DM und GDM die Diskussion über einfache, sichere und kostengünstige alternative Therapiekonzepte mit oralen Antidiabetika zunehmen. Retrospektive (30) und randomisierte prospektive (31, 32) Studien ergaben keine Hinweise für eine Teratogenität von Glibenclamid und Metformin, obwohl beide Substanzen plazentagängig sind. Im direkten Vergleich von Metformin und Glibenclamid mussten Metformin-behandelte Schwangere doppelt so häufig auf Insulin umgestellt werden wie diejenigen unter Glibenclamid (34,7 % vs. 16,2 %) (33). Unter Glibenclamid fand sich im Vergleich zu Insulin eine vergleichbare Blutglukosekontrolle, nur 4 % der Schwangeren mussten sekundär auf

Insulin umgestellt werden (31). Hingegen war in 46 % der Fälle bei initial Metformin-behandelten Schwangeren die spätere Insulingabe erforderlich. Metformin-behandelte Frauen wiesen jedoch gegenüber den Insulinbehandelten eine um 1,6 kg geringere Gewichtszunahme auf und zeigten eine hohe Therapiezufriedenheit (32). Eine weitere Studie bestätigte die geringere Gewichtszunahme von Frauen mit GDM sowie günstigere neonatale Parameter unter Metformin- versus Insulin-Therapie (34). Unabhängig davon, ob der GDM mit Metformin oder Insulin behandelt wurde, waren die niedrigsten Nüchtern- und Postprandial- Blutglukosewerte mit dem geringsten Risiko von mütterlichen und kindlichen Komplikationen assoziiert (35). Jüngste retrospektive Daten von US-amerikanischen Schwangeren mit GDM und Glibenclamid-Therapie zeigten gegenüber Insulinbehandelten Schwangeren ein um 29 % erhöhtes Makrosomie-Risiko sowie eine deutlich erhöhte Notwendigkeit der neonatal-intensivmedizinischen Therapie (36). Auch eine Metaanalyse von neun überwiegend nicht-randomisierten Studien ergab eine höhere Rate von neonatalen Hypoglykämien bei Kindern von Glibenclamid- versus Insulinbehandelten Schwangeren (37). Möglicherweise als Folge des transplazentaren Überganges des Sulfonylharnstoffes mit fetaler β-Zellstimulation.

Eine Untersuchung von 2-jährigen Kindern von Müttern, deren GDM entweder mit Metformin oder Insulin behandelt worden war, zeigte keine schädigenden Wirkungen von Metformin. Metformin-exponierte Kinder wiesen eine größere Dicke des subkutanen Fettgewebes subskapular und im Bizepsbereich auf als Insulin-exponierte Kinder, während das übrige Fettverteilungsmuster in beiden Gruppen vergleichbar war (38). Die zukünftigen Effekte dieses prinzipiell günstigeren Fettverteilungsmusters unter Metformin auf Insulinresistenz, Übergewicht und letztendlich kardiovaskuläres Risiko der Kinder sind jedoch noch unabsehbar.

10.6. Mütterliches und kindliches Monitoring in der Schwangerschaft

Die Betreuung diabetischer Schwangerer sollte kompetent und strukturiert erfolgen. Folgende mütterliche und kindliche Untersuchungen entsprechen den DDG-Leitlinien, im Detail wird auf diese verwiesen (☞ Tab. 10.5).

10.7. Entbindung, peri- und postnatale Besonderheiten

Die Entbindung von Schwangeren mit T1DM und T2DM mit Insulin-Therapie sollte in einem Perinatalzentrum LEVEL1 oder LEVEL2 erfolgen, die rechtzeitige präpartale Vorstellung (spätestens in 36. SSW) in der Geburtsklinik ist selbstverständlich (1).

Grundsätzlich wird die vaginale Spontangeburt am errechneten Geburtstermin angestrebt. Die Übertragung sollte vermieden werden, ggf. die Geburtseinleitung erfolgen. Der mütterliche Diabetes stellt per se keine Indikation zur Sektio dar. Die Indikation zur primären und sekundären Sektio werden aufgrund geburtsmedizinischer Probleme (Makrosomie mit geschätztem Geburtsgewicht von >4.500 g mit Schulterdystokie-Risiko, Geburtsstillstand etc.) gestellt.

Mit Einsetzen der Wehentätigkeit und vermehrtem Glukose-Verbrauch reduziert sich der Insulinbedarf erheblich. Peripartal wird kein Basisinsulin mehr verabreicht, sondern nur kurz-wirkendes oder kontinuierlich intravenös Insulin sowie eine nach aktuellem Blutglukosewert adaptierte Glukose-Infusion. Die CSII kann bis zum (operativen) Ende der Geburt unter Anpassen der Basal-

rate fortgesetzt werden. Unter der Geburt sollte die Blutglukose mindestens zweistündlich kontrolliert werden. Während Einleitung und Entbindung sind Werte im kapillären Plasma zwischen 80 und 130 mg/dl (4,4-7,2 mmol/l) anzustreben (1, 7). Stärkere mütterliche Hyperglykämien können die fetale Insulinproduktion stimulieren und somit das Risiko der subpartalen Azidose und neonataler Hypoglykämien steigern. Postpartal sind die Algorithmen der intensivierten Insulintherapie individuell neu anzupassen, häufig entspricht das Schema dem vor der Konzeption.

Das Neugeborene ist post partum binnen 24 h durch einen Pädiater zu untersuchen, dieser entscheidet über die Indikation zur neonatologischen Intensivüberwachung. Da Hypoglykämien häufig asymptomatisch sind, muss die Blutglukose nach 1, 3, 6 und 12 h mit einer qualitätsgesicherten Methode aus Kapillarblut bestimmt werden. Frühestfütterungen vermeiden effektiv neonatale Hypoglykämien, zudem kann und soll das Neugeborene schnellstmöglich gestillt werden.

Der GDM normalisiert sich nach der Schwangerschaft. Zur Diabetesprävention sollten Frauen mit GDM postpartal zu einer Lebensstilverbesserung mit vermehrter körperlicher Aktivität, Gewichtsnormalisierung und bedarfsgerechter Ernährung motiviert werden. Gegenüber glukosetoleranten Schwangeren leiden insbesondere sozial schwache

Mütterliche Untersuchungen	Fetale Zustandsdiagnostik

• Gynäkologische Betreuung bei Diabetes gemäß Mutterschaftsrichtlinien
• Blutdruckmessung und ggf. -therapie (im Detail ☞ Leitlinien DDG)
• **Augenärzliche Untersuchungen mit erweiterten Pupillen:**
  - präkonzeptionell, bei Diagnose Gravidität, danach alle 3 Monate bis zur Geburt
  - bei bereits bestehender Retinopathie: adaptiert an individuelles Risiko
• **Albuminurie-Screening:**
  - zu Beginn jedes Trimenons
• **Nephrologische Mitbetreuung:**
  - höhergradige Nephropathie
• **Kardiologische Mitbetreuung:**
  - bek. KHK, hohes kardiovaskuläres Risiko
	• **Ultraschalluntersuchungen:**
	  - 8.-12. SSW: Intaktheit der Schwangerschaft
	  - 11.-14. SSW: optional Nackentransparenz-Messung
	  - 19.-22. SSW: differenzierte Organdiagnostik (mind. Level DEGUM II)
	  - ab 24. SSW: ggf. alle 2-4 Wochen Biometrie (Verlauf fetaler Abdominalumfang)
	• **Dopplersonographie der maternofetoplazentaren Gefäße:**
	  - bei Wachstumsrestriktion indiziert
	• **Kardiotokografie (CTG):**
	  - i.d.R. Beginn ab 32. SSW, nach Risikokonstellation individuell angepasst

Tab. 10.5: Mütterliches und fetales Monitoring bei Schwangerschaften mit Typ-1- und Typ-2-Diabetes (1, 2, 7).

Mütter mit GDM häufiger an einer therapiebedürftigen postpartalen Depression (39). Daher empfiehlt die DDG-Leitlinie (2) im Rahmen des oGTT-Screening 6-12 Wochen postpartal die standardisierte Befragung mittels eines evaluierten Depressionsfragebogens (40).

Bei normalgewichtigen Frauen mit vermutetem GDM und Insulintherapie besteht die Differentialdiagnose zu einem sich manifestierenden T1DM, hier ist eine Autoantikörper-Bestimmung (Anti-GAD, Anti-IA2) sinnvoll.

Unbedingt sind Mütter zu motivieren, ihre Kinder bis zu 6 Monate voll zu stillen und mit der Einführung der Beikost nicht sofort abzustillen. Versus nicht-diabetischen Müttern stillen Mütter mit T1DM leider seltener und kürzer (41), obwohl Stillen protektiv auf die spätere Adipositasentwicklung ihrer Kinder wirkt und möglicherweise auch ihr Risiko für T1DM senkt. Mehr als 3 Monate gestillte Kinder von adipösen Frauen mit GDM wiesen im Einschulungsalter eine um 40-50 % geringere Adipositashäufigkeit auf (42). Auch korrelierte die Stilldauer von US-amerikanischen Frauen mit ihrem prospektiven Risiko, später ein metabolisches Syndroms zu entwickeln (43). Somit scheint die Stilldauer ein wesentlicher Prädiktor der späteren kardiovaskulären Gesundheit von Mutter und Kind zu sein.

Danksagung: Ich danke Herrn Dr. med. Helmut Kleinwechter, Diabetologikum Kiel, für die kritische Durchsicht des Manuskriptes.

10.8. Literatur

1. Kleinwechter H, Bührer C, Hösli I et al. Diabetes und Schwangerschaft. DDG Praxis-Leitlinie. Diabetologie 2010;5:S176–S182

2. Kleinwechter H, Schäfer-Graf U, Bührer C et al. Gestationsdiabetes mellitus (GDM) Evidenzbasierte Leitlinie zu Diagnostik, Therapie u. Nachsorge der Deutschen Diabetes-Gesellschaft (DDG) und der Deutschen Gesellschaft für Gynäkologie und Geburtshilfe (DGGG) 2011. http://www.deutsche-diabetes-gesellschaft.de/redaktion/mitteilungen/leitlinien/Gestationsdiabetes_ebLL_endfassung_2011_08_11.pdf

3. Beyerlein A, von Kries R, Hummel M et al. Improvement in pregnancy-related outcomes in the offspring of diabetic mothers in Bavaria, Germany, during 1987-2007. Diab Med 2010;27:1379-1384

4. AQUA – Institut für angewandte Qualitätsförderung und Forschung im Gesundheitswesen GmbH. Bundesauswertung zum Verfahrensjahr 2010 16/1 – Geburtshilfe Qualitätsindikatoren. Erstellt am: 15.06.2011 - 21201120003

5. Getahun D, Nath C, Ananth C et al. Gestational Diabetes in the United States: temporal trends 1989 through 2004. Am J Obstet Gynecol 2008;198:525.e1-525.e5

6. Pedersen J. Diabetes and Pregnancy. Blood sugar and newborn infants. PhD Thesis. Danish Science Press 1952, Copenhagen

7. Kleinwechter H, Schäfer-Graf U. Diabetes mellitus und Schwangerschaft. Diabetologie 2008;3:R69-R93

8. Retnakaran R, Shah BR. Mild glucose intolerance in pregnancy and risk of cardiovascular disease: a population-based cohort study. CMAJ 2009;181:371-376

9. Langer O, Yogev Y, Most O et al. Gestational diabetes: The consequences of not treating. Am J Obstet Gynecol 2005;192:989-997

10. The HAPO Study Cooperative Research Group. Hyperglycemia and adverse pregnancy outcome. N Engl J Med 2008;358:1991-2002

11. Horvath K, Koch K Jeitler K et al. Effects of treatment in women with gestational diabetes mellitus: systematic review and meta-analysis. BMJ 2010 Apr 1;340:c1395. doi: 10.1136/bmj.c1395

12. Bellamy L, Casas J-P, Hingorani AD et al. Type 2 diabetes mellitus after gestational diabetes: a systematic review and meta-analysis. Lancet 2009;373:1773-1779

13. Löbner K, Knopff A, Baumgarten A et al. Predictors of postpartum diabetes in women with gestational diabetes mellitus. Diabetes 2006;55:792-797

14. Feig DS, Zinman B, Wang X et al. Risk of development of diabetes mellitus after diagnosis of gestational diabetes. CMAJ 2008;179:229-234

15. Ekelund M, Shaat N, Almgren P et al. Prediction of postpartum diabetes in women with gesational diabetes mellitus. Diabetologia 2010;53:452-457

16. Holmes VA, Young IS, Patterson CC et al. Optimal glycemic control, pre-eclampsia, and gestational hypertension in women with type 1 diabetes in the diabetes and pre-eclampsia intervention trial. Diabetes Care 2011;34:1683-1688

17. Schaefer-Graf UM, Graf K, Kulbacka I et al. Maternal lipids as strong determinants of fetal environment and growth in pregnancies with gestational diabetes mellitus. Diabetes Care 2008;31:1858-1863

18. Wyatt JW, Frias JL, Hoyme HE et al. Congenital anomaly rate in offspring of mothers with diabetes treated with insulin lispro during pregnancy. Diab Med 2005; 22:803-807

19. Carr K, Lindow S, Mason E. The potential for the use of insulin lispro in pregnancy comlicated by diabetes. J Maternal Fetal Neonatal Med 2006; 19:323-329

20. Mathiesen ER, Kinsley B, Amiel SA et al. Maternal glycemic control and hypoglycemia in type 1 diabetic pregnancy: a randomized trial of insulin aspart versus human insulin in 322 pregnant women. Diabetes Care 2007;30:771-776

21. Singh SR, Ahmad F, Lal A et al. Efficacy and safety of insulin analogues for the managementof diabetes mellitus: a meta-analysis. CMAJ 2009;180:385-397

22. Chico A, Saigi I, García-Patterson A et al. Glycemic control and perinatal outcomes of pregnancies complicated by type 1 diabetes: influence of continuous subcutaneous insulin infusion and lispro insulin. Diabetes Technol Ther 2010;12:937-945

23. Heller S, Damm P, Mersebach H et al. Hypoglycemia in Type 1 Diabetic Pregnancy. Role of preconception insulin aspart treatment in a randomized study. Diabetes Care 2010;33:473-477

24. Bruttomesso D, Bonomo M, Costa S et al. Type 1 diabetes control and pregnancy outcomes in women treated with continuous subcutaneous insulin infusion (CSII) or with insulin glargine and multiple daily injections of rapid-acting insulin analogues (glargine-MDI). Diabetes Metab 2011 Apr 5. [Epub ahead of print]

25. Pollex E, Moretti ME, Koren G et al. Safety of insulin glargine use in pregnancy: a systematic review and meta-analysis. Ann Pharmacother 2011;45:9-16

26. American Diabetes Association. Consensus statement: Managing preexisting diabetes for pregnancy. Diabetes Care 2008;31:1060-1079

27. Ringholm Nielsen L, Pedersen-Bjergaard U, Thorsteinsson B et al. Hypoglycemia in pregnant women with type 1 diabetes. Predictors and role of metabolic control. Diabetes Care 2008;31:9-14

28. Cooper WO, Hernandez S, Arbogast PG et al. Major Congenital Malformations after First-Trimester Exposure to ACE Inhibitors. N Engl J Med 2006; 354:2443-245

29. Mark B, Landon MD, Catherine Y et al. A multicenter, randomized trial of treatment for mild gestational diabetes. N Engl J Med 2009;361:1339-1348

30. Ekpebegh CO, Coetzee EJ, van der Merwe L, Levitt NS. A 10-year retrospective analysis of pregnancy outcome in pregestational Type 2 diabetes: comparison of insulin and oral glucose-lowering agents. Diabet Med 2007;24:253-258

31. Langer O, Conway D, Berkus M et al. A comparison of glyburide and insulin in women with gestational diabetes mellitus. N Engl J Med 2000;343:1134-1138

32. Rowan J, Hague W, Gao W et al. for the MiG Trial Investigators. Metformin versus Insulin for the treatment of gestational diabetes. N Engl J Med 2008;358:2003-2015

33. Moore LE, Clokey D Rappaport VJ et al. Metformin compared with glyburide in gestational diabetes: a randomized controlled trial. Obstet Gynecol 2010;115:55-59

34. Balani J, Hyer SL, Rodin DA et al. Pregnancy outcomes in women with gestational diabetes treated with metformin or insulin: a case-control study. Diabet Med 2009;26:798-802

35. Rowan J, Gao W, Hague W, et al. Glycemia and its relationship to outcomes in the MiG trial. Diabetes Care 2010;33:9-16

36. Cheng YW, Chung JH, Block-Kurbisch I et al. Treatment of gestational diabetes mellitus: glyburide compared to subcutaneous insulin therapy and associated perinatal outcomes. J Matern Fetal Neonatal Med 2011 Jun 1. [Epub ahead of print]

37. Moretti ME, Rezvani M, Koren G. Safety of glyburide for gestational diabetes: a meta-analysis of pregnancy outcomes.Ann Pharmacother 2008;42:483-490

38. Rowan JA, Rush EC, Obolonkin V et al. Metformin in Gestational Diabetes: The Offspring Follow-Up (MiG TOFU): Body composition at 2 years of age. Diabetes Care 2011;34:2279-2284

39. Kozhimannil KB, Pereira MA, Harlow BL. Association between diabetes and perinatal depression among low-income mothers. JAMA 2009;301:842-847

40. Bergant A, Nguyen T, Heim K et al. Deutschsprachige Erfassung und Validierung der "Edinburgh postnatal depression scale". DMW 1998;123:35-40

41. Hummel S, Winkler C, Schoen S et al. Breastfeeding habits in families with Type 1 diabetes. Diabet Med 2007;24:671-676

42. Schaefer-Graf UM, Hartmann R, Pawliczak J et al. Association of breast-feeding and early childhood overweight in children from mothers with gestational diabetes mellitus. Diabetes Care 2006;29:1105-1107

43. Gunderson EP, Jacobs DR Jr, Chiang V et al. Duration of Lactation and Incidence of the Metabolic Syndrome in Women of Reproductive Age According to Gestational Diabetes Mellitus Status: A 20-Year Prospective Study in CARDIA (Coronary Artery Risk Development in Young Adults). Diabetes 2010;59:495-504

Index

Index

U

V

W

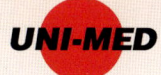
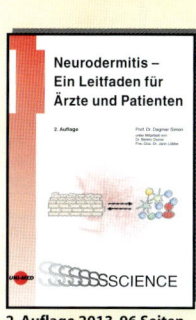
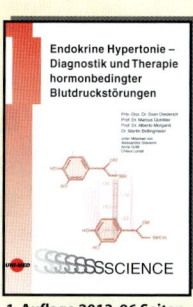
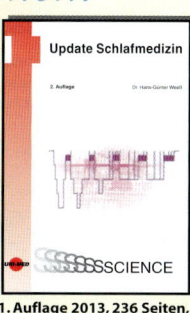
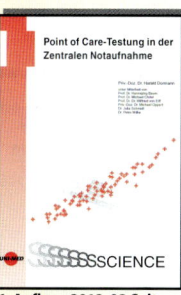
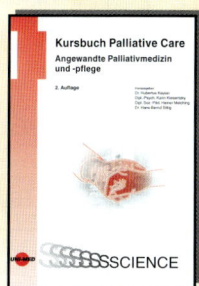
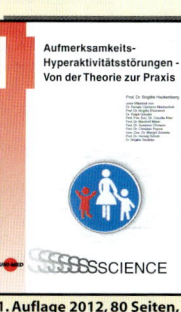
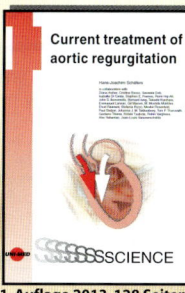
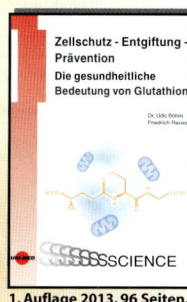
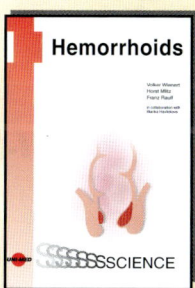
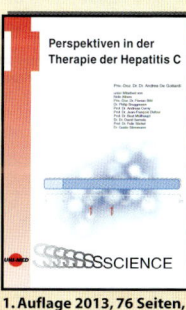
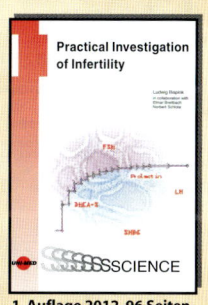
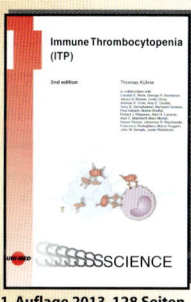
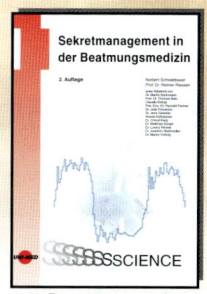
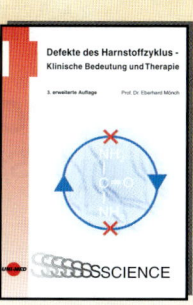
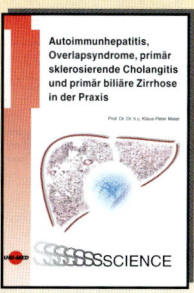
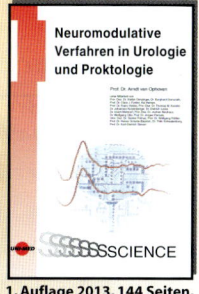

UNI-MED Verlag AG • Kurfürstenallee 130 • D-28211 Bremen
Telefon: 0421/2041-300 • Telefax: 0421/2041-444
e-mail: info@uni-med.de • Internet: http://www.uni-med.de

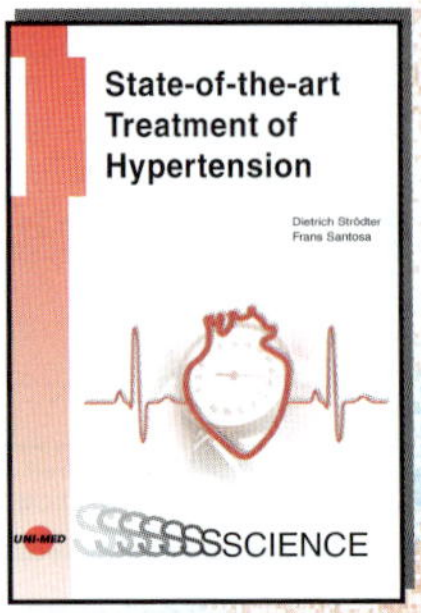

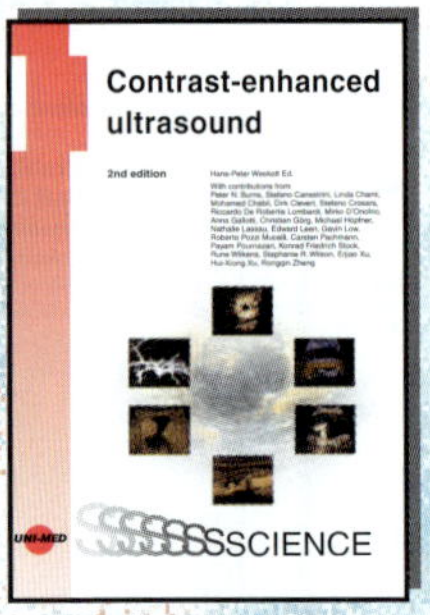

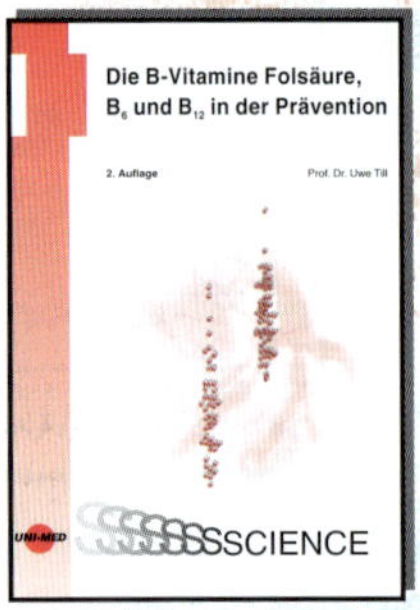

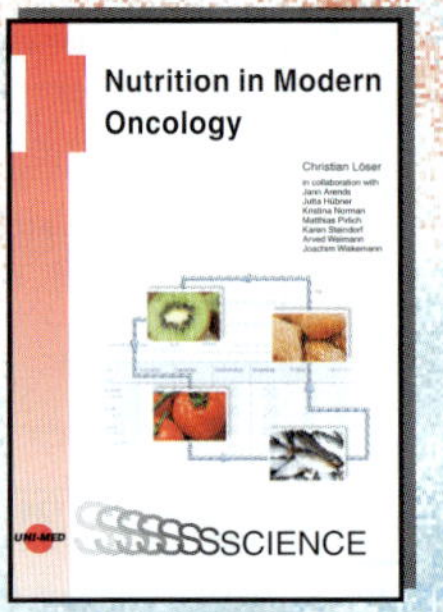

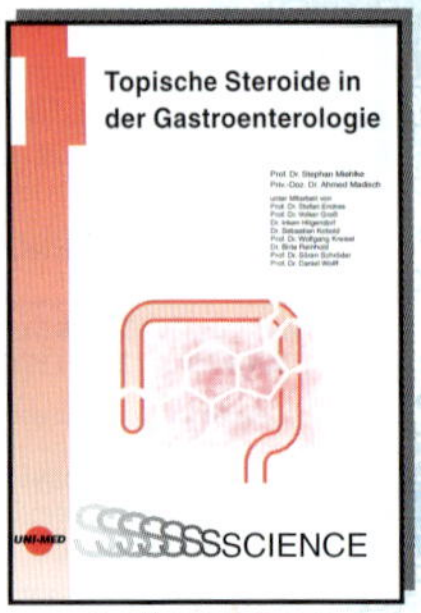

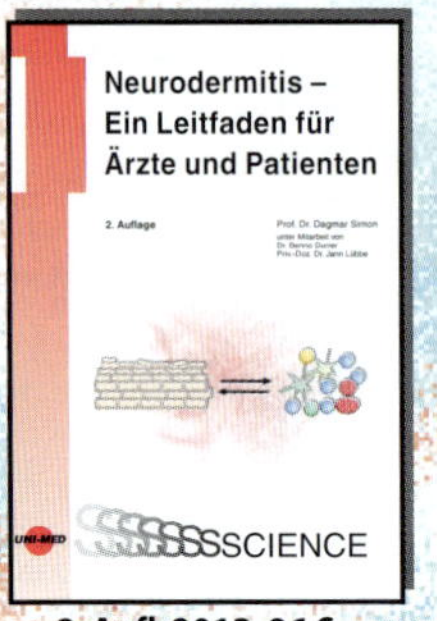

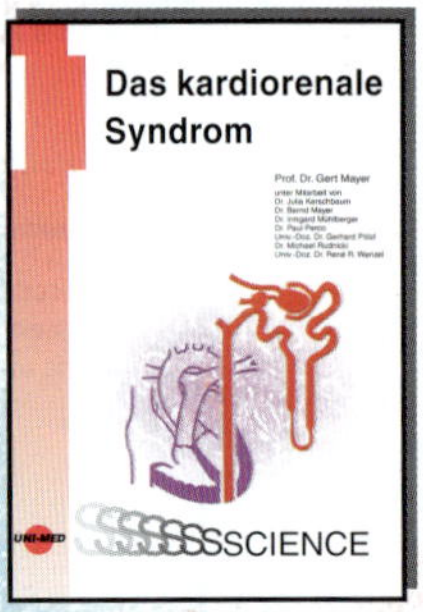

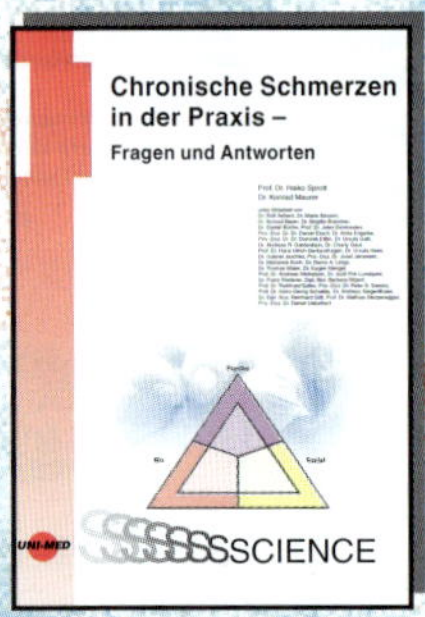

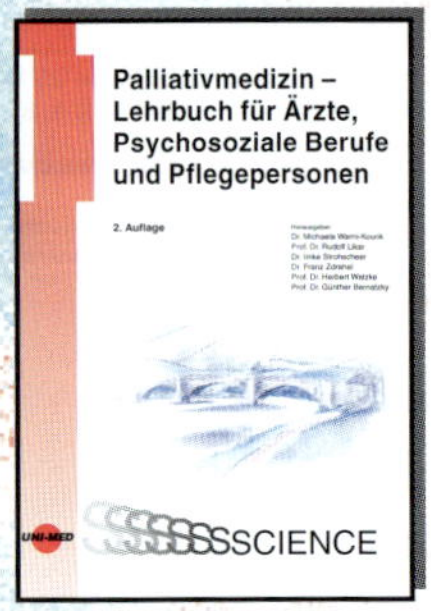

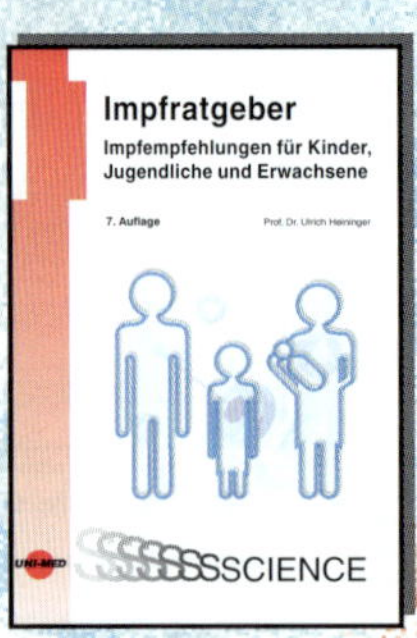

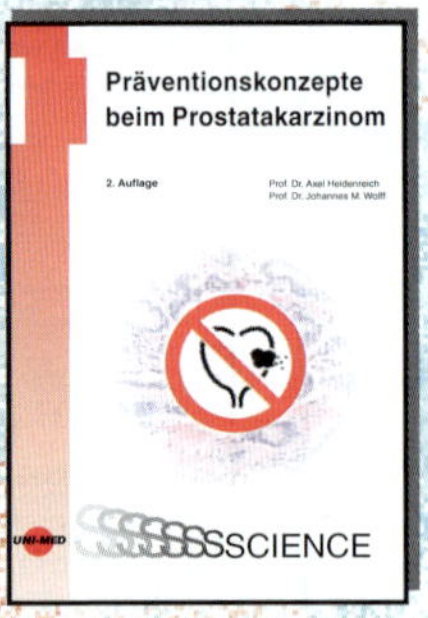